S. Koch, T. Prescher, K. Meyer, D. Hahnen (Hrsg.)

Didaktik im Rettungsdienst

Sebastian Koch, Thomas Prescher, Klaus Meyer,
Dominik Hahnen (Hrsg.)

Didaktik im Rettungsdienst

Berufsfelddidaktische Grundlagen und praxisorientierte Ansätze

Unter Mitarbeit von: Dr. Philipp Dahlmann, Deggendorf; PD Dr. Markus Flentje, Detmold; Jonathan Friedrich, Tübingen; Oliver Gabriel, Weingarten; Heiko König, Mannheim; Prof. Martina Loos, Berlin; Rebekka Mangelsdorf, Heide; Tobias Thiel, Gera; Franziska Zschach, Greiz

ELSEVIER

Elsevier GmbH, Bernhard-Wicki-Str. 5, 80636 München, Deutschland
Wir freuen uns über Ihr Feedback und Ihre Anregungen an kundendienst@elsevier.com

ISBN 978-3-437-48246-5 eISBN 978-3-437-06429-6

Wichtiger Hinweis: Die medizinischen Wissenschaften unterliegen einem sehr schnellen Wissenszuwachs. Der stetige Wandel von Methoden, Wirkstoffen und Erkenntnissen ist allen an diesem Werk Beteiligten bewusst. Sowohl der Verlag als auch die Autorinnen und Autoren und alle, die an der Entstehung dieses Werkes beteiligt waren, haben große Sorgfalt darauf verwandt, dass die Angaben zu Methoden, Anweisungen, Produkten, Anwendungen oder Konzepten dem aktuellen Wissensstand zum Zeitpunkt der Fertigstellung des Werkes entsprechen.
Der Verlag kann jedoch keine Gewähr für Angaben zu Dosierung und Applikationsformen übernehmen. Es sollte stets eine unabhängige und sorgfältige Überprüfung von Diagnosen und Arzneimitteldosierungen sowie möglicher Kontraindikationen erfolgen. Jede Dosierung oder Applikation liegt in der Verantwortung der Anwenderin oder des Anwenders. Die Elsevier GmbH, die Autorinnen und Autoren und alle, die an der Entstehung des Werkes mitgewirkt haben, können keinerlei Haftung in Bezug auf jegliche Verletzung und/oder Schäden an Personen oder Eigentum, im Rahmen von Produkthaftung, Fahrlässigkeit oder anderweitig übernehmen.

Für die Vollständigkeit und Auswahl der aufgeführten Medikamente übernimmt der Verlag keine Gewähr.
Geschützte Warennamen (Warenzeichen) werden in der Regel besonders kenntlich gemacht (®). Aus dem Fehlen eines solchen Hinweises kann jedoch nicht automatisch geschlossen werden, dass es sich um einen freien Warennamen handelt.

Bibliografische Information der Deutschen Nationalbibliothek
Die Deutsche Nationalbibliothek verzeichnet diese Publikation in der Deutschen Nationalbibliografie; detaillierte bibliografische Daten sind im Internet über https://www.dnb.de abrufbar.

25 26 27 28 29 5 4 3 2 1

In ihren Veröffentlichungen verfolgt die Elsevier GmbH das Ziel, genderneutrale Formulierungen für Personengruppen zu verwenden. Um jedoch den Textfluss nicht zu stören sowie die gestalterische Freiheit nicht einzuschränken, wurden bisweilen Kompromisse eingegangen. Selbstverständlich sind **immer alle Geschlechter** gemeint.

Planung: Katharina Frank; Projektmanagement: Ulrike Schmidt
Redaktion: Brigitte Teigeler, Wiesbaden
Herstellung: Der Buchmacher, Arthur Lenner, Windach
Satz: STRAIVE, Puducherry/Indien
Druck und Bindung: Drukarnia Dimograf Sp. z o. o., Bielsko-Biała/Polen
Umschlaggestaltung: SpieszDesign, Neu-Ulm
Titelfotografie: © theseamuss - stock.adobe.com

Aktuelle Informationen finden Sie im Internet unter **www.elsevier.de**

Vorwort

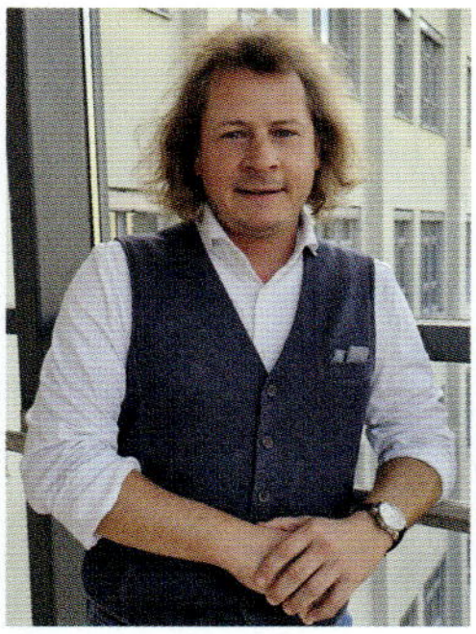

Prof. Dr. Sebastian Koch

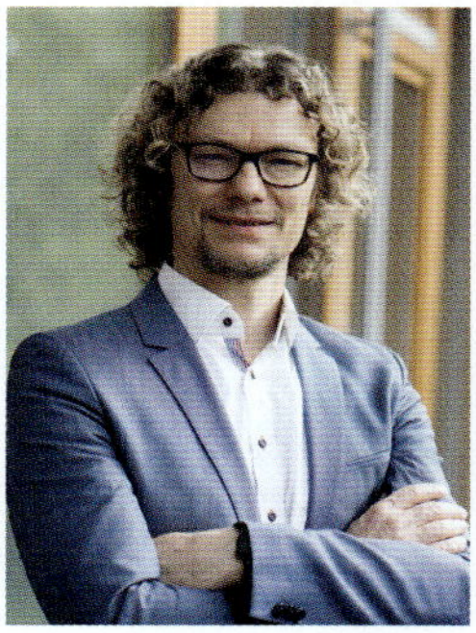

Prof. Dr. Thomas Prescher

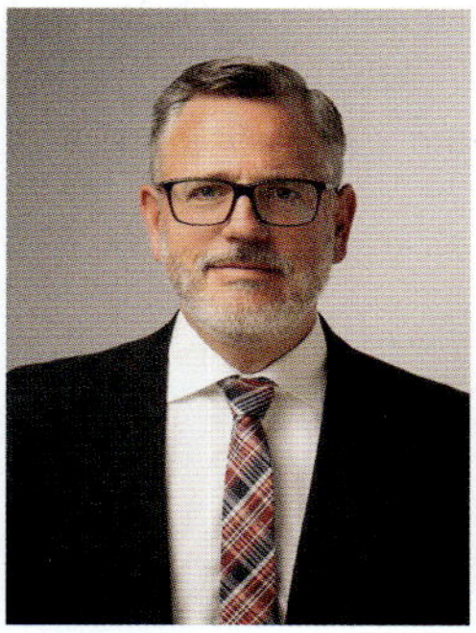

Klaus Meyer

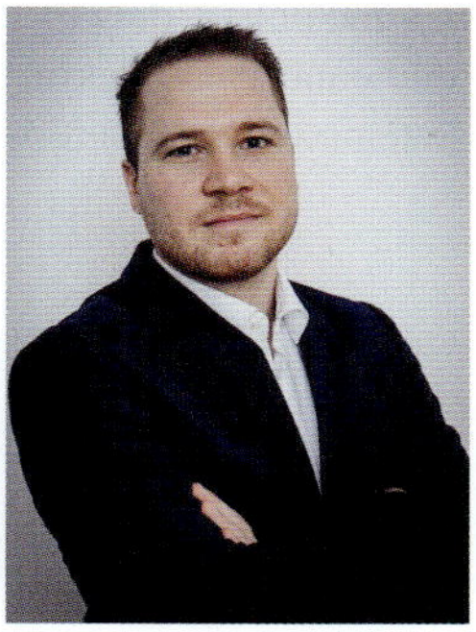

Dominik Hahnen

Liebe Leserinnen und Leser, vielen Dank, dass Sie dieses Lehr- und Studienbuch „Didaktik im Rettungsdienst“ in den Händen halten. Aber warum haben Sie es in die Hand genommen? Welche Erwartungen setzen Sie in die kommenden Seiten? Was ist die Bedeutung didaktischen Handelns für das Lehren und Lernen im Rettungsdienst? Wie, womit und zu welchen Kompetenzen wollen wir eigentlich Auszubildende, Studierende, aber auch Fort- und Weiterbildungsteilnehmer qualifizieren?

Auch wir als Herausgeber haben uns vor mittlerweile mehr als drei Jahren in Hamburg zusammengefunden, um uns über die Bedeutung und eine Begründung didaktischen Handelns im Rettungsdienst auszutauschen. Zum damaligen Zeitpunkt gab es eher unsystematische oder in unterschiedlichen Fachzeitschriften im Gesundheitswesen veröffentlichte Perspektivbeiträge sowie Qualifikationsarbeiten, die den Versuch bzw. eine Annäherung an das Thema des didaktischen Handelns im Rettungsdienst untersucht sowie diskutiert haben.

Diesem Sammelsurium von didaktischen Beiträgen aus verschiedenen Blickrichtungen haben wir versucht entgegenzukommen und es systematisch zusammenzufassen. Hierbei haben wir erstmals das Berufsfeld Rettungsdienst in den Mittelpunkt und als Ausgangslage einer sich entwickelnden Didaktik im Rettungsdienst gestellt.

Uns Herausgebern ist bewusst, dass wir mit dem vorliegenden Lehr- und Studienbuch „Didaktik im Rettungsdienst“ kein abschließendes, zusammenfassendes Modell oder eine Theorie „einer“ Didaktik im Rettungsdienst erstellen konnten. Auch können wir nicht alle Fragen zur Didaktik im Rettungsdienst objektiv und konsequent beantworten. Dies ist zum aktuellen Zeitpunkt auch nicht möglich, da sich die didaktischen Modelle und Theorien im Rettungsdienst noch in der Entstehung befinden. Wir Herausgeber und Autoren haben versucht, didaktische Perspektiven einer beruflichen und hochschulischen Aus-, Fort- und Weiterbildung im Berufsfeld Rettungsdienst vor dem fachsystematischen, beruflichen und persönlichen Erfahrungshintergrund der eigenen Lehr- und Forschungstätigkeit zusammenzuführen. Der Band repräsentiert daher die gegenwärtige Perspektivenvielfalt auf das didaktische Handeln im Rettungsdienst und stellt einen ersten Systematisierungsversuch dar.

Gleichzeitig freuen wir uns, mit diesem Lehr- und Studienbuch „Didaktik im Rettungsdienst“, das Sie gerade in den Händen halten, einen systematischen und strukturierten Überblick zu geben. Es beschreibt die gegenwärtige Ausgangslage für eine notwendige bedarfs- und patientenorientierte, beruflich- und hochschuldidaktisch begründete Aus-, Fort- und Weiterbildung im Berufsfeld Rettungsdienst. Von hier aus kann (inter-)disziplinär die Didaktik im Rettungsdienst entwickelt und gleichermaßen geschärft sowie differenziert werden.

Wir sind allen Leserinnen und Lesern für ihre kritisch-konstruktiven Rückmeldungen sehr dankbar und hoffen, dass wir Ihnen mit diesem Lehr- und Studienbuch „Didaktik im Rettungsdienst" einen systematischen Überblick und damit eine strukturierte Grundlage für Ihre Rolle als Lehr- und Lernbegleiter ermöglichen können.

Jena, Februar 2025
Sebastian Koch, Thomas Prescher, Klaus Meyer und Dominik Hahnen

Adressen

Herausgeber

Prof. Dr. Sebastian Koch
Ernst-Abbe-Hochschule Jena und
DRK-Bildungscampus Erfurt gGmbH

Prof. Dr. Thomas Prescher
FH Münster, Fachbereich Gesundheit, Münster

Klaus Meyer
Institut für Notfallmedizinische Bildung (INOB),
Fürth

Dominik Hahnen
Malteser Hilfsdienst e. V., Bildungszentrum Euregio,
Aachen

Beitragsautorinnen und Beitragsautoren

Dr. Philipp Dahlmann
Technische Hochschule Deggendorf, Fakultät für
Angewandte Gesundheitswissenschaften,
Deggendorf

PD Dr. med. Markus Flentje
MME, DESA, Klinik für Anästhesiologie und operative Intensivmedizin, Klinikum Lippe, Detmold

Jonathan Friedrich
Feuerwehr Tübingen

Oliver Gabriel
DRK Landesschule Baden-Württemberg gGmbH,
Weingarten

Heiko König
ASB Landesschule für den Rettungsdienst
Mannheim

Prof. Dr. Martina Loos
Hochschule für Soziale Arbeit und Pädagogik
(HSAP), Berlin

Rebekka Mangelsdorf
RKiSH gGmbH, Heide

Tobias Thiel,
Freiberuflicher Dozent und Coach im Fachbereich
Heil- und Gesundheitspädagogik, Gera

Franziska Zschach
Staatliches Berufsbildungszentrum „Ernst Arnold",
Greiz-Zeulenroda

Abbildungsnachweis

Der Verweis auf die jeweilige Abbildungsquelle befindet sich bei allen Abbildungen im Werk am Ende des Legendentextes in eckigen Klammern. Alle nicht besonders gekennzeichneten Grafiken und Abbildungen © Elsevier GmbH, München.

E1398 Prescher T, König H, Gabriel O. Die Flamme des Lehrens, 1. Aufl., Stumpf + Kossendy Verlag, 2021

F935-007 Ganzhorn A, Zöllner C, Baumann D, Küllmei J, Boutchkova K, Schulte-Uentrop L et al. AnaesthesioLOGbookICinnovative curriculum: Entwicklung eines innovativen und kompetenzbasierten Weiterbildungscurriculums in der Anästhesiologie am Universitätsklinikum Hamburg-Eppendorf. Anästh Intensivmed 2023;64:44–54. DOI: 10.19224/ai2023.044

H545-001 Zierer K et al. General Didactics and Instructional Design: eyes like twins A transatlantic dialogue about similarities and differences, about the past and the future of two sciences of learning and teaching. SpringerPlus 1, 15 (2012). https://doi.org/10.1186/2193-1801-1-15

L143 Heike Hübner, Berlin

M1462 Prescher T./ Meyer K./ Hahnen D./ Koch S.

M1463 Sebastian Koch, Erfurt

M1464 Dominik Hahnen, Krefeld

M1465 Rebekka Mangelsdorf, Halstenbek

M1466 Prof. Martina Loos, Berlin/Florian Hübner

M1467 Klaus Meyer, Fürth

M1468 Dr. Markus Flentje, Burgwedel

M1473 Jonathan Friedrich, Erlangen

M1482 Prescher T./ Gabriel O./ König H.

O1128 Hendrik Eismann

P1312 Dr. Philipp Dahlmann, München

W1329 BFRA - Berliner Feuerwehr- und Rettungsdienstakademie, Berlin

W1333 Arbeiter-Samariter-Bund Baden-Württemberg e.V. - Franz Anton Mai-Schule, Mannheim

Fehler gefunden?

An unsere Inhalte haben wir sehr hohe Ansprüche. Trotz aller Sorgfalt kann es jedoch passieren, dass sich ein Fehler einschleicht oder fachlich-inhaltliche Aktualisierungen notwendig geworden sind.

Sobald ein relevanter Fehler entdeckt wird, stellen wir eine Korrektur zur Verfügung. Mit diesem QR-Code gelingt der schnelle Zugriff.

https://else4.de/978-3-437-48246-5

Wir sind dankbar für jeden Hinweis, der uns hilft, dieses Werk zu verbessern. Bitte richten Sie Ihre Anregungen, Lob und Kritik an folgende E-Mail-Adresse: kundendienst@elsevier.com

Abkürzungen

AF	Atemfrequenz
AJ	Ausbildungsjahr
ÄLRD	Ärztlicher Leiter Rettungsdienst
AMEE	International Association for Health Professions Education (früher: Association for Medical Education in Europe)
App	Application Software
AVIVA	A: Ankommen und einstimmen, V: Vorwissen aktivieren, I: Informieren, V: Verarbeiten, A: Auswerten
BBiG	Berufsbildungsgesetz
BFRA	Berliner Feuerwehr- und Rettungsdienst-Akademie
BGBl.	Bundesgesetzblatt
BG	Berufsgruppe
BGA	Blutgasanalyse
BHG	Berufshauptgruppe
BMBF	Bundesministerium für Bildung und Forschung
BV ÄLRD	Bundesverband der Ärztlichen Leiter Rettungsdienst Deutschland e. V.
BZ	Blutzucker
bzw.	beziehungsweise
ca.	circa
CLT	Cognitive Load Theory
CPAP	Continuous Positive Airway Pressure
CPR	Kardiopulmonale Reanimation
CRM	Crew Resource Management
CRT	Cardiac Resynchronization Therapy (kardiale Resynchronisationstherapie)
d. h.	das heißt
DIVI	Deutsche Interdisziplinäre Vereinigung für Intensiv- und Notfallmedizin e. V.
DK	Dauerkatheter
DNQP	Deutsches Netzwerk für Qualitätsentwicklung in der Pflege
DQR	Deutscher Qualifikationsrahmen
eFAST	extended Focused Assessment with Sonography for Trauma (Notfallsonografie)
EFW	Experten-Facharbeiter-Workshops
EKG	Elektrokardiogramm
EPA	Entrustable Professional Activities
EQR	Europäischer Qualifikationsrahmen
ERC	European Resuscitation Council (Europäischer Rat für Wiederbelebung)
$etCO_2$	endtidal CO_2
GBS	Goal-Based Scenario
GCS	Glasgow Coma Scale
GFR	Gesundheitsforschungsrat
ggf.	gegebenenfalls
HCT	Hydrochlorothiazid
HF	Herzfrequenz
ID	Instruktionsdesign
IHK	Industrie- und Handelskammer
i. v.	intravenös
KH	Krankenhaus
KMK	Kultusministerkonferenz
KrPflAPrV	Ausbildungs- und Prüfungsverordnung über die Berufe in der Krankenpflege
MANV	Massenanfall von Verletzten
med.	medizinisch
mg/dl	Milligramm pro Deziliter
min	Minuten
MMST	Mini-Mental-Status-Test
Mrd.	Milliarden
NACA	National Advisory Committee for Aeronautics – Score zur Beurteilung der Schwere von Verletzungen
NEF	Notarzteinsatzfahrzeug
NEWS2	National Early Warning Score
NFS	Notfallsanitäter
NIV	Nicht-invasive Beatmung
NKLM	Nationaler Kompetenzbasierter Lernzielkatalog Medizin
NLP	Neuro-Linguistisches Programmieren
NotSan	Notfallsanitäter
NotSanG	Notfallsanitätergesetz
NotSan-APrV	Ausbildungs- und Prüfungsverordnung für Notfallsanitäterinnen und Notfallsanitäter
NRS	Numerische Rating-Skala
O_2	Sauerstoff
o. Ä.	oder Ähnliches
OSCE	Objective Structured Clinical Examination
P.	Punkt
PAL	Prüfungsaufgaben- und Lehrmittelentwicklungsstelle (PAL) der IHK (Industrie- und Handelskammer)
PBL	Problembasiertes Lernen
PISA	Programme for International Student Assessment (internationaler Schulleistungstest)
PPOLA	Patientenprozessorientierte Lernaufgaben
PPT	Powerpoint-Präsentation
RettAssG	Rettungsassistentengesetz
RettAss-APrV	Ausbildungs- und Prüfungsverordnung für Rettungsassistentinnen und Rettungsassistenten
ROSC	Return of spontaneous circulation (Rückkehr eines Spontankreislaufs)

RR	Riva-Rocci (gängige Abkürzung für den arteriellen Blutdruck)
RTW	Rettungswagen
SAMPLER(S)	S = Symptome, A = Allergien, M = Medikamente, P = Patientenvorgeschichte, L = Letzte Nahrungsaufnahme, letzter Stuhlgang, E = Ereignisse, R = Risikofaktoren, (S) = Schwangerschaft
SAA	Standardarbeitsanweisung
Sek.	Sekunde
SGB	Sozialgesetzbuch
SOP	Standard Operating Procedure (Standardvorgehensweise)
SpO_2	pulsoxymetrische Sauerstoffsättigung
SQ3R	Survey, Question, Read, Recite and Review (Lesetechnik)
TB	Themenbereiche
Temp.	Temperatur
u. a.	unter anderem
u. a. m.	und andere mehr
UE	Unterrichtseinheit
UK	United Kingdom (Vereinigtes Königreich: England, Schottland, Wales und Nordirland)
UKE	Universitätsklinikum Eppendorf
u. U.	unter Umständen
vs.	versus
VZÄ	Vollzeitäquivalent
xABCDE	x = Trauma, A = Airway, B = Breathing, c = Circulation, D = Disability, E = Exposure
z. B.	zum Beispiel
ZNA	Zentrale Notaufnahme
z. T.	zum Teil

Inhaltsverzeichnis

KAPITEL

1 Berufsfeldbezogene Didaktik im Rettungsdienst

1.1 Bedeutung einer Didaktik im Rettungsdienst

Sebastian Koch, Thomas Prescher, Klaus Meyer, Dominik Hahnen

Mit dem vorliegenden Lehr- und Studienbuch „Didaktik im Rettungsdienst" wenden sich die Herausgeber und Autoren an:

- Studierende für ein Lehramt an beruflichen Schulen im Rettungswesen,
- Studierende in Bachelor- und Masterstudiengängen zur Berufs-, Gesundheits- und Medizinpädagogik,
- Studierende in rettungsdienstlichen Weiterbildungsstudiengängen sowie
- Berufspädagogen und Praxisanleiter in der rettungsdienstlichen Praxis, die ihre didaktischen Kompetenzen aktualisieren und ergänzen wollen.

1.1.1 Definitionen, Perspektiven und Rahmungen

Der Titel „Didaktik im Rettungsdienst" versucht kein abschließendes, zusammenfassendes Konstrukt „einer" Didaktik im Rettungsdienst zu erstellen. Dies ist zum aktuellen Zeitpunkt auch nicht möglich, da sich die didaktischen Modelle und Theorien im Rettungsdienst noch in der Entstehung befinden. Vielmehr haben die Herausgeber und Autoren versucht, didaktische Perspektiven einer beruflichen Aus-, Fort- und Weiterbildung im Berufsfeld Rettungsdienst vor dem fachsystematischen, beruflichen und persönlichen Erfahrungshintergrund der eigenen Lehr- und Forschungstätigkeit zusammenzuführen. Der Band repräsentiert die gegenwärtige Perspektivenvielfalt auf das didaktische Handeln und stellt einen Systematisierungsversuch dar.

Didaktik ist ein Schlüsselbegriff der allgemeinen Schul- und Erwachsenenbildung. Dennoch ist er über die Jahrzehnte und über die Bildungseinrichtungen hinweg vielschichtig und teilweise unklar geblieben (Siebert, 2012). Dies lässt auch die jüngste Publikation im Bereich „Pflegedidaktik" (Brühe & von Gahlen-Hoops, 2024) sichtbar werden. In diesem zweibändigen Werk findet eine schier unüberschaubare Darstellung von thematischen Facetten statt. Dabei bleibt jedoch eine zusammenfassende Systematisierung der Kernfrage, was didaktisches Handeln beschreibt, offen – und damit ebenso die Frage, was im Kontext der Gesundheitsberufe, im eigentlichen Sinne von Rettung, eigentlich wirklich Didaktik ist, sein kann oder sein soll. Im Sammelband erscheint Pflegedidaktik als ein Sammelsurium von allem, was sich beobachten und beschreiben lässt. Im vorliegenden Band soll daher die Perspektive auf Didaktik im Rettungsdienst enger und fokussierter gefasst werden.

Definition

Didaktik leitet sich von dem griechischen Wort *didaskein* ab und bedeutet wörtlich übersetzt lehren, unterweisen, aber auch lernen, belehrt werden (Böhm, 2005).

- **Aktiv:**
  - lehren, belehren, unterrichten, dartun, beweisen, vorschreiben, warnen
  - ein Drama zur Aufführung bringen
- **Passiv:**
  - unterrichtet werden
  - sich belehren lassen
- **Medial:**
  - aus sich selbst heraus lernen, ersinnen, sich aneignen
  - jemand in etwas unterrichten lassen

Didaktik im weitesten Sinne (Böhm, 2005): Theorie und Praxis des Lehrens und Lernens in allen möglichen Situationen und Zusammenhängen

Didaktik im engeren Sinne (Böhm, 2005): Theorie und Praxis des organisierten (schulischen) Unterrichts oder die Theorie der Bildungsinhalte und des Lehrplans inkl. der Voraussetzungen des Lehrenden und Lernenden, Planung, Steuerung, Auswertung und Revision

Grundsätzlich sind Vertreter der Didaktik bestrebt, eine Vermittlung zwischen der Sachlogik des Inhalts und der Psychologie des Lernenden zu gewährleisten. Zur Sachlogik gehören hierbei die Kenntnisse der Strukturen und Zusammenhänge der Thematik. Zur Psychologie gehört die Berücksichtigung der Lern- und Motivationsstrukturen der Lernenden

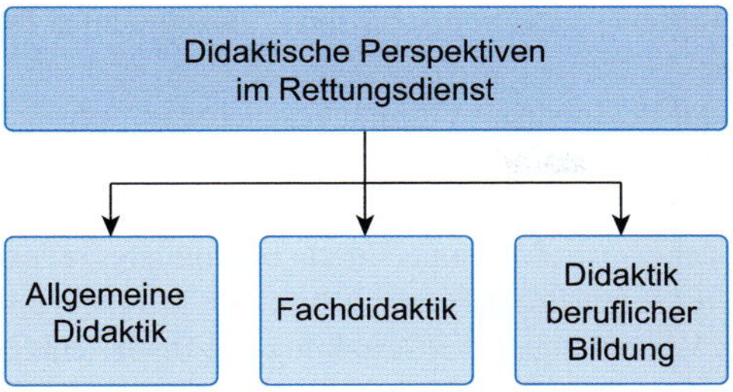

Abb. 1.1 Didaktische Perspektiven einer Didaktik im Rettungsdienst [M1462, L143]

(Siebert, 2012). Die Didaktik umschließt dazu das Lehren und Lernen in verschiedenen möglichen (beruflichen) Situationen und ist nicht nur auf das schulische Lehren und Lernen begrenzt (Böhm, 2005; Oelke & Meyer, 2014).

Grundsätzlich können drei Perspektiven didaktischer Theoriebildung für den Zusammenhang des vorliegenden Bandes, der sich auf den Beruf Rettung und Notfallversorgung bezieht, nebeneinander betrachtet werden. Mit Siebert (2012) lassen sich eine Allgemeine Didaktik, eine Fachdidaktik und eine Didaktik beruflicher Bildung unterscheiden (➤ Abb. 1.1).

Zentrale Aufgabe der Didaktik ist es, den Lehrenden und Lernenden eine praktische folgenreiche Handlungsorientierung zu geben. Nach Oelke und Meyer (2014) werden unter einer „folgenreichen Handlungsorientierung" folgende vier didaktische Prinzipien betrachtet:

- Realitäts- bzw. Situationsorientierung
- Handlungsorientierung
- Wissenschaftsorientierung
- Persönlichkeitsorientierung

Hierbei ist zu erwähnen, dass sich diese Prinzipien nicht nur auf das didaktische Handeln beziehen, sondern auch als Prinzipien für eine Lehrplan- und Curriculumskonstruktion verstanden werden müssen.

Definition

Didaktische Prinzipien (Oelke & Meyer, 2014):

- **Realitäts- bzw. Situationsorientierung:** Hierbei steht der Bezug zur Lebenswelt, zur Lebenswirklichkeit der Lernenden im Vordergrund. Lernenden muss klar sein, wofür bzw. warum sie den „Unterrichtsinhalt" behandeln müssen.
- **Handlungsorientierung:** Hierbei steht die Förderung der Handlungskompetenz im Vordergrund, welche durch inhaltliche und methodische Hinweise zur Unterrichtsgestaltung unterstützt werden muss.
- **Wissenschaftsorientierung:** Hierbei steht die Vorstellung im Vordergrund, dass die Unterrichtsgestaltung auf Grundlage wissenschaftlicher Erkenntnisse basieren muss. Des Weiteren steht der Nutzen wissenschaftlichen Wissens im aufklärerischen Sinne im Vordergrund der Unterrichtsgestaltung.
- **Persönlichkeitsorientierung:** Hierbei steht im Vordergrund, dass der Persönlichkeit von Lernenden und Lehrenden in allen Bildungsprozessen eine wesentliche Bedeutung zukommen muss. Erfahrungen, Gefühle, Emotionen sowie Beziehungen der Lernenden und Lehrenden, ihre individuellen Interessen, Fragen, Stärken und Schwächen sind hierbei im Besonderen bei der Unterrichtsgestaltung zu beachten.

Drei Perspektiven didaktischer Theoriebildung

1. Allgemeine Didaktik

„Allgemein" werden Didaktiken nur deshalb genannt, weil sie nicht ein bestimmtes Fach oder einen bestimmten Beruf zum Gegenstand haben, sondern allgemeingültig auf den Unterricht im Kontext einer schulischen und beruflichen Bildung angewandt werden können. Nach Blankertz (1969) zielen die Ansätze der Allgemeinen Didaktik auf die Vollständigkeit eines Theoriegebäudes zur Analyse und Planung von didaktischem Handeln. Damit wird jedoch mit der Allgemeinen Didaktik einerseits der Vorwurf verbunden, sie sei wie „Stricken ohne Wolle", wie Dietrich (1994) dies formuliert. Andererseits gibt die Allgemeine Didaktik als Wissenschaft und Praxis vom Lernen und Lehren wertvolle Impulse zu Bedingungen, Planung, Durchführung und Reflexion von institutionalisiertem Lernen und Lehren (Riedl, 2011).

Gegenstand der Allgemeinen Didaktik im Kontext des lebenslangen Lernens:
- der Unterricht als seminaristische Wissensvermittlung
- die Gestaltung von Lerngelegenheiten und Lernumgebungen
  - in Bildungseinrichtungen
  - im beruflichen Handlungsfeld
  - in sozialen Lebenswelten
- die Unterstützung individuellen, selbstgesteuerten Lernens

2. Fachdidaktik

Demgegenüber sucht die Fachdidaktik nach konkreten Gestaltungsempfehlungen für den Unterricht in einem (Unterrichts-)Fach oder Lerngebiet in den allgemeinbildenden Schularten. Ein Fach kann über die Schulfachlogik hinaus auf wissenschaftliche Fachdisziplinen wie Medizin mit Anatomie oder Physiologie usw. bezogen werden und wurde lange Zeit in den Schulen für Gesundheitsberufe begrifflich als Fachunterricht mitgeschleift. Das Fach wird im Sinne der Metapher des Strickens zu Wolle in der didaktischen Betrachtung. *„Fachdidaktiken […] sind eigenständige Disziplinen, die ihre Legitimation aus der zu leistenden Vermittlung zwischen Allgemeiner Didaktik und der jeweiligen Fachwissenschaft […] schöpfen."* (Kiper & Mischke, 2004, S. 153).

Im deutschsprachigen Raum sind etwa 200 wissenschaftlich eigenständige Fachdidaktiken vorhanden (Oelke & Meyer, 2014). Fachdidaktiken werden auch als Spezialdidaktiken bezeichnet. Sie dienen der theoretisch umfassenden und praktisch folgenreichen Klärung der Zusammenhänge des didaktischen Handelns in einem Fach. Dazu werden durch die Didaktiker die Voraussetzungen, Möglichkeiten, Folgen und Grenzen des Lehrens und Lernens in einem schulischen oder außerschulischen Fach betrachtet. Ziel ist es, Unterricht und Lehr-Lernprozesse zu planen, zu erforschen, zu strukturieren, durchzuführen sowie zu evaluieren (Oelke & Meyer, 2014).

3. Didaktik beruflicher Bildung

Eine berufspädagogische Perspektive auf Didaktik fokussiert stärker auf die Bedingungen des didaktischen Handelns in der beruflichen Bildung. In ihr verbinden sich unterschiedliche Bezüge, zum Beispiel
- der Pragmatismus für ein beispielsweise am Arbeitsprozess ausgerichtetes und handlungsorientiertes Lernen oder
- der Konstruktivismus für ein begründetes reflexives Erfahrungslernen u. a. m.

als Vorstellungen zur Gestaltung des Unterrichts im Bereich der beruflichen Bildung (vgl. Prescher & Hellriegel, 2020).

Es findet ein Übertrag unterschiedlicher Grundprinzipien wie z. B. Handlungsorientierung, Problemorientierung, Arbeitsprozessorientierung statt, der in unterschiedlichen Berufsfeldern adaptiert werden kann. Im berufsbildenden Bereich ist die Frage, ob es sich um eine Fach- oder Berufsfelddidaktik handelt, breit diskutiert. Tendenziell kann die Unterscheidung Fachdidaktik für den schulischen Bereich und Didaktik beruflicher Bildung für den berufsbildenden Bereich für einen lernfeldorientierten Ansatz dabei als eine konsensfähige Tendenz der begrifflichen Schärfung angesehen werden.

Eine Didaktik beruflicher Bildung ist in diesem Sinne kein in sich geschlossenes, bildungs- und berufstheoretisches Erklärungssystem für das unterrichtsbezogene Handeln von Lehrkräften, wie es die Theorien allgemeindidaktischer Modelle – zumindest von ihrem Anspruch her – oft sein wollen (Riedl, 2011). Vielmehr repräsentiert die Didaktik beruflicher Bildung die Berücksichtigung einer Mehrebenen-Dimensionierung, wie sie Rosen und Schubiger (2013) mit der Unterscheidung in Makro-, Meso- und Mikroebene herausarbeiten. Die Dimensionierung spannt dabei das Verhältnis von einer Berufsfeldperspektive mit Bezügen zur Berufswissenschaft, Curriculumstheorie, Schul- und Berufspraxis bis hin zur konkreten Unterrichtsgestaltung mit Lern- und Leistungszielen.

Berufsfelddidaktik Pflege

Am Beispiel der Pflege lässt sich dieser Diskurs einer berufsdidaktischen Begriffsbestimmung sehr gut nachvollziehen. In den 1990er-Jahren wurde hier fast ausschließlich der Begriff „Fachdidaktik Pflege" verwendet. Dies ist pflegewissenschaftlich darauf zurückzuführen, dass sich in Deutschland ab den

1980er-Jahren die neue Fachwissenschaft etablierte und es vorrangig um die didaktische Aufbereitung für das Unterrichtsfach „Krankenpflege" ging (Oelke & Meyer, 2014).

Mit Beginn der 2000er-Jahre setzte sich die Begrifflichkeit der „Berufsfelddidaktik Pflege" oder auch kurz **„Pflegedidaktik"** durch. Hintergrund hierfür war die Einführung der lernfeldorientierten Ausbildung in der Kinder-, Alten- sowie Gesundheits- und Krankenpflege (KrPflAPrV, 2003). Die „fächerorientierte" Ausbildung und die damit verbundenen Unterrichtsfächer wie z. B. „Krankenpflege" oder „Anatomie und Physiologie" wurden aufgelöst und in fächerübergreifenden Lernfeldern bzw. Themenbereichen didaktisch aufbereitet. Mit der Einführung einer neuen Terminologie „Berufsfelddidaktik Pflege" sollte unter anderem unterstrichen werden, dass es sich hierbei nicht um die reine Didaktik schulischen Unterrichts in der Pflege handelt, sondern um alle beruflichen Bildungsbemühungen in der Disziplin Pflege, also auch um die praktische Ausbildung, die Fort- und Weiterbildung sowie akademische Studiengänge. In ihr wird der Versuch unternommen, fachsystematische Aspekte mit handlungssystematischen Aspekten zu verbinden (vgl. Hansis, 2000).

Berufsfelddidaktisches Wissen ist damit Ausgangspunkt einer berufspädagogischen Professionalisierung und Grundlage lebenslangen Lernens im Rettungsdienst. Derzeit etablieren sich mehr und mehr Gestaltungsprinzipien (Wissenschafts-, Kompetenz-, Situations- und Lernfeldorientierung, …) zur Konstruktion beruflicher Curricula und kompetenzorientierter Lernsituationen in der Ausbildung zum Notfallsanitäter. Vor diesem Hintergrund entsteht ein Bedarf an berufsfelddidaktischen oder bereichsdidaktischen Modellen im Rettungsdienst, die sich insbesondere an den Bedarfen und Bedürfnissen der Lernenden und an beruflichen Handlungsfeldern und realen Patientenprozessen im Rettungsdienst orientieren (vgl. Müller et al., 2020).

Lernen als lebenslanger Prozess

Lernen bedeutet hierbei die Aufnahme und Speicherung von Sinnesdaten und damit das entscheidende Potenzial des Menschen, sich aktiv mit seiner Umwelt auseinanderzusetzen (Hasselhorn & Gold, 2006). Lernen ist somit ein Sammelbegriff für (lebenslange) Prozesse, die bei einem Individuum zum Erwerb oder zur Veränderung von Wissen oder Fertigkeiten und so zu höherer Kompetenz führen (Kaiser & Pätzold, 2006). *„Eine kompetenzorientierte Ausbildung verlangt aufgrund ihrer vielfältigen Facetten und Einflüsse nach einer ganzheitlichen Betrachtung und Gestaltung."* (Amon & Prescher, 2021, S. 35)

Definition

Lernen ist ein Sammelbegriff für (lebenslange) Prozesse, die bei einem Individuum durch die aktive Aufnahme und Speicherung von Sinnesdaten, zum Erwerb oder zur Veränderung von Wissen oder Fertigkeiten und so zu höherer Kompetenz führen (Böhm, 2005; Kaiser & Pätzold, 2006; Hasselhorn & Gold, 2006).

„Es kann nur lernen, wer lernen will", so postulierte es bereits die italienische Ärztin und Reformpädagogin Maria Montessori und viele Pädagogen bekräftigten diese These. Auch die Hirnforschung der letzten Jahre belegt die Annahme, dass Freiwilligkeit und Selbstzweck wesentliche Determinanten erfolgreichen Lernens sind. Bezugswissenschaften wie u. a. die Neurowissenschaft können dazu beitragen, pädagogisch relevante Entwicklungsvorgänge besser zu verstehen und damit in pädagogisch akzentuierten Kontexten zu berücksichtigen. Das Lernen also immer differenzierter zu verstehen, als Interessengegenstand der Hirnforschung und Neurowissenschaften, ermöglicht mit didaktischem Hintergrundwissen, Rückschlüsse auf methodische, aber auch strukturelle Veränderungen einer sich wandelnden (Berufs-)Pädagogik zu ziehen (Thiel & Koch, 2021).

Formales, nonformales und informelles Lernen

In der internationalen Diskussion hat sich eine Unterscheidung zwischen formalem, nonformalem und informellem Lernen durchgesetzt.

Definition

Fomales Lernen

Formales Lernen ist curricularisiert und reguliert. Unterricht wird auf der Grundlage von Lehrplänen und Prüfungsrichtlinien ausgerichtet. Die Lernerfolge werden zertifiziert, die Abschlüsse sind oft staatlich anerkannt und karriererelevant (Siebert, 2012).

Nonformales Lernen

Nonformales Lernen ist meist nicht prüfungsorientiert und findet vor allem in Seminaren statt. Die Lerninhalte sind überwiegend teilnehmer- und erfahrungsorientiert. Im Vordergrund stehen die Reflexion und das Verstehen des Wissens (Siebert, 2012)

Informelles Lernen

Informelles Lernen ist zwar auch intentional, findet aber außerhalb der institutionalisierten Veranstaltung statt, z. B. in den Pausen, aber auch in selbstorganisierten Gesprächskreisen oder im Berufsfeld Rettungsdienst. Des Weiteren lernen beruflich Tätige oft *en passant,* d. h. unbewusst und nebenbei, z. B. im Aufenthaltsraum, auf dem Flur, beim Kaffee mit Kollegen (Siebert, 2012).

Die Besonderheit des Lernfelds Rettungsdienst

Mit der Förderung und Entwicklung einer Rettungswissenschaft (Prescher et al., 2023) begann eine Theorie- und Konzeptdiskussion zu einer Berufsdidaktik im Rettungsdienst. In dieser Berufsdidaktik – als Wissenschaft des Lehrens und Lernens im organisierten (schulischen) Unterricht formaler Lehr-Lernsettings – kristallisieren sich differenzierte Perspektiven zur professionellen Rettung und Notfallversorgung heraus und wie diese Lernenden erschlossen werden können.

Das Berufsspezifische hierbei ist, dass der Mensch bzw. die professionelle Rettung und Notfallversorgung als Lerngegenstand im rettungsdienstlichen und gleichzeitig in seinem gesellschaftlichen Kontext zu betrachten sind. Dies bedingt „andere" didaktische Strukturmomente und Planungsentscheidungen als in einer Allgemeinen Didaktik oder Fachdidaktik, die beispielsweise eine Sprache, Geschichte oder Mathematik im Fokus ihrer Ausrichtung haben.

Diese berufsspezifische Relevanz richtet vielmehr den Blick auf das berufliche Handeln im Rettungsdienst, das immer in komplexen und handlungsorientierten Situationen zu betrachten ist. Die im vorliegenden Lehr- und Studienbuch „Didaktik im Rettungsdienst" vorgestellten Modelle und Theorieansätze haben daher den Anspruch, rettungsdienstliche Phänomene aufzugreifen und deren didaktische Inszenierung zu erklären, zu begründen und Vorhersagen zu ermöglichen. Vor diesem Hintergrund haben die Autoren und Herausgeber versucht, die Bedeutung einer „Didaktik im Rettungsdienst" herauszustellen. Die unterschiedlichen Ansätze darin haben sich durch forschende, analysierende, begründende, erklärende und evaluierende Prozesse im Rahmen der Aus-, Fort- und Weiterbildung im Rettungsdienst sowie in der rettungsdienstlichen Praxis entwickelt.

1.1.2 Aufbau des Lehrbuchs

Um den Lesern einen Überblick in die Arbeit der Autoren zu geben, strukturieren sich die Beiträge zur Didaktik im Rettungsdienst entlang unterschiedlicher theoretischer Zugänge. Damit veranschaulichen sie die Perspektivvielfalt gegenwärtiger Entwicklungs- und Forschungsbemühungen eines lebendigen und nachhaltigen Lernens. Der Band ist dafür in drei Teile gegliedert:

- Teil 1: Berufsfeld Rettungsdienst und berufsfeldbezogene Bildung
- Teil 2: Didaktische Perspektiven im Rettungsdienst
- Teil 3: Konzepte beruflicher Bildung im Rettungsdienst

Teil 1: Bedeutung von Berufsfeldanalysen im Rettungsdienst

Berufsfeldanalysen im Rettungsdienst – Sebastian Koch eröffnet mit Grundlagen und Bedeutung einer berufswissenschaftlichen Forschung für eine Berufsfelddidaktik im Rettungsdienst. Hierbei wird die Bedeutung einer Kompetenzerweiterung und

Höherqualifizierung von Notfallsanitätern, der Akademisierung und Entwicklung wissenschaftlicher Karrierewege zukünftiger Notfallsanitäter sowie der Profession und Professionalisierung dargestellt. Damit sollen die Notwendigkeit von Berufsfeldanalysen sowie die Grundlagen und Bedeutung berufswissenschaftlicher Forschung für eine Berufsfelddidaktik im Rettungsdienst verdeutlicht werden.

Teil 2: Didaktische Perspektiven im Rettungsdienst

Die Perspektiven didaktischen Handelns im Rettungsdienst können entlang unterschiedlicher didaktischer Zugänge dargestellt werden (➤ Abb. 1.2).

Bildungstheoretische Überlegungen zur Berufsfelddidaktik Rettungsdienst – Sebastian Koch und Franziska Zschach zielen darauf ab, bildungstheoretische Überlegungen einschließlich kritischer Dimensionen im Kontext der Handlungsschwerpunkte in der Notfallsanitäter-Ausbildung aufzugreifen. Dazu wurde ein Bestimmungsversuch rettungsdienstlichen Handelns mit Ableitung einer bildungstheoretischen Notwendigkeit unternommen. Folglich beziehen sich die Autoren bei der Erkenntnisgewinnung auf eine hermeneutische Theoriearbeit mit theoretischem Argumentieren unter Einbezug des aktuellen, gesetzlichen Ausbildungsrahmens.

Patientenprozessorientierte Berufsfelddidaktik Rettungsdienst – Thomas Prescher, Oliver Gabriel und Heiko König haben das Projekt „Patientenprozessorientierte Berufsdidaktik Rettungsdienst" gestartet, um ein spezifisches Didaktikmodell für die Notfallsanitäter-Ausbildung zu entwickeln. Der Beitrag untersucht, ob es aus praxeologischer Sicht eine eigene Berufsfelddidaktik Rettungsdienst braucht und wie diese aus bestehenden Theorien der Didaktik begründet und konzipiert werden kann. Im Fokus steht die Entwicklung von kompetenzorientierten Lernsituationen mit einem Planungstool für patientenprozessorientierte Lernaufgaben.

Prozesstransformative Notfalldidaktik – Dominik Hahnen erschließt mit dem Konzept der prozesstransformativen Notfalldidaktik ein Modell zur didaktischen Modulierung der Kompetenzentwicklung im Rahmen der rettungsdienstlichen Bildung. Dabei bezieht er sich auf allgemeindidaktische Prinzipien, allgemeine berufs- und lernfeldpädagogische Erkenntnisse sowie Erfahrungen aus der notfallmedizinischen und beruflichen Bildung. Das Modell verbindet die bildungsbezogene Orientierung am

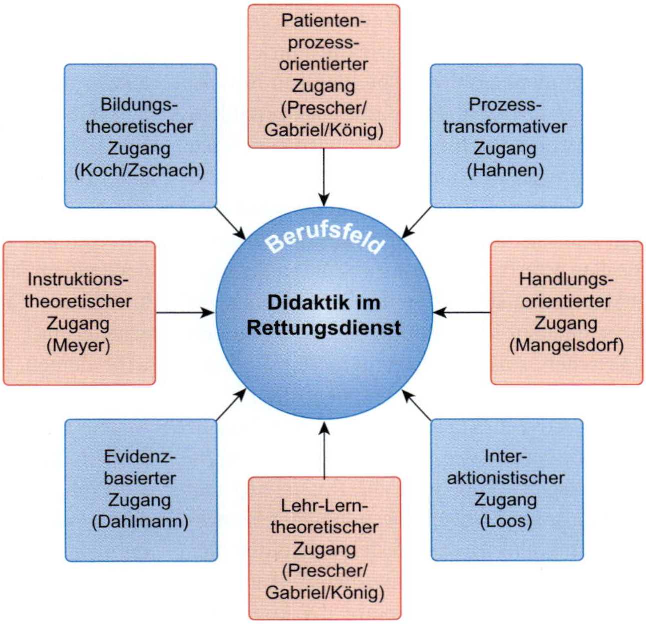

Abb. 1.2 Modelle Didaktik im Rettungsdienst [M1462, L143]

beruflichen Arbeitsprozess mit dem Prinzip des transformativen Lernens sowie allgemeindidaktischen Prinzipien mit kognitivistischer und konstruktivistischer Orientierung und den für das Berufsfeld Rettungsdienst relevanten Aspekten. Es stellt eine Empfehlung der übergeordneten didaktischen Vorgehensweise zur zielgerichteten Entwicklung von beruflicher Handlungskompetenz im Berufsfeld Rettungsdienst umfassend dar, wenngleich es nicht zum Ziel hat, Planungshilfe zur Modellierung einzelner Lehr-Lernsituationen zu sein.

Handlungsorientierte Rettungsdienstdidaktik – Rebekka Mangelsdorf widmet sich der Frage, welche Prinzipien für eine handlungsorientierte Unterrichtsplanung im Rettungsdienst notwendig sind. Hierfür werden zuerst die zentralen Bezugswissenschaften aufgegriffen und ihre Relevanz erörtert. Im Anschluss werden diese Aspekte zusammengeführt, um ein handhabbares Planungsinstrument zu entwickeln. Dieses Modell soll auf den ersten Blick eine klare Struktur erkennen lassen und den Lehrpersonen ein Werkzeug an die Hand geben, mit welchem sie sofort sehen, womit sie ihre Unterrichtsplanung beginnen und umsetzen können, ohne dass sie beispielsweise Extra-To-do-Listen erstellen müssen.

Interaktionistisch orientierte Aufbereitung von Lerninhalten in der Notfallsanitäter-Ausbildung – Martina Loos vertritt eine mögliche theoretische und praktische Übertragung des Modells der Interaktionistischen Pflegedidaktik (Darmann-Finck, 2009) und überträgt diese auf die Ausbildung von Notfallsanitätern auf der Grundlage eines ausgewählten modernen Curriculums für den Rettungsdienst. Nach den Ausführungen des bildungs-, curriculum- und machttheoretischen Rahmens dieses Didaktikmodells folgt zunächst die Darstellung der didaktischen heuristischen Matrix. Diese kann sowohl in der Curriculumkonzeption als auch in der Entwicklung von Unterrichtsinhalten Verwendung finden. Es werden die empirischen, sozialphilosophischen und pflegewissenschaftlichen Bezüge beschrieben, die für die Entwicklung der heuristischen Matrix grundlegend waren und die Inhalte der Matrix auf den Rettungsdienst übertragen. Dann folgt die Darstellung der didaktischen Analyse unter Anwendung der Heuristik und unter Einbezug des Mustercurriculums der Berliner Feuerwehr- und Rettungsdienst-Akademie. Der Schwerpunkt bei der Auswahl der konkreten Bildungsinhalte wurde auf den Erwerb sozialer und kommunikativer Kompetenzen sowie die Entwicklung einer kritischen, professionellen Haltung gelegt. Um einen konkreten Praxisbezug herzustellen, wird in diesem Kapitel die Methode der Lerninsel vorgestellt, die als eine curriculumintegrierende Methode für die Bearbeitung von beruflichen Schlüsselproblemen eingesetzt wird.

Bildungs- und lehr-lerntheoretische Didaktik als Basis didaktischen Handelns im Rettungsdienst – Thomas Prescher, Oliver Gabriel und Heiko König diskutieren die Professionalisierungsdebatte in den Gesundheitsberufen, welche sich auf einen kompetenzorientierten Unterricht mit zu erreichenden Learning-Outcomes fokussiert. Vielfältige didaktische Konzepte und Modelle werden entwickelt und präsentiert. Allerdings scheint – trotz vernünftiger Einsicht in eine „bessere" didaktische Praxis – die bewährte Praxis der Didaktik treu zu bleiben. Der vorliegende Beitrag lenkt den Blick auf Bewährtes und Traditionelles und beschäftigt sich mit der Frage, wie traditionelle didaktische Modelle wie die bildungstheoretische und lehr-lerntheoretische Didaktik für einen lernfeldorientierten Unterricht in der beruflichen Bildung der Notfallsanitäter-Ausbildung adäquat beschrieben und als berufsfeldunabhängige Zugänge genutzt werden können.

Akademisierung als Strategie einer evidenzbasierten Notfallmedizin – Philipp Dahlmann untersucht die Etablierung professioneller Kompetenzen im Rahmen der Akademisierung von Notfallsanitätern. Der Fokus liegt zum einen auf dem Herausarbeiten akademisch abgesicherter Handlungen, welche die rettungsdienstliche Praxis stärken. Hierbei stehen sowohl die Durchführung eigener Forschungen im Berufsfeld zur Weiterentwicklung der Evidenz als auch die sichere Übernahme heilkundlicher Tätigkeiten (Patientensicherheit und -zentrierung) im Zentrum. Die Akademisierung wird derzeit als wichtige Ergänzung zur beruflichen Qualifikation betrachtet. Zum anderen ist die weitere Qualifikation der Lehrkräfte an Berufsfachschulen für Notfallsanitäter ein großer Hebel für die Professionalisierung im Feld. Der Beitrag stellt eine evidenzbasierte pädagogische Praxis an den Berufsfachschulen als zentral für die Stärkung des Berufsbildes von Notfallsanitätern dar. Dabei wird die Hochschule als dynamischer Raum betrachtet, an dem nicht nur Wissen vermittelt, sondern auch die Entwicklung von Kompetenzen und Reflexionsfähigkeiten gefördert wird.

Didaktik der Fort- und Weiterbildung: „Instructional Design" versus Didaktischer Konstruktivismus – Klaus Meyer beschäftigt sich mit alternativen bildungstheoretischen Ansätzen und verlässt dazu den europäischen Kontinent. „Instructional Design" geht auf den US-amerikanischen Psychologen und Pädagogen Robert M. Gagné zurück. Es handelt sich um einen lernpsychologischen bzw. kognitionspsychologischen Ansatz. Er grenzt sich damit von der klassischen Didaktik im deutschsprachigen Raum ab, die im Wesentlichen geisteswissenschaftlich begründet ist. „Instructional Design" bezieht sich nicht nur auf schulischen Unterricht, sondern allgemein auf das Lehren und Lernen in verschiedenen (Lern-)Umgebungen. Es basiert auf einer empirischen Prüfung theoretischer Aussagen und den Nachweis der Wirksamkeit der gewählten Strategien und -methoden. Klaus Meyer bietet neben einem historischen Überblick vor allem einen Einblick in aktuelle Modelle des „Instructional Design" und deren Übertragbarkeit auf die berufliche Bildung im Rettungsdienst. Speziell für den Bereich der Fort- und Weiterbildung stellt er dies als Alternative den konstruktivistischen Modellen gegenüber. Anhand eines ausführlichen Praxisbeispiels zeigt er die Anwendung eines Instruktions-Design-Modells exemplarisch auf.

Teil 3: Konzepte beruflicher Bildung im Rettungsdienst

Im dritten Teil des Buches werden verschiedene Konzepte der beruflichen Bildung im Rettungsdienst vorgestellt und diskutiert. Dabei wird ein breites Spektrum didaktischer Ansätze und methodischer Modelle beleuchtet, die die Aus- und Weiterbildung von Rettungskräften prägen. Diese Konzepte reichen von kognitionspsychologischen Ansätzen über praxisnahe Lernmethoden des Instruktionslernens bis hin zu modernen Prüfungsverfahren und neurowissenschaftlich fundierten Ansätzen. Ziel dieses Teils ist es, einen Einblick in aktuelle Strategien zu geben, die die Qualität und Effizienz der beruflichen Bildung im Rettungsdienst prägen und die sich an die wandelnden Anforderungen anpassen. Durch die Betrachtung dieser verschiedenen Ansätze soll eine Anregung entstehen, neue Perspektiven zu gewinnen und innovative Methoden in die eigene berufliche Praxis zu integrieren.

Fürther Modell des szenarienbasierten Lernens in der Notfallmedizin – Klaus Meyer stellt das Fürther Modell des szenarienbasierten Lernens vor. Es besteht im Wesentlichen aus den Kernstrategien des Lehrens des Europäischen Rates für Wiederbelebung, bildungswissenschaftlichen Erkenntnissen von John Hattie (2014) und den Erfahrungen mit mehreren tausend Schülern und Teilnehmern in unterschiedlichen Bildungsformaten. Es ist in erster Linie ein methodischer Ansatz, der sich sowohl in die berufliche Grundbildung als auch in die berufliche Fort- und Weiterbildung integrieren lässt. Das Fürther Modell des szenarienbasierten Lernens ist ein Werkzeugkasten, bestehend aus einfach anzuwendenden Tools, die zu einem effektiven Paket zur Entwicklung beruflicher Handlungskompetenz kombiniert werden können. Es verzichtet dabei weitestgehend auf eine geisteswissenschaftliche Rahmung zugunsten einfacher Anwendbarkeit in der Breite und Vielfalt eines Lehrkörpers. Dabei trägt es zur Implementierung einer schüler- und teilnehmerorientierten Bildungskultur bei.

OSCE als Werkzeug des Kompetenzerwerbs – Jonathan Friedrich stellt „Objective Structured Clinical Examination" (OSCE) als Möglichkeit dar, klinische Kompetenzen in Form von Checklisten zu beurteilen. Die Prüfungen sind nach einem standardisierten Ablauf organisiert. In den Ursprungsformen einer auf OSCE basierenden Prüfung durchlaufen Prüflinge dabei sogar bis zu 20 Prüfungsstationen, an welchen jeweils kurze Prüfungseinheiten stattfinden. Anwendung findet OSCE bereits seit vielen Jahrzehnten international in der Ausbildung von Ärzten und Pflegekräften. Dabei werden Themen wie Anamneseerhebung, körperliche Untersuchungen, diagnostische Verfahren oder Untersuchungstechniken durch OSCE geprüft. In Deutschland werden z. B. an der Universität Heidelberg im Rahmen des Medizinstudiums mit OSCE klinisch-praktische Prüfungen gestaltet. Der positive Effekt im studentischen Lernverhalten konnte an medizinischen Fakultäten nachgewiesen werden.

Berufliches Lehren und Lernen im Rettungsdienst: ein neurowissenschaftlicher Diskurs – Sebastian Koch und Tobias Thiel thematisieren die stetig wachsenden Erkenntnisse der Hirnforschung und damit einhergehend der Lernpsychologie, welche einen Paradigmenwechsel methodisch-didaktischer Altbestände in der rettungsdienstlichen Aus-, Fort- und Weiterbildung erfordern. Omnipräsent hierbei sind Diskussionen über den Phänotyp der Leistungsbewertung oder auch Unterrichtszeiten. Lehrer der Zukunft werden gleichzeitig Coaches. Neurowissenschaftliche Erkenntnisse liefern hierbei den Ausgangspunkt methodisch-didaktischer Veränderungen auf Basis wachsender Erkenntnisse der Hirnforschung.

Didaktisches Konzept für die Praxisanleitung: „Entrustable Professional Activities" – Markus Flentje folgt der Idee, dass Auszubildende individuelle Lernfortschritte durchlaufen, sodass medizinische Ausbildungscurricula seit den 1980er-Jahren auf kompetenzbasierte Lerninhalte umformuliert werden mussten. Doch wie können diese individualisierten Ausbildungskonzepte in den Ausbildungsalltag integriert werden? Wie erfolgt die Kompetenzentwicklung und wie lässt sich diese objektiv beurteilen? Ten Cate schlägt mit dem Konzept der „Entrustable Professional Activities" einen Ansatz zum Umgang mit dieser Herausforderung vor. Die Implementierung bedarf einiger Aufmerksamkeit und eines kontinuierlichen Evaluationsprozesses.

1.2 Grundlagen und Bedeutung einer berufswissenschaftlichen Forschung

Sebastian Koch

Im folgenden Kapitel wird dargestellt, welche Bedeutung eine Kompetenzerweiterung und Höherqualifizierung von Notfallsanitätern, die Akademisierung und Entwicklung wissenschaftlicher Karrierewege zukünftiger Notfallsanitäter sowie die Profession und Professionalisierung haben. Damit sollen die Notwendigkeit von Berufsfeldanalysen sowie die Grundlagen und Bedeutung berufswissenschaftlicher Forschung für eine Berufsfelddidaktik im Rettungsdienst verdeutlicht werden.

1.2.1 Zum Spannungsfeld einer Kompetenzerweiterung und Höherqualifizierung von Notfallsanitätern

Die Bedeutung einer Kompetenzerweiterung und Höherqualifizierung durch Akademisierung und Professionalisierung von Notfallsanitätern ergibt sich aus der berufs- und professionstheoretischen Perspektive (Matzick, 2008). Sie legt nahe, Bildungswege für Notfallsanitäter zu überdenken und so zu konzipieren, dass sie sich an die veränderten Qualifikations- und Kompetenzanforderungen schnell und flexibel anpassen können (Knigge-Demal & Hundenborn, 2011).

Das Notfallsanitätergesetz von 2013 und seine Bedeutung

Grundlegend ist festzuhalten, dass die Einführung des Gesetzes über den Beruf der Notfallsanitäterin und des Notfallsanitäters (Notfallsanitätergesetz – NotSanG) vom 22. Mai 2013 eine höhere Qualifikation des Fachpersonals und damit eine qualifizierte fach- und bedarfsgerechte Versorgung von Notfallpatienten zum Ziel hat.

Die Einführung des NotSanG sowie dessen Umsetzung und die damit verbundene dreijährige Berufsausbildung zum Notfallsanitäter wird von der Mehrheit von beruflichen Institutionen (Löb et al., 2013; Gengenbach & Rohleder, 2013; May, 2012), Interessensverbänden (Burgkhardt et al., 2013; Nöldge-Schomburg et al., 2012) sowie externen Fachberatern (Niehues, 2013) begrüßt und konstruktiv begleitet. Des Weiteren wurde die bisher bestehende Rechtsunsicherheit bei der Durchführung notfallmedizinischer Maßnahmen durch Rettungsassistenten weitestgehend aufgehoben und eine Kompetenzerweiterung für Notfallsanitäter angestrebt (Burgkhardt et al., 2013).

Vor diesem Hintergrund ist anzumerken, dass eine fehlende Konkretisierung von Ausbildungsinhalten und den zu erlangenden Kompetenzen zu einer bundesweit unterschiedlichen Handhabung und Durchführung von invasiven beziehungsweise erweiterten Versorgungsmaßnahmen durch Notfallsanitäter führt (NotSan-APrV, 2013).

Diese Versorgungssituation wird durch die unterschiedliche Auslegung der Ausbildungs- und Prüfungsverordnung für Notfallsanitäterinnen und Notfallsanitäter (NotSan-APrV) innerhalb der Bundesländer und die damit zusammenhängenden unterschiedlichen landesspezifischen Lehrpläne oder Curricula für Notfallsanitäter verschärft (Ackermann et al., 2015; Ohder et al., 2014).

Dieser durch das NotSanG weiterhin bestehende Flickenteppich in der bundesweiten Versorgungssituation ist mit den Grundprinzipien einer Patientenversorgung nach wissenschaftlichen Erkenntnissen der Medizin und dem Wirtschaftlichkeitsgebot gemäß § 12 Sozialgesetzbuch (SGB) V nicht vereinbar (Niehues, 2013). Die örtliche Vielfalt von erlaubten bzw. verbotenen medizinischen Maßnahmen durch Notfallsanitäter beruht zusätzlich auf einer unterschiedlichen Auslegung und Festlegung durch den Ärztlichen Leiter Rettungsdienst der jeweiligen Rettungsdienstbereiche. Die bundesrechtlichen Regelungen des Strafrechts und der Sozialgesetzgebung fordern jedoch eine homogene Patientenversorgung nach dem aktuellen Stand medizinischer Erkenntnisse. Die derzeitige unterschiedliche Handhabung medizinischer Versorgungsstandards in den Rettungsdienstbereichen der jeweiligen Bundesländer der Bundesrepublik Deutschland ist für die Bevölkerung nicht weiter akzeptabel und nach den Prinzipien einer evidenzbasierten Medizin nicht zu begründen (Niehues, 2013; Koch, 2021).

In Anbetracht zukünftiger notfallwissenschaftlicher Standards spielt die derzeit sinkende Attraktivität einer Tätigkeit als Notfallsanitäter im außerklinischen Bereich bei einem demografisch bedingten wachsenden Bedarf eine entscheidende Rolle. Dennoch werden die Akzeptanz sowie die Notwendigkeit von (berufs-)wissenschaftlich qualifizierten und außerklinisch orientierten Notfallsanitätern durch beteiligte Fachgesellschaften und berufliche Institutionen noch immer nicht in den Fokus der gesundheitsbezogenen Öffentlichkeit gerückt (Niehues, 2013).

Vor dem Hintergrund einer dringend erforderlichen Qualitätssicherung der Berufspraxis von Notfallsanitätern gewinnen Problemlösungskompetenzen, Professionalität und die Übernahme von Entscheidungsverantwortungen eine wesentliche Bedeutung und setzen Eigenständigkeit, Interdisziplinarität sowie eine kooperativ organisierte Zusammenarbeit und vernetzte Gesundheitsversorgung von Notfallsanitätern mit anderen Berufsgruppen im Gesundheitssystem voraus (Matzick, 2008; Pundt & Kälble, 2015).

Sich verändernde Arbeitsbedingungen, -umfelder, -anreize und -anforderungen sind einem schnellen Wandel unterworfen und an einem Trend zu erweiterten Handlungs- und Verantwortungsoptionen festzumachen. Vor diesem Hintergrund ist es nicht verwunderlich, dass in diesem Kontext auch Fragen zur beruflichen Bildung, zu Qualifikations- und Kompetenzentwicklungen sowie zum Akademisierungs- und Professionalisierungsdiskurs der verschiedenen Gesundheitsfachberufe eine bedeutende Rolle spielen. Notfallsanitäter müssen sich diesen beruflichen, gesellschaftlichen und arbeitsmarktpolitischen Veränderungen stellen und tradierte Tätigkeitsfelder teilweise neu definieren (Pundt & Kälble, 2015).

Begründet mit den erhöhten Anforderungen an die Berufsausübung, der Notwendigkeit einer wissenschaftlichen Fundierung des beruflichen Handelns und der Akademisierung von entsprechenden Ausbildungen im internationalen Vergleich, fordern Vertreter der Gesundheitsfachberufe Möglichkeiten einer Weiter- und Erstqualifizierung an Hochschulen (Kälble, 2008).

Rechtliche Rahmenbedingungen einer wissenschaftlich begründeten Notfallsanitäter-Ausbildung

Am 27. Mai 2013 wurde durch die Veröffentlichung im Bundesgesetzblatt (BGBl., Jahrgang 2013, Teil I Nr. 25, ausgegeben zu Bonn) das Gesetz über den Beruf der Notfallsanitäterin und des Notfallsanitäters (Notfallsanitätergesetz – NotSanG) vom 22. Mai 2013 verkündet. Damit erhält das NotSanG als Bundesgesetz entsprechend Artikel 82 Absatz 1 Satz 1 Grundgesetz (GG) seine Gültigkeit.

Mit dem Inkrafttreten des NotSanG zum 1. Januar 2014 wurde das Rettungsassistentengesetz (RettAssG) vom 10. Juli 1989 (BGBl. I S. 1384), das zuletzt durch Artikel 19 des Gesetzes vom 2. Dezember 2007 (BGBl. I S. 2686) geändert worden ist, zum 31. Dezember 2014 außer Kraft gesetzt.

Für die Durchführung der Ausbildung, der Prüfungen sowie der Anerkennungsverfahren für Ausbildungen, die außerhalb des Geltungsbereiches des NotSanG abgeschlossen sind, wurde auf Grundlage des § 11 NotSanG vom Bundesministerium für Gesundheit im Benehmen mit dem Bundesministerium für Bildung und Forschung die Ausbildungs- und Prüfungsverordnung für Notfallsanitäterinnen und Notfallsanitäter (NotSan-APrV) vom 16. Dezember 2013 (BGBl. I S. 4280) verordnet.

Das NotSanG stellt die gesetzliche Rechtsgrundlage für die eigenständige Durchführung notfallmedizinischer Maßnahmen für Notfallsanitäter dar. Die Berücksichtigung wissenschaftlicher Aspekte und Gewährleistung einer auf berufswissenschaftlicher Forschung begründeten Ausbildung und evidenzbasierter Versorgung wird im NotSanG dahingehend Rechnung getragen, dass sich die gesetzliche Möglichkeit nach § 7 Absatz 1 NotSanG bietet, Ausbildungen an Hochschulen im Rahmen von Modellvorhaben durchzuführen. Demnach sollen zur Erprobung von Ausbildungsangeboten, die der Weiterentwicklung des Berufs des Notfallsanitäters im akademischen Bereich unter Berücksichtigung der berufsfeldspezifischen Anforderungen sowie moderner berufspädagogischer Erkenntnisse dienen, abweichend zur Berufsausbildung an berufsbildenden Schulen für Notfallsanitäter, an Hochschulen stattfinden (NotSanG, 2013).

Der Wissenschaftsrat hält es für geboten, die mit komplexen und verantwortungsvollen Aufgaben betrauten zukünftigen Notfallsanitäter bevorzugt an Hochschulen ausbilden zu lassen. Hintergrund dafür ist die in vielen Bereichen der Notfallrettung zunehmende Komplexität, die sich verändernde Arbeitsteilung und die zunehmende Bedeutung der interprofessionellen Zusammenarbeit (Wissenschaftsrat, 2012).

Die Grundlage einer Ausbildung im akademischen Bereich zielt auf eine wissenschaftliche Fundierung und die sich daraus ergebenden Erkenntnisse zur Qualitätsentwicklung bzw. Qualitätssteigerung ab, welche für die zu erlernenden Fach-, Methoden-, Sozial- und Handlungskompetenzen nach dem NotSanG gefordert sind (Buchmann & Greb, 2008). Mit dem Inkrafttreten des NotSanG wird erstmalig in der Geschichte der Notfallrettung die Möglichkeit eröffnet, zur Erprobung von Ausbildungsangeboten, Ausbildungen von Notfallsanitätern an Hochschulen im Rahmen von Modellvorhaben durchzuführen. In die Konzeption eines Modellstudienganges für zukünftige Notfallsanitäter fließen vielfältige Erwägungen ein, welche sich aus den derzeitigen Diskussionsbeiträgen aller beteiligten Gesellschaften (May, 2012) und beruflichen Institutionen (Burgkhardt et al., 2013; Nöldge-Schomburg et al., 2012) innerhalb der Notfallmedizin abbilden lassen.

Professionstheoretische sowie -praktische Überlegungen und Erfordernisse, der Bedarf an Fachkräften sowie der Vergleich auf europäischem Niveau kennzeichnen diesen Prozess. Diese positiven Bildungsaspekte treffen aber in der Praxis auf zum Teil Deprofessionalisierungstendenzen. Hierbei sind Aufgabenverlagerungen, ungeklärte Kompetenzbereiche, Personalabbau sowie der Einsatz von Hilfskräften zu nennen (Moers et al., 2012).

Akademisierung und Entwicklung wissenschaftlicher Karrierewege

Unter dem Begriff der Akademisierungwird die in den letzten Jahrzehnten stattfindende berufsqualifizierende Entwicklung in den Gesundheitsfachberufen verstanden. Darüber hinaus umfasst der mit der Akademisierung verbundene Prozess der wissenschaftlichen Disziplinierung auch den Auf- und Ausbau von Forschung und damit die Entwicklung von wissenschaftlichen Karrierewegen (Wissenschaftsrat, 2012).

Über die für Gesundheitsfachberufe typische Ausbildung an berufsbildenden Schulen hinausgehend hat in den letzten Jahren die Anzahl einschlägiger Studiengänge an Hochschulen kontinuierlich zugenommen. Drei Arten von Studiengängen lassen sich derzeit im deutschen Hochschulwesen prinzipiell unterscheiden (Wissenschaftsrat, 2012).

- **Studium nach abgeschlossener Ausbildung:** Den überwiegenden Teil an Studienangeboten machen derzeit Studiengänge aus, die sich an Personen mit einer abgeschlossenen Berufsausbildung an einer berufsbildenden Schule richten und die gegebenenfalls über Berufserfahrung verfügen. Individuell stellt die Aufnahme eines derartigen Studienganges eine Weiterbildung auf akademischem Niveau dar, hochschulrechtlich gesehen jedoch ein Erststudium.

- **Primärqualifizierend-duale Studiengänge:** Des Weiteren wird zwischen primärqualifizierend-dualen und berufsintegrierenden Studiengängen unterschieden. Durch primärqualifizierend-duale Studiengänge wird die Berufsqualifizierung über das erfolgreiche Absolvieren eines Hochschulabschlusses erreicht. Eine im Vorfeld abgeschlossene Berufsausbildung an einer berufsbildenden Schule ist nicht erforderlich. Ein derartiger Studiengang wird im Bereich der Notfallrettung durch die im NotSanG enthaltene Modellklausel ermöglicht, welche eine Ausbildung an den Hochschulen im Rahmen von Modellvorhaben vorsieht.
- **Ausbildungsintegrierend-duale Studiengänge:** Diese sehen eine Vernetzung von schulischen und hochschulischen Ausbildungsanteilen vor. Im Unterschied zum dualen Studiengang sieht der ausbildungsintegrierend-duale Studiengang daher nicht nur Ausbildungsanteile an der Hochschule und der Praxiseinrichtung vor, sondern zusätzlich einige Ausbildungsanteile an einer berufsbildenden Schule. Ausbildungsintegrierend-duale Studiengänge zeichnen sich demnach durch eine triale Ausbildungsstruktur aus

Eine verstärkte Forschungs- und Wissenschaftsorientierung wird dabei von verschiedenen gesundheitsbezogenen Institutionen gefordert, um eine zukunftsorientierte und bedarfsgerechte Gesundheitsversorgung der Bevölkerung zu gewährleisten (Ewers et al., 2012).

Mehr Forschung in den Gesundheitsfachberufen gefordert

Durch den Gesundheitsforschungsrat (GFR) des Bundesministeriums für Bildung und Forschung (BMBF) wurden im Dezember 2011 Empfehlungen zur Forschung in den Gesundheitsfachberufen abgegeben und ein entsprechendes Konzeptpapier erarbeitet. Aus diesem Konzeptpapier ist zu entnehmen, dass in deutschen Hochschulen eine auf die Pflege, die Therapieberufe und die Geburtshilfe bezogene Forschung, im Vergleich zu den Lebenswissenschaften insgesamt, nur in geringem Maße vorhanden ist. Zum überwiegenden Teil ist diese lediglich auf Individualforschung zurückzuführen (Wissenschaftsrat, 2012).

Daraus ergibt sich die Forderung, pflege-, therapie- und hebammenwissenschaftliche Forschungsprofile zu etablieren und zu schärfen. Erst damit wird die Bildung eines disziplinären Selbstverständnisses ermöglicht, welches sich von den Bezugsdisziplinen der Biomedizin und Naturwissenschaften, der Sozial- und Erziehungswissenschaften, der Geisteswissenschaften und der Philosophie sowie der Psychologie absetzen kann (Wissenschaftsrat, 2012).

Das Konzeptpapier des GFR des BMBF sieht daher vor, Forschungspotenziale in den Pflege-, Therapie- und Hebammenwissenschaften stärker zu nutzen. Vor dem Hintergrund zukünftiger Herausforderungen in der Gesundheitsversorgung wird dabei die anwendungsorientierte Forschung explizit hervorgehoben. Die Evidenzbasierung pflegerischer, therapeutischer und hebammenwissenschaftlicher Interventionen, die systematische Untersuchung des Nutzens derselben und eventuelle darauf basierende Überführungen in die Routineversorgung werden zusätzlich in den Vordergrund gestellt (Ewers et al., 2012; Köpke et al., 2013).

Darüber hinaus bedarf es wissenschaftlicher Methodenkenntnisse, um dem Anspruch der Evidenzbasierung der Arbeit zukünftiger Notfallsanitäter gerecht zu werden. Ebenso braucht es Fähigkeiten, Konzepte adressaten- und bedarfsorientiert zu entwickeln und interdisziplinär zu denken. Diesen komplexen Anforderungen wird die heutige Ausbildungssituation an den Berufsfachschulen für die Ausbildung von Notfallsanitätern und das daraus resultierende Qualifikationsprofil zukünftiger Notfallsanitäter nicht gerecht. Daher bedarf es einer gezielten Kompetenzerweiterung (Walkenhorst & Klemme, 2008).

Medizin dominiert oft die Gesundheitsversorgung

Das Gesundheitswesen in der Bundesrepublik Deutschland ist heute mit über sechs Millionen Erwerbstätigen (Destatis 2024) und 474 Milliarden Euro Umsatz (BMVG, 2021) der größte Wirtschaftszweig und damit auch der dominierende Infrastruktursektor. Gesundheitsfachberufe haben vor diesem Hintergrund eine hohe gesellschaftliche und arbeitsmarktpolitische Bedeutung, die zukünftig weiter zunehmen wird (Hurrelmann, 2015).

Die Gesundheitsversorgung wird in Deutschland traditionell von der Profession der Mediziner dominiert. Angesichts des beschriebenen Wandels, der sich in den Hochschulqualifikationen abzeichnet und der auch die Gesundheitsfachberufe und Professionen betrifft, ist es empfehlenswert, sich mit den Professionen und Professionalisierungsprojekten auseinanderzusetzen (Krampe, 2015).

Die mächtige Position der Mediziner wird seit Jahrzehnten immer wieder infrage gestellt. Hierbei ist festzuhalten, dass Akteure der medizinisch-technischen und pharmazeutischen Industrie die Position der Mediziner für sich nutzen und damit aushöhlen. Gleichzeitig versuchen sie, die Vormachtstellung anderer Gesundheitsfachberufe, die bisher abhängig von der Medizin waren, zu verhindern. Diese Entwicklung wird seit Jahrzehnten von der Professionssoziologie beschrieben. Damit soll verdeutlicht werden, dass die medizinische Profession dabei ist, ihren Status zu verlieren (Dewe, 2006; Krampe, 2015).

Zur Profession und Professionalisierung gegen ständige Berufshierarchien

Unabhängig von dem jeweiligen gesellschaftstheoretischen Ansatz stimmen merkmalsindikatorische, strukturbezogene oder macht- bzw. ideologiekritische Ansätze doch in einigen Punkten darin überein, was eine Profession ausmacht.

Die wichtigsten Merkmale einer Profession (Bögemann-Großheim, 2004; Krampe, 2015):

- eine besondere Wissensbasis, die meistens als wissenschaftlich definiert wird
- die Gemeinwohlorientierung
- eine asymmetrische Beziehung zwischen dem Professionellen und dem Klienten/Patienten
- ein Handlungskompetenzmonopol und Handlungsautonomie
- eine mit Unsicherheit hantierende Arbeit
- gesellschaftliche Anerkennung und Privilegien

Diese Merkmale weisen bereits darauf hin, dass das Konzept der Profession der Durchsetzung ökonomischer Prinzipien diametral entgegengesetzt ist (Krampe, 2015). Eine wissenschaftliche Qualifikation stellt dabei vor dem Hintergrund einer weitreichenden Akademisierung von Gesundheitsfachberufen, wie sie sich derzeit beobachten lässt, kein Alleinstellungsmerkmal mehr dar. Unabhängig davon widersprechen Gemeinwohlorientierung und Handlungsautonomie grundsätzlich den Anforderungen eines ökonomischen Gesundheitssystems (Krampe, 2015).

Die Wendung des Professionalisierungsdiskurses beinhaltet bemerkenswerte Reaktionen, auf die sich gleichzeitig vollziehenden, oben beschriebenen Veränderungen im Gesundheits- und Bildungsbereich. Die faktische Einebnung einer ständischen Berufshierarchie, die dysfunktional für die Durchsetzung von Flexibilität und Profitorientierung geworden ist, spiegelt sich in Professionalisierungskonzepten wider. Diese stellen nicht den Status, sondern das berufliche Handeln, also die Dienstleistung des Unternehmens, in den Vordergrund (Krampe, 2015).

Weiterhin verliert die in klassischen professionstheoretischen Erklärungsansätzen als zentral dargestellte berufliche Autonomie, also die Entscheidungsfreiheit und die Weisungsgebundenheit, ihre Bedeutung. Die berufliche Autonomie wird nicht mehr als Alleinstellungsmerkmal der Profession betrachtet. Hier wird konstatiert, dass durch die Ansiedlung dieser Berufe in staatlichen und anderen Institutionen bessere Voraussetzungen für professionelles Handeln gegeben sind als in der Isolation der eigenen Praxis (Heiner, 2004; Schaefer, 1998; Landenberger, 1998).

Ebenso ambivalent wie die Abwendung von beruflicher Autonomie zeigt sich der Professionalisierungsdiskurs im Hinblick auf die Definition dessen, was gutes berufliches Handeln ist (Krampe, 2015). Die unterschiedlichen Definitionen lassen einige Gemeinsamkeiten erkennen: Genannt werden die mit Unsicherheit hantierende Arbeit, Regelanwendung auf der Grundlage wissenschaftlichen Wissens, Verstehen des Einzelfalles und reflexive Kompetenz. Bei allen Definitionen stehen das Können und Wissen der individuellen Berufsangehörigen im Vordergrund und nicht die gebündelten Fähigkeiten, über die eine ganze Berufsgruppe verfügt (Abbot, 1988; Oevermann, 2002; Nittel, 2002).

Vor diesem Hintergrund ist festzuhalten, dass zumindest bei den wissenschaftlichen Eliten das Streben nach der Erlangung einer Profession immer weiter in den Hintergrund gerät, und zwar zugunsten von Professionalisierung, wenn nicht gar von

Professionalität, also des qualitativ guten beruflichen Handelns (Krampe, 2015).

Notfallsanitäter-Ausbildung: Kompetenzanforderungen und Themenbereiche

Im Gesetzgebungsverfahren wurde die Frage, welche Maßnahmen der Notfallsanitäter können bzw. durchführen soll/darf, sehr kontrovers diskutiert (Frieß & Koch, 2022). Daher stellt sich nicht nur für die Lehrenden im Rahmen der Notfallsanitäter-Ausbildung die Schlüsselfrage: Welche Inhalte sind für den zukünftigen Notfallsanitäter wichtig, über welches Wissen und über welche Kompetenzen muss er nach Abschluss der Ausbildung verfügen (Kemp et al., 2020)?

Wird die inhaltliche Dimension in den Fokus genommen, ist gerade die fachliche Tiefe bzw. sind die Kompetenzziele nicht klar definiert. Auch variiert dies teilweise von Lehrperson zu Lehrperson erheblich, was für die Auszubildenden häufig zu Problemen führt (Kemp et al. 2020).

Die Grundlage für die Kompetenzanforderungen ist durch das NotSanG und die NotSan-APrV vorgegeben. Nach § 4 Abs. 1 NotSanG soll der Notfallsanitäter nach dem erfolgreichen Absolvieren der Ausbildung in der Lage sein, den Patienten nach *„[...] dem allgemein anerkannten Stand rettungsdienstlicher, medizinischer und weiterer bezugswissenschaftlicher Erkenntnisse [...]"* zu versorgen. Die NotSan-APrV formuliert in Anlage 1 (zu §1 Abs. 1 Nummer 1) zehn handlungs- und kompetenzorientierte Themenbereiche, die der theoretisch-praktische Unterricht an der Berufsfachschule im Rahmen der Ausbildung zum Notfallsanitäter umfassen soll. Die Inhalte der NotSan-APrV und der Rahmenlehrpläne stellen die obersten Kompetenzziele (Makroebene) dar (NotSan-APrV, 2013).

Im Verlauf des Gesetzgebungsverfahrens wurde sich an der Ausbildungs- und Prüfungsverordnung der Gesundheits- und Krankenpflege orientiert, aber Themengebiete nicht als *Lernfelder,* sondern als *Themenbereiche* benannt (Frieß & Koch, 2022). Eine empirische Begründung der zehn Themenbereiche für die Ausbildung zum Notfallsanitäter erfolgte weder im Vorfeld der Ausgestaltung der NotSan-APrV noch wurden diese bis zum heutigen Zeitpunkt berufswissenschaftlich evaluiert.

In der Begründung der Gesetzestexte wird häufig Bezug auf das Gesetz über die Berufe in der Krankenpflege (KrPflG) und die dazugehörige Ausbildungs- und Prüfungsverordnung für die Berufe in der Krankenpflege (KrPflAPrV) von 2003 genommen. So wurde u. a. die Struktur des Ausbildungsziels aus dem KrPflG übernommen (Frieß & Koch, 2022). In § 4 Abs. 1 Satz 3 NotSanG heißt es: *„[...] Die Ausbildung soll die Notfallsanitäterinnen und Notfallsanitäter außerdem in die Lage versetzen, die Lebenssituation und die jeweilige Lebensphase der Erkrankten und Verletzten und sonstigen Beteiligten sowie deren Selbständigkeit und Selbstbestimmung in ihr Handeln mit einzubeziehen."*

Diese Kompetenzformulierung geht auf die Pflegetheorie nach Dorothea Orem zurück. Frieß und Koch (2022) erläutern, dass das Ausbildungsziel zwar an den Rettungsdienst angepasst wurde, sich aber an den Zielsetzungen des KrPflG orientiert.

Dies wird vor allem dann sichtbar, wenn die Themenbereiche der NotSan-APrV den Lernfeldern der KrPflAPrV (2003) gegenübergestellt werden. Bei einem Vergleich wird ersichtlich, dass die Themenbereiche der NotSan-APrV nahezu deckungsgleich mit den Lernfeldern der KrPflAPrV (2003) sind (➤ Tab. 1.1)

Ob die Übertragbarkeit von Erkenntnissen aus der Pflege auf den Rettungsdienst zielführend ist, muss kritisch hinterfragt werden. Hahnen und Karutz kamen 2018 in ihrem Artikel zum Thema der Übertragbarkeit von pflegedidaktischen Modellen in den Rettungsdienst zu dem Schluss, dass dies nicht adäquat möglich ist. Begründet wird dies mit der hohen Komplexität und Spezifität des Notfallsanitäters im Notfalleinsatz und dem damit einhergehenden Treffen von Entscheidungen, die unter Zeitdruck und auf einer geringen Informationsbasis erfolgen müssen (Hahnen & Karutz, 2018).

Veränderte Bedarfe im Rettungsdienst

Im Zuge der demografischen Entwicklung wird der Anteil älterer Menschen an der Bevölkerung, insbesondere der Hochbetagten über 85 Jahre, weiter steigen. Altersbedingte Gesundheitsprobleme werden

Tab. 1.1 Vergleich Themenbereiche (NotSan-APrV) mit Lernfeldern (KrPflAPrV)

Nr.	NotSan-APrV	Nr.	KrPflAPrV
1	Notfallsituationen bei Menschen aller Altersgruppen sowie Gefahrensituationen erkennen, erfassen und bewerten	1	Pflegesituationen bei Menschen aller Altersgruppen erkennen, erfassen und bewerten
2	Rettungsdienstliche Maßnahmen und Maßnahmen der Gefahrenabwehr auswählen, durchführen und auswerten	2	Pflegemaßnahmen auswählen, durchführen und auswerten
3	Kommunikation und Interaktion mit sowie Beratung von hilfesuchenden und hilfsbedürftigen Menschen unter Berücksichtigung des jeweiligen Alters sowie soziologischer und psychologischer Aspekte	3	Unterstützung, Beratung und Anleitung in gesundheits- und pflegerelevanten Fragen fachkundig gewährleisten
4	Abläufe im Rettungsdienst strukturieren und Maßnahmen in Algorithmen und Einsatzkonzepte integrieren und anwenden	4	Bei der Entwicklung und Umsetzung von Rehabilitationskonzepten mitwirken und diese in das Pflegehandeln integrieren
5	Das Arbeiten im Rettungsdienst intern und interdisziplinär innerhalb vorhandener Strukturen organisieren	5	Pflegehandeln personenbezogen ausrichten
		6	Pflegehandeln an pflegewissenschaftlichen Erkenntnissen ausrichten
6	Handeln im Rettungsdienst an Qualitätskriterien ausrichten, die an rechtlichen, wirtschaftlichen und ökologischen Rahmenbedingungen orientiert sind	7	Pflegehandeln an Qualitätskriterien, rechtlichen Rahmenbestimmungen sowie wirtschaftlichen und ökologischen Prinzipien ausrichten
7	Bei der medizinischen Diagnostik und Therapie mitwirken, lebenserhaltende Maßnahmen und Maßnahmen zur Abwendung schwerer gesundheitlicher Schäden bis zum Eintreffen der Notärztin oder des Notarztes oder dem Beginn einer weiteren ärztlichen Versorgung durchführen	8	Bei der medizinischen Diagnostik und Therapie mitwirken
		9	Lebenserhaltende Sofortmaßnahmen bis zum Eintreffen der Ärztin oder des Arztes einleiten
8	Berufliches Selbstverständnis entwickeln und lernen, berufliche Anforderungen zu bewältigen	10	Berufliches Selbstverständnis entwickeln und lernen, berufliche Anforderungen zu bewältigen
9	Auf die Entwicklung des Notfallsanitäterberufs im gesellschaftlichen Kontext Einfluss nehmen	11	Auf die Entwicklung des Pflegeberufs im gesellschaftlichen Kontext Einfluss nehmen
10	In Gruppen und Teams zusammenarbeiten	12	In Gruppen und Teams zusammenarbeiten

damit häufiger auftreten. Das wiederum wird zu einer gravierenden Veränderung des Versorgungsbedarfs führen, bei gleichzeitig seit Jahren rückläufigen Hausarztniederlassungen. Der Rettungsdienst ist und wird von dieser Neugewichtung betroffen sein, denn er muss die Pflegebedürftigkeit vieler Patienten innerhalb der Notfallrettung und während des Krankentransportes bei Einsatzplanung und Maßnahmen berücksichtigen.

Hier stellt sich die Frage, wie diese Entwicklungen die Ansprüche an die Qualifikation des Personals in der Notfallrettung verändern werden. Eine These lautet, dass die Fähigkeit zur Arbeit in multidisziplinären Teams stark an Bedeutung gewinnen wird, was auch neue fachliche Kompetenzen erfordert.

Eine konsequente Hinwendung zu einer empirischen Berufsbildungs- und Qualifikationsforschung fand in den vergangenen Jahren nicht statt, sodass vor allem das Wissen über Arbeits- und Geschäftsprozesse und deren Zusammenhänge in der Versorgungsforschung nur unzureichend erschlossen ist (Becker & Spöttl, 2015). Dabei führt ein fehlender Wissenstransfer zu einer bundesweit unterschiedlichen Handhabung in der Versorgung von Patienten in der Notfall- und Rettungsmedizin. Dieser Flickenteppich in der Versorgungssituation ist mit den Grundprinzipien einer Patientenversorgung nach wissenschaftlichen Erkenntnissen der Medizin und mit dem Wirtschaftlichkeitsgebot nicht vereinbar.

Die Anzahl des Hilfeersuchens im Rettungsdienst steigt in den meisten Gebieten Deutschlands kontinuierlich an. Die („Transport"-)Ausgaben der gesetzlichen Krankenversicherung für den Rettungsdienst nach § 60 des Fünften Buches Sozialgesetzbuch (SGB V) sind innerhalb der Gesundheitsausgaben weit überproportional gestiegen und betrugen im Jahr 2022 mit ca. 8,4 Mrd. Euro fast 10 % der Ausgaben der gesetzlichen Krankenversicherungen für Krankenhausbehandlungen (88 Mrd.) (Bundestag, 2024). Die jährlichen Einsatzzahlen in Köln steigen im Mittel um 4,5 % pro Jahr. Teilweise werden aus anderen Bereichen sogar 8 % oder 10 % Steigerung gemeldet (Lechleuthner & Neupert, 2015).

Des Weiteren berichtet der Ärztliche Leiter Rettungsdienst (ÄLRD) der Stadt Köln 2022 in der „Ärzte Zeitung", dass es sich bei den Fällen, in denen ein Rettungswagen gerufen wird, nur in 0,5 % bis 0,6 % der Fälle um eine Wiederbelebung handelt. Nur 0,3 % der Einsätze machen schwere Verletzungen aus und bei 10 bis 12 % der Einsätze handelt es sich um potenziell lebensbedrohliche Erkrankungen (Bellmann, 2022).

Diskrepanz zwischen vermittelten Themenbereichen und beruflicher Realität

Sauerbier und Koch (2021) konnten für den Rettungsdienstbereich Erfurt deutlich zeigen, dass es zwischen den in der dreijährigen Ausbildung zum Notfallsanitäter vermittelten Themenbereichen und der beruflichen Realität eine auffällige Diskrepanz gibt. Dies führt in vielen Fällen zu einer Frustration bei den Mitarbeitenden des Rettungsdienstes. In der zugrundeliegenden Studie wurden nur in 22,8 % der Einsätze eigenständige invasive Maßnahmen ohne eine ärztliche Beteiligung durch Notfallsanitäter durchgeführt. Würde die Anlage eines intravenösen Zugangs, die in vielen Rettungsdienstbereichen seit Jahren bereits als Standardmaßnahme gilt, entfallen, wäre die Zahl der Maßnahmen im geringen einstelligen Prozentbereich (Sauerbier & Koch, 2021). Eine der wenigen weiteren Erhebungen wurde durch die Stadt Köln bereits im Jahr 2019 durchgeführt. Diese zeigte, dass nur in 1 % bis 2,5 % der Einsätze invasive heilkundliche Maßnahmen durch Notfallsanitäter durchgeführt wurden (Lechleuthner & Neupert, 2015).

Koch, Buhtz und Wolf (2024) konnten mittels eines spezifischen Rechercheprinzips acht relevante Primärstudien hinsichtlich der selbstständig durchgeführten invasiven heilkundlichen Maßnahmen durch Notfallsanitäter identifizieren und für ein narrative Review kategorisieren und vergleichen (Koch, Buhtz & Wolf, 2024). Insgesamt gingen 60.524 Einsätze von Notfallsanitätern ohne ärztliche Beteiligung in die Analyse ein. Es wurde deutlich, dass nur in 17,2 % der eigenständig durchgeführten Einsätze invasive heilkundliche Maßnahmen nach § 4 Absatz 2 Nr. 1 c und 2 c NotSanG angewendet wurden. Hiervon konnten in 56.507 rettungsdienstlicher Einsätze pharmakologische Maßnahmen ohne ärztliche Beteiligung ausgewertet werden. Notfallsanitäter führten in nur 1,7 % dieser Einsätze selbstständige pharmakologische Maßnahmen nach § 4 Absatz 2 Nr. 2 c NotSanG durch (Koch, Buhtz & Wolf, 2024).

Insofern scheint es nur konsequent, sich mit den Tätigkeiten, dem Beruf des Notfallsanitäters und den dazugehörigen Geschäfts- und Arbeitsprozessen wissenschaftlich auseinanderzusetzen und diese zum Schwerpunkt einer Berufsbildungsforschung zu machen, die sich in prospektiver und gestaltungsorientierter Perspektive mit der Entwicklung beruflicher Curricula, der Gestaltung des Berufsbildungssystems und von Berufsbildern, der Lehrerbildung und dem beruflichen Lernen und Lehren im Rahmen einer Berufsdidaktik beschäftigt (Becker & Spöttl, 2015).

1.2.2 Berufsfeldanalysen im Rettungsdienst

Im folgenden Kapitel wird die Bedeutung von Berufsfeldanalysen im Rettungsdienst dargestellt, um die Notwendigkeit der berufswissenschaftlichen Forschung im Rettungsdienst zu verdeutlichen.

Lehren und Lernen, was wirklich gebraucht wird

Die Berufsfeldanalyse, auch Qualifikationsentwicklung/-forschung genannt, geht der Frage nach, welches die für die aktuelle und zukünftige Berufsentwicklung tragenden beruflichen Aufgaben sind und welche Lehrinhalte sich daraus für die Entwicklung von Berufsbildungsplänen ergeben (Rauner, 2000). Nach Becker und Spöttl verfolgt die Qualifikationsforschung das Ziel, die für einen Beruf charakteristischen Arbeitsaufgaben und die in diesen inkorporierten Qualifikationsanforderungen zu identifizieren und zu untersuchen, welchen didaktischen Stellenwert diese Aufgaben für die Kompetenzentwicklung haben (Becker & Spöttl, 2006).

Berufswissenschaftliche Qualifikationsforschung (Berufsfeldanalyse) beachtet stets die folgenden drei Dimensionen:

- Struktur des Sektors und Inhalt der Facharbeit (Aufgaben sowie Geschäfts- und Arbeitsprozesse)
- Kompetenzen der Facharbeiter (Wissen und Können zur Beherrschung und Gestaltung der Arbeitsprozesse)
- Bedingungen und Strukturen der Entwicklung der Kompetenzen/Berufsbildung (Kompetenzentwicklung/Lernprozesse des Individuums) (Becker & Spöttl, 2006).

Ein wesentlicher Vorzug der Berufsfeldanalyse liegt darin, dass die Identifizierung von Lehrinhalten stets auf den gegenwärtigen beruflichen Tätigkeiten und dem aktuellen Fachwissen der jeweiligen Berufsfelder beruht. Grundlegend ist festzuhalten, dass Auszubildende im Rahmen ihrer beruflichen Ausbildung gezielt auf die beruflichen Handlungssituationen vorbereitet werden sollten, die sie später in ihrer beruflichen Tätigkeit zu erwarten haben (Fischer, 2014). In diesem Zusammenhang erweist sich die Berufsfeldanalyse als eine notwendige Methode zur Ermittlung dieser beruflichen Handlungssituationen, da sie auf praxisnaher Forschung basiert. Die Berufsfeldanalyse besteht aus Beobachtungen und Befragungen der zu analysierenden Berufsgruppe im ausgewählten Setting mit dem Forschungsziel, die beobachteten Prozesse zu rekonstruieren, um objektive Sachverhalte/Fachtheorien zu gewinnen (Schneider et al., 2019; Rauner, 2000).

Die vier Schritte der Berufsfeldanalyse

Nach Benner (1977) sollte ein „hypothesengeleitetes Verfahren" in der Berufsbildungsforschung (Berufsfeldanalyse) in vier Schritten umgesetzt werden (Rauner, 2000):

- **Schritt 1:** Es soll ein Problem im Berufsfeld ermittelt werden, welches anschließend als Hypothese formuliert werden soll.
- **Schritt 2:** Es werden Fallstudien in der Umgebung eines „typischen Arbeitsplatzes" durchgeführt, daraus resultiert eine repräsentative Tätigkeitsanalyse.
- **Schritt 3:** Die zu Anfang gestellte Arbeitshypothese wird nun überprüft *„und zu einem umfassenden Anforderungs- und Qualifikationsspektrum verdichtet"* (Rauner, 2000, S. 8).
- **Schritt 4:** Im letzten Schritt wird unter Berücksichtigung ausbildungspolitischer Gesichtspunkte eine vollständige Ausbildungsordnung (Rahmenlehrplan) entwickelt (➤ Abb. 1.3).

Grundlagen einer Berufsfeldanalyse – von der Analyse zum Curriculum

Die Berufsfeldanalyse umfasst wissenschaftliche Instrumente zur Identifikation von aktuellen Gegebenheiten innerhalb eines Berufes. Hierfür haben

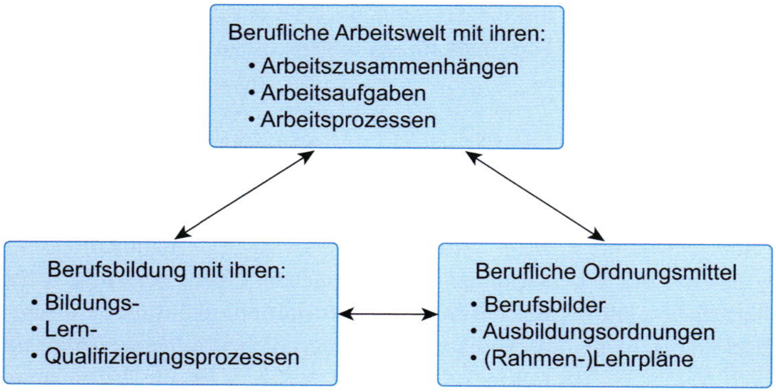

Abb. 1.3 Der Zusammenhang zwischen beruflichem Arbeits- und Bildungsprozesse [M1463, L143]

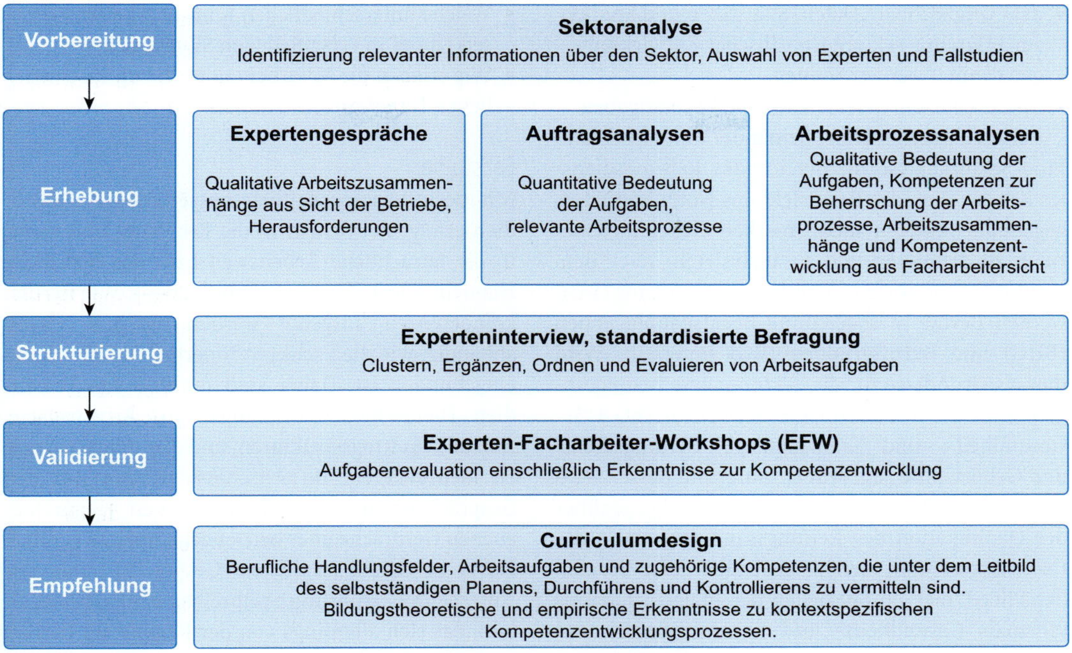

Abb. 1.4 Einsatz berufswissenschaftlicher Forschungsinstrumente zur Curriculumentwicklung (in Anlehnung an Becker & Spöttl, 2006) [M1463, L143]

folgende Punkte eine besonders hohe Bedeutung und müssen deshalb sehr sorgfältig formuliert werden:

1. Erkenntnisinteresse
2. Zielsetzung
3. Gegenstandsbereich

Berufsfeldanalysen werden in der Regel durchgeführt, um Erkenntnisse im Rahmen einer beruflichen Curriculumentwicklung bzw. einer Berufsdidaktik zu erlangen (Becker & Spöttl, 2006).

Der Ansatz hat seinen Ursprung in der Berufs- und Wirtschaftspädagogik und wurde 2006 von Matthias Becker und Georg Spöttl entwickelt. Grundlegend ist festzuhalten, dass eine Berufsfeldanalyse das Ziel verfolgt, berufliche Handlungsfelder zu eruieren, die Ausgangspunkt der Curriculumentwicklung bzw. einer Berufsdidaktik darstellen (Becker & Spöttl, 2006).

Berufs- und wirtschaftspädagogischer Ansatz

Dieser Ansatz verfolgt eine Kombination von Instrumenten mit dem Ziel, eine Empfehlung für eine Curriculumentwicklung bzw. Berufsdidaktik zu diskutieren. Dieser Forschungsansatz ist in Phasen und Methoden mit bestimmten Zielen gegliedert (➤ Abb. 1.4).

Vorbereitung – Sektoranalyse

Die Vorbereitungsphase ist durch die Sektoranalyse gekennzeichnet. Veränderungen der Gesellschaft und der Technologie, aber auch ein struktureller Wandel wirken auf die berufliche Entwicklung ein. Dies bedeutet, dass die Anforderungen, die an einen Beruf und die damit einhergehende Facharbeit gestellt werden, sich verändern. Die Komplexität unserer Gesellschaft zwingt uns dazu, berufliche Arbeitsaufgaben in regelmäßigen Abständen auf Aktualität bzw. ein verändertes Anforderungsbedürfnis hin zu überprüfen (Becker & Spöttl, 2006).

Für die Art der Analyse ist es notwendig, den Sektor sowie den Beruf genau zu definieren. Im Rahmen berufswissenschaftlicher Erhebungen kann ein Sektor auf der Grundlage von drei Faktoren definiert werden (Becker & Spöttl, 2006). Fachgebiete sind dadurch gekennzeichnet,

- dass diese vergleichbare oder ähnliche Arbeitsaufgaben und Dienstleistungsstrukturen aufweisen,

- dass vergleichbare Daten, Statistiken und Studien zur Erfassung sektorenspezifischer Entwicklungen genutzt werden können,
- dass die Auseinandersetzung mit Fachaufgaben sich strukturell nicht voneinander unterscheiden.

Eine Sektoranalyse im Bereich des Rettungsdienstes hat das Ziel, das Berufsfeld des Notfallsanitäters gegenüber anderen medizinischen Gesundheitsberufen zu definieren und zu analysieren. Nach dem Institut für Arbeitsmarkt und Berufsforschung (IAB) werden Berufe in sogenannte Berufshauptgruppen (BHG) und Berufsgruppen (BG) unterteilt. Wird dies als Grundlage für die Sektoranalyse herangezogen, so ist der Notfallsanitäter der BHG 81/BG 813 – Gesundheits- und Krankenpflege, Rettungsdienst und Geburtshilfe zugeordnet. Aufgrund dessen wird der Beruf des Notfallsanitäters horizontal gegenüber der Qualifikation des Rettungssanitäters sowie des (Not-)Arztes und vertikal gegenüber den Berufen der Pflege, hier im Speziellen des Pflegefachmanns (ehemals Gesundheits- und Krankenpfleger) und der Hebamme abgegrenzt. Dies kann über eine Analyse der Anforderungen bzw. Ausbildungsziele in den jeweiligen Berufs- bzw. Ausbildungsgesetzen erfolgen. Hierbei ist kritisch zu reflektieren, dass die Themenbereiche der NotSan-APrV der KrPflAPrV entnommen sind (➤ Kap. 1.2.1). Zusätzlich sollen durch eine Sektoranalyse relevante Experten, Forscher und Interessensvertreter identifiziert werden (Becker & Spöttl, 2006).

Forschungsfragen zur Berufsfeldanalyse

Des Weiteren können gezielte Forschungsfragen generiert werden, um eine systematische Durchführung der Berufsfeldanalyse zu ermöglichen. Diese Fragen konkretisieren sich auf Arbeitsprozesse und auf Bestimmungsmerkmale von Handlungssituationen. Dadurch lassen sich Gemeinsamkeiten und Unterschiede besser herausfinden.

In Anlehnung an Schneider et al. (2019) sind die nachfolgenden Fragen hilfreich für eine verbesserte Strukturierung und Organisation der Forschungsfragen:

- Welche allgemeinen und speziellen Tätigkeiten gibt es?
- Was gehört zu den Grundlagen des Berufes?
- Welche herausfordernden Situationen gibt es?
- Welche Konfliktsituationen treten auf?
- Welche unterschiedlichen Kommunikationsweisen gibt es in verschiedenen Situationen?
- Wie erleben die Mitarbeitenden die unterschiedlichen Handlungssituationen?

Fallstudien

Mit berufswissenschaftlich ausgerichteten Fallstudien erfolgt der Schritt in die Erhebung und damit in die tatsächliche Arbeitswelt bzw. das berufliche Handeln selbst (Becker & Spöttl, 2006). Wie Berufskompetenzen ausgeübt werden, ist u. a. davon abhängig, wie die Fachkraft innerhalb des Betriebes eingebunden ist. Daher sind mithilfe von Fallstudien Hierarchien, Zuständigkeiten, Arbeitsplätze, Abläufe, Auftragsstrukturen und Gesprächspartner zu identifizieren. Im Anschluss werden mit den Gesprächspartnern auf verschiedenen Hierarchieebenen Gespräche über betriebliche Abläufe geführt. Dabei ist darauf zu achten: Gesprächspartner der Unternehmensführung beschreiben häufig das Idealbild, das sich allerdings von der Realität im Betrieb unterscheiden kann (Becker & Spöttl, 2006). Für betriebliche Fallstudien können, je nach Ziel der Berufsfeldanalyse, verschiedene Methoden angewandt werden:

- Arbeitsbeobachtung
- Fachinterviews mit Verantwortlichen (mithilfe von Fragebogenleitfäden)
- Expertengespräche (situativ)
- Aufgabenanalysen
- Arbeitsaufgabeninventare
- Auftragsanalyse und Auftragsablaufbegleitung
- Betriebsbegehung (Becker & Spöttl, 2006)

Mithilfe einer Arbeitsprozessanalyse werden laut Becker und Spöttl (2006) Arbeitsprozesse untersucht, die während der Durchführung von Arbeitsaufgaben und beim Lösen beruflicher Problemstellungen genutzt werden. Insbesondere lassen sich wesentliche Arbeitszusammenhänge erfassen, die für die beruflichen Arbeitsaufgaben typisch sind (Becker & Spöttl, 2006).

Durch Begleitung der Experten an ihren Arbeitsplätzen wird mittels Arbeitsbeobachtungen und handlungsorientierten Fachinterviews untersucht, welche Dimensionen die Arbeitsaufgaben umfassen. Weiterhin können Methoden, Hilfsmittel, organisatorische Rahmenbedingungen sowie die Zusammenarbeit zwischen Personen und Abteilungen identifiziert werden.

Dazu zählen auch die unterschiedlichen Anforderungen und Vorgaben der beruflichen Tätigkeit (Becker & Spöttl, 2006).

Experteninterviews

Das Experteninterview ist ein wesentlicher zusätzlicher Bestandteil der Forschungsmethodik, um intensivere Einblicke in die Erhebungsphase bzw. Arbeit von Personen mit spezifischem Fachwissen oder umfangreicher Erfahrung in einem bestimmten Bereich mithilfe von standardisierten Befragungen von Experten zu gewinnen. Es handelt sich hier um verschieden Ebenen und Gruppen von Befragten. Expertengespräche könnten somit Interviews mit Experten aus der Praxis sein. Bei den Experteninterviews erfolgt dann eine Befragung von übergeordneten Experten, z. B. Vertretern von Handelskammer, Politik, Bildung etc. (Becker & Spöttl, 2006).

Experten-Facharbeiter-Workshops

Experten-Facharbeiter-Workshops (EFW) dienen auf der Ebene der Validierung zur Ordnung von beruflichen Arbeitsaufgaben, um Berufsbildungspläne nach entwicklungslogischen Kriterien aufbauen zu können (Becker & Spöttl, 2006).

Der EFW ist ein moderiertes Format, dem die Annahme bzw. der Konsens zugrunde liegt, dass Facharbeiter die Experten ihres eigenen Fachgebietes sind. Sie können ihre Arbeitsaufgaben am konkretesten beschreiben und bewerten. Somit liegt im EFW der Fokus nicht auf der Gewinnung neuer Erkenntnisse, sondern auf der Strukturierung und Bewertung der Ergebnisse, die im Rahmen der vorangegangenen Arbeitsprozessanalyse gewonnen wurden. Dadurch kommt es zu einer präzisen Formulierung einer curricularen Struktur und zur Legitimation der erarbeiteten Inhalte (Becker & Spöttl, 2006).

Berufsdidaktik im Rettungsdienst

Handlungs- und Lernfeld mit Lerngegenständen verbinden

Der Einfluss des Wissens des Lehrenden ist im Rahmen von Lehr-/Lernarrangements eine große Determinante und im Bereich der berufsdidaktischen Forschung unbestritten. „*[…] Studien belegen, dass die Qualität der fachlichen und didaktischen Ausbildung von Lehrpersonen maßgeblich nicht nur die Unterrichtsqualität, sondern auch den Lernerfolg der Schülerinnen und Schüler positiv beeinflusst*“ (Heitzmann, 2013, S. 11).

Eine Berufsdidaktik muss folgende Kriterien erfüllen: „*[…] Auswahl, Legitimation und didaktische Rekonstruktion von Lerngegenständen, der Festlegung und Begründung von Zielen des Unterrichts, der methodischen Strukturierung von Lernprozessen sowie der angemessenen Berücksichtigung der psychischen und sozialen Ausgangsbedingungen von Lehrenden und Lernenden. […]*“, sowie „*[…] der Entwicklung und Evaluation von Lehr- und Lernmaterialien*“ (Bayrhuber et al., 2017, S. 13).

Für die Aus-/Fort- und Weiterbildung ist der Lerngegenstand ein essenzieller Bestandteil. Der Begriff *Lerngegenstand* wird u. a. in pflegedidaktischen Modellen häufig verwendet. Eine einheitliche Definition existiert nur bedingt. Der Lerngegenstand kann im handlungsorientierten Curriculum/Unterricht am ehesten mit dem Unterrichtsziel bzw. dem Lern-/Handlungsfeld beschrieben werden. Um den Lerngegenstand in der Notfallsanitäter-Ausbildung adäquat und an die Wirklichkeit angepasst auszuwählen und so empirisch begründen zu können, ist eine Berufsfeldanalyse notwendig (Schneider et al., 2019; Koch, 2023).

Weitere wichtige Aspekte für eine einheitliche Notfallsanitäter-Ausbildung

Ein weiterer Baustein einer Berufsdidaktik ist die methodische Strukturierung von Lehrprozessen sowie die Entwicklung und Evaluation von Lehr- und Lernmaterialien (Bayrhuber et al., 2017). Auch der Bereich der Methodik ist mit dem Fokus auf die Lernwirksamkeit der Lehr-/Lernprozesse im Bereich der Notfallsanitäter-Ausbildung berufspädagogisch nicht adäquat erforscht worden. Enke & Kuhnke (2013) beschreiben eine Monokultur der eingesetzten Medien in der Rettungsdienst-Ausbildung (Enke & Kuhnke, 2013).

In den etablierten Berufsdidaktiken sind die psychischen und sozialen Ausgangsbedingungen von allen am Lehr-/Lernprozess beteiligten Personen ein wichtiger Faktor (Bayrhuber et al., 2017). Dazu zählen u. a. sogenannte Schülervorstellungen, die das Lernen und den Lernerfolg beeinflussen. Für die Lehrperson sind Kenntnisse über die Vorstellungen essenziell wichtig, um im Sinne des Konstruktivismus lernwirksam unterrichten zu können. Im Folgenden wird die Berufsdidaktik als Forschungsgegenstand im Rahmen einer Dienstleistungswissenschaft für Wissenschaft und Politik betrachtet (Hammann & Asshoff, 2023; Schneider et al., 2019).

Unzureichend empirisch begründete und zum Teil nicht adäquat an dem Alltag der Notfallsanitäter orientierte Lerngegenstände führen zu einer uneinheitlichen Ausbildung von Notfallsanitätern. Das gilt auch für unzureichende Vorgaben der fachlichen Tiefe der Themen, die im Rahmen der berufsfachschulischen Ausbildung von Notfallsanitätern vermittelt werden sollen. Der Pyramidenprozess stellt eine Grundlage für die zu erlernenden heilkundlichen Maßnahmen innerhalb der Notfallsanitäter-Ausbildung dar. Der Katalog bezieht sich allerdings nur auf (nicht-)invasive heilkundliche Maßnahmen und vernachlässigt das berufliche Handlungsfeld der Notfallsanitäter.

Die Veränderung des Patienten-Klientel, des Einsatzaufkommens sowie der klinischen und außerklinischen Versorgungsstrukturen muss in der Notfallsanitäter-Ausbildung eine größere Rolle spielen und im Rahmen der didaktischen Begründung von Lerngegenständen auf der Makroebene berücksichtigt werden (Koch, 2023; Sauerbier & Koch, 2021; Koch & Sauerbier, 2023).

ZUSAMMENFASSUNG

Berufsfeldanalyse

Bis heute hat sich an dem Grundgerüst der Berufsfeldanalyse nicht viel verändert. Es wurde im Laufe der Zeit nur weiter angepasst und verfeinert. Eine Berufsfeldanalyse startet heute wie jedes andere Forschungsprojekt auch mit einer Problemidentifizierung (Ziel- und Fragestellung). Anschließend werden im entsprechendem Berufsfeld (typischer Arbeitsplatz) mithilfe von Beobachtungen und Befragungen die Tätigkeitsfelder herauskristallisiert, die weiter in Geschäfts- und Arbeitsprozesse sowie Handlungssituationen unterschieden werden (Becker & Spöttl, 2006; Schneider et al., 2019). Dazu werden die Ergebnisse mithilfe eines Experten-Facharbeiter-Workshops überprüft bzw. verfeinert (Becker & Spöttl, 2006). Im letzten Schritt werden die Ergebnisse so aufbereitet, dass sie ins Curriculum eingebettet bzw. für die Entwicklung berufsdidaktischer Modelle verwendet werden können.

Bedeutung der Berufsdidaktik für Notfallsanitäter

Die Einführung des Berufsbildes Notfallsanitäter und die damit einhergehenden Erweiterungen der Kompetenzen haben große Auswirkungen auf die Berufsausbildung. Karutz und Hockauf (2004) stellten heraus, dass ein Mehr an notfallmedizinischer Handlungskompetenz auch eine hohe pädagogische Kompetenz und Professionalität aufseiten des Lehrpersonals erfordert (Karutz & Hockauf, 2004).

Die Tätigkeiten der Notfallsanitäter und die Ausbildung müssen sich wie im Abschnitt 2 § 4 Abs. 1 NotSanG formuliert, an wissenschaftlichen Erkenntnissen orientieren. Das bedeutet, dass auch die Prozesse der Berufsausbildung auf der Makro-, Meso- und Mikroeben auf einer empirisch ausgerichteten Qualifikationsforschung beruhen müssen (Becker & Spöttl, 2006). Hierfür ist die Einführung einer Berufsdidaktik für Notfallsanitäter erforderlich. Eine Berufsdidaktik für Notfallsanitäter stellt eine Grundvoraussetzung für die professionelle berufliche sowie hochschulische Aus- und Weiterbildung des eigenen Berufs dar.

LITERATUR ZU KAPITEL 1.1

Amon, D. & Prescher, T. (2021). Mediengestützte patientenprozessorientierte Lernaufgaben zur Förderung der Lernortkooperation in der Pflegeausbildung. In: Lehren und Lernen im Gesundheitswesen, H.6, S. 33–44.

Blankertz, H. (1969). Theorien und Modelle der Didaktik. München: Juventa-Verlag.

Böhm, W. (2005). Wörterbuch der Pädagogik. Stuttgart: Alfred Kröner.

Brühe, R. & Gahlen-Hoops, v. W. (Hrsg.) (2024). Handbuch Pflegedidaktik I & II. Pflegedidaktisch handeln. Bielefeld: UTB.

Darmann-Finck, I. (2009). Interaktionistische Pflegedidaktik. In: C. Olbrich (Hrsg.). Modelle der Pflegedidaktik. München: Elsevier, S. 1–22.

Dietrich, I. (1994). „Allgemeine Didaktik ist wie Stricken ohne Wolle" – Zur Bedeutsamkeit des Streits der Disziplinen. In: M. Meyer & W. Plöger (Hrsg.). Allgemeine Didaktik, Fachdidaktik und Fachunterricht (S. 235–242). Weinheim: Beltz.

Hansis, H. (2000). Lernfeldorientierung in kaufmännisch-verwaltenden Berufen – Zur Verknüpfung von Handlungs- und Fachsystematik aus schulpraktischer Sicht: In: ZBW, Beiheft 15, S. 122–134. Stuttgart.

Hasselhorn, M. & Gold, A. (2006). Pädagogische Psychologie. Erfolgreiches Lehren und Lernen. Stuttgart: Kohlhammer.

Kaiser, F.-J. & Pätzold, G. (2006). Wörterbuch Berufs- und Wirtschaftspädagogik. Bad Heilbrunn: Klinkhardt.

Kiper, H. & Mischke, W. (2004). Einführung in die Allgemeine Didaktik. Weinheim: Beltz Verlag.

Müller, H.-J., König, H. & Prescher, T. (2020). Arbeitsprozessorientierung in der Berufsausbildung zum Notfallsanitäter: Planungstool zur Erstellung von Lernaufgaben als Transmissionsriemen für eine kompetenzorientierte Lernprozessgestaltung. In: Notfall- und Rettungsmedizin, Springer Medizin, Notfall + Rettungsmedizin, 23(1), S. 1–15.

Oelke, U. & Meyer, H. (2014). Didaktik und Methodik für Lehrende in Pflege- und Gesundheitsberufen. Berlin: Cornelson Schulverlage GmbH.

Prescher, T., Bauer, C., Dubb, R., Hofmann, T. & Koch, S. (2023). Rettungswissenschaft – Grundlagen, Theorien und Perspektiven. Stuttgart: Verlag W. Kohlhammer.

Prescher, T. & Hellriegel, J. (2020). Das Handwerk lernt mobil: Ermöglichung beruflicher Handlungskompetenz mithilfe digitaler Medien im Projekt KOLA (BMBF). ZWH (Hrsg. Zentralstelle für Weiterbildung im Handwerk), Düsseldorf. Online unter: https://zwh.de/wp-content/uploads/KOLA_Broschuere_2019.pdf (letzter Zugriff: 12.03.2022).

Riedl, A. (2011). Standortbestimmung einer Didaktik der beruflichen Bildung. In: A. Riedl, Didaktik der beruflichen Bildung (S. 11–18). Stuttgart: Franz Steiner Verlag.

Rosen, S. & Schubiger, A. (2013). Berufsfelddidaktik der höheren Berufsbildung. Ein generischer Ansatz zur Entwicklung spezifischer Berufsfelddidaktiken. Bern: hep.

Siebert, H. (2012). Von der Vermittlungsdidaktik zur Aneignungsdidaktik. In: H. Siebert. Didaktisches Handeln in der Erwachsenenbildung (S. 19–22). Augsburg: ZIEL – Zentrum für interdisziplinäres erfahrungsorientiertes Lernen.

Thiel, T. & Koch, S. (2021). Neurodidaktik – berufliches Lehren und Lernen im neurowissenschaftlichen Diskurs. Padua, 16 (1), S. 9–14.

LITERATUR ZU KAPITEL 1.2

Abbot, A. (1988). The System of Professions. An Essay on the Devision of Expert Labor. Chicago: University of Chicago Press.

Ackermann, T., Fraatz, T., Koch, S., Möller, M., Rothmann, D. & Wettig, A. (2015). Thüringer Lehrplan für die berufsbildende Schule Notfallsanitäter/Notfallsanitäterin. Thüringer Ministerium für Bildung, Jugend und Sport, Thüringen, Deutschland.

Bayrhuber, H., Abraham, U., Frederking, V., Jank, W., Rothgangel, M. & Vollmer, H. J. (2017). Auf dem Weg zu einer Allgemeinen Fachdidaktik. Münster: Waxmann Verlag GmbH.

Becker, M. & Spöttl, G. (2006). Berufswissenschaftliche Forschung und deren empirische Relevanz für die Curriculumentwicklung. Berufs- und Wirtschaftspädagogik, ISSN 1618–8543; online unter: http://www.bwpat.de/ausgabe11/becker_spoettl_bwpat11.pdf (letzter Zugriff: 01.08.2024).

Becker, M. & Spöttl, G. (2015). Das Spannungsfeld „Berufswissenschaftliche Forschung". In: M. Becker & G. Spöttl. Berufswissenschaftliche Forschung (S. 15–36). Frankfurt am Main: Peter Lang GmbH.

Bellmann, C. (2022). Kölner ÄLRD besorgt über zu viele Bagatellfälle in den Notaufnahmen. ÄrzteZeitung; online unter: https://www.aerztezeitung.de/Politik/Koelner-AeLRD-besorgt-ueber-zu-viele-Bagatellfaelle-in-den-Notaufnahmen-432889.html (letzter Zugriff: 01.08.2024).

Bögemann-Großheim, E. (2004). Zum Verhältnis von Akademisierung, Professionalisierung und Ausbildung im Kontext der Weiterentwicklung pflegerischer Berufskompetenz in Deutschland. Pflege & Gesellschaft, S. 100–107.

Buchmann, U. & Greb, U. (Mai 2008). Pflegedidaktische Curriculumentwicklung – Neue Anforderungen in der Lehrerbildung. Pflegewissenschaft 05/08, S. 301–311.

Burgkhardt, M., Sefrin, P. & Riebandt, F. (2013). Stellungnahme der Bundesvereinigung der Arbeitsgemeinschaften Notärzte Deutschlands (BAND) zum Entwurf eines Gesetzes über den Beruf der Notfallsanitäterinnen und des Notfallsanitäters vom 21. Januar 2013 (BT-Drucksache 17/11689), S. 1–2.

Dewe, B. (2006). Professionsverhältnisse – eine berufssoziologische Betrachtung. In: J. Pundt. Professionalisierung im Gesundheitswesen. Position – Potenziale – Perspektiven (S. 23–35). Bern: Hans Huber Verlag.

Enke, K. & Kuhnke, R. (2013). Lernfeld Rettungsdienst: Wege zum handlungsorientierten Unterricht. Edewecht: Stumpf + Kossendey.

Ewers, M., Grewe, T., Höppner, H., Huber, W., Sayn-Wittgenstein, F., Stemmer, R. … Walkenhorst, U. (2012). Forschung in den Gesundheitsfachberufen; Potenziale für eine bedarfsgerechte Gesundheitsversorgung in Deutschland. Deutsche Medizinische Wochenzeitschrift, S. 34–73.

Fischer, M. (2014). Arbeitsprozesswissen als Bezugspunkt für die Planung und Evaluation lernfeldorientierten Unterrichts. In: N. Naeve-Stoß, S. Seeber & W. Brand. Lehrerbildung und Unterrichtsentwicklung aus der Perspektive des lernenden Subjekts (S. 1–26). Online unter: http://www.bwpat.de/profil3/fischer_profil3.pdf (letzter Zugriff: 01.08.2024).

Frieß, C. & Koch, S. (2022). Zur Notwendigkeit eine Berufsfeldanalyse im Rettungsdienst – Eine aktuelle Darstellung und projektbezogene Übersicht. Lehren und Lernen im Gesundheitswesen (LLiG), S. 5–14.

Gengenbach, J. & Rohleder, W. (2013). Stellungnahme der Johanniter-Unfall-Hilfe e. V. vom 25. Januar 2013 zum Entwurf eines Gesetzes über den Beruf der Notfallsanitäterin und des Notfallsanitäters sowie zur Änderung des Hebammengesetzes Ges.Z.: PA 14-541-098/BT-Drucksache 17/11689. S. 1–2.

Hahnen, D. & Karutz, H. (2018). Didaktische Modelle in der Ausbildung zum Notfallsanitäter: Übertragbarkeit und

Anwendung von allgemein- und pflegedidaktischen Modellen. Pädagogik der Gesundheitsberufe, S. 244–254.
Hammann, M. & Asshoff, R. (2023). Schülervorstellungen im Biologieunterricht. Klett/Kallmeyer.
Heiner, M. (2004). Professionalität in der Sozialen Arbeit. Theoretische Konzepte, Modelle und empirische Perspektiven. Stuttgart: Kohlhammer.
Heitzmann, A. (2013). Entwicklung und Etablierung der Fachdidaktik in der schweizerischen Lehrerinnen- und Lehrerbildung: Überlegungen zu Rolle und Bedeutung, Analyse des Ist-Zustands und Reflexionen für eine produktive Weiterentwicklung. Beiträge zur Lehrerbildung, S. 6–17.
Hurrelmann, K. (2015). Vorwort. In: J. Pundt & K. Kälble. Gesundheitsberufe und gesundheitsberufliche Bildungskonzepte (S. 13–14). Bremen: Apollon University Press.
Kälble, K. (2008). Die Gesundheitsberufe im Akademisierungsprozess: Aktuelle Entwicklungen und Problemfelder ihrer Höherqualifizierung. In: S. Matzick. Qualifizierung in den Gesundheitsberufen (S. 195–212). Weinheim und München: Juventa Verlag.
Karutz, H. & Hockauf, H. (2004). Fachdidaktik Rettungsdienst: Ein Beitrag zur Professionalisierung der RD-Ausbildung. Rettungsdienst, S. 50–55.
Kemp, C., Bischoni, R. & Hahnen, D. (2020). Fünf Jahre Notfallsanitäterausbildung aus Sicht der Schulen, Erfahrungen, Erwartungen und Perspektiven der Rettungsdienstschulen hinsichtlich des neuen Berufsbilds. Notfall- und Rettungsmedizin, S. 319–324.
Knigge-Demal, B. & Hundenborn, G. (2011). Modulhandbuch für die dreijährige Altenpflegeausbildung in Nordrhein-Westfalen. Bielefeld: Fachhochschule Bielefeld, Deutsches Institut für angewandte Pflegeforschung (dip) e. V., Köln.
Koch, S. (2021). Evidenzbasierte Notfallmedizin (EBNM) im Rettungsdienst. Retten, S. 146–150.
Koch, S. (2023). Von der empirischen Rettungswissenschaft zur evidenzbasierten Notfallmedizin – Anwendung systematischer Forschung in der notfallmedizinischen Praxis. In: T. Prescher, C. Bauer, R. Dubb, T. Hofmann & S. Koch, Rettungswissenschaft – Grundlagen, Theorien und Perspektiven (S. 57–73). Stuttgart: Verlag W. Kohlhammer.
Koch, S. & Sauerbier, T. (2023). Occupational Field Analysis of Invasive and Non-Invasive as Well as Pharmacological Measures by Emergency Physicians in the German Emergency Medical Service – A Retrospective Cross-Sectional Study of the Interventions Carried Out in the German Emergency. EC Emergency Medicine and Critical Care, Vol. 1, S. 1–9.
Koch, S., Buhtz, C. und Wolf, F. (2024). Zur eigenständigen Durchführung von heilkundlichen Maßnahmendurch Notfallsanitäter im Rettungsdienst – ein narratives Review auf Grundlage retrospektiver Untersuchungen von Notfallprotokollen. Notarzt, Bd. Georg Thieme Verlag KG, DOI https://doi.org/10.1055/a-2342-0274, S. 1–7.
Köpke, S., Koch, F., Behncke, A. & Balzer, K. (2013). Einstellung Pflegender in deutschen Krankenhäusern zu einer evidenzbasierten Pflegepraxis. Pflege, S. 163–175.
Krampe, E.-M. (2015). Zwischenbilanz und aktuelle Entwicklungen in der Akademisierung der Pflegeberufe. In: J. Pundt & K. Kälble. Gesundheitsberufe und gesundheitsberufliche Bildungskonzepte (S. 139–163). Bremen: Apollon University Press.
Landenberger, M. (1998). Innovatoren des Gesundheitssystems. Dezentrale Handlungspotentiale von Pflegeorganisationen und Pflegeberufen durch die Gesundheitsreformgesetzgebung. Bern: Hans Huber Verlag.
Lechleuthner, A. & Neupert, M. (2015). Tätigkeit als Notfallsanitäter im öffentlichen Rettungsdienst. Notfall + Rettungsmedizin, S. 413–420.
Löb, R., Liefländer, B. & Bensmann, M. (2013). Stellungnahme des Malteser Hilfsdienstes vom 22. Januar 2013 zum Entwurf eines Gesetzes über den Beruf der Notfallsanitäterin und des Notfallsanitäters (Geschäftszeichen PA 14-541-098/BT-Drucksache 17/11689). S. 1–2.
Matzick, S. (2008). Qualifizierung in den Gesundheitsberufen – Herausforderungen und Perspektiven für die wissenschaftliche Weiterbildung. Weinheim und München: Juventa Verlag.
May, P.-J. (2012). Entwurf der Bundesregierung für ein Gesetz über den Beruf der Notfallsanitäterin und des Notfallsanitäters sowie zur Änderung weiterer Vorschriften, Vorläufige Stellungnahme der Deutschen Krankenhausgesellschaft vom 7. November 2012. S. 1.
Moers, M., Schöniger, U. & Böggemann, M. (2012). Duale Studiengänge – Chancen und Risiken für die Professionalisierung der Pflegeberufe und die Entwicklung der Pflegewissenschaft. Pflege & Gesellschaft 17. Jg. H.3, S. 232–248.
Niehues, C. (2013). Stellungnahme als Sachverständiger zum Entwurf eines Gesetzes über den Beruf der Notfallsanitäterin und des Notfallsanitäters sowie zur Änderung weiterer Vorschriften vom 23. Januar 2013 (BT-Drucksache 17/11689). S. 1–9.
Nittel, D. (2002). Professionalität ohne Profession? In: M. Kraul, W. Marotzki & C. Schweppe. Biographie und Profession (S. 253–286). Bad Heilbrunn: Julius Klinkhardt.
Nöldge-Schomburg, G., Geldner, G. & Böttiger, B. (2012). Stellungnahme zum Entwurf eines Gesetzes über den Beruf der Notfallsanitäterin und des Notfallsanitäters vom 26. Oktober 2012. Deutsche Gesellschaft für Anästhesie und Intensivmedizin; Berufsverband Deutscher Anästhesisten, S. 1–3.
NotSan-APrV (2013). Ausbildungs- und Prüfungsverordnung für Notfallsanitäterinnen und Notfallsanitäter vom 16. Dezember 2013 (BGBl. I S. 4280). Bonn, Bundesministerium für Gesundheit, Deutschland.
NotSanG (2013). Gesetz über den Beruf der Notfallsanitäterin und des Notfallsanitäters vom 22. Mai 2013 (BGBl I S. 1348). Bonn, Bundesministerium für Gesundheit, Deutschland.

Oevermann, U. (2002). Professionalisierungsbedürftigkeit und Professionalisiertheit pädagogischen Handelns. In: M. Kraul, W. Marotzki & C. Schweppe. Biographie und Profession (S. 19–63). Bad Heilbrunn: Julius Klinkhardt.

Ohder, M., Volz, J., Schmidt, M., Kuhnke, R. & Ziegler, M. (2014). Notfallsanitäter-Curriculum. Stuttgart, Baden-Württemberg, Deutschland: W. Kohlhammer GmbH.

Pundt, J. & Kälble, K. (2015). Gesundheitsberufe und gesundheitsberufliche Bildungskonzepte. Bremen: APOLLON University Press.

Rauner, F. (2000). Der berufswissenschaftliche Beitrag zur Qualifikationsforschung und zur Curriculumsentwicklung. In: J.-P. Pahl. Berufliches Arbeitsprozesswissen. Ein Forschungsgegenstand der Berufsfeldwissenschaften (S. 339–363). Baden-Baden: Nomos-Verl.-Ges (Bildung und Arbeitswelt, Bd. 1).

Sauerbier, T. & Koch, S. (2021). Zur Durchführung invasiver heilkundlicher Maßnahmen – Eine retrospektive Studie im Rettungsdienst. Rettungsdienst, S. 26–31.

Schaefer, D. (1998). Neugestaltung der Pflege: Innovations- und Professionalisierungschancen in einem sich ökonomisierenden Gesundheitswesen. Pflege & Gesellschaft, S. 6–10.

Schneider, K., Kuckeland, H. & Hatziliadis, M. (2019). Berufsfeldanalyse in der Pflege. Zeitschrift für Berufs- und Wirtschaftspädagogik, S. 6–38.

Walkenhorst, U. & Klemme, B. (2008). Kompetenzentwicklung und Qualifizierung in der Ergo- und Physiotherapie. In: S. Matzick. Qualifizierung in den Gesundheitsberufen (S. 179–194). Weinheim und München: Juventa Verlag.

Wissenschaftsrat (2012). Empfehlungen zu hochschulischen Qualifikationen für das Gesundheitswesen. Drs. 2411–12, S. 1–113.

KAPITEL

2 Didaktik für die Notfallsanitäter-Ausbildung

2.1 Bildungstheoretische Überlegungen zur Berufsfelddidaktik Rettungsdienst

Sebastian Koch, Franziska Zschach

Bildungstheoretische Überlegungen zielen darauf ab, kritische Dimensionen im Kontext der Handlungsschwerpunkte in der Notfallsanitäter-Ausbildung aufzugreifen. Dazu wurde ein Bestimmungsversuch rettungsdienstlichen Handelns mit Ableitung einer bildungstheoretischen Notwendigkeit unternommen. Die Erkenntnisgewinnung bezieht sich dabei auf eine hermeneutische Theoriearbeit unter Einbezug des aktuellen und gesetzlichen Ausbildungsrahmens.

Grundlagen einer lernfeldorientierten Notfallsanitäter-Ausbildung

Am 27. Mai 2013 wurde durch die Veröffentlichung im Bundesgesetzblatt (BGBl, Jahrgang 2013, Teil I Nr. 25, ausgegeben zu Bonn) das Gesetz über den Beruf der Notfallsanitäterin und des Notfallsanitäters (Notfallsanitätergesetz – NotSanG) vom 22. Mai 2013 verkündet. Damit erhält das NotSanG als Bundesgesetz entsprechend Artikel 82 Absatz 1 Satz 1 Grundgesetz (GG) seine Gültigkeit.

Mit dem Inkrafttreten des NotSanG zum 1. Januar 2014 wurde das Rettungsassistentengesetz (RettAssG) vom 10. Juli 1989 (BGBl. I, S. 1384), das zuletzt durch Artikel 19 des Gesetzes vom 2. Dezember 2007 (BGBl. I, S. 2686) geändert worden ist, zum 31. Dezember 2014 außer Kraft gesetzt. Die Rahmenbedingungen und Reformbemühungen für eine qualifizierte Ausbildung zum Notfallsanitäter zeichnen sich in diesen normativen Grundlagen ab und erfordern eine dringend notwendige Diskussion zur berufsdidaktischen Entwicklung einer Berufsausbildung zum Notfallsanitäter.

In der ehemaligen Ausbildung zum Rettungsassistenten oder auch „professionellen Helfer" wurde bis dato von einer pädagogischen Abwesenheit gesprochen (Karutz, 2011). Dies zeigte sich für die Unterrichtspraxis exemplarisch in einer Theorie-Praxis-Entkopplung, der Konzentration auf Vermittlung von Theoriewissen und „fehlende[r] didaktische[r] Reduktion [sowie] […] fehlenden didaktischen Kompetenzen [der Lehrpersonen]" (Enke & Kuhnke, 2013, S. 11). Karutz stellte bereits 2004 das Fehlen von „fachdidaktische[n] Konzepte[n] im Bereich des Rettungsdienstes" (Karutz et al., 2004, S. 466) und den Entwicklungsbedarf einer eigenständigen „Theorie der Rettung bzw. des Rettungsdienstes" (Karutz, 2011, S. 392) fest.

Die Empfehlungen der Kultusministerkonferenz (KMK) aus dem Jahr 2007 aufgreifend, erarbeitete die Autorengruppe um Enke und Kuhnke noch vor Inkrafttreten des aktuellen NotSanG und der NotSan-APrV Ansätze eines handlungs- und lernfeldorientierten Unterrichts für das „Lernfeld Rettungsdienst" (Enke & Kuhnke, 2013). Hierbei ist anzumerken, dass das auf den Rettungsdienst übertragene Lernfeldkonzept nicht ohne kritische Betrachtung möglich ist, da bis dato keine lernfeldtheoretischen sowie berufswissenschaftlichen Untersuchungen für dieses Konzept im Rettungsdienst zur Verfügung standen (Ertl-Schmuck, 2003; Bals & Weyland, 2010; Oelke & Meyer, 2013).

Das Lernfeldkonzept stellt in der berufspädagogischen Diskussion „keine eigenständige Didaktik im Sinne einer wissenschaftlich fundierten Theorie und Praxis beruflichen Lernens" (Bader & Müller, 2004, S. 90) dar. Umso eindringlicher erscheint hierzu eine didaktische Auseinandersetzung mit Bezug auf ergänzende Theoriegebäude, welche die zunächst „inhaltsleer[en] […] Kompetenzbereiche" (Falk, 2003, S. 9) der Lernfeldkonzeption bereichern können. Hieraus müssen sich didaktische Modelle für den Rettungsdienst weiterentwickeln lassen und damit als „wissenschaftlich begründete Handlungs- und Reflexionstheorien für Lehrende" und Lernende zur Verfügung stehen (Darmann-Finck, 2010, S. 11).

Ausgangslage einer Didaktik für den Rettungsdienst

Die berufliche Bildung im Rettungsdienst findet bis heute ohne eine begründete Berufswissenschaft sowie ohne rettungs- und erziehungswissenschaftliche Bezüge statt.

Die didaktische Grundlage für die Ausbildung zum Rettungsassistenten bzw. die Anfänge der Ausbildung zum Notfallsanitäter orientierten sich vorwiegend an der Strukturierung und Konstruktion von rettungsdienstlich (erfahrungs-)relevantem Wissen, wie z. B. der notfallpädagogischen Begriffsklärung, und wiesen einen starken, handlungsleitenden Charakter mit ausbaufähiger, theoretischer Fundierung auf (Karutz, 2011). Bis hierhin zeigten sich die didaktischen Überlegungen als hierarchisierte Planungsinstrumente für die Lehrkräfte, bei denen eine „Ermittlung der Lernerfordernisse und Lernbedürfnisse der Lernenden" (Fichtmüller & Walter, 2007, S. 89) zu wenig in den Blick genommen werden. Zudem bleiben die spezifischen Bedingungen von Lehr-Lernprozessen im rettungsdienstlichen Kontext zu wenig berücksichtigt bzw. müssen diese individuell durch die Lehrkräfte und Lernenden integriert werden (Karutz, 2011).

Eine späte, erst jetzt beginnende erziehungswissenschaftliche und berufsdidaktische Fundierung von Lehr-Lernprozessen, welche als transparente „Partizipation a[m] Diskurswissen der Pädagogik" (Hoops, 2009, S. 165) erkennbar wird, findet ihre Ursachen zum einen in der (nicht-)universitären Lehrerbildung sowie der (nicht-)universitären Forschungspräsenz zu rettungsdienstspezifischen Diskursen und zum anderen in den bis jetzt vorherrschenden rettungsdienstlichen Bildungsstrukturen.

Die universitäre Lehrerbildung der beruflichen Fachrichtung Pflege und Gesundheit umspannt nach KMK-Vorgaben im Grunde nur die nach dem Berufsbildungsgesetz (BBiG) geregelten Ausbildungsberufe. Sie hält für Lehramtsstudierende, die ihre Zukunft an Berufsfachschulen für Notfallsanitäter sehen, keinerlei rettungsdienstrelevanten Bezüge bereit. Zudem finden sich in der curricularen Aufspaltung entsprechender Lehramtsstudiengänge deutliche Bezüge zu den inhaltsbestimmenden Wissenschaften wie Medizin, Psychologie und Soziologie, welche eine Adressatenorientierung hin zum Lehramt häufig vermissen lassen (Bals & Weyland, 2010).

Aus dieser fehlenden (universitären) berufswissenschaftlichen Forschungslandschaft im Rettungsdienst ergibt sich die Forderung nach einer berufsverantwortlichen Entwicklung eines methodisch-didaktischen Theoriegerüstes (Prescher et al., 2023).

Rechtliche Grundlagen zur Emanzipation bietet die im § 6 NotSanG verankerte Forderung, „fachlich und pädagogisch qualifizierte [...] Lehrkräfte mit entsprechender, abgeschlossener Hochschulausbildung" im Unterricht einzusetzen. Hierbei ist anzumerken, dass für die Lehrkräfte gesetzlich nicht gefordert ist, dass sie ihrer Tätigkeit hauptberuflich nachzugehen haben bzw. welche Hochschulausbildung überhaupt gefordert ist (Hadasch & Bens, 2014).

Die Erhöhung der Stundenanzahl für die theoretische und praktische Notfallsanitäter-Ausbildung an den Rettungsdienstschulen von 780 Stunden in der RettAss-APrV auf 1.920 Stunden laut NotSan-APrV erfolgte ohne eine berufswissenschaftliche Untersuchung und wurde lediglich aus der KrPflAPrV übernommen (Frieß & Koch, 2022).

Vor diesem Hintergrund findet sich im NotSanG eine implizite Orientierung am Lernfeldansatz wieder. Offensichtlich wird dies z. B. im § 4 NotSanG mit der Forderung, dass die „Ausbildung [...] fachliche, personale, soziale und methodische Kompetenzen [...] vermitteln" soll. Vergleichbar mit der Handreichung der KMK wird deutlich, dass die Notfallsanitäter-Ausbildung einen beruflichen Kompetenzerwerb als Ausbildungsziel anstrebt. Er ergibt sich, wenn man dem Aufbau der Handlungskompetenz in der Handreichung der KMK folgt, durch die Summation der „Dimensionen [...] Fachkompetenz, Humankompetenz und Sozialkompetenz" (Sekretariat der Kultusministerkonferenz, 2007, S. 10).

Zudem finden sich im § 2 (2) und § 16 (1) der NotSan-APrV explizite Hinweise auf die zu entwickelnde berufliche Handlungskompetenz nach § 4 NotSanG. Ebenso findet sich implizit ein deutliches Votum für handlungsorientierten Unterricht:

„Während des Unterrichts [...] muss den Schülerinnen und Schülern ausreichend Möglichkeit gegeben werden, die [...] erforderlichen Fertigkeiten [nach § 4 NotSanG] zu entwickeln und einzuüben" (BMJ, 2013a, S. 2).

Nach der Handreichung der KMK verkörpert die berufliche Handlungskompetenz einen „Qualifizierungs- und Bildungsgedanken gleichermaßen" (Oelke & Meyer, 2013; S. 341). Sie definiert sich als *„die Bereitschaft und Befähigung des Einzelnen, sich in beruflichen, gesellschaftlichen und privaten Situationen sachgerecht durchdacht sowie individuell und* *sozial verantwortlich zu verhalten*" (Sekretariat der Kultusministerkonferenz, 2007, S. 10).

Hier finden sich anteilig Bezüge zu einem Bildungsverständnis, bei dem Bildung als über eine reine Berufsqualifizierung hinausgehende und auf berufliche Mündigkeit gerichtete Persönlichkeitsbildung verstanden wird. Jedoch wird dieses Bildungsverständnis durch einordnende Aussagen untergraben. Sie lauten z. B. „Bildung für den Beruf" (Riedl & Schelten, 2013, S. 44) und deuten damit auf eine zentrale Verwertungskomponente von Kompetenzen allein für berufliche Aufgaben- oder Problembereiche hin.

Auch die oft geführten Diskussionen über fachliche Kompetenzen von Notfallsanitätern, verstanden als Verantwortungs- oder Zuständigkeitsbereiche für das medizinische Geschehen in der Patientenversorgung, verneinen ein Bildungsverständnis, welches nicht auf die Verwertbarkeit von Bildungsinhalten gerichtet ist (Karutz, 2011; Robert Bosch Stiftung, 2013).

2.1.1 Bestimmungsversuche rettungsdienstlichen Handelns

Ist eine Auseinandersetzung mit der Notwendigkeit einer bildungstheoretischen Perspektive für die Notfallsanitäter-Ausbildung angedacht, braucht es zentrale Handlungsschwerpunkte, welche die Vielschichtigkeit rettungsdienstlichen Handelns zu bestimmen versuchen. Mehr als einen Bestimmungsversuch kann diese Ausarbeitung derzeit jedoch nicht leisten, da einerseits keine strukturelle Beschreibung rettungsdienstlichen Handelns durch wissenschaftliche Untersuchungen rettungsdienstspezifischer Handlungslogiken besteht und infolgedessen ihr Gegenstandsbereich durch Klassifikationssysteme u. a. bestimmt wäre (Karutz, 2011). Zum aktuellen Zeitpunkt fehlen vergleichende berufswissenschaftliche Berufsfeldanalysen im Rettungsdienst, welche die „*Bestimmung fachlicher Qualifikationen für die jeweiligen Arbeitsprozesse mit […] [Berücksichtigung] gesellschaftliche[r] Schlüsselprobleme*" (Schneider, 2005, S. 86) darstellen und für die Gestaltung rettungsdienstlicher Handlungsfelder notwendig sind (Koch et al., 2023).

Zu vermittelnde Tätigkeiten eines Notfallsanitäters

Das Berufsbild des Notfallsanitäters wird den Gesundheitsfachberufen zugeordnet. Die Aufgabenschwerpunkte liegen in der vorkurativen sowie kurativen Versorgung und Intervention im Gesundheitsversorgungssystem (Robert Bosch Stiftung, 2013; Lipp, 2014). Die sowohl selbstständige, eigenverantwortliche als auch mitwirkende Ausführung von Tätigkeiten und Aufgaben bei der Patientenversorgung, die während der Notarzteinsätze, Notfalleinsätze sowie Intensiv- und Krankentransporte durchgeführt werden, dienen vorwiegend der Abwehr oder Einschränkung von Sekundärschäden, welche durch die primär vorhandenen Krankheiten oder Verletzungen der betroffenen Patienten entstehen können (BMJ, 2013b; Sudowe, 2007). Eine Kuration, also das Heilen und damit die vollständige Wiederherstellung der Gesundheit als Bestandteil der Krankenbehandlung (Robert Bosch Stiftung, 2013), bildet demnach nicht die hauptsächliche Aufmerksamkeit der rettungsdienstlichen Handlungen (BMJ, 2013a; Sudowe, 2007).

Im NotSanG sowie in der NotSan-APrV werden die zu vermittelnden Tätigkeiten eines Notfallsanitäters beschrieben. Das Erkennen und Ersteinschätzen von Notfallsituationen, in denen sich Patienten jeden Alters mit jeglichen, auch lebensbedrohlichen Krankheits- oder Verletzungsbildern befinden können, und die daraufhin zu stellende „Arbeitsdiagnose" (Deutscher Bundestag, 2012, S. 21) oder Lagedefinition zur Vorbereitung und Durchführung rettungsdienstlicher Maßnahmen zur Abwehr von weiteren gesundheitlichen Schäden für die Betroffenen mit anschließender Überprüfung deren Wirkungen und die erforderliche Dokumentation werden dabei am detailliertesten beschrieben (BMJ, 2013a; BMJ, 2013b).

Die vorwiegende Tätigkeit betrifft demnach die Notfallrettung, bei der Menschen in bedrohlichen Umständen mit medizinischen, inklusive invasiven, lebenserhaltenden Maßnahmen geholfen und ihre Transportfähigkeit hergestellt wird sowie ihre überwachte Beförderung in eine geeignete Einrichtung zur Weiterbehandlung erfolgt (BMJ, 2013a; BMJ, 2013b).

Als Konsens kann angesehen werden, dass dieses rettungsdienstliche Handeln durch Notfallsanitäter anspruchsvolles Handeln in komplexen Situationen ist bzw. sich dorthin entwickeln soll (Karutz et al., 2004; Sudowe, 2007).

Komplexität der Notfallversorgung

Die Komplexität der Einsätze zeigt sich an häufig intransparenten Lagen am Einsatzort mit einhergehenden Informationsdefiziten sowie an schwer zu fällenden, durch situative Störgrößen beeinflussten Entscheidungen. Problematische Situationsfaktoren können z. B. Umgebungslärm, beengte Platzverhältnisse, vielfältigste Verletzungs- oder Krankheitsbilder sowie schlechte Sichtverhältnisse sein. Trotz dieser Erschwernisse werden eine Verantwortungsübernahme sowie richtige Entscheidungsfällung vom Notfallsanitäter für den betroffenen Patienten und dessen interprofessionelle Behandlung unter Zeitdruck und subjektiver Wahrnehmung der Einsatzlage erwartet.

Die beständig wechselnden, unbekannten Einsatzsituationen und die fehlende Vorhersagbarkeit einer zielführenden Notfallversorgung eines Patienten verlangen dem Notfallsanitäter ein hohes wissenschaftliches Regelwissen und zeitgleich ein sich immer wieder Neu-Einstellen auf diese komplexen Einzelsituationen ab (BMJ, 2013a; BMJ, 2013b). Eine Normierung von rettungsdienstlichem Handeln über Algorithmen oder Einsatzkonzepte ist – in Anbetracht der beschriebenen Komplexität von Notfallsituationen – zu einengend, da eine ausführliche Beschreibung für solch vielschichtige Einsätze nicht möglich ist. Vielmehr erlauben diese Strukturierungshilfen die Bewältigung multidimensionaler Einsätze (BMJ, 2013a; Sudowe, 2007).

Besondere Herausforderungen im Rettungsdienst

Umgang mit anderen Kulturen

Neben der Konfrontation mit notfallmedizinischen sowie situativ problematischen Rahmenbedingungen kommt der Notfallsanitäter während seiner Tätigkeit zudem mit für ihn unbekannten Kulturen, Sprachen und Religionen in Kontakt. In seiner täglichen Arbeit ist er mit der Herausforderung konfrontiert, hilfsbedürftige Menschen aus anderen Kulturen oder mit anderen Sprachen zu versorgen, ohne dabei die für die Patienten geltenden kulturellen oder religiösen Regeln zu übertreten. Dies erfordert die schnelle Erfassung und notwendige Beachtung sowohl von interkulturellen als auch interreligiösen Unterschieden und Bedürfnissen, die für jeden Einsatz einzigartig sind (Machado, 2013). In den gesetzlichen Grundlagen zur Notfallsanitäter-Ausbildung finden sich dazu keine Aussagen.

Beratung von speziellen Patientengruppen

Erweitert wird das vorkurative und kurative rettungsdienstliche Handlungsspektrum durch den Schwerpunkt der „Beratung von hilfesuchenden und hilfebedürftigen Menschen“ (BMJ, 2013a, S. 14). Das für die Notfallsanitäter-Ausbildung beschriebene Arbeitsfeld der Beratung von speziellen Patientengruppen sowie ihrer Angehörigen oder am Einsatz beteiligter Personen rückt deren spezifische Anliegen sowie deren „Selbstständigkeit und Selbstbestimmung“ (BMJ, 2013b, S. 4) in das gesetzliche Blickfeld rettungsdienstlichen Handelns. Die im Team stattfindende Versorgung und Betreuung von (Notfall-)Patienten empfindet der Notfallsanitäter dann als Widerspruch, wenn er zwischen der effektivsten, schnellsten und nach professionellen Standards ausgelegten Leistung und den individuellen Ansprüchen der Hilfsbedürftigen ausloten muss (Falk, 2003). Dies umfasst außerdem das Erleben und die Konfrontation des Notfallsanitäters mit Patienten, welche mit Armut sowie gesellschaftssystemisch bedingten existenziellen Bedrohungen kämpfen (Luiz, 2008).

Die vorangegangenen Beschreibungen offenbaren eine Dimension rettungsdienstlichen Handelns in Notfallsituationen und bei Patiententransporten, welche durch das schon in der Pflegewissenschaft beschriebene theoretische Konstrukt der „doppelte[n] Handlungslogik“ (Remmers, 2000; Friesacher, 2008; zitiert nach: Ertl-Schmuck, 2010, S. 70) geprägt zu sein scheint. Danach erleben Notfallsanitäter ihre Tätigkeiten in einem Spannungsfeld von Doppelseitigkeit, wenn rettungsdienstliches Handeln *„zugleich* *die Anerkennung zweier gleichrangig nebeneinander bestehender normativer Ansprüche verlangt: auf der einen Seite die >Beherrschung eines wissenschaftlich fundierten Regelwissens mit der dazugehörigen Befähigung zum Umgang mit Theorien<, auf der anderen Seite eine >hermeneutische Kompetenz des Verstehens des Einzelfalls in der Sprache des Falles< (Dewe, Ferchhoff, Radke 1992).“* (Remmers, 2000, S. 170, Hervorhebungen im Original; zitiert nach Fichtmüller & Walter, 2007, S. 165).

Ertl-Schmuck ergänzt in diesem Zusammenhang das wissenschaftliche Regelwissen um das „Erklärungs- [und] Begründungswissen“ (Ertl-Schmuck, 2010, S. 70). Interprofessionelle und von Eigendynamik geprägte Einsatzsituationen mit problematischen Rahmenbedingungen sowie die Interaktion mit hilfsbedürftigen, fremdkulturellen und verletzten Menschen verlangen vom Notfallsanitäter ein hermeneutisches, also interpretierendes (Clausen, 2005) Fallverstehen zur Deutung und Bewältigung dieser Einsätze. Die vielfältig auftretenden Deutungs- und Lösungsmöglichkeiten für solch komplexes, rettungsdienstliches Handeln bedürfen einer Reflexion und Sinngebung vonseiten des Notfallsanitäters, um den hohen Anforderungen des Berufsbildes gerecht zu werden (BMJ, 2013a; Sudowe, 2007).

Konfrontation mit menschlichem Leid

Eine weitere Besonderheit und Dimension rettungsdienstlichen Handelns offenbart sich im Konfrontiert-Sein des Notfallsanitäters mit einer Vielzahl von menschlichen Emotionen im Zusammenhang mit Armut und Verwahrlosung, Leiden, sozialen Traumata, physischen und psychischen Krankheiten, Verlust und Sterben sowie Tod (Williams, 2012; BMJ, 2013a). Eine entscheidende Komponente stellen der Umgang mit und die Bewältigung von eigenen und fremden Gefühlen dar. Die individuelle Interaktion mit Patienten ermöglicht die Wahrnehmung ihrer emotionalen Bedürfnisse, konfrontiert den Notfallsanitäter aber gleichzeitig mit der eigenen „Vergänglichkeit, Hinfälligkeit [und möglichen] Behinderung“ (Falk, 2003, S. 8).

Exemplarisch sei hier die Berücksichtigung der Wünsche von todkranken oder sterbenden Patienten genannt. Diese rufen für den Notfallsanitäter emotional aufwühlende Momente hervor und werfen ein Handeln unter juristischen und ethischen Fragestellungen auf. Sie provozieren für den Notfallsanitäter Dilemmasituationen, wenn es um Fragen zu lebensverlängernden Maßnahmen und passiver Sterbehilfe geht (Wiese, 2014).

Der Umgang mit Hilfesuchenden und -bedürftigen verursacht bei unüberschaubaren oder ethischen Grenzsituationen das Erleben eigener Hilflosigkeit (Karutz, 2011).

Diese Vielschichtigkeit rettungsdienstlichen Handelns lässt eine Ableitung neuer Perspektiven für berufliche Bildungsprozesse in der Notfallsanitäter-Ausbildung zu.

2.1.2 Berufliche Bildung zwischen Selbst-, Fremd- und Weltverstehen gestalten

Der Bildungsbegriff und seine Bedeutung

Etymologisch zeigt das Wort „Bildung“ bereits zwei wegweisende Richtungen auf. Zum einen bedeutet es „Schöpfung, Verfertigung“ und zum anderen das „Sich-Bilden“ (Wissenschaftlicher Rat der Dudenredaktion, 2001, S. 95).

Sich von Bildungsbegriffen anderer Professionen wie z. B. der Theologie abgrenzend, versteht sich der in der Aufklärung geprägte Bildungsbegriff als Weg für den Menschen aus der Unmündigkeit zur Mündigkeit. Auch wenn diese Aufgabe von Bildung noch heute auf ihre vollständige Realisierung wartet, kann sie als Orientierung für pädagogische Entscheidungen dienen (vgl. ebd.). Zudem weilt im Bildungsbegriff dieser Zeit ein gesellschaftskritischer Ausgangspunkt, welcher jedem Menschen zum Abbau von Herrschaftsverhältnissen sowie zur Einforderung des Rechts auf pädagogisch unterstützte Entfaltung aller seiner Möglichkeiten verhilft (Klafki, 2007).

Daraus erwächst nach Klafki (2007) für den Bildungsbegriff die Bedeutung, eine Ziel- und Orientierungskategorie für alle an Bildungsprozessen Beteiligten zu sein, seien es nun Kinder, Jugendliche oder Erwachsene. Der Rückgriff auf diese beiden

Kategorien ist unverzichtbar für die pädagogische Arbeit, wenn diese

„[…] nicht in ein unverbundenes Nebeneinander oder gar Gegeneinander von zahllosen Einzelaktivitäten auseinanderfallen soll, wenn vielmehr pädagogisch gemeinte Hilfen, Maßnahmen, Handlungen und individuelle Lernbemühungen begründbar und verantwortbar bleiben oder werden sollen." (Klafki, 2007, S. 44)

Der Bildungsbegriff ist eine notwendige Orientierungskategorie für die Pädagogik, da Pädagogik einem doppelten Legitimationsverhältnis untersteht. Demnach ist sie auf der einen Seite am Menschen und dessen Handlungsfähigkeit sowie kritischer Mündigkeit orientiert. Auf der anderen Seite ist sie auf die Gesellschaft bezogen, um drei Aufträge zu erfüllen:

- die Qualifikation für gesellschaftliche Aufgaben,
- die Selektion zur Verteilung auf unterschiedliche Berufe und
- die Legitimation der bestehenden Gesellschaft sowie Integration in diese.

Die Pädagogik erhält damit eine gesellschaftsstabilisierende Funktion, welche dem Verhältnis zum einzelnen Menschen entgegenstehen kann (Tillmann, 2010).

Da die Pädagogik die Lehrplaninhalte aber nicht allein hervorbringt, sondern diese immer das Ergebnis von gesellschaftlichen Aushandlungsprozessen sind, braucht sie ein Kriterium, mit dem inhaltliche Ansprüche pädagogisch zu beurteilen sind. Mit einem solchen Kriterium ist es der Pädagogik möglich, ihrem doppelten Legitimationsverhältnis sowie der Vermittlung zwischen diesen Inhalten und dem Menschen gerecht zu werden. Der Bildungsbegriff kann als ein solches Beurteilungskriterium gelten (Blankertz, 1991). Dabei ist Bildung zugleich *„der Prozess der Aneignung von Bildung […], [als] auch ein daraus resultierendes Ergebnis und somit ein Zustand des Gebildetseins"* (Riedl & Schelten, 2013, S. 40). Dieser Prozess- als auch Ergebnischarakter von Bildung zeigt sich zudem in Bezug auf die klassischen Bildungstheorien. Demnach ist Bildung sowohl der Weg, also Prozess zur Mündigkeit als auch Ausdruck, also Ergebnis dieser „freien und vernünftigen Selbstbestimmung" (ebd.).

Besonders heute ist es laut Klafki (2007) eine wiederkehrende Aufgabe, den Bildungsbegriff weg von einem gesellschaftlich-politisch bekräftigenden hin zu einem gesellschaftskritischen Ideal zu definieren und in die Bildungspraxis aufzunehmen (Klafki, 2007). Damit zielt Bildung auf eine „kritisch-reflexive Identitätsbildung" (Darmann-Finck, 2009) der Lernenden durch den Aufbau eines „Selbst- und Weltverständnisses" (ebd.) ab, welches „mehrperspektivisch […], gesellschafts- und ideologiekritisch […]" (ebd.) ist. Das Ziel dieser Persönlichkeitsentwicklung jedes Einzelnen im Lernprozess spiegelt sich in der kritisch-konstruktiven Didaktik Klafkis wider.

Drei übergeordnete Bildungsziele nach Klafki

Dafür legt Klafki die „Selbstbestimmungs-, Mitbestimmungs- und Solidaritätsfähigkeit" (Klafki, 2007, S. 40) als die drei übergeordneten Bildungsziele fest. Diese gilt es zu verteidigen, da Klafki davon ausgeht, dass die Wirklichkeit der Bildungseinrichtungen dieser übergeordneten Ziele widerspricht und enorme gesellschaftlich-politische Widerstände und Gegenströmungen den erforderlichen Veränderungsbestrebungen entgegenstehen (ebd.). Zur Erreichung dieser Bildungsziele braucht es nach Klafki einer „Bildung im Medium des Allgemeinen" durch die Auseinandersetzung mit „epochaltypische[n] Schlüsselprobleme[n]" (ebd., S. 56).

Die epochaltypischen Schlüsselprobleme

Diese Schlüsselprobleme stellen eine kategoriale Lösung der materialen und formalen Bildungstheoriedialektik dar. Zum einen stellen sie die Anforderung an die Lernenden, ausgewählte subjektbezogene Einstellungen und Fähigkeiten weiterzuentwickeln, zum anderen sehen sie von einzelnen Bildungsinhalten zugunsten aller Menschen angehenden Problemstellungen ab. Die epochaltypischen Schlüsselprobleme umfassen nach Klafki exemplarisch *„die Friedensfrage […], die Umweltfrage […], die gesellschaftlich produzierte Ungleichheit […], die Gefahren und Möglichkeiten neuer [Technologien] […] [und] das Phänomen der Ich-Du-Beziehung"* (ebd., S. 56–60).

Dabei ist diese Aufzählung wandel- sowie veränderbar, da sich die gesellschaftlichen und berufspolitischen Rahmen in der Notfall- und Rettungsmedizin, denen die Probleme entspringen, fortwährend verändern. Hieraus ergibt sich die Forderung nach der Analyse von Schlüsselproblemen im Rettungsdienst, welche zum aktuellen Zeitpunkt noch nicht vorliegen. Jedoch sollte den oben angeführten, übergeordneten Prinzipien der Selbst- und Mitbestimmung sowie Solidarität dahingehend Rechnung getragen werden, als dass nicht alleinig die Bildungstheoretiker das Ensemble solch universell-abstrakter Schlüsselprobleme im Rettungsdienst bestimmen, sondern auch die Lernenden einen unmittelbaren Einfluss auf die Auswahl dieser haben sollten. Dies stellt bis dato eine ungenügende Umsetzung von Klafkis Konzept der Schlüsselprobleme dar (Oelke & Meyer, 2013; Meyer & Meyer, 2007).

Berufsbildung nach Klafki

Neben den Schlüsselproblemen, mit deren Hilfe Bildungsziele in der Notfallsanitäter-Ausbildung formuliert werden sollen, bezieht Klafki ebenso die Berufsbildung in sein Allgemeinbildungskonzept mit ein. Demnach ist es für ihn entscheidend, dass die berufliche Grundbildung verbunden wird mit der *„Aufklärung der ökonomischen, gesellschaftlichen und politischen Rahmenbedingungen beruflicher Tätigkeiten, der Bedeutung des Berufs für die Ausbildung der personalen Identität und der Beziehungen zwischen beruflicher Arbeit und Freizeit“* (Klafki, 2007, S. 72). Hierzu sei exemplarisch aus dem Bereich der beruflichen Bildung die Pflegepädagogik und deren intensive Rückbeziehungen in pflegedidaktischen Modellen auf eine kritische Bildungstheorie mit einem auf Mündigkeit und Emanzipation von institutionellen und gesellschaftlichen Einschränkungen zielenden Bildungsbegriff erwähnt. Dabei wird eine bildungstheoretische Position u. a. zur Begründung von Unterrichtsinhalten herangezogen (Darmann & Keuchel, 2006; Darmann-Finck, 2010; Oelke & Meyer, 2013).

Kritik an dem Anspruch auf Aufklärung und Emanzipation

Die Orientierung an einer kritischen Pädagogik mit dem Anspruch auf Aufklärung und Emanzipation ist jedoch nicht kritiklos hinzunehmen. Der Forderung nach diesen beiden Normen käme keiner Sonderstellung zu, da beide nur inhaltsleere „Sprachspiel[e]“ (Oelke & Meyer, 2013, S. 36) von Wissenschaft seien und sich außerdem jeder ohne jegliche weitere Verbindlichkeit darauf berufen könne (ebd.). Außerdem fehlen dem Mündigkeitspostulat Elemente wie „Emotionales, Irrationales, Sinnliches und Körperbezogenes“ (ebd., S. 337). Diese sind für das menschliche Dasein ebenso von Bedeutung wie der Verstand und die geistige Erschließung der Umwelt. Zudem verliert eine auf Selbstbestimmung und geistige Entfaltung abzielende Bildung ihren normativen Anspruch, wenn die gesellschaftlichen Verhältnisse diese Identitätsbildung nicht einlösen können. Wird von Bildung ein bloßer Ersatz neuhumanistischer Aspekte erwartet, welche die Gesellschaft dem Menschen nicht geben kann, so verfällt Bildung zu einem verteidigenden Element dieser Gesellschaft (Adorno, 2006).

Blankertz erkennt diese Kritik an und argumentiert trotzdem für eine kritische Bildungstheorie. Denn Bildungsinstitutionen und Lehr-Lernarrangements können nicht ohne eine verpflichtende normative Grundlage wirken und die „Mündigkeitsnorm[sei] immer noch die vernünftigste von allen“ (Oelke & Meyer, 2013, S. 337). Zudem ermöglicht eine solche Bildungsvorstellung die notwendige Konzentration auf die „Bildung zum Subjekt“ (Ertl-Schmuck, 2003, S. 69), welche sich bei der Entwicklung des Menschen im Prozess einer Distanzierung zeigt. Eine Aufgabe von (Berufsfeld-)Didaktikern kann folglich in der Erweiterung und Konkretisierung des Bildungsbegriffes für den jeweiligen Gegenstandsbereich liegen (Oelke & Meyer, 2013).

Mithilfe dieser Differenzierung des Bildungsbegriffes ist es möglich, didaktische Positionen zu umreißen und mit ihnen anhand der übergeordneten Ziel- und Ordnungskategorie eines theoretisch fundierten Bildungsbegriffes Lehrplaninhalte nach pädagogischen Zwecken zu ordnen und bildende Ziele zu erhalten. Fehlt didaktischen Modellen solch eine übergeordnete Kategorie, besteht die Gefahr einer Instrumentalisierung und der Überhandgewinnung außerpädagogischer Zwecke, z. B. Qualifikationsansprüche der Wirtschaft (Blankertz, 1991).

Der Bildungsbegriff und berufliche Bildung

Der in der Aufklärungspädagogik verwurzelte Bildungsbegriff war nie ein mitbestimmendes Konzept für den beruflichen Bereich. Die geschichtliche Entwicklung des Bildungsbegriffes zog eine klare Trennung „zwischen Humanität und beruflicher Existenz des Menschen, zwischen Bildung und bloßer Ausbildung" (Ingwersen, 2003, S. 23). Die Überwindung dieser bis dahin gegenläufigen Entwicklungen – der neuhumanistische, sich höherstellende Bildungsbegriff fokussierte eine „Auseinandersetzung mit sich selbst, der Gesellschaft, der Umwelt und der Entwicklung der eigenen Identität" (Riedl & Schelten, 2013, S. 42), Berufsbildung konzentrierte sich hingegen auf die funktionalistische Ausbildung des Menschen für die berufliche Praxis (Darmann & Keuchel, 2006) – findet sich in der Integration von allgemeiner und beruflicher Bildung u. a. bei Blankertz, Klafki und von Hentig wieder.

Der Versuch einer Gleichstellung zeigt sich in Blankertz Thesen „Die Wahrheit der allgemeinen Bildung ist die berufliche" (Blankertz, 1977, S. 91) und „Allgemeinbildung kann nur im Medium des Berufs zum Abschluss gebracht werden" (Greb, 2009, S. 30). Demnach gibt es für Blankertz keinen Grund, die berufliche Bildung vom Bildungsprinzip auszuschließen. Denn Bildung verwirkliche sich immer am besonderen Gegenstand, ob dieser aus dem beruflichen oder außerberuflichen Bereich stammt, sei dabei bedeutungslos (Kutscha, 2002).

In der Berufsbildung ermöglichen demnach Lerngegenstände, die nach einem kritischen Bildungsverständnis ausgewählt werden, Transparenz gegenüber den angestrebten Absichten und Zielen von komplexen Lehr-Lernarrangements. Diese Vorstellungen einer kritischen Bildungstheorie ermöglichen das Lernen und Ausbauen von Prozessen, die im Spannungsfeld zwischen Individuum, Berufswirklichkeit und Gesellschaft stehen (Falk, 2003). Bildung umfasst demzufolge die Befähigung,

„[…] den Anspruch auf Selbstbestimmung und die Entwicklung eigener Lebens-Sinnbestimmungen zu verwirklichen, diesen Anspruch auch für alle Menschen anzuerkennen, Mitverantwortung für die Gestaltung der zwischenmenschlichen Beziehungen und der ökonomischen, gesellschaftlichen, politischen und kulturellen Verhältnisse zu übernehmen und die eigenen Ansprüche, die Ansprüche der Mitmenschen und die Anforderungen der Gesellschaft in eine vertretbare, den eigenen Möglichkeiten entsprechende Relation zu bringen." (Bildungskommission Nordrhein-Westfalen, 1995, S. 31; zitiert nach Falk, 2003, S. 10)

Diese Bildungsvorstellung zeigt sich ungeachtet eines bildungstheoretischen Grundgedankens im Kontext des Europäischen Qualifikationsrahmens in der beruflichen Bildung als noch nicht eingelöst. Das erfordert eine erneute Reflexion von Bildungsvorstellungen vor allem dort, wo neue Fach- oder Berufsfelddidaktiken entstehen. So können die in der berufspädagogischen Diskussion entstandenen Konzepte von Qualifikation und beruflicher Handlungskompetenz eine Orientierung an der kritischen Bildungstheorie für die Bildungspraxis nicht ersetzen (Greb, 2009).

Aufgrund dessen wird im Folgenden beschrieben, wie der hier aufgezeigte Bildungsbegriff auch für die aktuelle, erziehungswissenschaftliche Diskussion in der Notfallsanitäter-Ausbildung fruchtbar gemacht werden kann.

Bedeutung einer kritischen Bildung in der Notfallsanitäter-Ausbildung

Das Thema Bildung – verstanden als über eine reine Berufsqualifizierung hinausgehende und auf Mündigkeit und eigenverantwortliches Handeln gerichtete Persönlichkeitsentwicklung – hat innerhalb der rettungsdienstlichen Ausbildung bisher nur eine untergeordnete Rolle gespielt (Karutz et al., 2004).

Berufliche Bildung meist an Praxisaufgaben ausgerichtet

Die Trennung der Bildung im Sinne einer kritischen bildungstheoretischen Vorstellung von der beruflichen Ausbildung zeigt sich in der traditionellen rettungsdienstlichen Berufsbildung daran, dass Bildung als Personalentwicklung verstanden und gelebt wird. Die klassischen Stufen der Personalentwicklung beginnen mit der dreijährigen Berufsausbildung zum Notfallsanitäter, auf die sich Fort- oder Weiterbildungen, z. B. zum Praxisanleiter, aufbauen und durch Führungsbildung an (Fach-)Hochschulen ergänzt werden können (Becker, 2009; Helfen, 2012). Den Anspruch, den die Personalentwicklung dabei an rettungsdienstliche Bildung stellt, ist eine Orientierung an den Bedürfnissen der in der beruflichen Praxis anfallenden Aufgaben. Der Lernende erfährt dadurch eine rein im Sinne beruflicher Verwertbarkeit und gesellschaftlicher Angepasstheit ausgerichtete Aus-, Fort- und Weiterbildung (Darmann & Keuchel, 2006; Karutz et al., 2004).

Dieser sogenannte „Funktionalismus“ (Ertl-Schmuck, 2003), der in einer instrumentellen Verfügung über den Menschen für berufliche Aufgabenstellungen und Handlungsabläufe sichtbar wird, widerspricht einem auf Mündigkeit und Emanzipation von institutionellen und gesellschaftlichen Zwängen zielenden kritischen Bildungsverständnis. Hier lautet die Grundfrage für die in der Notfallsanitäter-Ausbildung tätigen Pädagogen, welche Ziele sie mit ihren pädagogischen Bemühungen verfolgen wollen.

Den Bildungsgedanken in die Notfallsanitäter-Ausbildung integrieren

Die Notfallsanitäter-Ausbildung und der Bildungsgedanke können trotz bisherigem Abstand zueinander finden. Die Voraussetzung dafür wird geschaffen, wenn eine Anpassung und unreflektierte Vermittlung sowie Übernahme von durch andere Berufsgruppen fremdbestimmten Routinen und Regelwissen einer Bildung am Besonderen des rettungsdienstlichen Handelns mit den Aspekten der Selbstbestimmung und Persönlichkeitsentwicklung weicht (Kutscha, 2002; Ertl-Schmuck, 2003).

Die hieraus entstehenden Widersprüchlichkeiten und entstehenden emotionalen Überforderungen wurden in der Ausbildung bisher zu wenig thematisiert (Karutz, 2011). Wenn pädagogische Bemühungen ausbleiben, um die komplexen Anforderungen und bestehenden Widersprüche des rettungsdienstlichen Handelns im Kontext von Gesellschaft, persönlichem Empfinden und Wissenschaftsanspruch zu thematisieren und zu reflektieren, können Lernende in einer nicht aufgelösten Zerrissenheit verbleiben (Karutz et al., 2004; Ertl-Schmuck, 2009).

Denn das Leben und Arbeiten in einer Gesellschaft und Berufswirklichkeit, die durch „Rationalisierung, Individualisierung und Entsolidarisierung“ (Ertl-Schmuck, 2003, S. 69) geprägt ist, verlangen nach einer Orientierungshilfe für den Einzelnen. Notfallsanitäter benötigen für das, was sie erleben, und wie sie sich selbst verhalten, einen Rahmen. Ihnen muss deutlich werden, wo für sie Möglichkeiten der Mitgestaltung ihrer Lebensumwelt trotz einer Ummantelung durch Fremdbestimmung liegen. Dieser Wegweiser und Orientierungsrahmen kann Bildung sein (ebd.; Blankertz, 1991).

Gesellschaftliche Gründe für eine bildungstheoretisch fundierte Notfallsanitäter-Ausbildung

Es sind aber nicht nur restriktive gesellschaftliche und institutionelle Anforderungen an die Notfallsanitäter, die eine bildungstheoretisch fundierte Notfallsanitäter-Ausbildung notwendig machen. Ebenso erfordern die das Gesundheitssystem betreffenden gesamt-gesellschaftlichen Umbruchphänomene ein erweitertes Bildungsverständnis.

Daher bedarf es einer Notfallsanitäter-Ausbildung, die die Schüler befähigt, die folgenden Herausforderungen in ihrer täglichen Arbeit selbstverantwortlich oder mitwirkend zu bewältigen:

- demografischer Wandel mit einem wachsenden Anteil hochbetagter Menschen,
- vermehrte chronische und multiple Erkrankungen,
- Alltäglichkeit von hilfsbedürftigen Menschen mit Migrationshintergrund,
- Verlagerung der Versorgung der von Armut, sozialer Isolation oder von Mangelsituationen bedrohten Patienten in die Rettungsdiensteinsätze,
- Zunahme komplizierter und komplexer medizinisch-technischer Innovationen der Patientenversorgung und
- Zunahme von problematischen und undurchsichtigen Situationen (Luiz, 2008; Machado, 2013; Robert Bosch Stiftung, 2013; Sudowe, 2007).

Eine lediglich verrichtungs- und symptomorientierte sowie an den Handlungsanweisungen der bestimmenden Notärzte orientierte Ausbildung reicht dazu nicht mehr aus (BMJ, 2013a; Karutz et al., 2004).

Es bedarf vielmehr Ausbildungskonzepte, die die Schüler zu einem autonomen und Widerspruch aushaltenden Agieren in diesen Situationen befähigen.

Die doppelte Handlungslogik

Rettungsdienstliches Handeln unterliegt dem Aspekt der doppelten Handlungslogik. Die Anwendung von allgemeingültigem sowie wissenschaftlich aufgestelltem Regelwissen kann nicht linear auf einen Einzelfall angewendet werden. Immer benötigt der Notfallsanitäter auch eine hermeneutische Deutungs- und empathische Verständniskompetenz, die es ihm ermöglicht, das rettungsdienstliche Fach- und Methodenwissen dem individuellen Einzelfall im Einsatz entsprechend anzupassen. Diese Dimension des Handelns speist sich auch aus einem praktisch erworbenen Erfahrungswissen (Ertl-Schmuck, 2010).

Das persönliche Erlernen dieser Deutungs- und Handlungsmuster bedarf aber der kontinuierlich reflexiven und kritischen Bearbeitung des (eigenen) Handelns im Einsatz. Dies ist vor allem deshalb wichtig, um nicht vorschnell fremde und eingefahrene Deutungsmuster zu übernehmen. Zudem sollten die eigenen normativen Wert- und Urteilsmuster nicht als absolut gesehen und deshalb nicht dem Einzelfall und vor allem nicht dem Patienten übergestülpt werden (Haas, 2005). Der Lernort Schule kann diesen Raum zur Reflexion und Deutung bereitstellen. Denn die praktische Ausbildung an Lehrrettungswachen oder in Kliniken unterliegt aufgrund unvorhersehbar viel Zeit in Anspruch nehmender Einsätze begrenzten Möglichkeiten.

Weitere Gründe, eine kritische Bildung zu integrieren

Eine weitere Notwendigkeit, den bildungstheoretischen Gedanken zu verankern, offenbart sich mit der bildungsstrukturellen Entwicklung der Notfallsanitäter-Ausbildung durch die gesetzliche Rezeption des lernfeld- und handlungsorientierten Ansatzes. Dieser birgt die Gefahr, trotz Orientierung an eine umfassende Ausbildung der beruflichen Handlungskompetenz, die Notfallsanitäter-Ausbildung auf konkret dingliche Arbeitsprozesse zu verengen. Denn eine fehlende kritische Betrachtung von Bildungsprozessfunktionen sowie ein mangelndes Hinterfragen der Bildungshaltigkeit von Lernfeldern führt zur Verkürzung der rettungsdienstlichen Handlungsschwerpunkte, zu affirmativem Handeln und verhindert eine Persönlichkeitsbildung (Fichtmüller & Walter, 2007; Ertl-Schmuck, 2003). Eine pragmatische Festlegung von Inhalten, die ohne eine wissenschaftsorientierte pädagogische Ausrichtung gelehrt würden, wäre von Zufälligkeiten, Begrenzungen und den funktionalen Betriebsanforderungen geprägt (Blankertz, 1991). Um dies zu umgehen, bietet die theoretische Offenheit des lernfeld- und handlungsorientierten Ansatzes die Möglichkeit, einen bildungstheoretischen Rahmen zu wählen. So können die angestrebten Ziele, Inhalte und Kompetenzen in Lehr-Lernsituationen der Notfallsanitäter-Ausbildung fundiert begründet werden (Ertl-Schmuck, 2003; Oelke & Meyer, 2013).

Die rettungsdienstlichen Handlungsschwerpunkte des Notfallsanitäters erfordern und ermöglichen für den Lernenden eine Bildung im besonderen Gegenstand des Berufes (Klafki, 2007). Demnach kann ein professionelles rettungsdienstliches Handeln persönlichkeitsbildend sein, wie auch eine vertiefte Persönlichkeitsbildung dem rettungsdienstlichen Handeln förderlich sein kann (Klafki, 2007).

ZUSAMMENFASSUNG

Bedeutung einer kritischen Bildung in der Notfallsanitäter-Ausbildung

Ein Begriff von kritischer Bildung in der Notfallsanitäter-Ausbildung kann sich auf dieser Grundlage als Paradigma konstruieren, welches verschiedene Zugänge zu dieser Ausbildung sucht. Bildung verkörpert demnach einen gesellschafts- und institutionskritischen Zugang zum Besonderen des rettungsdienstlichen Handelns und Erlebens in der Persönlichkeitswerdung. Ihre Ziele verortet sie an der Empathie-, Deutungs- und Reflexionsfähigkeit, der beruflichen Mündigkeit und Emanzipation sowie der Zivilcourage. Sie ermöglicht die Handlungsfähigkeit in widersprüchlichen, beruflichen Situationen und konkretisiert den Umgang mit eigenen und fremden Emotionen.

Potenziale einer bildungstheoretischen Perspektive

Die Nutzung einer bildungstheoretischen Perspektive in der Ausbildung von Notfallsanitätern beeinflusst als ein *„Metaparadigma […] entscheidend die Reflexion und die Begründungszusammenhänge aller* *weiteren […] didaktischen Entscheidungen*" (Dütthorn et al., 2013a, S. 171) auf der Makro-, Meso- und Mikroebene pädagogisch-rettungsdienstlicher Handlungsfelder. Die Bezeichnung der Ebenen der didaktischen Handlungsfelder geschieht in Anlehnung an Bronfenbrenners Systematisierung wissenschaftlicher Gegenstandsbereiche (Bronfenbrenner, 1979; zitiert nach Ertl-Schmuck & Fichtmüller, 2009). Nachfolgend wird aufbauend skizziert, welche Möglichkeiten der Beeinflussung eine bildungstheoretische Grundhaltung auf der Makro-, Meso- und Mikroebene der Notfallsanitäter-Ausbildung besitzt. Diese Ausführungen dürfen aufgrund ihrer zu beschreibenden Reichweite sowie Komplexität nicht als abgeschlossen verstanden werden, sondern sollen als erste Anregung dienen.

Die Ebenen der didaktischen Handlungsfelder

Makroebene

Die Makroebene thematisiert gesellschaftlich-institutionelle Strukturen, die den Rahmen für das didaktische Handeln der rettungsdienstlichen Pädagogik bilden (Dütthorn et al., 2013a). Als gegenwärtig bedeutsam zählen dazu die „Berufspolitik, Berufsbildungspolitik [und] Bildungspolitik" (Ertl-Schmuck & Fichtmüller, 2009, S. 18). Das NotSanG und die NotSan-APrV stellen die jüngsten Gesetze dar, deren ausgewiesene Nähe zum Lernfeldkonzept eine Auswirkung bis in die Mikroebene hinein und demzufolge für die Lehrkräfte besitzt. Wie beschrieben liegen die Chancen und die Notwendigkeit einer bildungstheoretischen Ummantelung des Lernfeldkonzeptes für die Notfallsanitäter-Ausbildung vor. Bei der Einrichtung von innovativen Modellvorhaben an Hochschulen nach § 7 NotSanG bedarf es ebenso einer Prüfung der (bildungs-)wissenschaftlichen Fundierung, um über eine reine Personalentwicklung im Sinne des Betriebes hinwegzukommen und um ein weiteres Ausschließen des Besonderen der rettungsdienstlichen Handlungen zu verhindern.

Zur Makroebene zählen außerdem die wissenschaftlichen Diskurse, welche die Ausbildung der Notfallsanitäter tangieren. Eine bildungstheoretische Perspektive steht hier immer im Spannungsfeld zwischen den Professionen der Medizin, Psychologie, Soziologie, Rechtswissenschaft sowie anderen Professionen, die Einfluss auf die rettungsdienstliche Praxis ausüben. Auch die Erziehungswissenschaft mit z. B. konstruktivistischen Strömungen sowie die Technisierung und Standardisierung rettungsdienstlicher Berufspraxis durch Telematik oder den Einsatz von Algorithmen bewirkt ein solches Spannungsgefüge (Darmann & Keuchel, 2006; Karutz, 2011; Robert Bosch Stiftung, 2013). Die Integration dieser unterschiedlichen Diskurse unter dem Deckmantel einer Berufsfelddidaktik Rettungsdienst kann Aufgabe eines übergeordneten Bildungsverständnisses sein (Darmann & Keuchel, 2006).

Mesoebene

Auf der Mesoebene findet sich u. a. der Zugang zum Handlungsfeld der curricularen Arbeit, der Schulorganisation mit jeweils unterschiedlichen Protagonisten und der Lerngegenstandsbestimmung (Dütthorn et al., 2013a; Ertl-Schmuck & Fichtmüller, 2009). Durch die Inkraftsetzung des NotSanG und der NotSan-APrV gewinnt die curriculare Arbeit als neue Herausforderung für die einzelnen Lehrkräfte und die Lehrerteams in der Notfallsanitäter-Ausbildung an Bedeutung. Die an der Ausbildung beteiligten Pädagogen werden an dieser Stelle mit der Aufgabe konfrontiert, unterschiedliche didaktische Theorien, Modelle oder Konzepte zu diskutieren und zu verwirklichen (Dütthorn et al., 2013a). Auch die bildungstheoretische Position kann hier zur „Analyse, Charakterisierung und Begründung entsprechender Lehr- und Lernformen" (Meyer, 2005; zitiert nach ebd.) verwendet werden.

Um eine beliebige Auswahl von Lernfeldern bei der curricularen Arbeit zu vermeiden, kann eine bildungstheoretische Grundhaltung zur Legitimation herangezogen werden (Darmann & Keuchel, 2006). In ihren Bemühungen, die verwertungsorientierten und aktuell durch andere Berufsgruppen fremdbestimmten Ausbildungsinhalte und Prozesse zu überschreiten, ermöglicht diese Grundhaltung eine Persönlichkeitsbildung im Medium des Berufes mit Einbeziehung individueller und gesellschaftlicher Lebensumwelten (Dütthorn et al., 2013a).

Prinzipien zur didaktischen Reflexion und Begründung von Lernsituationen:

Die Bezugspunkte einer didaktischen Begründung von Lernsituationen innerhalb eines bildungstheoretischen Begründungsrahmens sind didaktische

Prinzipien in modifizierter Anlehnung an Reetz und Seyd (1995) sowie Keuchel (2005). Zu ihnen zählen die Prinzipien:

- Wissenschaftsorientierung
- Situationsorientierung
- Kritische Gesellschaftsorientierung
- Persönlichkeitsorientierung

Diese vier Prinzipien (➤ Abb. 2.1) sind von gegenseitigen Abhängigkeiten geprägt. Trotzdem oder gerade deshalb befindet sich das kritische Bildungsverständnis im Spannungsfeld zwischen (Notfall-) Medizin, dem richtigen Output am Patienten, der Persönlichkeitsbildung mit Blick auf Emanzipation und Erkennen sowie Aushalten von Widersprüchen und der Rettungsdienstpraxis (Darmann & Keuchel, 2006).

Die Prinzipien bilden den Begründungsrahmen auf der Inhaltsebene für die sich anschließende Mikroebene (Keuchel, 2007).

Die bisherig einseitige Betonung des Wissenschafts- und/oder des Situationsprinzips in der Ausbildung von rettungsdienstlichen Fachkräften wird einem bildungstheoretischen Verständnis nicht gerecht.

Die Auswahl von Lerngegenständen nach einem kritischen Bildungsverständnis anhand der didaktischen Prinzipien erlaubt die relevante Frage nach dem Genuinen des Rettungsdienstes und bewirkt Transparenz für dafür erforderliche Inhalte und Kompetenzen nach einem bildungstheoretischem Kompetenzverständnis (Dütthorn et al., 2013a; Oelke & Meyer, 2013).

Die skizzierten curricularen Relevanzkriterien mit bildungstheoretischer Ummantelung schaffen die Voraussetzung für die unabdingbare Perspektivenerweiterung für Notfallsanitäter und für die in der Ausbildung eingesetzten Pädagogen. Diese unerlässliche Erweiterung umfasst eine Konzentration auf mehrdimensionale Patientenorientierung unter Einbezug der Werte und Wünsche der hilfsbedürftigen Menschen und ihrer Angehörigen. Außerdem nimmt sie Interaktionsmachtverhältnisse als Reflexion über Grenzkonflikte thematisch bei der Bestimmung von Lerngegenständen mit auf (Dütthorn et al., 2013b).

Der Bildungsbegriff fokussiert zudem die rettungsdienstspezifische Körperlichkeit zwischen Patienten und Notfallsanitätern und deren Auswirkungen. Außerdem thematisiert er für Schüler das „Handeln in Ungewissheit" (Ertl-Schmuck, 2009) unter Zeitdruck und enormen emotionalen Belastungen sowie komplexen interprofessionellen Arbeitsabläufen in Notfallsituationen. Überdies darf er die Reflexion von Erfahrungen mit Gewalt, Krankheiten und

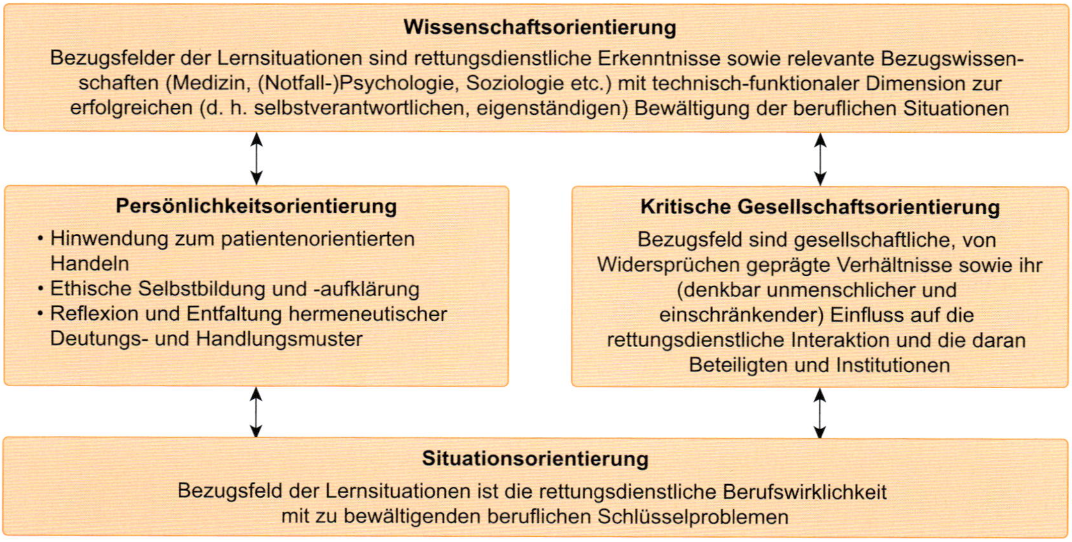

Abb. 2.1 Prinzipien zur didaktischen Reflexion und Begründung von Lernsituationen innerhalb des bildungstheoretischen Orientierungsrahmens für die Notfallsanitäter-Ausbildung (mod. nach Keuchel 2007) [M1463, L143].

Verletzungen, Sterben und Tod nicht ausschließen (Falk, 2003).

Die geforderte reflektierte Bearbeitung dieser Erlebnisse offenbart zwei bildende Seiten: Zuerst empfindet der Notfallsanitäter über seine nicht aussprechbare, körperlich vermittelte Zerrissenheit, Hilflosigkeit und Sprachlosigkeit zumindest anteilig das Leid des ihm gegenüberstehenden hilfsbedürftigen Menschen nach. In einer nachträglichen Selbstreflexion wird dem Notfallsanitäter die eigene Ohnmacht bewusst, was zur Selbsterkenntnis als persönlichkeitsbildendes Ergebnis führt (Ertl-Schmuck, 2010).

Die bildungstheoretische Erweiterungsperspektive für den Rettungsdienst offenbart mit ihrer Fokussierung auf das Besondere im rettungsdienstlichen Handeln das Erfordernis von besonderen Lern- und Bildungsgegenständen (Ertl-Schmuck, 2009). Die geistige Erschließung der Umwelt für die Entwicklung einer „kritisch-reflexive[n] Identität" (Darmann-Finck, 2009) mit Aufbau eines „mehrperspektivischen, gesellschafts- und ideologiekritischen Selbst- und Weltverständnisses" (ebd.) erfährt in diesem Zusammenhang eine elementare Ergänzung durch emotionale, sinnliche und körperbezogene Bildungsgegenstände (Oelke & Meyer, 2013).

Es ist aufgrund der Bündelung von aktuellen gesellschaftlichen Problemlagen in rettungsdienstlichen Einsätzen erforderlich, die Kenntnis gesellschaftlicher Konfliktherde und eine kritische Gesellschaftsbetrachtung in die Konzeption eines schulinternen Curriculums aufzunehmen. Notfallsanitäter müssen lernen, mit diesen konfliktbeladenen, nicht einseitig auflösbaren Widersprüchen in ihrem Beruf zu leben, diese zu reflektieren und vor diesem Hintergrund auf eine Veränderung von rettungsdienstlichen Arbeitsbedingungen und -beziehungen hinzuarbeiten (Panke-Kochinke, 1999; Sahmel, 1999).

Daraus schlussfolgernd erfüllt die curriculare Arbeit auf der Mesoebene erst dann eine vollständige bildungstheoretische Grundhaltung, wenn daran nicht nur verantwortliche Lehrkräfte und praktische Ausbilder, sondern auch Vertreter der Auszubildenden teilnehmen. In der schulorganisatorischen Dimension stehen aufbau- und ablauforganisatorische Veränderungen durch das NotSanG sowie die NotSan-APrV im Vordergrund. Die Entwicklung eines schulischen Leitbildes wird als grundlegend erachtet. Damit verbunden ist die Reflexion der bildungstheoretischen Positionen der Lehrkräfte. Ohne diese prüfende Betrachtung ist eine Veränderung des Rollenverständnisses und eine Zusammenarbeit im Kollegium nur schwer vorstellbar (Landesinstitut, 2003).

Sloane (2002) schlägt deshalb zur Entwicklung eines schulischen Leitbildes noch die Erarbeitung eines pädagogischen Leitbildes vor. Als eine weitere Maßnahme empfiehlt er eine öffentliche Präsentation der bildungstheoretisch-didaktischen Arbeit in Form eines Symposiums, um auf regionaler und überregionaler Ebene einen fachlichen Austausch über diese Schularbeit zu ermöglichen (Sloane, 2002).

Mikroebene

Auf der Mikroebene finden die Planung, Durchführung und Evaluation (Dütthorn et al., 2013a) der konkreten Lehr-Lernsituationen mit Blick auf die verschiedenen Lernorte statt. In ihrer paradigmatischen und legitimatorischen Position bietet die bildungstheoretische Perspektive z. B. einen Zugang zum spezifischen, rettungsdienstlichen Handeln über das erfahrungsorientierte bzw. szenische Lernen am Lernort Schule (Oelke & Meyer, 2013). Dieser exemplarisch erwähnte Ansatz konzentriert sich auf

> *„sozial-interaktive und kulturell-gesellschaftliche Fragestellungen [mit] Themen wie ‚Macht und Hierarchie', ‚Das Eigene und das Fremde', ‚Verantwortung und Hilflosigkeit', ‚Scham und Schuld', ‚Nähe und Distanz', ‚Angst und Aggression', ‚Verletzbarkeit und Verlust' oder ‚Abschied und Trauer'" (Oelke & Meyer, 2013).*

Die Entwicklung des erfahrungsorientierten Lernens als geeigneten, auch lernortübergreifenden Ansatz für die Notfallsanitäter-Ausbildung sowie andere nicht auf alleinig kognitive Elemente abzielende Methoden sollten in weiteren Auslegungen aufgegriffen werden.

Grundsätzlich zielt eine bildungstheoretisch fundierte Mikroebene abermals auf die Fortentwicklung des rettungsdienstlichen Agierens: von einem regelgeleiteten Handeln über die reflexive Könnerschaft hin zum verantwortlichen Handeln des Notfallsanitäters als übergeordneten Richtungspunkt. Erreichbar wird dies über unterschiedliche methodisch-didaktische Wege (Sahmel, 2009; Neuweg, 2004). Exemplarisch seien hier das fallrekonstruktive Lernen oder die ethische Fallreflexion genannt (Darmann-Finck et al., 2009; Oelke & Meyer, 2013).

Mit dem bildungstheoretischen Ansatz findet sich eine normative Kategorie für die Notfallsanitäter-Ausbildung und deren komplexen Anforderungen innerhalb der Lern- und Lehrprozesse. Dieser Perspektive geht es um eine emanzipative Unterstützung der angehenden Notfallsanitäter, *„damit diese wiederum befähigt sind, die zu [versorgenden] Menschen so [zu behandeln und] zu begleiten, dass diese als Subjekte in ihrer Würde und Selbstbestimmung geachtet werden“* (Ertl-Schmuck, 2003, S. 69).

Grenzen einer bildungstheoretischen Fundierung

Eine übergeordnete Kritik erfährt der Bildungsbegriff durch seinen Ursprung in der geisteswissenschaftlichen Pädagogik und der daraus resultierenden hermeneutischen Erforschung des Bildungsvorganges. Diese Methode lasse Fragen nach dem empirischen Gehalt der bildungstheoretischen Thesen offen (Grüneberg, 2010). Der Bildungsbegriff kann demnach nur als theoretisch fundiertes, jedoch nicht empirisch erforschtes Gerüst dienen.

Ebenso verhält es sich mit den angestrebten Bildungszielen Mündigkeit bzw. Selbstbestimmung. Die wissenschaftlich begründete Definition dieser Begriffe gelingt nicht, da eine positive Formulierung aus wissenschaftlich-empirischen Ursachen erhebliche Schwierigkeiten bereitet. Der alleinige Konsens über die Begriffe Unmündigkeit und Fremdbestimmung gestaltet sich für eine positive Definition als nicht ausreichend (Meyer & Meyer, 2007). Zudem liegt die Gefahr in einer undifferenzierten Verwendung des Bildungsbegriffes bei der Implementierung in didaktische Ansätze oder Konzepte (Grüneberg, 2010).

Wenn die bildungstheoretische Perspektive als normativer Orientierungsrahmen für eine Strukturierung der Notfallsanitäter-Ausbildung ausgewählt wird, so sollte dies kein punktueller Aktionismus bleiben, sondern eine kontinuierliche Förderung erfahren. Die Implementierung unter wissenschaftlicher Begleitung in Form eines Projektes würde sich als sinnvolle Unterstützung erweisen (Rolff, 2007).

Mit Blick auf die bisherige Lehrerbildung im Rettungsdienst können fehlende Erfahrungen von Lehrkräften bezüglich der Curriculumsarbeit vermutet werden. Zudem sind die Pädagogen schul- und alltagsorganisatorisch bedingt mangelnden Ressourcen für die Integration eines bildungstheoretischen Verständnisses in das Curriculum und in die konkreten Lehr-Lernarrangements ausgesetzt (Bals & Weyland, 2010; Dütthorn et al., 2013a). Die Etablierung von Bildungsgangkonferenzen könnte Abhilfe leisten, wenn die zu vermutende fehlende hauptamtliche Beschäftigung vieler Lehrkräfte an Berufsfachschulen für Notfallsanitäter die Entstehung dieser nicht verhindern würde (Kruppa, 2006).

Die Einbindung des Lehrerkollegiums ist die wohl grundlegendste Vorrausetzung zur Umsetzung eines übergeordneten Bildungsverständnisses auf der Mesoebene und auf Ebene der Lehr- und Lernarrangements. Die bildungstheoretische Perspektive muss deshalb für die Lehrenden an Schulen, die Mentoren in Kliniken und für Praxisanleiter in Lehrrettungswachen transparent und verständlich über Fort- und Weiterbildungen publiziert und vermittelt werden (Dütthorn et al., 2013a).

Im Kontext einer verbesserten Lernortkooperation wären zudem gegenseitige Besuche in Schule, Klinik und Lehrrettungswache sinnvoll, bei denen die jeweilige Umsetzung der bildungstheoretischen Idee thematisiert und erfahrbar gemacht werden kann (Landesinstitut, 2003). Die Ziele des zur Befreiung aus Fremdbestimmung angelegten Bildungsbegriffes werden dann nicht erreicht, wenn die Lernerfordernisse und -bedürfnisse der Schüler dadurch unberücksichtigt bleiben, weil nur die Lehrkraft plant, entscheidet und die Schwerpunkte setzt. Die Mitbestimmung der Lernenden sollte dabei nicht nur auf der Mikroebene im Methodenrepertoire verwurzelt sein, sondern sich auch auf curricularer Planungsebene wiederfinden (Fichtmüller & Walter, 2007).

Abschließend sei noch auf eine Problematik auf der Mikroebene hingewiesen: Die bildungstheoretische Orientierung verändert aufgrund ihrer Bildungsziele und -inhalte die Lehr- und Lernformen, die sich daraufhin auch in veränderten Prüfungen zeigen müssten. Die Konzentration auf z. B. persönlichkeitsbildende Lehr- und Lernarrangements ist nicht auf kognitiver Ebene messbar und wird deshalb nur schwer in einer gesetzlich normierten Prüfung aufzugreifen sein. Die Ursachen für diese Problematik liegen auf der Makroebene und sind bildungspolitischer Natur. Die Schulen sind mit ihren Gestaltungsmöglichkeiten auf der Meso- und Mikroebene diesbezüglich machtlos (Dubs, 2006).

2.1.3 Bildungstheoretische Veränderungen: Fazit und Ausblick

Derzeit findet eine anregende Diskussion zu pädagogischen Überlegungen für die Notfallsanitäter-Ausbildung statt. Die konzeptionellen und begrifflichen Neuerungen legen eine Ausrichtung am Lernfeldkonzept der KMK offen. Der konkrete Einfluss des lernfeld- und handlungsorientierten Konzeptes auf die Notfallsanitäter-Ausbildung, die administrativ gar nicht an die Vorgaben der Handreichung der KMK gebunden ist, lässt sich zum einen mit dem Wunsch begründen, nicht noch weiter ins Abseits der berufspädagogischen Diskurse zu geraten (Karutz et al., 2004) sowie im Hinblick auf das Curriculum und didaktisch-methodisch eine Erneuerung der Ausbildung zu erreichen (Enke & Kuhnke, 2013). Konzeptionelle Ungereimtheiten und eine fehlende theoretische Basis, die sich als Schwächen des Lernfeldansatzes bzw. der Handreichungen der KMK offenbaren, bedürfen einer kritischen Betrachtung, um einer einseitig funktionellen Interpretation, mit Betonung einer verwertungsorientierten Ausrichtung der Ausbildung entgegenzuwirken (Darmann & Keuchel, 2006).

Die Entfaltung des Individuums zu einer verantwortlich und ethisch handelnden Persönlichkeit steht ebenso im Fokus der Aufmerksamkeit einer bildungstheoretischen Perspektive für die Notfallsanitäter-Ausbildung. Dabei bietet das Besondere des rettungsdienstlichen Handelns selbst und nicht allein das theoretische Konstrukt die Möglichkeit, die eigene Persönlichkeit zu entwickeln. In der Interaktion mit hilfsbedürftigen Menschen, deren Angehörigen sowie dem interprofessionellen Team mit Wahrnehmung deren Deutungs- und Wertmuster, welche sie in die rettungsdienstliche Situation mit einbringen, bietet sich die Chance einer Persönlichkeitsbilderweiterung sowie -veränderung (Ertl-Schmuck, 2009).

Der bildungstheoretische Gedanke kann sich z. B. in den curricularen Prinzipien der Situationsorientierung, Wissenschaftsorientierung, Persönlichkeitsorientierung sowie kritischer Gesellschaftsorientierung widerspiegeln. Dabei muss er einerseits als Nahtstelle zwischen den Patientenansprüchen sowie den Ansprüchen der Lernenden in der Notfallsanitäter-Ausbildung vermitteln und kann andererseits als Legitimationselement für auszuwählende Lernsituationen bei der curricularen Arbeit dienen (Darmann & Keuchel, 2006; Fichtmüller & Walter, 2007).

Verantwortung der Lehrkräfte und Praxisanleiter

In diesem Zusammenhang tragen die in der Notfallsanitäter-Ausbildung eingesetzten Lehrkräfte, Praxisanleiter und Klinikmentoren eine neue, wohl auch ungewohnt hohe Verantwortung für die bildungsstrukturellen sowie denkbaren bildungstheoretischen Veränderungen. Die Umsetzung einer bildungstheoretischen Perspektive in der Notfallsanitäter-Ausbildung stößt z. B. am Lernort Schule dann an ihre Grenzen, wenn die Implementierung durch Lehrkräfte aufgrund fehlender struktureller Gegebenheiten scheitert, z. B. an einer fehlenden hauptamtlichen Lehrtätigkeit sowie mangelnder pädagogisch-didaktischer Sensibilisierung in Ausbildung oder Fort- und Weiterbildung zu diesen theoretischen Ideen. Zudem muss eine bildungstheoretische Idee für die Notfallsanitäter-Ausbildung transparent und verständlich an die in der Schul- und Ausbildungspraxis tätigen Pädagogen herangetragen werden.

Neben den Möglichkeiten, strategisch-zweckrationale Handlungsabläufe zu erlernen, sind zwei weitere Aspekte elementar: die Thematisierung gesellschaftlich-wirtschaftlicher Rationalisierungszusammenhänge sowie das bewusste Üben von Verständigungs- und Aushandlungsprozessen. Die Umsetzung solch eines Konzeptes bedarf jedoch eines hohen personellen Aufwandes und Enthusiasmus von allen Beteiligten. Deshalb liegt es vorerst in der Verantwortung der Rettungsdienstschulen, wenigstens in ihrem beeinflussbaren Bereich der Meso- und Mikroebene eine bildungstheoretische Perspektive zu ermöglichen und auszuprobieren.

Bedarf an Forschung für den Bereich Rettungsdienst

Die Herausbildung einer rettungsdienstlichen, berufswissenschaftlichen Forschungslandschaft zur Klärung offener pädagogischer und didaktischer Forschungsfragen stellt sich in diesem Zusammenhang als unabdingbar heraus. Die Ermittlung rettungsdienstlicher Handlungs- und Problemsituationen *„einschließlich der darin wirksamen widersprüchlichen Anforderungen und der möglichen sowie der gewählten Handlungsalternativen“* (Darmann & Keuchel, 2006, S. 178) schaffen die Voraussetzungen, nicht oder nur wenig bevorzugte Deutungsmöglichkeiten offenzulegen und im Zuge dessen Autonomiebestrebungen der Notfallsanitäter zu ermöglichen (ebd.).

Ein weiteres Forschungsfeld könnte sich auf die Bearbeitung von Fragen „zur beruflichen Identitätsentwicklung“ (Dütthorn et al., 2013a) an den unterschiedlichen Lernorten Schule, Lehrrettungswache sowie Klinik beziehen. Daran anknüpfend können Forschungsaktivitäten sowohl die didaktische Gestaltung der Praxisanleitung als auch die Praxisbegleitung in der Notfallsanitäter-Ausbildung verstärkt in den Blick nehmen (ebd.).

Schließlich gibt es noch weitere, aufzuschlüsselnde Forschungsfragen, die einen interprofessionellen didaktischen Austausch innerhalb der Berufsfelddidaktik Pflege und Gesundheit erforderlich werden lassen. Diese Zusammenarbeit kann die eigene rettungsdienstliche Perspektive erweitern und Ressourcen bündeln, um zugleich für Lehrkräfte, Auszubildende und Patienten nutzbringend zu sein. Notwendigerweise muss neben dem Blick für das Verbindende und Gemeinsame auch der Blick für das Eigene geschärft werden (Bergjan et al., 2006). So kann für die Notfallsanitäter-Ausbildung ein eigenständiges Bildungsinteresse hervorgebracht werden, selbst wenn sich die Anzahl der Ausbildungsplätze im Gegensatz zu anderen Pflege- und Gesundheitsfachberufen auf wenige Tausende beläuft (Robert Bosch Stiftung, 2013). Auch wenn die Auszubildenden zum Notfallsanitäter nur eine kleine Gruppe repräsentieren, so sind Diskussionen und vor allem Reflexionen über ihre Ausbildungsqualität zur Stärkung ihrer Aufklärungs- und Bildungsprozesse unablässig – im Interesse der (Notfall-)Patienten und der Notfallsanitäter.

2.2 Patientenprozessorientierte Berufsfelddidaktik Rettungsdienst

Thomas Prescher, Oliver Gabriel, Heiko König

ABSTRACT

Sieben Lehrkräfte haben das Projekt „Patientenprozessorientierte Berufsdidaktik Rettungsdienst“ gestartet, um ein spezifisches Didaktikmodell für die Notfallsanitäter-Ausbildung zu entwickeln. Der Beitrag untersucht, ob es aus praxeologischer Sicht eine eigene Berufsfelddidaktik Rettungsdienst braucht und wie diese aus bestehenden Theorien der Didaktik begründet und konzipiert werden kann. Im Fokus steht die Entwicklung von kompetenzorientierten Lernsituationen mit einem Planungstool für Patientenprozessorientierte Lernaufgaben.

Bereits während der Ausbildung zum Rettungsassistenten wurde nach einer eigenen didaktischen Konzeption gerufen. Karutz kritisierte 2004, dass die bisherige Ausbildung des Rettungsdienstes kaum auf erziehungswissenschaftliche Grundlagen aufbaute und Berufspädagogen kaum beteiligt waren. 2013 wurde das Gesetz über den Beruf der Notfallsanitäter verabschiedet, welches eine angemessene Anzahl von qualifizierten Lehrkräften mit Hochschulausbildung forderte. Die Ausbildung zum Notfallsanitäter orientierte sich in den letzten Jahren hauptsächlich an Teilen der Krankenpflegeausbildung und es fehlte an einem spezifischen didaktischen Modell. Der Beitrag von Hahnen und Karutz (2018) zur Übertragbarkeit und Anwendung von allgemein- und pflegedidaktischen Modellen auf die Notfallsanitäter-Ausbildung hatte daran nichts geändert. Der vorliegende Beitrag schließt diese Lücke mit einer eigenen Berufsfelddidaktik Rettungsdienst.

In diesem Zusammenhang starteten sieben Lehrkräfte von Berufsfachschulen aus verschiedenen Bundesländern und unter verschiedenen Trägerschaften das Projekt „Patientenprozessorientierte Berufsdidaktik Rettungsdienst“ (vgl. Prescher et al., 2023). Ziel des Projekts war es, ein patientenprozessorientiertes Didaktikmodell für die Ausbildung zum Notfallsanitäter zu entwickeln und ein Planungstool zur Erstellung von patientenprozessorientierten Lernaufgaben auszuarbeiten.

Im vorliegenden Beitrag werden diese Entwicklungen aufgegriffen und es wird den Fragen nachgegangen, inwiefern es aus praxeologischer Sicht eine eigene Berufsfelddidaktik Rettungsdienst braucht und wie diese aus bestehenden Theorien der Didaktik begründet und konzipiert werden kann. Im Zentrum steht die Frage, aus welchen Strukturmomenten diese bestehen sollte, um einen systematischen und integrativen Begründungsrahmen für die Entwicklung von kompetenzorientierten Lernsituationen mit dem Planungstool für Patientenprozessorientierte Lernaufgaben zu entwickeln.

2.2.1 Erkenntnistheoretische Verortung

Die Notfallsanitäter-Ausbildung wurde mit dem Inkrafttreten des Notfallsanitätergesetzes (NotSanG) 2014 als eigenes Berufsgesetz auf ein solides Fundament einer kompetenz- und lernfeldorientierten beruflichen Bildung gestellt. Damit einher geht die Frage, wie das didaktisch umgesetzt werden kann und wie sich eine eigene Berufsfelddidaktik Rettungsdienst begründen lässt. Es geht aber nicht nur um das Begründen, zuvorderst geht es um die Abgrenzung von anderen Didaktiken und das wirklich Eigene einer Berufsfelddidaktik Rettungswesen. Und so geht es immer auch um die Frage, was das Berufsfeld ist, also ob Rettungsdienst eher ein Handlungsfeld innerhalb eines Berufsfeldes ist, oder ob es ein eigenständiges Berufsfeld darstellt.

Der Spannungsbogen wurde beim ersten Symposium der Interdisziplinären Fachgesellschaft für Didaktik Gesundheit (vgl. IFDG, 2022) diskutiert. Hier ging es darum, die einzelnen Fachrichtungen in ein mögliches übergeordnetes Berufsfeld Gesundheit aufzulösen. Dabei scheinen sich die Kollegen aus den Pflegeberufen sehr stark über die Praxeologie des Feldes Pflege (vgl. Herzberg, 2022) bzw. der Praxeologie der interprofessionellen Fallarbeit im Berufsfeld Gesundheit (vgl. Nauerth, 2022) anzunähern.

Definition

Praxeologie – auch **Praxistheorie** – ist eine Theorie bzw. ein Ansatz, die das praktische Handeln einer Disziplin in den Vordergrund stellt.

Andere Beispiele sind Hatziliadis et al. (2018) mit der Berufsfeldanalyse Pflege oder Walter (2019) mit dem phänomenologischen Zugang zu authentischen Handlungssituationen als Basis für eine didaktische und curriculare Arbeit. Das heißt, es wird versucht, Gesundheit, in der sich Pflege oder Therapie als soziale Praxis integriert, in einen eigenen berufsfeldanalytischen Zugang zu gießen (vgl. Rauner, 2002) und hiervon ausgehend wird nach den berufsfelddidaktischen Implikationen geschaut. Didaktisch relevant ist, was für die jeweilige Berufspraxis relevant ist. Das ist soweit für den erziehungswissenschaftlichen Diskurs innerhalb der Didaktik beruflicher Bildung auch anschlussfähig. Der Ansatz verspielt damit jedoch eine Anschlussfähigkeit innerhalb des Professionalisierungsdiskurses im Rettungswesen in doppelter Hinsicht.

1. Notfallversorgung ist spezifischer Bereich innerhalb der Gesundheitsversorgung

Aus Sicht der Notfallsanitäter-Ausbildung stellt sich die Praxis mit dem klaren Fokus auf den § 2a NotSanG als eine spezifische Praxis innerhalb des Gesundheitswesens dar. Die Befähigung zu invasiven heilkundlichen Maßnahmen im Rahmen der präklinischen Versorgung ist das Zielkriterium der Professionalisierung gemäß § 4 NotSanG und dem beruflichen Selbstverständnis. Sauerbier & Koch (2021) stellen in ihrem Beitrag die Bedeutung dieses Umstandes für den Rettungsdienst dadurch heraus, dass sie auf die Vielzahl von Bagatelleinsätzen und die damit zusammenhängende Frustration der Kollegen im Rettungsdienst verweisen.

Die prä- bzw. außerklinische Notfallversorgung besteht darüber hinaus selbst aus einem komplexen System der Land-, Luft- und Wasserrettung. Sie ist zudem in die vielfältigen Zusammenhänge der Gefahrenabwehr eingebettet. Im Sinne funktionaler Differenzierung übernimmt das System Rettung eine spezifische Funktion innerhalb der Gesundheitsversorgung und kann somit nicht einfach unter diese mit den anderen Gesundheitsberufen subsumiert werden. Der Rettungsdienst kann als eine Ausprägung innerhalb des Funktionssystems Gesundheit angesehen werden. Dabei stellt Fuchs (2006) systemtheoretisch begründet dar, dass Diagnosen bzw. Befunde das zentrale Medium sind, die zu einer Inklusion seiner Klienten führen. Der positive Befund führt zu Konditionierungen von Anschlüssen innerhalb des Systems. Innerhalb des Rettungsdienstes und der Notruflogik wird dabei insbesondere auf die Geschwindigkeit und Präzision der Kommunikation (ähnlich wie beim Militär, der Polizei oder Feuerwehr), was die Patientensicherheit angeht, Wert gelegt. Das lässt sich beispielsweise insbesondere an den sich normalisierten Verfahren des „Ten for Ten" oder der „Treat first what kills first"-Ideologie des xABCDE-Schemas als Standardarbeitsweise verdeutlichen.

Insofern kann das im Folgenden vorgestellte didaktische Modell als eine Berufsfelddidaktik bezeichnet werden, die einerseits hinreichend allgemein und damit anschlussfähig ist und gleichzeitig spezifisch, weil es die jeweiligen didaktischen Handlungsfelder des Berufs- und Handlungsfeldes Rettung und Notfallversorgung als Gesamtansatz thematisiert und lernfeldorientiert umsetzt (vgl. Pahl, 1998).

2. Didaktischer Rahmen soll keine graue Theorie sein, sondern echte handlungsleitende Impulse geben

Der praxeologische oder phänomenologische Blick auf die Berufspraxis der Pflege- und Gesundheitsberufe verhindert zudem eine Anschlussfähigkeit an die Lehrpraxis in den Schulen vor Ort, weil sie die Perspektive und auch Freiheit der Lehrkräfte vernachlässigt. Praxeologisch ist für ein didaktisches Modell von Interesse, was Lehrkräfte tagtäglich didaktisch „tun", wenn sie ihren Unterricht planen, vorbereiten, durchführen und nachbereiten. Mit Bezug auf die Praxeologie Bourdieus und dessen Habitusbegriff wird das didaktische Denken und Handeln der Lehrkräfte an Notfallsanitäter-Schulen nämlich durch die jeweiligen Strukturen und Situationen geprägt, die an den Schulen handlungsprägend sind. Das heißt: Individuelles Handeln folgt der Eigenlogik der sozialen Gewohnheiten und Gepflogenheiten der Lehrpraxis (vgl. Bohnsack, 2020). Der Bezugsberuf Notfallsanitäter spielt dabei im Sinne eines situativen und problemorientierten Lernens immer wieder eine zentrale Rolle, speist sich aber aus den Erfahrungen der Lehrkräfte, die im Unterricht stehen. Das heißt: Für die Konzeption einer Berufsfelddidaktik, die für die Praxis nicht nur graue Theorie sein, sondern echte handlungsleitende Impulse für die eigenen didaktischen Planungen aufweisen soll, ist das Individuum Lehrer mit seinen Handlungen im Kontext seiner Situation und seinem Umfeld wahrzunehmen.

Strukturations- und Performanztheorie

Strukturationstheorie: Theoretische Anknüpfungspunkte bietet die Strukturationstheorie von Giddens (1988), die sich offensiv mit einer Überwindung des Dualismus von Struktur und Handlung auseinandersetzt. Strukturen setzen demnach Spielregeln und schaffen gleichzeitig Räume für menschliches Handeln. Praxeologisch wird Performanz im didaktischen Handeln der Lehrkräfte demnach nicht durch die praxeologische Strukturierung des Berufsfeldes, z. B. durch Berufsfeldanalysen, erreicht – auch wenn dies ein Beitrag zur Systematisierung der Lernfelder darstellen kann –, sondern durch die Besonderheiten der sozialen Organisation der Schulen. Im Sinne von Erpenbeck (2002) ist damit die didaktische Debatte von der Ebene eines subjekttheoretischen Diskurses auf die Ebene einer modernen Professionstheorie didaktischen Handelns an Schulen im Kontext der präklinischen Notfallversorgung zu heben.

Performanztheorie: Damit im organisationalen Handlungskontext von Bildungseinrichtungen und Schulen didaktisches Handeln als sichtbare Performanz wirksam werden kann, braucht es einen Übergang zu einer praxeologischen Performanztheorie, die stärker die Wirkungsdimensionen des didaktischen Handelns in den Blick nimmt. Eine praxeologisch ausgerichtete Kompetenz-Performanztheorie macht nämlich deutlich, wie stark die Arbeits- und Berufssituation den Kompetenztransfer, nämlich das, was didaktisch theoretisch möglich ist, und dem, was didaktisch faktisch in den Schulen geschieht, beeinflusst (vgl. Weimann-Sandig & Prescher, 2021).

Verbindung zwischen Erkennen und Handeln

Schlussfolgernd bietet der vorliegende Ansatz „Berufsfelddidaktik Rettungsdienst" mit dem Planungstool PPOLA (Patientenprozessorientierte Lernaufgaben) genau diesen Blick, da sich hier die Erkenntnisse aus der didaktischen Forschung (vgl. Müller et al., 2020) und die praktischen Schul- und Unterrichtserfahrungen der projektteilnehmenden Kollegen (und Autoren des Beitrages) darin verbinden. Die wissenschaftliche Diskussion und Erkenntnisproduktion folgt laut Seiffert (1985) in diesem Verständnis einer immer stärkeren Ausrichtung auf Praxis – hier Lehrpraxis. Dabei sind nicht nur praktische Philosophie und eine anwendungsorientierte Forschung gemeint, sondern vor allem auch eine Theoriebildung als didaktische Handlungstheorien.

Die Verbindung zwischen Erkennen und Handeln entspricht der griechischen Beschreibung von Theorie und Praxis. Die Verknüpfung von beiden im vorliegenden Projekt zur Entwicklung einer Berufsfelddidaktik führt praxeologisch verstanden dazu, dass der Erkennende (Lehrer als Beobachter 2. Ordnung) nicht nur wahrnimmt, ohne zu verändern, sondern handelnd (Lehrer als Beobachter 1. Ordnung) erkennt. Die Kollegen als Handelnde und als Erkennende, d. h. als „reflective practitioner" (Schön, 1983), sind aktiv in ihre Lehr-Lernsituationen involviert und verändern diese, greifen ein.

Der Mehrwert der Verbindung aus Erkennen und Handeln, der erkenntnis- und wissenschaftstheoretisch strenggenommen heikel ist, kann darin gesehen werden, dass das didaktische Handeln der Kollegen an ihren Schulen zielgerichtet ist. Die Formulierung eines Ziels – bewusst oder unbewusst – bestimmt dabei das, was erkannt wird und erkennbar ist. Die Korrespondenz einer Wirklichkeit mit den eigenen Zielen führt zu einer anderen Erkenntnis, als wenn die Wirklichkeit einer Umwelt den Zielen widerspricht. Seiffert (1985) bezeichnet diesen Sachverhalt als „Widerfahrnis". Ein Aktiv-Sein und ein Passiv-Sein stehen sich hier gegenüber. Denn ein Mensch handelt nicht nur zielgerichtet in einer Umwelt, sondern ihm widerfahren auch passiv Dinge, auf die er handelnd reagieren muss. So wird eine Lehrkraft an eine Schule berufen, didaktisch geschickt und planvoll zu unterrichten. Aufgrund von Personalengpässen reduziert sich dies jedoch oftmals auf einen unstrukturierten Ansatz der Türschwellenpädagogik, bei dem sich die Lehrkräfte überraschen lassen können, was am Tag so auf sie zukommen wird.

Das alles hat dann nichts mit Didaktik zu tun, oder doch? Ist nämlich der Handelnde gleichzeitig Beobachter seiner Praxis, kann er Muster und Verfahren entwickeln, die sozusagen als didaktischer Musteralgorithmus eine kognitive Landkarte für ein kompetenz- und lernfeldorientiertes didaktisches Selbstverständnis dienen und die im Folgenden als Berufsfelddidaktik Rettungswesen und Planungstool für kompetenzorientierte Lernsituationen mit patientenprozessorientierten Lernaufgaben aufbereitet wurde. Dieses Planungstool dient erkenntnistheoretisch gesprochen als Ontologie, in der das didaktische Handeln als soziale Praxis zusammengefasst wird. Das Tool beantwortet die Frage, was es didaktisch zu bedenken gibt (vgl. Moulines, 1994).

Definition

Ontologie ist ein überlieferter Begriff aus der Philosophie und bedeutet wörtlich übersetzt „die Lehre des Seienden". Sie bezieht sich auf das Grundsätzliche des Seins, also auf greifbare Dinge, aber auch auf Dinge, die nicht den Sinnen zugänglich sind. Die Ontologie beschäftigt sich mit der Klassifikation und Beschreibung von Dingen und ihren Zusammenhängen sowie der Einteilung in Kategorien.

Rahmenmodell Berufsfelddidaktik Rettungsdienst

Die Beschreibung des Rahmenmodells Berufsfelddidaktik Rettungsdienst verfolgt insofern das Ziel, die curriculare Bildung im Rettungsdienst und in der Notfallsanitäter-Ausbildung besser abzubilden. Das Modell folgt dabei in Anlehnung an Arnold et al. (1998) den drei Kriterien berufsbildungstheoretischer Konzeptionen.

Kriterien des Rahmenmodells

Wahrheit

Das didaktische Modell ist darauf ausgerichtet, die Zusammenhänge und das Wirkungsgefüge im Feld der Notfallsanitäter-Ausbildung und Weiterbildung zusammenzufassen und in seinen Grundzügen sichtbar zu machen. Der Wahrheitsbegriff folgt dabei nicht einem erkenntnis- und wissenschaftstheoretischen Verständnis, sondern einer pragmatisch-gestalterischen Perspektive. In dieser geht es darum, die vorherrschenden Deutungsstrukturen auf der jeweiligen didaktischen Handlungsebene gezielt in den Fokus zu rücken (vgl. Arnold, 1996).

Moralität
Die Orientierung an wissenschaftlichen Konzepten schulpädagogischer, berufspädagogischer und didaktischer Forschung zielt darauf ab, den gegenwärtigen Status Quo aufzugreifen und Nachbesserungen innerhalb des Systems zu adressieren.

Nützlichkeit
Die Systematik der Darstellung eröffnet konkrete Ansatzpunkte zur Gestaltung der pädagogischen Wirklichkeit in der Aus-, Fort- und Weiterbildung innerhalb des Rettungsdienstes. Die einzelnen Dimensionen innerhalb des Mehrebenenmodells didaktischen Handelns können dazu den Charakter eines Forschungsprogramms einnehmen, da viele dieser Aspekte thematisch zwar beschreibbar sind, inhaltlich jedoch, wie z. B. bei dem Bedarf für Berufsfeldanalyse, wissenschaftlich und forschend noch ausgefüllt und präzisiert werden müssen. Das Planungstool PPOLA ist darüber hinaus als konkretes Werkzeug zur Entwicklung von Lernsituationen mit Lernaufgaben und Lernprodukten gedacht, welches sich auf unterschiedliche Settings übertragen lässt, wie den fachtheoretischen und fachpraktischen Unterricht, dem dritten Lernort, die Praxis mit ihren Praxisanleitungen, aber auch dem kollektiven Selbstlernen im Lernort zu Hause (vgl. Amon & Prescher, 2021).

Mit diesem Bezugsrahmen kann auch verdeutlicht werden, dass das Rahmenmodell als Landkarte nicht das Land ist. Vielmehr ist die Bedeutung der Einzelschule als Motor der Bildungsmaßnahmen zu betonen. Die Schule gilt als die Handlungseinheit für Schulentwicklung. Sie ist dementsprechend das reale Land, das gemäß der Landkarte näher zu erkunden ist. Die systemischen Konzepte der Schulentwicklung weisen nachdrücklich darauf hin, dass man nur im Einklang mit den im System bereits wirksamen Selbstkräften Veränderungen anstoßen und erfolgreich realisieren kann (vgl. Saldern, 2010). Diese Selbstkräfte wirken im System Schule an verschiedenen Stellen mit Wechselwirkungen vieler Elemente, die miteinander in Beziehung stehen. Es kommt darauf an, diese Elemente klar in den Blick zu nehmen und ihr Zusammenwirken als spezifische Lernkultur zu verstehen.

2.2.2 Strukturmomente didaktischer Modelle

Stehen in einer patientenprozessorientierten beruflichen Bildung auch der Patient und seine Versorgung im Mittelpunkt, so bezieht sich die Berufsfelddidaktik doch auf die Lehr-Lernsituation und die Fragen (vgl. Rosen & Schubiger, 2013):
- Wer soll auf welcher Grundlage unterrichtet werden?
- Was soll auf welcher Grundlage beim Notfallsanitäter unterrichtet werden?
- Wie tief und womit soll auf welcher Grundlage beim Notfallsanitäter unterrichtet werden?

Die patientenprozessorientierte Berufsdidaktik Rettungsdienst

Damit ergibt sich ein unmittelbarer Bezug zu
- Arbeitssituationen mit Kernaufgaben, allgemeinen und spezifischen Tätigkeiten, zu erwerbenden Kompetenzen, einschließlich ihrer Niveaustufe (vgl. Schneider et al., 2020) und
- entsprechenden Leitlinien, standardisierten Arbeitsanweisungen und dem nötigen Fachwissen der relevanten Bezugswissenschaften.

Dabei stehen die Aspekte nicht losgelöst nebeneinander, sondern fallen in der Patientenversorgung als Handlungssituation im sogenannten Patientenprozess zusammen und werden entscheidungs- und handlungswirksam. Der Prozess beginnt mit dem Notruf und endet mit der Übergabe der Patienten in einer Klinik oder dem Verbleib, z. B. zu Hause. Im Zentrum steht ein Patient. Dazwischen befinden sich die prozesshaften Arbeitsschritte, die anhand der patientenprozessorientierten Didaktik identifiziert und in Lernaufgaben überführt werden.

In den Berufsausbildungen von Industrie und Handwerk stellt ein „betrieblicher Arbeits- und Geschäftsprozess" die Grundlage der Prozessorientierung dar (Müller, 2011, S. 23). Diese Begriffe müssen, um das Konzept der Prozessorientierung auf den Rettungsdienst übertragen zu können, definiert und für die Notfallsanitäter-Ausbildung entsprechend adaptiert werden. Durch eine erste Analyse der zugrundeliegenden Rahmenbedingungen konnten bereits durch Müller, König und Prescher

(2020) erste Anpassungen dahingehend erfolgen. Die Arbeitsprozesse von Notfallsanitätern zielen darauf ab, Gesundheitsschäden von Patienten als nicht heilkundlichen Maßnahmen, z. B. nach dem xABCDE-Schema, oder unter Generaldelegation bzw. Hinzuziehung eines Notarztes, mit heilkundlichen Maßnahmen abzuwenden bzw. einzudämmen. Sie gehen aber auch darüber hinaus, wie z. B. Aspekte des Eigenschutzes o. Ä. Für die Definition des rettungsdienstlichen Prozessbegriffes wurden daher insgesamt drei Hauptprozesse definiert.

Prozesse in der Notfallversorgung

1. **Patientenprozesse:** jegliche Arbeitsprozesse, die in direktem Zusammenhang mit dem Patienten stehen
2. **Transportprozesse:** Prozesse vor, während und nach dem Transport
3. **Prozesse in besonderen Einsatzlagen:** z. B. Massenanfall von Verwundeten

Unterschiedliche didaktische Modelle

Dieser Prozessbegriff kann als entscheidende Scharnierstelle für die Berufsdidaktik angesehen werden, an der sich unterschiedliche didaktische Modelle mit ihren didaktischen Prinzipien und Grundgedanken zur Unterrichtsplanung und -gestaltung als Begründungsrahmen andocken lassen (➤ Tab. 2.1).

Aus den Bezügen zu den allgemeinen Didaktiken lässt sich ein Begründungsrahmen für die zentralen Strukturmomente der Berufsfelddidaktik

Tab. 2.1 Unterschiedliche didaktische Modelle zur Unterrichtsplanung und -gestaltung

Bildungsgangdidaktik	Bei der Bildungsgangdidaktik stehen Entwicklungs- und Bewältigungsaufgaben **zukünftiger Aufgaben** im Mittelpunkt. Den Lernenden wird dabei eine didaktische Selbstverantwortung zugesprochen, bei der nicht der Inhalt, sondern der „bildende Gang" (Meyer & Reinartz, 1998, S. 9; vgl. Helsper, 2001, Lechte & Trautmann, 2004) **spiralig** in einem Bildungsgang wie einer dreijährigen beruflichen Bildung für **Lehr-Lernprozesse** fokussiert wird und somit der **Kompetenzerwerb** angebahnt wird.
Bildungstheoretische Didaktik	Die bildungstheoretische Didaktik wird vom Ansatz der didaktischen Analyse dominiert, wobei das Ziel verfolgt wird, den richtigen **Inhalt** zu identifizieren. Die fünf Leitdimensionen sind: • Gegenwartsbedeutung für Lernende • Zukunftsbedeutung • Struktur des Inhalts • Exemplarische Bedeutung • Zugänglichkeit Mithilfe dieser Leitperspektiven soll der Inhalt nicht Selbstzweck sein, sondern es sollen zum einen **Schlüsselprobleme und -situationen** bestimmt werden und zum anderen ein darauf bezogener **Problemunterricht** zielführend konzipiert werden (vgl. Klafki, 1963).
Kritisch-konstruktive Didaktik	Als Weiterentwicklung der bildungstheoretischen Didaktik verfolgt die kritisch-konstruktive Didaktik u. a. den Ansatz eines „bildenden Lernens" (vgl. Klafki, 1997, S. 15 f.). Neben den Inhalten bekommt damit die Methode eine größere Bedeutung. Die **methodischen Entscheidungen** sollen die rein reproduktive und rezeptive Wissensverarbeitung um **entdeckende und nachentdeckende** Elemente ergänzen. Lehren und Lernen wird als **Interaktionsprozess** konzipiert.
Lehr-lerntheoretische Didaktik	Die lehr-lerntheoretische Didaktik liefert mit ihrem „Herdplatten-Modell" der Unterrichtsplanung die Grundlage für eine anschlussfähige Praxis. Im Entscheidungsfeld wird der interdependenten Logik gefolgt, dass sich **Ziele,** Inhalte, Methoden und Medien gegenseitig beeinflussen. Die Unterrichtsplanung hat damit ein wesentliches Handlungsmoment als **situiertes Lernen** erfahren, da • Lern- und Anwendungsprozesse in der didaktischen Planung aufeinander bezogen werden sowie • Wissen, Fähigkeiten und Fertigkeiten als **kontext- und anwendungsbezogen** angenommen werden (vgl. Nickolaus, 2007; de Witt & Czerwionka, 2006). Das findet insbesondere in der Berücksichtigung der sozialstrukturellen Voraussetzungen, z. B. auch mit der **Funktionszuweisung der Lernorte** im dualen System, ihren Ausdruck. Darüber hinaus wirken **bildungstheoretisch bestimmte persönliche Voraussetzungen** im Bedingungsfeld auf das Lehren und Lernen in der Auseinandersetzung mit sich, den anderen und der Welt.

Tab. 2.1 Unterschiedliche didaktische Modelle zur Unterrichtsplanung und -gestaltung *Forts.*

	In der Weiterentwicklung wird die Planungsdimension der zu erreichenden Ziele für Unterrichtsreihen und **Lernsituationen** konkretisiert. Dazu gehören: • Perspektivplanung zur Bestimmung der Richtziele auf Ebene eines Bildungsganges als Basis in den Rahmenlehrplänen • Umrissplanung zur Ausarbeitung der Grobziele im nachgeordneten z. B. Schulcurriculum auf Ebene der Lernsituationen in einem Lernfeld • Prozessplanung als unmittelbarer Unterrichtsverlauf mit Teil- und Feinzielen (vgl. Schulz, 1981).
Curriculare Didaktik	Mit der curricularen Didaktik werden viele der zuvor genannten Planungsdimensionen als Planungsinstrument für Bildungseinrichtungen festgezurrt und mit Aussagen über die **Rahmenbedingungen, Reihenfolgen, Zeitansätze, Ziele, Inhalte, Methoden und Fall- bzw. Handlungssituationsbeschreibungen** konkret gemacht. Die curriculare Theorie geht dabei nicht vom Inhalt aus, sondern von dem Zielkriterium der Bewältigung späterer **Lebens- bzw. Berufssituationen sowie Arbeits- und Handlungssituationen** (vgl. Robinson, 1967). Das zeigen die Überschriften der Lernfelder in den NotSan-Curricula, z. B. „Lebensbedrohliche Zustände erkennen und bewerten sowie einfache lebenserhaltende Maßnahmen durchführen". Im Rahmen der curricularen Didaktik wird ein Verständnis eines **Mehrebenenmodells didaktischen Handelns** verfolgt. Müller (2007) unterscheidet dazu in Anlehnung an Flechsig & Haller (1975) und Weinberg (1989) folgende drei didaktische Handlungsebenen (➤ Kap. 2.1.2): • Bildungspolitik (Makroebene): Die **Rahmenbedingungen** ergeben sich aus Gesetzen und Verordnungen wie dem NotSanG, der Prüfungsverordnung und dazugehörigen **Qualifikationsverfahren,** den Rahmenlehrplänen u. a., aber auch über die Entwicklungen in den **Bezugswissenschaften** als wesentliches Element fachlich begründeten Entscheidens und Handelns. • Institution (Mesoebene): Die Leitung und Gestaltung der einzelnen Organisation erfolgt durch die Schulleitung als Bildungsbetriebsmanagement als programmatische Lehrplan- und Bildungsgangarbeit über die Ausarbeitung der **Lernfelder zu Lernsituationen.** • Didaktik (Mikroebene): Die Curriculumsarbeit und **didaktisch-methodische** Planung sowie **Lernerfolgskontrollen** (vgl. Möller, 2002) sind zentrale Bestandteile des Kernprozesses einer schulischen Bildungseinrichtung. Sie werden als Bildungsprozessmanagement beschrieben und umfassen die Planung, Organisation und Gestaltung von Lehr-Lernprozessen nach gängigen didaktischen Prinzipien. Dies umfasst die unmittelbare Ausarbeitung von **Lernsituationen bzw. Unterrichtsreihen mit konkreten Lernaufgaben.**
Konstruktivistische-systemtheoretische Didaktik	Lernen findet in der Annahme der konstruktivistisch-systemtheoretischen Didaktik durch eine strukturelle Kopplung der Lernenden mit der Umwelt statt, wobei Wissen über die Umwelt als soziale und kognitive Konstruktion verstanden wird. Die konstruktivistische Perspektive verweist auf das Problem der Strukturdeterminiertheit des Lernenden, d. h., dass er nur mit seinen eigenen kognitiven Zuständen selbstreferenziell interagieren kann (vgl. Gudjons, 1999). Der intersubjektive Austausch ermöglicht einen konsensuellen Bereich sozial akzeptierter Wirklichkeiten. Ein Verstehen durch eine inhaltlich-thematische Vermittlung kann so, aufgrund der Selbstreferenzialität, bildungstheoretisch nicht möglich sein. Eine Vermittlungsdidaktik ist somit lerntheoretisch nicht möglich. Empfohlen wird daher eine **Prozessorientierung** für die Didaktik, für die begründete Auswahl und Bearbeitung von Inhalten als konsensueller Dialog (vgl. Tietgens, 1992, zitiert nach Schüssler, 2004; Straka & Macke, 2002), um Anschlussfähigkeiten der Lernprozesse an reale Arbeitsprozesse und damit eine **Transferunterstützung** herzustellen. An dieser Stelle wird auch immer wieder auf den Pragmatismus nach Dewey (1964) verwiesen. Nach den *Prinzipen der vollständigen Handlung soll der Lernende eine aktive Rolle im Rahmen einer problemorientiert gestalteten Lernumgebung einnehmen. „Eine Position, die sich auf den Pragmatismus beruft, würde Lernen entsprechend als eine Handlung definieren, die bildende Erfahrungen ermöglicht und immer an die konkrete Situation und Lebenswelt des Lernenden – und damit an einen bestimmten zeitlichen und sozialen Kontext – gebunden ist"* (Czerwionka & de Witt, 2006, S. 121).

ableiten und das Spezielle an das Allgemeine sinnstiftend und begründend anschließen. Die vorliegende Berufsfelddidaktik für den Rettungsdienst ist dazu als Doppelkomponenten-Modell konzipiert:

- Zum einen bietet es einen Rahmen für die Reflexion und Begründung des didaktischen Handelns als Mehrebenenmodell in Verschränkung der allgemeinen Didaktiken mit dem allgemeinen Modell der „Berufsfelddidaktik der höheren Berufsbildung“ nach Rosen und Schubiger (2013).
- Zum anderen stellt das Modell konkrete Handlungsempfehlungen für die Planung und Gestaltung von Lernsituationen bereit, die dem Prinzip des situativen und produktiven Lernens folgen. Dies geschieht durch das Tool der patientenprozessorientierten Lernaufgaben (PPOLA) in vier Planungsschritten.

Das Mehrebenenmodell der Berufsfelddidaktik

Dieser metatheoretisch rückgebundene Ansatz einer „Berufsfelddidaktik der höheren Berufsausbildung“ bietet eine Möglichkeit, den Zugang zum didaktischen Handeln zu strukturieren und bezüglich der Anforderungen in der Notfallsanitäter-Ausbildung zu systematisieren (vgl. Prescher et al., 2023). Das Mehrebenenmodell unterscheidet entsprechend der oben in der curricularen Didaktik eingeführten Unterscheidung nach Bildungspolitik, Institution und Didaktik dabei die folgenden drei Ebenen:

- Makroebene als allgemeine Berufsfelddidaktik
- Mesoebene als spezifische Berufsdidaktik
- Mikroebene als spezifische berufsfeldorientierte Unterrichtsdidaktik.

An dieser Stelle wird dazu der Brückenschlag hergestellt (➤ Abb. 2.2) zwischen den didaktischen

Berufsfelddidaktik höherer beruflicher Bildung \ Allgmeine didaktische Modelle		Bildungsgang-didaktik	Bildungs-theoretische Didaktik	Kritisch-konstruktive Didaktik	Lehr-Lern-theoretische Didaktik	Curriculare Didaktik	Konstruktivis-tisch-system-theoretische Didaktik
Makroebene: Allgemeine Berufsfelddidaktik	*Berufliche Praxis*		×		×		×
	Fach/Bezugs-wissenschaften					×	
	Bildungstheorie				×		×
	Schulische Praxis	×				×	
Mesoebene: Berufsdidaktik	*Arbeits- und Hand-lungssituationen*	×		×	×	×	×
	Kompetenzen	×			×		
	Ressourcen				×		×
	Themen	×	×		×		
	Transferprozesse			×			×
	Qualifikations-verfahren I					×	
Mikroebene: Unterrichtsdidaktik	*Lernsituationen*				×	×	×
	Kompetenzerwerb und -unterstützung	×		×			×
	Transferunter-stützung				×	×	×
	Lern- und Leistungs-ziele		×		×		
	Inhalte		×		×	×	×
	Lehr-Lern-Prozesse	×	×	×			
	Qualifikations-verfahren II					×	

Abb. 2.2 Modell einer patientenprozessorientierten Berufsfelddidaktik Rettungsdienst mit allgemein didaktischem Begründungsrahmen [M1482, L143].

Theorien der Allgemeinen Didaktik und der Berufsfelddidaktik der höheren Berufsausbildung, da im Ansatz von Rosen und Schubiger (2013) diese theoretische Rückbindung in der Konzeption des Prozessmodells fehlt.

1. Die **Makroebene der Berufsfelddidaktik** bezieht sich auf das Berufsfeld und zielt darauf ab, Fragen zu generieren, die helfen, die Realität des Berufs zu erfassen und damit umzugehen. Die Fragen beziehen sich auf die Dimensionen der beruflichen Praxis, schulischen Praxis, Bildungstheorien sowie Bezugs- und Fachwissenschaften. Die Makroebene der Berufsfelddidaktik dient der Klärung der Frage, wer in welchem Kontext unterrichtet wird und welche Fähigkeiten vermittelt werden müssen. Dabei ist es wichtig, das Arbeitsfeld auf Grundlage einer wissenschaftlichen Betrachtung des Kontextes konkret zu definieren.
2. Die **Mesoebene der Berufsdidaktik** besteht aus fünf Feldern und dient der Konkretisierung, Legitimierung und Umsetzung der auf der Makroebene definierten Ansprüche. Rosen und Schubiger (2013) bezeichnen diese Ebene als spezifische Berufsdidaktik. Auf der Mesoebene wird prozesshaft untersucht, wie der Lehrplan eines bestimmten Bildungsgangs umgesetzt wird. Dabei geht es um die differenzierte Betrachtung von Arbeitsfeldern und Arbeitssituationen im Kontext des beruflichen Handelns, der Kompetenzen, Ressourcen, Themen, Transferprozesse und Qualifikationsverfahren. Das Ziel auf der Mesoebene ist es zu klären, was unterrichtet wird, indem relevante Arbeitssituationen identifiziert werden, um daraus die relevanten Kompetenzen, Ressourcen und Themengebiete/Fächer abzuleiten. Diese Vorgehensweise entspricht dem Lernfeldansatz.
3. Die **Mikroebene der Unterrichtsdidaktik** setzt die didaktischen Entscheidungen, die auf der Mesoebene getroffen wurden, in konkrete Unterrichtssituationen um. Rosen und Schubiger (2013, S. 48) bezeichnen diese Ebene als spezifische berufsfeldorientierte Unterrichtsdidaktik, die sich auf Lernsituationen, Kompetenzerwerb und -unterstützung, Transferunterstützung, Lern- und Leistungsziele, Inhalte, Lehr-Lernprozesse und Qualifikationsverfahren konzentriert. Mithilfe dieser Dimensionen sollen Leitfragen formuliert werden, um die Lehrplanvorgaben zu konkretisieren. Schütte (2010) beschreibt die handlungstheoretische Ebene, die sich mit dem professionellen Lehrerhandeln und dem berufsfachlichen Lernen befasst. Auf der Mikroebene wird demnach geklärt, was und wie tief unterrichtet wird, basierend auf konkreten Lernsituationen. Dabei werden die zuvor curricular festgelegten Kompetenzen und Ressourcen definiert und umgesetzt.

Die einzelnen Dimensionen

Die einzelnen Dimensionen der Makro-, Meso- und Mikroebene lassen sich in Anlehnung an Winterstein et al. (2023) folgendermaßen zusammenfassen.

Makroebene: Allgemeine Berufsfelddidaktik

- **Berufliche Praxis:** Die Besonderheiten des Berufs Notfallsanitäter werden aus den täglichen Arbeitsabläufen und der Realität des Berufs abgeleitet. Um ein auf die Berufspraxis abgestimmtes Lernen zu ermöglichen, bildet die Beschreibung beruflich relevanter und typischer Situationen die Grundlage für eine situative Lernumgebung.
- **Fach-/Bezugswissenschaften:** Die Begründung von Lernzielen kann durch die Ausrichtung auf fachliche Inhalte und Erkenntnisse erfolgen. Im Fall von Notfallsituationen, wie sie im NotSanG beschrieben werden, können diese anhand der relevanten Fachwissenschaft aus verschiedenen Perspektiven erörtert werden.
- **Bildungstheorie:** Die Ausbildung zum Notfallsanitäter ist von vielen Widersprüchen geprägt, die eine Herausforderung für die didaktische Umsetzung darstellen. Ein zentraler Aspekt der didaktischen Planung ist die Berücksichtigung der bildungstheoretischen Dimensionen der Selbst-, Fremd- und Weltverhältnisse, welche das Verständnis beruflicher Bildung beeinflussen. Dabei ist insbesondere das Spannungsfeld zwischen zweckorientierter und zwecksetzender beruflicher Bildung von Bedeutung.
- **Schulische Praxis:** Die Organisation von Schulen und Unterricht wird stark von berufs- und bildungspolitischen Entscheidungen beeinflusst. Im Rettungsdienst gibt es jedoch viele Schwierigkeiten bei der pädagogischen Professionalisierung,

die den Übergang zu einem kompetenzorientierten Unterricht erschweren.

Mesoebene: Spezifische Berufsdidaktik

- **Arbeits- und Handlungssituationen:** Der Unterricht kann fallorientiert gestaltet werden, indem man konkrete Strukturmerkmale von Arbeits- und Handlungssituationen beschreibt. Hierbei werden Handlungssituationen identifiziert, welche beteiligte Akteure, Einsatzanlässe, Interaktionsstrukturen, das Setting sowie typische und herausfordernde Situationen einschließen. Zusätzlich werden Patientenprozesse analysiert und hierbei allgemeine und spezielle Tätigkeiten sowie Kernaufgaben erfasst.
- **Kompetenzen:** Die Mesoebene erfordert die Formulierung oder Ableitung von Richt- und Grobzielen für die zu erreichenden Kompetenzen als Teil der Bedingungsanalyse, die im Rahmenlehrplan und im Schulcurriculum definiert sind. Diese Ziele beinhalten Kriterien und Indikatoren, die für die Entwicklung von Handlungskompetenz notwendig sind.
- **Ressourcen:** In Bezug auf Ressourcen ist zu beachten, dass jede Arbeitsumgebung bestimmtes Wissen, bestimmte Routinen und bestimmte Wertvorstellungen benötigt, um Tätigkeiten und komplexe Handlungen ausführen zu können.
- **Themen:** Um eine passende Lernumgebung zu gestalten, müssen Lernsituationen entsprechend dem Lehrplan strukturiert werden. Dies erfordert eine Kombination der Konzeptionsprinzipien, also der Auswahl der Lerninhalte, und der Strukturierungsprinzipien, also der Anordnung der Bildungsinhalte. Diese Prinzipien sollten miteinander verbunden werden, um eine effektive Lernumgebung zu schaffen (vgl. Lipsmeier, 2000).
- **Transferprozesse:** Um den Transfer von Wissen und Fähigkeiten zu unterstützen, ist es sinnvoll, Lernprozesse praxisorientiert und anwendungsbezogen zu gestalten. Dadurch können Lernende das Gelernte auf verschiedene Situationen übertragen und flexibel anwenden. Realitätsnahe Lernsituationen können hierbei ein wichtiges Instrument sein, um einen Theorie-Praxis-Transfer zu ermöglichen. Denn sie erlauben es Lernenden, das Gelernte direkt in die Praxis umzusetzen und dabei wichtige Erfahrungen zu sammeln. Zudem ist eine abgestimmte Lernortkooperation von großer Bedeutung. Hierbei können Lernende beispielsweise Praktika in Unternehmen absolvieren oder Workshops besuchen, um ihr Wissen und ihre Fähigkeiten zu vertiefen. Eine weitere Möglichkeit, um den Transfer von Wissen und Fähigkeiten zu unterstützen, ist die Verwendung von Fallbeispielen und Problemlösungsaufgaben. Diese ermöglichen es Lernenden, das Gelernte auf konkrete Situationen anzuwenden und ihre Problemlösungsfähigkeiten zu verbessern.
- **Qualifikationsverfahren I:** Es ist wichtig, dass die Lernprozesse in der beruflichen Aus- und Weiterbildung auch auf ihre Wirksamkeit hin überprüft werden. Hierfür eignen sich Lernerfolgskontrollen und Prüfungen als geeignete Evaluationsinstrumente. Dabei sollten die Prüfungen möglichst realitätsnah gestaltet und kompetenzorientiert angelegt sein, um eine realistische Einschätzung der Leistung zu ermöglichen. Es ist daher ratsam, eine sorgfältige Planung der Prüfungen und Leistungsnachweise vorzunehmen, um eine valide Beurteilung der Lernergebnisse zu gewährleisten.

Mikroebene: spezifische berufsfeldorientierte Unterrichtsdidaktik

- **Lernsituationen:** Die Lernsituationen im Rettungsdienst haben als zentralen Fokus die Schlüsselprobleme des Berufs, die auf der Vorarbeit in den Dimensionen der Mesoebene aufbauen. Hierbei handelt es sich um komplexe Orientierungsrahmen, die in didaktisch aufbereitete Arbeits- und Handlungssituationen umgesetzt werden. Die Lernsituationen sollen dabei die Auszubildenden auf die praxisrelevanten Herausforderungen des Rettungsdienstes sowie auf komplexe Arbeits- und Handlungsabläufe vorbereiten. Es ist daher von großer Bedeutung, dass die Lernsituationen eng an die Anforderungen der Berufspraxis angelehnt sind und den Auszubildenden eine möglichst realitätsnahe Erfahrung vermitteln.
- **Kompetenzerwerb und -unterstützung:** Eine patientenorientierte Ausbildung kann durch den Einsatz des „Clinical Reasoning"-Ansatzes unterstützt werden. Dieser nutzt einen hypothetisch-deduktiven Ansatz zur Diagnosefindung

und Priorisierung von relevanten Informationen. Dabei wird der Fokus auf den Patienten gelegt und Lernprozesse werden nach den Prinzipien der vollständigen Handlung ausgestaltet. Dies ermöglicht es den Lernenden, ein tiefes Verständnis für die spezifischen Bedürfnisse und Herausforderungen von Patientenprozessen zu entwickeln.

- **Transferunterstützung:** Es ist möglich, die Transferkompetenz durch die Einbindung von Praxis in den Unterricht zu fördern, z. B. durch die Kombination von fachtheoretischem und fachpraktischem Unterricht. Dabei können Handlungsorientierung, Übungsmöglichkeiten und patientenprozessorientierte Lernaufgaben den Transfer unterstützen. Es ist wichtig, unterschiedliche Lernorte wie Seminarraum, Rettungswache, Skills Lab oder Simulator zu berücksichtigen, um den Lernprozess möglichst praxisnah zu gestalten. Eine solche praxisnahe Gestaltung der Lernsituationen kann dazu beitragen, dass das erlernte Wissen und die Fähigkeiten später in der Arbeitspraxis angewendet werden können.
- **Lern- und Leistungsziele:** Der Lernerfolg ist durch die Formulierung von Lernzielen auf Feinlernziel-Ebene zu beurteilen. Hierbei werden die formulierten Ziele mit den erreichten Ergebnissen in Prüfungen abgeglichen, um eine Reflexion des Lehr-Lernprozesses bei den Lehrenden und Auszubildenden zu ermöglichen. Dies kann dazu beitragen, das eigene didaktische Handeln in Bezug auf die Lerngruppe kritisch zu hinterfragen und ggf. anzupassen. Zusätzlich können dadurch individuelle Fördermaßnahmen abgeleitet werden, um den Lernenden gezielt Unterstützung bei der Erreichung ihrer Lernziele zu bieten.
- **Inhalte:** Eine Auswahl der zu vermittelnden Inhalte kann durch Orientierung an den Prinzipien der Berufsfelddidaktik (berufliche Praxis, Fach- und Bezugswissenschaften) sowie an der Ausrichtung auf Kompetenzen, Ressourcen und Qualifikationsverfahren der Berufsdidaktik getroffen werden. Dabei sollte der Fokus auf der Vermittlung von praxisrelevanten Fähigkeiten und Kenntnissen liegen, die für den Berufseinstieg notwendig sind. Zudem sollten die Inhalte in einem Zusammenhang mit der Arbeitspraxis stehen und möglichst praxisnah vermittelt werden.
- **Lehr-Lernprozesse:** Es gilt, die Polarisation von Theorie und Praxis in der Unterrichtsgestaltung aufzulösen, indem die Lernsequenzen durch Lernaufgaben verbunden werden. Hierbei sollten sowohl das Situations- als auch das Wissenschaftsprinzip sowie das Prinzip der Handlungsorientierung integriert werden. Durch diese Verbindung kann eine effektive curriculare Gestaltung erreicht werden, die den Transfer von Wissen und Fähigkeiten fördert.
- **Qualifikationsverfahren II:** Je nachdem, wie eine Lernsituation didaktisch gestaltet ist, sollten Lernerfolgskontrollen und Leistungsnachweise kompetenzorientiert ausgearbeitet werden. So kann den Lernenden eine gezielte Entwicklung ihrer beruflichen Handlungskompetenz ermöglicht werden. Es ist wichtig, dass diese Kontrollen und Nachweise in enger Zusammenarbeit mit den Lernenden durchgeführt werden, um Feedback und Unterstützung zu bieten. Dabei sollten nicht nur die Ergebnisse, sondern auch der Prozess der Leistungserbringung evaluiert werden, um gezielt Schwächen und Stärken der Lernenden zu identifizieren. Hierbei kann ein gemeinsamer Austausch zwischen Lernenden und Lehrenden dazu beitragen, eine Reflexion des eigenen Lernprozesses zu ermöglichen. Zudem sollten die Lernerfolgskontrollen und Leistungsnachweise so gestaltet werden, dass sie sich an der Praxis orientieren und möglichst realistische Handlungsabläufe abbilden. Dies fördert die Transferleistung der Lernenden und ermöglicht eine Anwendung des Gelernten in der beruflichen Praxis. Ein weiterer wichtiger Aspekt ist die Transparenz der Bewertungskriterien und -verfahren, um den Lernenden eine faire Beurteilung zu ermöglichen und ihnen gleichzeitig eine klare Vorstellung davon zu geben, welche Fähigkeiten und Kompetenzen in welchem Umfang erwartet werden. Schließlich sollten Lernerfolgskontrollen und Leistungsnachweise nicht als reine Prüfungssituationen verstanden werden, sondern als Teil des kontinuierlichen Lernprozesses. Ein Feedback- und Reflexionsprozess nach Abschluss der Kontrollen und Nachweise kann dazu beitragen, das Lernen der Auszubildenden weiter zu unterstützen und zu verbessern.

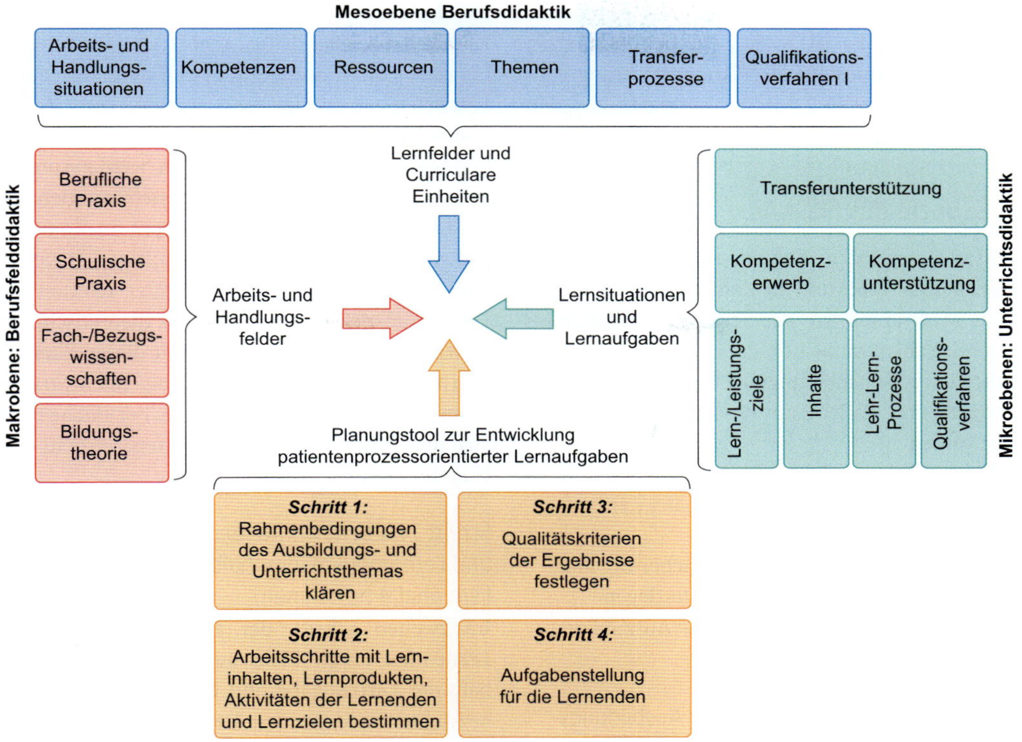

Abb. 2.3 Berufsfelddidaktik Rettungsdienst mit patientenprozessorientierten Lernaufgaben (PPOLA) als Umsetzungswerkzeug didaktischer Planungsparameter (Prescher et al., 2023, S. 33) [M1482, L143].

Mithilfe dieser Strukturmomente der Berufsdidaktik kann nun die Verbindung zu den Patientenprozessen als Kernstück hergestellt werden. Dabei ist der Leitgedanke tragend, dass ein didaktisches Modell nur dann sinnstiftend für die Lehrpraxis ist, wenn es mit konkreten Lehraussagen für Lehrende und ihre Unterrichtsplanung verbunden werden kann. Der Ansatz des Lernens mit PPOLA stellt in der Umsetzung als konkretes Planungstool in vier Schritten genau diese Verbindung her (➤ Abb. 2.3).

2.2.3 Planungstool für patientenprozessorientierte Lernaufgaben – PPOLA

An dieser Stelle können aufgrund der eher theoretischen Annäherung die vier Planungsschritte nicht differenzierter betrachtet werden. Sie liegen in unterschiedlichen Publikationen der Autoren vor (vgl. Müller et al., 2020; Prescher, 2021; Prescher et al., 2023) und werden daher nur zusammenfassend kurz benannt, um den Bezug zum übergeordneten Modell der Berufsdidaktik herzustellen.

Umsetzung in der Praxis

Das Planungstool für patientenprozessorientierte Lernaufgaben bietet einen Ansatz, um Handlungsprodukte mit den gewünschten Lernzielen, Inhalten und relevanten Lernaktivitäten zu verknüpfen und Lernsituationen praxis- und unterrichtsnah zu entwickeln. Das Tool umfasst vier Planungsschritte und verwendet eine verkürzte und zweckmäßige Analyse der Bedingungen, Sachverhalte und didaktischen Aspekte der Unterrichtsplanung. Mit zunehmender Erfahrung und gut strukturiertem Schulcurriculum wird der Aufwand für die Bearbeitung reduziert, da die einzelnen Schritte konsistent ineinandergreifen und bestehende Unterrichtskonzepte übernommen werden können. Es ist wichtig zu beachten, dass PPOLA als Planungstool die Planungsrichtung vorgibt, während ➤ Abb. 2.3 in der Mitte den Weg der didaktischen Inszenierung beschreibt.

Vier Schritte des PPOLA

Das Modell zeigt den Weg des Kompetenzgewinns von links nach rechts und die Zahlen eins bis vier zeigen die Einstiegspunkte der Schritte des Planungstools (vgl. Zahlen in ➤ Abb. 2.3).

- **Schritt 1:** Rahmenbedingungen des Ausbildungsthemas, Patientenprozesse und Grobziele bestimmen
- **Schritt 2:** Arbeitsschritte der Lernenden durch Ziele und Lernprodukte innerhalb der Lernaufgabe und Lerninhalte bestimmen
- **Schritt 3:** Kriterien zur Qualitätssicherung und Selbstkontrolle der Lernprodukte festlegen
- **Schritt 4:** Aufgabenstellung für die Auszubildenden festlegen

Schritt 1: Rahmenbedingungen des Ausbildungsthemas, Patientenprozesse und Grobziele bestimmen

Für das Unterrichtsthema „Der akute Bauchschmerz im Rahmen des internistischen E-Problems. Anatomie, Physiologie und grundlegende Untersuchungen des menschlichen Organsystems" werden zunächst im Schritt 1 die inhaltlichen und curricularen Bedingungen der Unterrichtsstunden im Kontext einer beruflichen Situation geklärt. Dadurch wird sichergestellt, dass die Lerninhalte (Thema) eng mit den Anforderungen des Berufs (Orientierung an einer beruflichen Handlungssituation und dazugehörige Arbeits- und Patientenprozesse) verknüpft sind und den Bedürfnissen der Lernenden entsprechen. Dies wird mit dem Ausbildungsrahmenlehrplan und dem Schulcurriculum verbunden, sodass entsprechend Lernfelder und Lernsituationen spiralig über die dreijährige Notfallsanitäter-Ausbildung verteilt werden können.

Um sicherzustellen, dass die Lernenden ihre Fähigkeiten in verschiedenen Kontexten anwenden können, werden verschiedene Lernorte identifiziert, die in die Lernaufgabe einbezogen werden sollen (➤ Abb. 2.4). Dazu gehören beispielsweise die Schulen der Gesundheitsberufe, Lehrrettungswachen, die Kliniken sowie der dritte Lernort. Das Konzept PPOLA ist für die Anwendung in den unterschiedlichen Lernorten vorgesehen und erprobt. Die Grobziele und Inhalte (vgl. Velica, 2010), die den verschiedenen Lernorten zugeordnet werden, werden sorgfältig ausgewählt. Damit soll sichergestellt werden, dass die Lernenden ein breites Spektrum an Kompetenzen entwickeln, die für ihre zukünftige Entwicklung zum professionellen Notfallsanitäter relevant sind. Das Modell der Berufsdidaktik als theoretischer und konzeptioneller Überbau bietet für diesen Planungsschritt Informationen aus den folgenden Strukturmomenten – aus der Makroebene: berufliche Praxis, aus der Mesoebene: Kompetenzen, Arbeits- und Handlungsfelder, Transferprozesse.

Schritt 2: Arbeitsschritte der Lernenden durch Ziele und Lernprodukte innerhalb der Lernaufgabe und Lerninhalte bestimmen

Im zweiten Schritt, der als „Arbeitsschritte der Lernenden durch Ziele und Lernprodukte innerhalb der Lernaufgabe und Lerninhalte bestimmen" bezeichnet wird, werden die Kompetenzziele auf der Feinzielebene definiert. Hierbei wird darauf geachtet, dass die formulierten Ziele den übergeordneten Lernzielen entsprechen und einen klaren Fokus auf die Entwicklung der Handlungskompetenz legen. Die jeweiligen Schritte werden hier als methodischer Gang in eine stimmige Reihenfolge gebracht, die als Arbeitsschritte einen konkreten Arbeitsablauf ergeben. Neben der Definition der Kompetenzziele werden auch die Inhalte mit dazugehörigen Wissenselementen und Ausgangsmaterial und relevanten Lernprodukten mit konkreten Ergebniserwartungen festgelegt, z. B. Ursachenwirkungsdiagramm zum Thema „Medikament wurde verwechselt und appliziert".

Die Lernprodukte dienen als Zwischenschritte, damit die Lernenden schrittweise Handlungskompetenz entwickeln. Es wird also darauf geachtet, dass die Lernprodukte konkrete Aktivitäten umfassen, die den Lernenden helfen, ihre Fähigkeiten und Kenntnisse selbstgesteuert zu entwickeln und auf praxisrelevante Weise anzuwenden (vgl. Städeli et al., 2013).

Die Festlegung der Lernprodukte erfolgt in Abstimmung mit den Kompetenzzielen, um sicherzustellen, dass die Lernenden in jeder Phase des

Planungstool zur Erstellung von patientenprozessorientierten Lernaufgaben	
1. Schritt: Rahmenbedingungen des Ausbildungsthemas klären	
1.1 Thema:	Theoretische Grundlagen in Anatomie, physiologie der Bauchorgane sowie einfache Maßnahmen der Diagnostik. Als Grundlage für die pathophysiologischen und pharmakologischen Themengebiete in LF 5 und LF 7
1.2 Verortung im Ausbildungsrahmenplan/Lernfeld im Rahmenlehrplan:	LF 2: Lebensbedrohliche Zustände erkennen und bewerten sowie einfache lebenserhaltende Maßnahmen durchführen (Ohder et al., 2018, S. 55 ff)
1.3 Szenario/berufliche Situation:	**Entwurf! Muss im 4. Schritt noch ausformuliert werden.** Sie sind 2. Besatzungsmitglied auf dem RTW SAMA Musterstad 1/83-1 und werden zu einem Notfall im internistischen Kontext gerufen. Der Pat. ist erwachsen, männlich und klagt über diffuse Bauchschmerzen. Muss untersucht werden, um gezielte Behandlung zu ermöglichen.
1.4 Patientenprozesse/durch diese bedingte Arbeitsprozesse:	**Themenfokus:** Körperliche Untersuchung mit Schwerpunkt Abdomen. • Inspektion • Palpation • Nierenlager abklopfen • Aus den Befunden und der Anatomie-Physiologie Rückschlüsse ziehen
1.5 Lernorte:	Schule und Homeoffice, falls notwendig.
1.6 Grobziele der PPOLA:	**Curricular:** Die Auszubildenden • kennen die Anatomie und Physiologie des Atmungs-, Herz-Kreislauf-, neuronalen und allgemeinen Organsystems und können diese auch erklären • planen ihr Vorgehen, indem sie geeignete Maßnahmen zum Abwenden lebensbedrohlicher Zustände auswählen. Dabei berücksichtigen sie die möglichen Gefahrenquellen. • führen eine strukturierte Erhebung der Vitalparameter und Basisdiagnostik durch und wenden einfache Maßnahmen zur Abwendung lebensbedrohlicher Zustände an. Sie verwenden der Situation angemessene Hilfsmittel. • überprüfen die Effektivität der durchgeführten Maßnahmen und passen diese bei Bedarf an. **Eigene:** **Kognitiv:** Die Auszubildenden • verstehen den anatomischen Aufbau und die Physiologie des Ösophagus. • analysieren die Anatomie und die Physiologie des Magens. • verstehen den Aufbau und die Physiologie des Darms. • können die Physiologie der verschiedenen Darmanteile grundlegend erklären. • verstehen den grundlegenden Aufbau und die Funktion der Pankreas. • können die Funktion der Verdauungssäfte erklären. • können die Bildung und die Funktion und Wirkung der Hormone Glukagon und Insulin erklären. • verstehen den anatomischen Aufbau der Leber. • analysieren die Physiologie der Leber. • verstehen den anatomischen Aufbau der Gallenblase und ihrer Gänge. • analysieren die Physiologie der Galle. • können den allgemeinen Aufbau der Niere erklären. • können die Vorgänge bei der Urinproduktion erklären. • können die Rolle der Niere als Bildungsort von Hormonen erklären. • die Rolle der Niere im WEH und SBH extrapolieren. • können geeignete Untersuchungsmethoden des Abdomens ermitteln. **Psycho-motorisch:** Die Auszubildenden • können die Untersuchungsmethoden des Abdomens in eine Handlungsgliederung einbetten.

Abb. 2.4 Planungstool zur Erstellung von patientenprozessorientierten Lernaufgaben. Erster Schritt: Rahmenbedingungen des Ausbildungsthemas klären [M1482, L143].

Planungstool zur Erstellung von patientenprozessorientierten Lernaufgaben						
2. Schritt: Arbeitsschritte der Auszubildenden durch Ziele und Lernprodukte festlegen – Lerninhalte der Produkte bestimmen						
	2.1 Kompetenzziele	**2.2 Arbeitsschritte des Arbeitsablaufes**			**2.3 Lerninhalte**	**2.4 Arbeitsmittel**
Nr.	**Richtziele: URP** [L/SEP] **Feinziele: PPOLA**	**Produkte und Ergebnisse**	**Ausgangsmaterial/ Wissensquellen**	**Aktivitäten der Auszubildenden**	**Aufgabenrelevantes Wissen über…**	**Benötigte Materialien**
1.	**Lernziele 1 und 2 werden in einem Produkt zusammengefasst.** Die Auszubildenden können den anatomischen Aufbau des Ösophagus angeben und seine Physiologie erklären.	**Verbindungsprodukt:** Infografik **Ergebnis:** Eine Infografik, die die Anatomie und den Verlauf des Ösophagus sowie die Anatomie des Magens darstellt. Einige ausgewählte Strukturen werden hervorgehoben und im Detail dargestellt. Hierbei wird auf die Physiologie dieser Strukturen kurz und prägnant eingegangen.	• Faller: Der Körper des Menschen (17. Auflage) Thieme • Dönitz, Flake: Mensch Körper Krankheit für den Rettungsdienst (3. Auflage) Elsevier	Lerntandem oder Kleingruppe.	Grundlagen der Anatomie und Physiologie der Bauchorgane zur Vorbereitung auf Pathophysiologie und Pharmakologie.	Papier, mindestens DIN A4, besser größer (Zeichenblock) oder Tablet PC.
1.(2)	Die Auszubildenden können den anatomischen Aufbau des Magens und seiner Schleimhaut erklären und die grundlegende Physiologie dieser Strukturen erklären.				Grundlagen der Anatomie und Physiologie der Bauchorgane zur Vorbereitung auf Pathophysiologie und Pharmakologie.	Papier, mindestens DIN A4, besser größer (Zeichenblock) oder Tablet PC
2.	Die Auszubildenden können den anatomischen Aufbau des gesamten Darms angeben und seinen anatomischen Verlauf mit allen Anteilen anführen.	**Beschreibungsprodukt:** Beschriftetes Schaubild/Diagramm **Ergebnis:** Eine beschriftete Übersicht über den Aufbau und den Verlauf des gesamten Darmapparates.	• Faller: Der Körper des Menschen (17. Auflage) Thieme • Dönitz, Flake: Mensch Körper Krankheit für den Rettungsdienst (3. Auflage) Elsevier	Lerntandem oder Kleingruppe.	Grundlagen der Anatomie und Physiologie der Bauchorgane zur Vorbereitung auf Pathophysiologie und Pharmakologie.	Papier, mindestens DIN A4, besser größer (Zeichenblock) oder Tablet PC
3.	Die Auszubildenden können erklären, wie Mundspeichel in Kombination mit Magensäure den Speisebrei vorverdaut und die Funktion der alkalischen Pankreassäfte. Sie können die Resorption der Nahrungsbestandteile im Zwölffingerdarm und Dünndarm erklären sowie die grundlegende Physiologie des Dickdarms erklären.	**Verbindungsprodukt:** Infografik **Ergebnis:** Eine Infografik, die den Verdauungsvorgang in allen Anteilen des Darmes erklärt.	• Faller: Der Körper des Menschen (17. Auflage) Thieme • Dönitz, Flake: Mensch Körper Krankheit für den Rettungsdienst (3. Auflage) Elsevier	Lerntandem oder Kleingruppe.	Grundlagen der Anatomie und Physiologie der Bauchorgane zur Vorbereitung auf Pathophysiologie und Pharmakologie.	Papier, mindestens DIN A4, besser größer (Zeichenblock) oder Tablet PC

Exemplarischer Ausschnitt des 2. Schrittes (Fortführung im Original)

Abb. 2.5 Auszug aus Planungstools zur Erstellung von patientenprozessorientierten Lernaufgaben. Zweiter Schritt: Arbeitsschritte der Schüler durch Ziele und Lernprodukte festlegen – Lerninhalte der Produkte bestimmen. Da an anderer Stelle das Planungstool auch als Werkzeug zur Unterrichtreihenplanung weiterentwickelt wurde, findet sich in dieser Spalte auch eine Unterscheidung in Richt- und Feinziele. Die Nummerierung endet aufgrund der Exemplarität bei 3. [M1482, L143]

Lernprozesses auf das Erreichen der übergeordneten Lernziele hinarbeiten. Konkret anwendbare Arbeitsmittel sind zu bestimmen und didaktisch reduziert vorzubereiten, um die Annäherung an den Gegenstand adressatengerecht zu gestalten. Die Zuordnung dieses Planungsschrittes zum Modell der Berufsfelddidaktik Rettungsdienst wird an dieser Stelle komplexer (➤ Abb. 2.5). Hier fließen aus den unterschiedlichen Ebenen folgende Aspekte ein:

- Makroebene: Fach-/Bezugswissenschaften, Bildungstheorie, berufliche Praxis
- Mesoebene: Arbeits- und Handlungsfelder, Themen, Kompetenzen, Ressourcen
- Mikroebene: Lern- und Leistungsziele, Inhalte, Lehr-Lernprozesse, Kompetenzerwerb und -unterstützung

Schritt 3: Kriterien zur Qualitätssicherung und Selbstkontrolle der Lernprodukte festlegen

Im dritten Schritt, benannt als „Qualitätskriterien der Produkte festlegen", werden den zuvor festgelegten Lernprodukten klare Qualitäts- und Kontrollkriterien zugeordnet. Dieser Schritt ist erforderlich, da die Qualitätsansprüche rettungsdienstlichen Handelns prinzipiell immer als gleich hoch anzusehen sind (vgl. Hennes, 2001). Dies ist ein wichtiger Schritt, um sicherzustellen, dass die Lernenden eine klare Vorstellung davon haben, was von ihnen erwartet wird, um die Lernprodukte erfolgreich zu absolvieren.

Die Qualitätskriterien sind dabei eng mit den „Kontrollkriterien der Lehrenden" verknüpft, die den Erwartungshorizont der Lehrkräfte definieren (➤ Abb. 2.6). Dadurch wird sichergestellt, dass die Lernenden die Anforderungen verstehen und in der Lage sind, ihre Leistungen entsprechend zu erbringen. Sie stellen die Grundlage dar, ein darauf bezogenes konstruktives und nachvollziehbares Feedback für die Lernenden zu formulieren, da dies für den Lernerfolg von Menschen unerlässlich ist (vgl. Hattie & Yates, 2014).

Eine wichtige Rolle spielt hierbei auch die Verbindung zu fachsystematischen Anforderungskriterien, wie beispielsweise den Expertenstandards, Handlungsempfehlungen, SOP u. a. m. Durch diese Verbindung werden die Lerninhalte mit den Anforderungen des jeweiligen Berufsfeldes verknüpft und die Lernenden können ihre Kompetenzen praxisnah entwickeln.

Durch die Festlegung der Qualitätskriterien wird sichergestellt, dass die Lernenden klare Ziele haben und sich gezielt auf die Anforderungen des jeweiligen Berufsfeldes vorbereiten können. Die Verknüpfung mit fachsystematischen Anforderungskriterien trägt zusätzlich dazu bei, dass die Lernenden ihr Wissen und ihre Fähigkeiten praxisnah entwickeln und auf ihre zukünftigen beruflichen Herausforderungen vorbereitet werden. Entsprechende Kontrollkriterien für Lehrende und zur Selbstkontrolle für die Lernenden ergeben sich aus den folgenden Bezugsmomenten der Didaktik – aus der Makroebene: Fach-/Berufswissenschaften, berufliche Praxis; aus der Meso- und Mikroebene: Kompetenzen, Ressourcen, Themen, Qualifikationsverfahren I & II, Kompetenzerwerb und -unterstützung, Lern- und Leistungsziele sowie Inhalte.

Schritt 4: Aufgabenstellung für die Auszubildenden festlegen

Im vierten Schritt (Aufgabenstellung für die Schüler) werden die Ergebnisse der vorherigen Planungsschritte auf die Ebene der Lernenden übertragen. Dabei werden die formulierten Ziele und Produkte in schülerorientierte Arbeitsaufträge als Lernaufgaben umgesetzt. Es ist von großer Bedeutung, dass die Arbeitsaufträge auf die Lernenden abgestimmt sind und ihnen eine klare Orientierung bieten, um ihre Arbeitsfähigkeit zu gewährleisten. Deshalb werden die Arbeitsaufträge so beschrieben, dass sie für die Auszubildenden gut verständlich und umsetzbar sind (➤ Abb. 2.7).

Zudem werden im Rahmen dieses Schrittes auch die benötigten Materialien, Werkzeuge und Hilfsmittel festgelegt, um sicherzustellen, dass die Lernenden alles haben, was sie benötigen, um ihre Lernaufgaben erfolgreich zu erfüllen. Die Lernaufgaben können dabei didaktisch gestuft Schritt für Schritt mit der Begleitung des Lehrenden und entsprechenden Zwischenbesprechungen bearbeitet werden oder im Sinne der vollständigen Handlung als komplette Lernaufgabe für einen Bearbeitungszeitraum von mehreren Stunden und Tagen übergeben werden, bei der der Lehrende als Lernprozessbegleiter fungiert.

PPOLA ist dem Ansatz nach kein SOL gemäß dem Motto „Schüler ohne Lehrer", sondern ein Selbstaneignungsarrangement, bei dem die individuellen Lernbedürfnisse der Auszubildenden berücksichtigt

Planungstool zur Erstellung von patientenprozessorientierten Lernaufgaben

3. Schritt: Qualitätskriterien der Produkte festlegen

Arbeitsschritte der PPOLA	Lernprodukt/Lernprodukte	Qualitätskriterien für die Auszubildenden	Kontrollkriterien der Lehrenden
1.	**Verbindungsprodukt: Infografik** **Ergebnis:** Eine Infografik, die die Anatomie und den Verlauf des Ösophagus sowie die Anatomie des Magens darstellt. Einige ausgewählte Strukturen werden hervorgehoben und im Detail dargestellt. Hierbei wird auf die Physiologie dieser Strukturen kurz und prägnant eingegangen.	1. Sie verwenden die lateinischen Fachbegriffe 2. Sie haben den gesamten Ösophagus dargestellt 3. Sie unterscheiden hierbei drei Anteile 4. Der Wandaufbau ist hervorgehoben und grob beschrieben 5. Sie unterscheiden den Magen in fünf Anteile 6. Die durchschnittliche Lage (gemessen an den Wirbelkörpern) wird angegeben 7. Die Mukosa des Magens wird hervorgehoben und der Aufbau und die Funktion einer Magendrüse kurz erklärt 8. Sie haben Abb.10.16 („Faller“) und/oder die Abb. 15.22 (MKK) nicht 1:1 kopiert	1. Qualitätskriterien für den Auszubildenden erfüllt 2. Saubere und ordentliche Ausarbeitung 3. Produktanforderungen sind erfüllt
2.	**Beschreibungsprodukt:** Beschriftetes Schaubild/Diagramm **Ergebnis:** Eine beschriftete Übersicht über den Aufbau und den Verlauf des gesamten Darmapparates.	1. Sie können den Magen auf ihrer Grafik berücksichtigen, der Pylorus reicht allerdings aus. 2. Der Verlauf beinhaltet alle Anteile und Besonderheiten des gesamten Darms. 3. Sie verwenden lateinische Begriffe. 4. Ihre Grafik enthält keine Informationen über die physiologischen Vorgänge der Darmanteile.	1. Qualitätskriterien für den Auszubildenden erfüllt 2. Saubere und ordentliche Ausarbeitung 3. Produktanforderungen sind erfüllt
3.	**Verbindungsprodukt:** Infografik **Ergebnis:** Eine Infografik, die den Verdauungsvorgang mit allen Anteilen des Verdauungssystems erklärt.	1. Sie beginnen in der Mundhöhle. 2. Pro Anteil des Verdauungssystems wird eine exemplarische Struktur dargestellt. 3. Zu jeder Struktur wird in Stichpunkten oder prägnanten Sätzen die jeweilige Physiologie erläutert.	1. Qualitätskriterien für den Auszubildenden erfüllt 2. Saubere und ordentliche Ausarbeitung 3. Produktanforderungen sind erfüllt
3.(2)	**Beschreibungsprodukt:** Beschriftetes Schaubild/Diagramm **Ergebnis:** Ein beschriftetes Schaubild, das die Lage, Anatomie und die Blutversorgung des Pankreas zeigt.	1. Sie unterscheiden in einen exokrinen und endokrinen Anteil. 2. Alpha- und Betazellen werden dargestellt, der Überbegriff dieser Zellstrukturen wird genannt. 3. Die Lage des Pankreas (von ... bis ...) wird genannt. 4. Die Mündung des Ductus pancreaticus im Zwölffingerdarm wird korrekt angegeben und benannt.	1. Qualitätskriterien für den Auszubildenden erfüllt 2. Saubere und ordentliche Ausarbeitung 3. Produktanforderungen sind erfüllt

Exemplarischer Ausschnitt des 3. Schrittes (Fortführung im Original)

Abb. 2.6 Planungstool zur Erstellung von patientenprozessorientierten Lernaufgaben. Dritter Schritt: Qualitätskriterien der Ergebnisse und Produkte festlegen. Die Nummerierung endet aufgrund der Exemplarität bei 3 [M1482, L143].

FAMS Franz Anton Mai Schule für den Rettungsdienst

Inhaltsverzeichnis

Abb. 2.7 a und b Planungswerkzeug zur Erstellung von patientenprozessorientierten Lernaufgaben. Auszug Vierter Schritt: Aufgabenstellung für die Schüler [M1482, W1333].

FAMS Franz Anton Mai Schule für den Rettungsdienst

7 Ihre Aufgaben

7.1 Verbindungsprodukt: Infografik

Ergebnis:

Eine Infografik, die die Anatomie und den Verlauf des Ösophagus sowie die Anatomie des Magens darstellt. Einige ausgewählte Strukturen werden hervorgehoben und im Detail dargestellt. Hierbei wird auf die Physiologie dieser Strukturen kurz und prägnant eingegangen.

Begründung:

Grundlegende Kenntnisse der Anatomie sind für einige Krankheitsbilder und deren Pathogenese essenziell. Weiter spielt der Ösophagus und seine benachbarten Strukturen bei invasiven Maßnahmen eine wichtige Rolle, wo ebenfalls fundiertes Wissen über die Anatomie wichtig ist.

Kriterien zur Selbstkontrolle:

- Sie verwenden die lateinischen Fachbegriffe.
- Sie haben den gesamten Ösophagus dargestellt.
- Sie unterscheiden hierbei drei Anteile.
- Der Wandaufbau ist hervorgehoben und grob beschrieben.
- Sie unterscheiden den Magen in fünf Anteile.
- Die durchschnittliche Lage (gemessen an den Wirbelkörpern) wird angegeben.
- Die Mukosa des Magens wird hervorgehoben und der Aufbau und die Funktion einer Magendrüse kurz erklärt.
- Sie haben Abb.10.16 („Faller") und/oder die Abb. 15.22 (MKK) nicht 1:1 kopiert.

7.2 Beschreibungsprodukt: Beschriftetes Schaubild/Diagramm

Ergebnis:

Eine beschriftete Übersicht über den Aufbau und den Verlauf des gesamten Darmapparates.

Begründung:

Um Patienten mit unklaren abdominellen Beschwerden untersuchen zu können und die erhobenen Befunde korrekt interpretieren zu können, sind fundierte Fachkenntnisse aller im Bauchraum gelegenen Organe nötig. Dies gilt Besonders unter dem Aspekt, dass Patienten oft nicht in der Lage sind, ihre Beschwerden genau zu beschreiben bzw. zu lokalisieren.

Abb. 2.27 Forts.

werden. Daher werden die Arbeitsaufträge so gestaltet, dass sie unterschiedliche Lernstile und Kompetenzen berücksichtigen und den Auszubildenden eine individuelle Herangehensweise an die Lernaufgaben ermöglichen.

2.2.4 Fazit: Didaktik als Basis für kompetenzorientierte Lehr-Lernsituationen

Das didaktische Modell der Berufsfelddidaktik Rettungsdienst schafft den Begründungsrahmen für eine berufliche Bildung, die berufsfeld- und lernfeldorientiert das Paradigma des selbstgesteuerten Lernens erfüllt (vgl. Herzberg & Truschkat, 2009). In den didaktischen Modellen, die sich zu diesem Paradigma bekennen, lässt sich die grundsätzliche Frage finden, wie viel Fremdsteuerung ein Schüler benötigt, um überhaupt selbstgesteuert lernen zu können. Die Strukturmomente des Modells bieten dafür die analytischen Zwischenschritte, um kompetenzorientierte Lernsituationen zu entwickeln, die dem Leitbild eines lebendigen und nachhaltigen Lernens folgen, das den didaktischen Prinzipien Selbststeuerung, Produktisierung, Aktivierung, Sozial und Gemeinsam sowie Situierung entspricht (vgl. Arnold et al., 2014). Eine Schlüsselrolle kommen den Patientenprozessen und den Lernprodukten zu.

Im übertragenen Sinne können Lernprozesse als Wege auf einer Landkarte der Handlungskompetenz betrachtet werden. Lernprodukte sind dabei Zwischenstationen auf diesem Weg, den Auszubildende beschreiten, um die entsprechende Handlungskompetenz zu erreichen. Im Rahmen von PPOLA beziehen sich Lernprodukte auf die Patientenprozesse, die ein Notfallsanitäter als Teil seiner beruflichen Tätigkeit im Sinne des „Constructive Alignments" – also des Abgleichens von Lehr- und Lernzielen, Lernaktivitäten sowie Leistungsüberprüfungen – ausführt. Beispiele dafür sind die Durchführung einer Blutdruckmessung, die Anlage eines EKG, eine Oberkörperhochlage oder die Interpretation von Messergebnissen. Jeder dieser Prozesse soll von den Auszubildenden in Lernprodukten dargestellt werden. Diese Lernprodukte können Listen, Darstellungen oder sogar plastische Modelle wie Skulpturen sein. Kumulativ führen die Produkte zur Endkompetenz der jeweiligen PPOLA-Handlungskompetenz.

Es ist die Aufgabe des Lehrenden, Lernprodukte so zu gestalten, dass die Auszubildenden durch ihre Erstellung bestimmte Kompetenzen entwickeln, die im Produkt sichtbar werden. Auf diese Weise können die erworbenen Kompetenzen in der abschließenden Reflexion für alle nachvollziehbar dargestellt werden. Die Kompetenzentwicklung der Auszubildenden orientiert sich hierbei am „Modell der vollständigen Handlung" (Küper & Mendizábal, 2018, S. 162). Die Zuordnung der geförderten Kompetenzen mit einem Lernprodukt wird differenziert in Prescher et al. (2023) hergeleitet und dargestellt.

2.3 Prozesstransformative Notfalldidaktik – ein didaktisches Konzept für die handlungsorientierte notfallmedizinische Bildung

Dominik Hahnen

Auf Basis von allgemeindidaktischen Prinzipien, allgemeiner berufs- und lernfeldpädagogischer Erkenntnisse (Klafki, 2007; Tramm, 2003) sowie Erfahrungen aus der notfallmedizinischen und beruflichen Bildung (Bischoni & Hahnen, 2014; Habicht & Hahnen, 2023; Kemp et al., 2020) wird mit dem Konzept der prozesstransformativen Notfalldidaktik ein Modell zur didaktischen Modulierung der Kompetenzentwicklung im Rahmen der rettungsdienstlichen Bildung erschlossen. Es verbindet die bildungsbezogene Orientierung am beruflichen Arbeitsprozess (Tramm, 2003) mit dem Prinzip des transformativen Lernens (Mezirow, 1997) sowie allgemeindidaktischen Prinzipien mit kognitivistischer und konstruktivistischer Orientierung und den für das Berufsfeld Rettungsdienst relevanten Aspekten. Es stellt eine Empfehlung der übergeordneten didaktischen Vorgehensweise zur zielgerichteten Entwicklung von beruflicher Handlungskompetenz im Berufsfeld Rettungsdienst umfassend dar, wenngleich es nicht zum Ziel hat, Planungshilfe zur Modellierung einzelner Lehr-Lernsituationen zu sein (Hahnen, 2020).

2.3.1 Theoretische Verortung

Das berufsfelddidaktische Konzept der prozesstransformativen Notfalldidaktik vereint wesentliche Aspekte rettungsdienstlicher Handlungsanlässe im Sinne der Arbeitsprozessorientierung (Tramm, 2003) zu einem bildungsrelevanten Orientierungsrahmen. Gleichwohl sind insbesondere das berufliche Selbstverständnis sowie das Bildungsverständnis der Bildungsinstitutionen für die Gestaltung von Prozessen zur Kompetenzentwicklung besonders wichtig und relevant. Zum aktuellen Zeitpunkt sind diese beiden Aspekte jedoch in Bezug auf die Ausbildungsinstitutionen der medizinischen Berufe, u. a. aufgrund der unterschiedlichen Prägungen der Stakeholder sehr heterogen ausgeprägt (Kemp et al., 2020). Aus diesem Grund bietet das dargestellte Konzept die Möglichkeit, die affektiven Rahmenbedingungen der Institutionen individuell in den Lernprozess zu integrieren (Hahnen, 2020).

Dabei ist das Modell jedoch ganz besonders von einem humanistischen Menschenbild und daraus resultierend von einem konstruktivistischen Ansatz geprägt. Es wird davon ausgegangen, dass Lernende grundsätzlich in der Lage sind, ihr eigenes Wirken kritisch zu reflektieren und sich die Wirklichkeit selbst zu erschließen. Dabei wird vorausgesetzt, dass jeder Mensch von Natur aus konstruktiv ist und über die Fähigkeit und den Willen verfügt, sich zu entwickeln. Lernende konstruieren sich dementsprechend selbst Lösungsstrategien ihrer tätigkeitsbezogenen Herausforderungen (Hahnen, 2020).

Das Prinzip des transformativen Lernens

In Bezug auf die Ausgestaltung einer tätigkeitsbezogenen Didaktik wird primär auf das Prinzip des transformativen Lernens (Mezirow, 1997) zurückgegriffen und dieses an notfallmedizinische Tätigkeiten im Sinne einer Arbeitsprozessorientierung (Tramm, 2003) adaptiert. Dem Prinzip des transformativen Lernens wurde bereits im sogenannten „Lancet Report“ die besondere Eignung für die Ausbildung von medizinischem Fachpersonal zugeschrieben. In diesem Report fordert eine internationale Kommission eine Reform der tätigkeitsbezogenen Bildung von „Healthcare Professionals“ (Frenk et al., 2010).

Im angloamerikanischen Raum ist das Konzept des transformativen Lernens außerdem weit verbreitet, vielfach diskutiert und wird im Rahmen der beruflichen Bildung angewandt (Eschenbacher, 2018). Es wird u. a. auch von der National Association of EMS Educators (NAEMSE), einer Art Dachverband der Lehrenden in der rettungsdienstlichen Bildung im US-amerikanischen Raum, im Lehrbuch für Lehrende als eine grundsätzliche Möglichkeit beschrieben, um die notfallmedizinische Kompetenzentwicklung bei erwachsenen Lernenden zu unterstützen (National Association of EMS Educators, 2020).

Im Rahmen transformativer Lernformen werden die Bildungsinhalte durch die Lernenden eigenständig synthetisiert. Dazu werden bereits bestätigte Vorannahmen immer wieder im Sinne einer kritischen Reflexion hinterfragt, um die Annahmen über die Wirklichkeit stetig mithilfe neuer Erkenntnisse zu verändern bzw. weiterzuentwickeln. Durch die ständige Induktion und Deduktion der Bildungsinhalte im Rahmen des reflexiven Prozesses lassen sich die theoretische und praktische Ausbildung an unterschiedlichen Lernorten sinnvoll miteinander verzahnen und ermöglichen eine konstante Konstruktion beruflicher Handlungskompetenz (Eschenbacher, 2018). Gerade für die Kompetenzentwicklung im Rahmen der beruflichen Bildung ist dieses Prinzip besonders geeignet, um komplexe berufliche Handlungssituationen im Sinne von beruflichen Arbeitsprozessen zunächst auf einzelne Aspekte zu beschränken und sukzessive die Taxonomie und Komplexität des Bildungsinhaltes weiterzuentwickeln und damit zur transformieren sowie schrittweise mit weiteren Aspekten des beruflichen Handelns zu verknüpfen.

So kann beispielsweise die Komplexität und berufliche Relevanz des akuten Koronarsyndroms von den Lernenden zu Beginn der beruflichen Qualifikation nicht in vollem Umfang erfasst werden. Erst dadurch, dass zunächst die Pathophysiologie in der Theorie erschlossen, Symptome und Behandlungsweisen im Anschluss in der praktischen Ausbildung wiedererkannt und kritisch reflektiert werden, lässt sich die Komplexität des Bildungsgehaltes sukzessive steigern. Dabei ist das Ziel, eine Handlungskompetenz in der Behandlung von Patienten mit akutem Koronarsyndrom zu erreichen.

Ziel des transformativen Lernens (➤ Abb. 2.8) ist die Hinführung des Lernenden zum reflektierten Anwender (Mezirow, 1997).

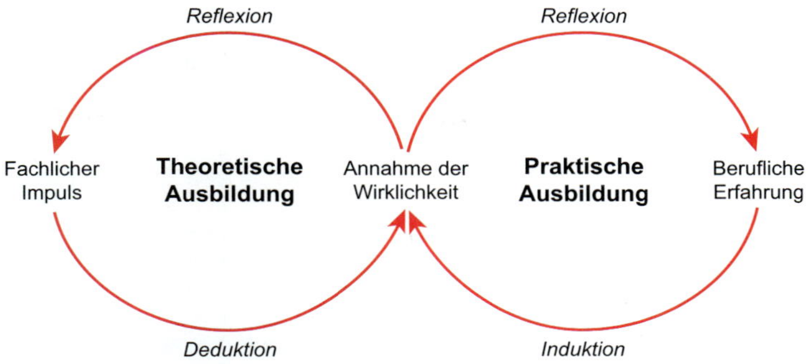

Abb. 2.8 Prinzip des transformativen Lernens; (in Anlehnung an Mezirow (1997) [M1464, L143].

Die kritisch-konstruktive Didaktik nach Klafki

Eine weitere Orientierung für das didaktische Konzept der prozesstransformativen Notfalldidaktik bietet das Modell der kritisch-konstruktiven Didaktik nach Wolfgang Klafki (2007), von dem einige Elemente, zum Teil in Bezug auf den beruflichen Arbeitsprozess, modifiziert werden. Diesbezüglich ist vor allem das Prinzip des exemplarischen Lernens besonders hervorzuheben (Klafki, 2007), damit die Transferleistung von den theoretischen in die praktischen Lernsettings und umgekehrt, wie sie im Rahmen des transformativen Lernens notwendig ist (Mezirow, 1997), überhaupt gelingen kann (Hahnen, 2020).

Dementsprechend wird vorausgesetzt, dass die Lernenden nicht ausschließlich die Inhaltsdimension aus theoretischen Lehr-Lernsituationen reproduzieren, sondern in der Lage sind, „weitreichend verallgemeinerbare Kenntnisse, Fähigkeiten, Einstellungen" (Klafki, 2007, S. 143 f.) sowie die entsprechenden Zusammenhänge zu allgemeingültigen Impulsen zu konstruieren und diese konkret im Rahmen ihrer praktischen Tätigkeiten wiederzufinden.

Dieser Impuls wird durch die Lernenden anhand mehrerer Faktoren kritisch reflektiert. Das führt letztlich zu einer neukonstruierten tätigkeitsbezogenen Praxiserfahrung, welche wiederum die Konstruktion von progressiven Kompetenzen durch weiterführende Impulse innerhalb des theoretischen Lernsettings ermöglicht. Weiterhin ist die kritisch-konstruktive Didaktik nach Wolfgang Klafki eine essenzielle Fundierung, ganz besonders in Bezug auf die didaktische Analyse (Hahnen, 2020). Ihr kommt zur späteren Modellierung von einzelnen Lehr-Lernsituationen eine besondere Bedeutung zu.

2.3.2 Reichweite und Dimensionierung des didaktischen Konzeptes

Das dargestellte berufsfelddidaktische Modell verfolgt einen ganzheitlichen Ansatz, der die praktische Ausbildung im Berufsfeld sowie ergänzender Lernorte und die theoretische Ausbildung im schulischen Setting eng miteinander verzahnt (Hahnen, 2020). Mit dem Ziel, Handlungskompetenz im Berufsfeld Rettungsdienst herzustellen, dient es nicht der konkreten methodischen Umsetzung der fachbezogenen Inhalte (Oelke & Meyer, 2013) oder dem Transfer von theoretischen Inhalten zur praktischen Umsetzung, sondern dem Erfassen und der Synthese aller am Bildungsprozess beteiligten Elemente (Albers, 2001). Dementsprechend wird nicht nur die Gestaltung einer Lehr-Lernsituation auf der Mikroebene innerhalb des Lernortes Schule in den Anwendungsbereich der Berufsfelddidaktik einbezogen, sondern auch die Mesoebene, die u. a. die curriculare Ausarbeitung anhand der ideellen Grundausrichtung der Bildungseinrichtung bedingt, und die Makroebene, auf der vor allem die normativen Rahmenbedingungen begründet sind (Berben, 2008; Hahnen, 2020). Gleiches gilt für die praktischen Lernorte, bei denen ganz besonders die praktische Anleitung und Begleitung in den Einflussbereich der Berufsfelddidaktik integriert ist. Eine vereinfachte Grafik der Anwendungsbereiche sowie die Dimensionierung dessen innerhalb der Berufsfelddidaktik ist in ➤ Abb. 2.9 dargestellt.

Gleichwohl dient das didaktische Konzept auch der Selektion und Legitimation der anzubahnenden Kompetenzen (Albers, 2001) innerhalb der beruflichen Bildung im Rettungsdienst. Durch die Orientierung an den beruflichen Arbeitsprozessen und der damit verbundenen Darstellung der

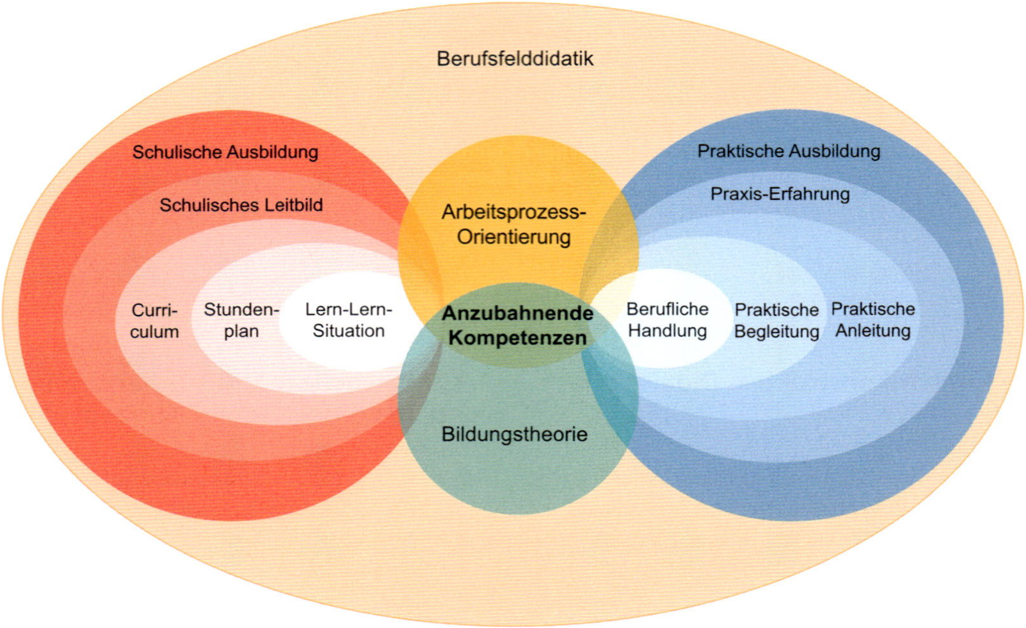

Abb. 2.9 Dimensionierung des didaktischen Modells [M1464, L14]].

Berufswirklichkeit innerhalb des Bildungsbereiches (Berben, 2008) wird die Inhaltsdimension unter dem Einfluss von Bildungstheorien systematisch konkretisiert, sodass sich daraus die letztlich anzubahnenden Kompetenzen zum Erreichen einer beruflichen Handlungskompetenz ergeben. Diese Kompetenzen wiederum werden gleichermaßen innerhalb der verschiedenen Lernorte und erst recht durch die Interaktion miteinander angebahnt.

2.3.3 Grundannahmen und zentrale Elemente

Ergänzend zur oben dargestellten theoretischen Verortung ist das Modell der prozesstransformativen Notfalldidaktik von der Grundannahme geprägt, dass sich Kompetenz durch kritische Reflexion der beruflichen Tätigkeit und der bestehenden Vorannahmen entwickelt. Dabei ist es wesentlich, dass diese Kompetenzentwicklung durch verschiedene Elemente unterstützt und gesteuert werden kann. Wie in der Abbildung dargestellt, wird ein fachlicher Impuls, der auf verschiedenen Ebenen didaktisch auf- und vorbereitet wurde, aus der schulischen Lernumgebung im Sinne eines exemplarischen Bildungsinhaltes (Klafki, 2007) in die berufliche Praxis der Lernenden übertragen (➤ Abb. 2.10). Dort wird dieser Impuls auf Basis verschiedener Faktoren kritisch reflektiert, was zu einer neukonstruierten beruflichen Praxiserfahrung führt. Diese bietet wiederum den Ansatzpunkt für einen weiteren Impuls und die didaktische Aufbereitung im Rahmen der schulischen Lernumgebung (Hahnen, 2020).

Die grafische Illustration des Modells zeigt dabei zur vereinfachten Darstellung nur eine Ebene, auch wenn der Ablauf eher spiralförmig als zirkulär anzunehmen ist (➤ Abb. 2.10). Mit jeder Übertragung von Impulsen aus der schulischen Lernumgebung in die berufliche Praxis und der Übertragung von beruflichen Erfahrungen in den schulischen Lernprozess entsteht ein progressiver Erkenntnisgewinn und die berufliche Handlungskompetenz der Lernenden nimmt zu. Davon abgeleitet ergibt sich auch für die schulische und praktische Ausbildung die Notwendigkeit einer kontinuierlichen und progressiven Entwicklung des Abstraktionsniveaus und die Anpassung der inhaltlichen Dimensionierung an den Bildungsfortschritt im Sinne eines spiralcurricularen Aufbaus.

Drei zentrale Aspekte für die Kompetenzentwicklung

Drei Aspekte sind für den Prozess der Kompetenzentwicklung dabei essenziell und daher im Modell auch als Begriffe zentral dargestellt (➤ Abb. 2.10). Sie beeinflussen die Wirkung des didaktischen Konzeptes konstant und sind wesentlich für die grundsätzliche didaktische Ausrichtung: das Berufsfeld, die Bildungstheorien und die allgemeine Didaktik (Hahnen, 2020).

Die Bedeutung des Berufsfeldes

Das Berufsfeld des Rettungsdienstes mit seinen Spezifika und seinen berufseigenen Bedingungen ist ein wesentlicher Einflussfaktor auf das gesamte didaktische Handeln im Rahmen der beruflichen Bildung im Rettungsdienst. Dabei geht die Bedeutung des Berufsfeldes deutlich über die inhaltliche Orientierung und die didaktische Reduktion der relevanten Haupt- und Bezugsdisziplinen hinaus (Hahnen & Karutz, 2018). Das Berufsfeld stellt vielmehr den zentralen Bezugsrahmen für eine handlungsorientierte berufliche Bildung dar (Hahnen, 2020), indem im schulischen Setting ein Kontextbezug generiert wird sowie die didaktische Planung im Sinne der Gestaltung von Lehr-Lernsituationen am Arbeitsprozess orientiert stattfindet (Tramm, 2003).

Im Umkehrschluss ist zu konstatieren, dass eine Handlungsorientierung nicht hergestellt werden kann, sofern sich die didaktischen Handlungsschritte nicht an der Berufswirklichkeit, welche im Idealfall durch eine essenzielle Berufsfeldanalyse verifiziert werden (Frieß & Koch, 2022), orientieren. Dabei sind jedoch nicht nur Kompetenzen aus dem Bereich der Fachkompetenz relevant, sondern ganz besonders auch diese aus dem Bereich der personalen Kompetenzen. Wenn beispielsweise von den im Berufsfeld des Rettungsdienstes Tätigen in der beruflichen

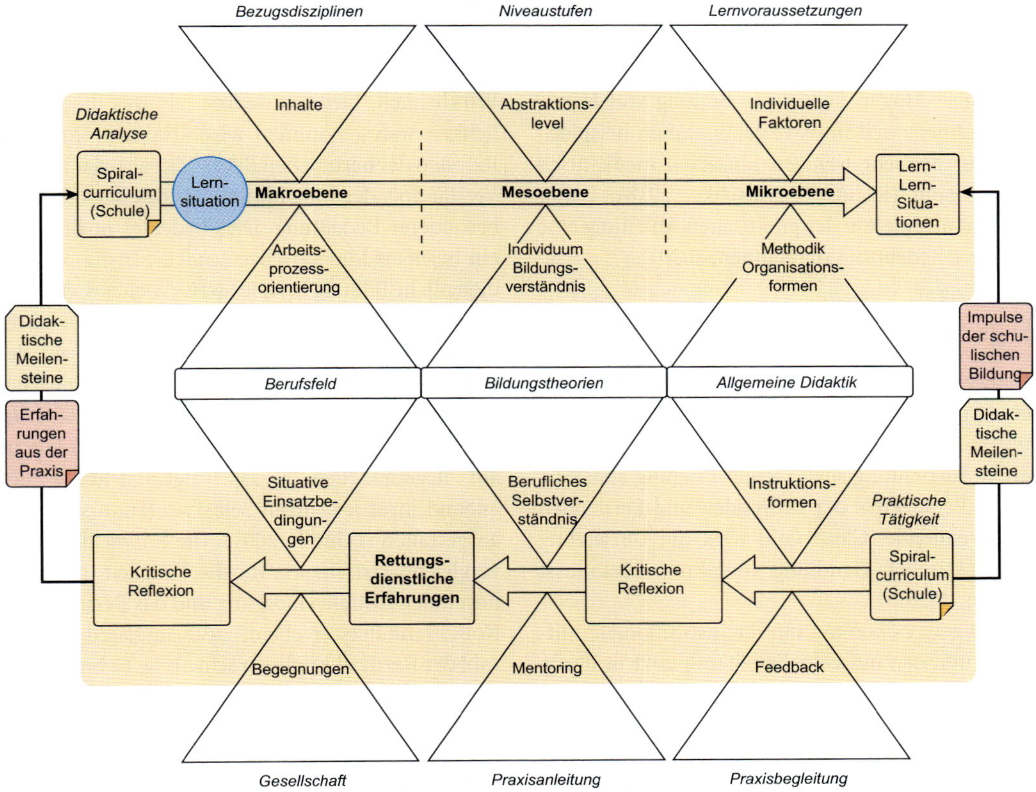

Abb. 2.10 Modell der prozesstransformativen Notfalldidaktik [M1464, L143].

Praxis erwartet wird, dass diese in der Lage sind, anhand bestimmter einsatzbezogener Kriterien Entscheidungen über den weiteren Verlauf einer beruflichen Handlungssituation zu treffen, dann muss sich dies auch in der Anbahnung von Kompetenzen im Bereich der Selbstständigkeit widerspiegeln. Das muss sich wiederum wiederkehrend in der Gestaltung der individuellen Lehr-Lernsituationen darstellen (Hahnen & Karutz, 2018).

Weiterhin prägt das Berufsfeld indirekt und direkt auch die Kompetenzentwicklung durch die kritische Reflexion der beruflichen Erfahrungen im Rahmen der praktischen Ausbildung. Die rettungsdienstlichen Erfahrungen, die die Lernenden im Rahmen der praktischen Tätigkeit im Berufsfeld Rettungsdienst machen, sind von den situativen Einsatzbedingungen abhängig (Hahnen, 2020). Wenn beispielsweise häufige Fehleinsätze bei ständiger Einsatzbereitschaft eine Eigenschaft des Berufsfeldes darstellen (Häske et al., 2016), setzt dies die Anbahnung von sozialen Kompetenzen voraus, die ein hohes Maß an Frustrationstoleranz ermöglichen (Hahnen, 2020).

Das Berufsfeld des Rettungsdienstes bietet zudem nur wenige Möglichkeiten zur Bildung von Handlungsroutinen, weil invasive Maßnahmen beispielsweise nur bei sehr wenigen Einsätzen medizinisch indiziert sind (Karutz & Mitschke, 2018). Daher kommt u. a. anderem der praktischen Anleitung eine besondere Bedeutung zu (Hahnen, 2020).

Die Bedeutung von Bildungstheorien

Wie in vielen Berufsbildungsprozessen ist auch das hier dargestellte Modell hinsichtlich seiner Reichweite, seiner didaktischen, methodischen und analytischen Ausrichtung sowie seiner Prägung abhängig von der Perspektive der Lehrenden und Lernenden als Anwendende. Gleichwohl wird die Umsetzung der didaktischen Handlung von ihnen beeinflusst (Hahnen, 2020).

Dabei geht es konkret um die institutionelle Auffassung und den individuellen Standpunkt in Bezug auf Bildung und Lehre als funktionalistisches Konstrukt. Die Fragestellung, wie ein Individuum etwas von einem anderen lernen kann, kann durch die Prägung der Bildungseinrichtungen und deren Ansichten stark beeinflusst sein (Hahnen, 2020). In diesem Zusammenhang gibt es, insbesondere im Berufsfeld Rettungsdienst, maximal heterogene Ansatzpunkte (Kemp et al., 2019), ohne im Detail Pro- oder Kontra-Argumente zu konstruktivistischen, kognitivistischen und behavioristischen Bildungstheorien zu bringen. Die Art und Weise, wie berufliche Bildung also verstanden, umgesetzt und letztlich im Rahmen des institutionalisierten Lernprozesses gelebt wird, beeinflusst die Anwendung und das Outcome des didaktischen Modells, auch wenn das Modell als solches entsprechend bildungstheoretisch geprägt ist (Hahnen, 2020).

In diesem Zusammenhang wird deutlich, dass eine eigenständige Bildungstheorie für das Berufsfeld Rettungsdienst bis dato nicht beschrieben ist (Hahnen, 2020) – zumindest nicht in einer Form, die gleichzusetzen wäre mit den Theorien anderer Berufsfelder, die – wie beispielsweise in den Pflegeberufen – häufig eine Basis für die entsprechende fachbezogene Didaktik darstellen (Oelke & Meyer, 2013).

Beschreibt man Bildungsergebnisse und Handlungskompetenz im beruflichen Kontext als den Grad an Übereinstimmung des Individuums mit der Wirklichkeit, bleibt zu klären, als was diese Wirklichkeit wahrgenommen wird (Hahnen, 2020). Im Rahmen der beruflichen Bildung ist also das (Selbst-) Verständnis des Individuums für das Berufsfeld von besonderer Bedeutung. Dies bedeutet in Bezug auf ein berufsfelddidaktisches Modell für die rettungsdienstliche Bildung beispielsweise, welches Verständnis die Lehrenden und die Lernenden von ihrem eigenen beruflichen Tätigkeitsfeld haben, auf dem sich wiederum das Verständnis für Bildung innerhalb dessen begründet (Gädtke, 2018). Nicht ohne Grund basieren diverse Modelle der Pflegedidaktik konkret auf Pflegemodellen, die das Tätigkeitsfeld der Pflege anhand ihres jeweiligen Selbstverständnisses näher ausgestalten (Olbrich, 2001). Die Entwicklung einer vergleichbaren Theorie für die Tätigkeit in der prähospitalen Notfallversorgung und das Berufsbild des Notfallsanitäters erscheint zwar aufgrund der Vielzahl der Bezugsdisziplinen schwierig. Es birgt jedoch auch das Potenzial für eine berufliche Professionalisierung und kann die didaktische Ausgestaltung der rettungsdienstlichen Bildung stark beeinflussen.

Bringt man die beiden genannten Punkte überein, so liegt auch die Entwicklung einer Notfallpädagogik

(Karutz, 2004, 2011a) nahe, die Notfallsituationen nicht nur als zu bewältigende Aufgaben beschreibt, sondern vielmehr einen Bildungsgehalt daraus ableitet (Karutz, 2011a). Hier stehen insbesondere affektive Inhalte im Vordergrund, die sich dann in der Vermittlung eines gewissen beruflichen Wertesystems widerspiegeln (Hahnen, 2020).

Der Einfluss von Bildungstheorien erstreckt sich dementsprechend sowohl auf das schulische Lernsetting durch den Einfluss auf die Gestaltung von Bildung als auch auf den praktischen Ausbildungsteil innerhalb des Berufsfeldes insofern, dass das berufliche Selbstverständnis und damit berufsbezogene Werte und Haltungen, die den Lernenden durch die Lehrenden und Praxisanleitenden mehr oder minder vorgelebt werden, einen direkten Einfluss auf die Reflexion der beruflichen Handlungssituationen und die daraus resultierende berufliche Erfahrung haben. Entscheidend ist dabei, dass es eine Identifikationsgrundlage für die Lehrenden in der Schule, die Praxisanleitenden im Rahmen der praktischen Tätigkeit sowie für die Lernenden gibt, welche die Werte und Haltungen als einen übergeordneten Rahmen darstellt. Dies kann beispielhaft ein schulisches Leitbild sein, was ggf. auch durch Bildungstheorien oder eine Wertevorstellung (z. B. ein christliches Weltbild) geprägt ist (Hahnen, 2020). Entscheidend ist, dass sich die Institutionen mit dem entsprechenden Hintergrund auseinandersetzen und der Geist des eigenen institutionellen Berufs- und Bildungsverständnisses für die Lehrenden und Lernenden zu jeder Zeit des Bildungsprozesses erfahrbar ist, statt nur als ausformuliertes Abbild ausgehängt zu werden.

Die Bedeutung der Allgemeinen Didaktik

Selbstredend ist auch ein berufsfelddidaktisches Konzept stets bezogen auf allgemeindidaktische Grundsätze und Annahmen (Jank & Meyer, 2014). Deshalb ist die Allgemeine Didaktik ebenfalls ein zentraler Begriff des didaktischen Konzeptes, sowohl für die Ausbildung im schulischen Setting als auch für die praktische Ausbildung. Dabei geht es jedoch nicht ausschließlich um den Zugang zu einzelnen Lehr-Lernsituationen. Vielmehr geht es darum, allgemeindidaktische Grundsätze und Prinzipien systemisch in die Konzeption zu integrieren (Hahnen, 2020).

Beispielsweise ist die didaktische Analyse zur Gestaltung von Lehr-Lernsituationen im Hinblick auf die Organisationsformen und die Methodik stets von allgemeingültiger Didaktik beeinflusst (Hahnen, 2020). So ist die individuelle didaktische Ausrichtung der jeweiligen Bildungsinstitution, sofern diese im Sinne eines pädagogischen Leitbildes fixiert wurde, in das Konzept integrierbar. Gleiches gilt für den praktischen Ausbildungsbereich, indem beispielsweise die Einsatzmöglichkeiten der Lernenden in der Praxis, die Praxisanleitung und Praxisbegleitung an die Allgemeine Didaktik ausgerichtet sind, welche konkret auf die Anwendung innerhalb des Berufsfeldes fokussiert wurde (Hahnen, 2020).

Eine besondere Bedeutung kommt dabei der Aufgabe und der Funktion der Lehrenden zu, sowohl in der theoretischen als auch in der praktischen Ausbildung (hier nehmen die Praxisanleitenden eine Schlüsselrolle ein). Viel relevanter als das fachbezogene Wissen der Lehrenden ist daher das didaktische Geschick, das sie einsetzen. Dieses äußert sich vor allem in der Klarheit der Lehre, ihrer Glaubwürdigkeit sowie ihrer Fähigkeit, die Beziehungen zu den Lernenden zu gestalten (Hattie, 2009).

Didaktische Meilensteine

Um die progressive Entwicklung einer beruflichen Handlungskompetenz zu ermöglichen und die schulische sowie die praktische Ausbildung daran auszurichten, ist es wertvoll, didaktische Meilensteine in das Gesamtkonzept eines Ausbildungsganges zu integrieren (Hahnen, 2020). Die didaktischen Meilensteine des Modells der prozesstransformativen Notfalldidaktik sind dabei angelehnt an das Konzept der Schlüsselqualifikationen aus der kritisch-konstruktiven Didaktik nach Wolfgang Klafki (2007).

Schlüsselqualifikationen in der Notfallversorgung

Schlüsselqualifikationen für die Tätigkeit in der prähospitalen Notfallversorgung sind in einem ähnlichen Kontext bereits von Karutz (2011a) erörtert worden. Sie stellen nach seiner Auffassung Eigenschaften dar, welche das Rettungsdienstpersonal im Rahmen der Kompetenzentwicklung erlangen sollte (Karutz,

2011a), und sind damit sehr eng an die Definition Klafkis angegliedert. Im Kontext des hier dargestellten Modells der prozesstransformativen Notfalldidaktik, das diese Idee weiterentwickelt, beziehen sie sich jedoch konkreter auf die Anbahnung von Subkompetenzen der beruflichen Arbeitsprozesse von Notfallsanitätern und weniger auf Eigenschaften im Rahmen der Allgemeinbildung (Hahnen, 2020) – wohlwissend, dass eine gewisse Prägung dessen innerhalb der beruflichen Bildung durchaus gewollt ist. Vielmehr sind die didaktischen Meilensteine hilfreich, um die Schlüsselqualifikationen, welche die Tätigkeit im Berufsfeld Rettungsdienst kennzeichnen (Karutz, 2011a; Klafki, 2007), aus der curricularen Ebene konkret auf die Gestaltung einer Berufsausbildung zu übertragen (Hahnen, 2020).

Die didaktischen Meilensteine sind sowohl im Rahmen der pädagogischen Diagnostik als Evaluationsinstrument für den Stand der Kompetenzentwicklung als auch als normative Planungshilfe für die schulischen und praktischen Ausbildungsanteile zu betrachten (Hahnen, 2020). Weiterhin dienen sie der Verdeutlichung der anzubahnenden Kompetenzen und Lernziele einzelner Lehr-Lernsituationen gegenüber den Lernenden im schulischen und praktischen Bereich sowie der Transparenz entsprechender Kriterien (Hahnen, 2020; Hattie, 2009).

Selbstständige Übernahme verantwortlicher Tätigkeiten

Didaktische Meilensteine sind abhängig vom Bildungs- und Berufsverständnis bzw. vom Leitbild der Bildungseinrichtung sowie dessen affektiver und funktionalistischer Perspektive (Hahnen, 2020). Die didaktischen Meilensteine können z. B. auf die Aufgaben der Lernenden im Rahmen der praktischen Ausbildung bezogen sein. So sollen die Lernenden bereits im Rahmen ihrer dreijährigen Berufsausbildung verantwortliche Tätigkeiten übernehmen, um das hohe Maß an Kompetenzen im Bereich der Selbstständigkeit zu erreichen, das vom Notfallsanitäter gefordert ist (Hahnen & Karutz, 2018). Dadurch, dass die Lernenden schrittweise mehr Verantwortung übernehmen, können sie sukzessive an das Treffen von Entscheidungen herangeführt werden.

Eine Fehlinterpretation dessen ist in jedem Fall, dass die Lernenden gleich von Beginn ihrer Ausbildung ohne vorherige Anleitung alle Aufgaben des Notfallsanitäters übernehmen sollen und damit sprichwörtlich „in das kalte Wasser geworfen" werden. Eher gegenteilig müssen die relevanten Tätigkeitsmerkmale im schulischen und praktischen Ausbildungsbereich im Vorfeld definiert und im Sinne eines spiralcurricularen Aufbaus der praktischen Ausbildung in eine sinnvolle Reihenfolge gebracht werden (➤ Abb. 2.11).

Zusätzlich erhalten die Lernenden durch die zunehmend eigenverantworteten Aufgaben permanent eine formative Evaluation ihrer Tätigkeit, was u. a. von Hattie (2009) genauso wie das selbstständige Lösen von Problemen als wichtiger Faktor für die Kompetenzentwicklung beschrieben wird. Gleiches gilt für die Selbsteinschätzung des eigenen Leistungsniveaus, was gemäß dem von Hattie

Ausbildungsjahr	Formeller Einsatz des Lernenden	Rolle des Praxisanleiters	Tätigkeiten des Lernenden	Primär geförderte Kompetenzbereiche
1	Krankentransport und Notfallrettung: „3. Mann"	Transportführer, weist an	beobachtet, führt aus, assistiert	Sozialkompetenz, Wissen, Fertigkeiten
2	Notfallrettung: Fahrer des RTW („2. Mann")	Transportführer, stimmt sich ab	bewertet, übernimmt eigene Aufgaben, verantwortet	Fertigkeiten, Selbstständigkeit
3	Notfallrettung: Transportführer (offiziell „3. Mann")	Supervisor, unterstützt die Reflexion	analysiert, entscheidet, verantwortet, delegiert	Selbstständigkeit, Sozialkompetenz

Abb. 2.11 Mögliche zeitliche Struktur der Notfallsanitäter-Ausbildung [M1464, L143].

(2009) aufgestellten Ranking in Bezug auf den Impact von Faktoren, die Lernprozesse beeinflussen, den ersten Platz belegt. Durch die zunehmend verantwortlichen Tätigkeiten im Laufe der Ausbildung wird den Lernenden die Möglichkeit gegeben, regelmäßig zu erkennen, ob ihre Kompetenzen für die Bewältigung der ihnen übertragenen selbstständigen Tätigkeiten bereits angemessen ist und damit ihr persönliches Leistungsniveau gemessen an den didaktischen Meilensteinen entsprechend adäquat ausgelegt ist.

Äquivalenzprüfungen

Auch Äquivalente bzw. Äquivalenzprüfungen, die eine Vergleichbarkeit mit anderen Qualifikationen, z. B. der des Rettungssanitäters, ermöglichen, können als didaktische Meilensteine verankert werden. Gleiches gilt für den Abschluss eines bestimmten Ausbildungsabschnittes, wie z. B. die in den Rahmenlehrplänen verankerten Lernfelder. Wichtig ist in diesem Zusammenhang: Das Ablegen der Prüfung zum Rettungssanitäter, sozusagen als Zwischenqualifikation, kann einen pädagogischen und vor allem didaktischen Mehrwert bieten. So entsteht durch die Rettungssanitäter-Qualifikation die Möglichkeit, die oben beschriebenen verantwortlichen Tätigkeiten noch konsequenter durchzuführen, z. B. durch die Übernahme der Fahrerfunktion des RTW in einem bestimmten Ausbildungsabschnitt. Dies fördert wiederum die Selbstwirksamkeitserwartung der Lernenden. Durch ihre produktive Rolle innerhalb des Teams nehmen sie ihre Aufgaben und Tätigkeiten im täglichen Dienst als eine durch sie selbst beeinflussbare Größe wahr (Hahnen, 2020).

Weitere didaktische Meilensteine können je nach individueller Konzeption der Bildungseinrichtung und deren bildungstheoretischer Ausrichtung in das didaktische Modell einfließen. Insbesondere auf curricularer Ebene gibt es dort Ansatzpunkte, die vor allem in einem spiralcurricularen Ansatz sichtbar werden. So kann beispielsweise die Kompetenzentwicklung für einen medizinischen Tätigkeitsbereich anhand unterschiedlicher Meilensteine dargestellt werden. Anhand der beschriebenen Inhalte bzw. Subkompetenzen lassen sich wiederum die praktischen Tätigkeiten nach dem jeweiligen Ausbildungsstand bzw. den didaktischen Meilensteinen für die praktische Ausbildung ableiten.

Grundqualifikation als das Fundament der Kompetenzentwicklung

Wie bereits beschrieben wird im Rahmen der prozesstransformativen Notfalldidaktik davon ausgegangen, dass die im schulischen Setting entwickelten Impulse in den praktischen Lernorten durch die Lernenden reflektiert werden. Damit wird eine berufliche Erfahrung ermöglicht, auf der wiederum anschließende schulische Lehr-Lernsituationen mit steigendem Abstraktionsniveau anhand der bis dato entwickelten beruflichen Handlungskompetenz entwickelt werden können.

Um in der Lage zu sein, Inhalte der schulischen Ausbildung zu reflektieren, benötigen die Lernenden innerhalb des ersten Ausbildungsabschnittes eine grundlegende Qualifikation. In diesem Ausbildungsabschnitt werden alle für das Berufsfeld relevanten Aspekte auf einem niedrigen Abstraktionsniveau aufgegriffen. Damit wird eine grundlegende Basis für die Reflexion der praktischen Tätigkeit innerhalb des Berufsfeldes gelegt, aus der sich berufliche Erfahrungen ableiten lassen. Anschließend werden in verschiedenen Lernfeldern alle für das Berufsfeld relevanten Aspekte erneut aufgegriffen und mithilfe der beruflichen Erfahrungen auf ein höheres Abstraktionsniveau gehoben, um die Handlungskompetenz sukzessive spiralförmig weiterzuentwickeln. Die Grundqualifikation ist damit der Startpunkt für das dargestellte kreis- bzw. spiralförmige Modell (Hahnen, 2020).

Die medizinischen Notfallbilder und realen Einsatzsituationen, die die Lernenden im Rahmen ihrer praktischen Ausbildung in den realen Rettungsdiensteinsätzen erwarten, sind weder qualitativ noch quantitativ planbar (Hahnen, 2020). Gleichzeitig sind Notfallsituationen aus medizinisch-fachlicher und emotionaler Perspektive komplex (Karutz, 2011b). Sie erfordern die absolute Handlungskompetenz des Rettungsdienstpersonals.

Notfallsituationen, in denen es nicht selten um das Abwenden von lebensbedrohlichen Zuständen geht, sind demnach keine Gelegenheiten für experimentelles Forschen (Scheinichen & Runggaldier,

2011). Daher benötigt die Entwicklung und der praktische Einsatz der Lernenden zumindest eine gewisse theoretische Basis in Form der benannten Grundqualifikation. Das ist auch wichtig, damit sie sich innerhalb des Berufsfeldes und der konkreten Einsatzsituationen überhaupt zurechtfinden und als Teil des Teams dem jeweiligen Auftrag gerecht werden können. Gleichzeitig lassen sich fehlgeleitete konstruktivistische Entwicklungen, die aufgrund einer mangelnden Lernunterstützung zu Beginn der Ausbildung entstehen können, vorbeugen (Hahnen, 2020).

Noch wesentlicher als die Herstellung der Aktionsfähigkeit im Rahmen der Mitwirkung bei der Versorgung von Notfallpatienten ist die Grundqualifikation jedoch, um den Lernenden in jeder Einsatzsituation die Möglichkeit zur Bildung beruflicher Erfahrungen im Sinne des transformativen Lernens zu ermöglichen. Nur dadurch, dass in einem frühen Ausbildungsstadium bereits alle relevanten Aspekte des Berufsfeldes auf einem niedrigen Abstraktionsniveau vermittelt werden, können die Lernenden diese im Rahmen ihrer praktischen Tätigkeit wiedererkennen bzw. praktisch erlebte berufsfeldrelevante Tätigkeiten mit den theoretischen Impulsen verknüpfen, diese reflektieren und ihre Grundannahmen zum Kompetenzgewinn dadurch verändern (Mezirow, 1997).

Wenn man sich in die fiktive Annahme hineinversetzt, dass innerhalb der ersten schulischen Ausbildungsphase nur kardiovaskuläre Notfallsituationen mit allen berufsfeldrelevanten Dimensionen, wie z. B. die entsprechende Diagnostik und Therapie, vermittelt würden, könnten die Lernenden voraussichtlich einen Patienten mit akutem Myokardinfarkt bereits während ihrer ersten praktischen Ausbildungsphase lege artis versorgen. Auch ein Erkenntnis- und Kompetenzzuwachs im Sinne des transformativen Lernens erscheint in diesem Teilbereich des Berufsfeldes möglich. Sofern jedoch die Lernenden in einem anderen Teilbereich, wie z. B. der Versorgung von Patienten in einem neurologischen Notfall, tätig werden, ist diese Einsatzsituation als Lernsituation ungeeignet. Es fehlt schlichtweg das Fundament für eine konstruktivistische Kompetenzentwicklung im Rahmen des transformativen Lernens (Mezirow, 1997). Die erlebte Einsatzsituation kann anhand einer Vorannahme reflektiert werden und ist damit auch als Erfahrung aus der praktischen Ausbildung ohne Wert.

2.3.4 Didaktische Gestaltung in schulischen Lernsettings

Im Rahmen der berufsdidaktischen Gestaltung am schulischen Lernort ist vor allem die Entwicklung von handlungsorientierten Lernsituationen durch eine detaillierte didaktische Analyse explizit wichtig, die die Bezugspunkte des Unterrichts und die beruflichen Prozesse der Lernenden ergründet. Lernsituationen stellen im Sinne der exemplarischen Bedeutung im Rahmen der didaktischen Analyse nach Klafki (1964) einen allgemeinen Sachverhalt dar, welcher deduziert werden kann. Als Extrakt des schulischen Curriculums und im Kontext der praktischen Erfahrung, welche die Lernenden mitbringen, werden diese auf der Makro-, Meso- und Mikroebene im Sinne der didaktischen Analyse so aufbereitet, dass sie als Grundlage für eine oder mehrere Lehr-Lernsituationen dienen können (Hahnen, 2020).

Entwicklung des schulischen Curriculums und Gestaltung der Lerneinheiten

Das Curriculum der berufsschulischen Ausbildung definiert die inhaltliche Dimension der beruflichen Bildung, angelehnt an die ggf. bestehenden normativen Vorgaben, wie z. B. den vorgegebenen Rahmenlehrplänen und verbindet sie idealerweise mit entsprechenden pädagogischen Gesichtspunkten (Hahnen, 2020). Um auch hier eine kontinuierliche, an die jeweilige Ausbildungszeit adaptierte Kompetenzentwicklung sicherzustellen, müssen die verschiedenen thematischen Schwerpunkte des Berufsfeldes im Sinne eines spiralcurricularen Aufbaus in verschiedenen Entwicklungsstadien aufgegriffen und durch die Verknüpfung mit der beruflichen Erfahrung sowie jeweils neuer Perspektiven auf die Inhaltsdimension deduziert werden (Hahnen, 2020). Die Inhaltsdimension kann dabei in diverse modulartige Lerneinheiten mit unterschiedlicher zeitlicher Dauer und Komplexität aufgeteilt werden.

Für jede dieser Lerneinheiten muss im Curriculum der Bildungseinrichtung jeweils eine Zielformulierung für die Fachkompetenzen (Wissen und Fertigkeiten) sowie die personalen Kompetenzen (Sozialkompetenz und Selbstständigkeit) festgelegt sein (Bundesministerium für Bildung und Forschung, 2013). Weiterhin muss der Unterrichtsgestaltung durch die Lehrenden anhand der detaillierten didaktischen Analyse ein gewisser Freiraum zur Anpassung der Konzeption an die jeweilige Lerngruppe und die persönlichen Voraussetzungen der Lehrenden gewährt werden. Das Ziel der beruflichen Bildung ist auch in der rettungsdienstlichen Bildung kein programmierter Unterricht, sondern eine individuelle Förderung der lernenden Individuen (Hahnen, 2020).

Die Entwicklung des schulischen Curriculums inklusive der Gestaltung der Lerneinheiten und Lernsituationen muss jeweils durch die Bildungseinrichtung und geprägt durch deren Leitbild erfolgen. Gleichsam ist eine stetige Evaluation der curricularen Arbeit ein wesentliches Tätigkeitsmerkmal der Bildungseinrichtung (Grunau & Unger, 2011), um die notwendige Orientierung am aktuellen Stand der Wissenschaft (Hahnen, 2018) des Berufsfeldes sicherzustellen.

Bedeutung der didaktischen Analyse

Der didaktischen Analyse kommt innerhalb des Konzeptes der prozesstransformativen Notfalldidaktik eine besondere Bedeutung zu. Sie greift die Lernsituationen und Lerneinheiten des schulischen Curriculums auf und transferiert sie zu den einzelnen Lehr-Lernsituationen. Im Rahmen dessen wird die Lernsituation durch verschiedene Faktoren auf der Makro-, Meso- und Mikroebene beeinflusst (Hahnen, 2020). Dies bedeutet im Umkehrschluss jedoch nicht, dass die inhaltliche Dimension in ihre Einzelteile zerlegt werden soll. Vielmehr geht es um eine didaktische Interpretation und Strukturierung (Jank & Meyer, 2014).

Makroebene

Auf der Makroebene der didaktischen Analyse werden insbesondere die Lehrplanentwicklung und -gestaltung einbezogen (Sloane, 2001). Die normativen Vorgaben der rettungsdienstlichen Bildung, wie z. B. die Rahmenlehrpläne der Notfallsanitäter-Ausbildung in den verschiedenen Bundesländern oder die Themenbereiche der Ausbildungs- und Prüfungsverordnung (NotSan-APrV, 2016), beeinflussen die sich daraus entwickelnden Lernsituationen in einem erheblichen Umfang. Sie bedingen, inwiefern die inhaltliche Dimension präzisiert und eine handlungslogische Struktur hergestellt wird oder auf Ebene der jeweiligen Bildungseinrichtung noch hergestellt werden muss (Hahnen, 2020). Gleichzeitig erfolgt auf der Makroebene die Legitimation des Bildungsinhaltes (Karutz, 2011a) sowie eine erste didaktische Reduktion.

Die didaktische Analyse wird dabei vor allem durch die Bezugsdisziplinen des Berufsfeldes beeinflusst, welche die beruflichen Bildungsinhalte bestimmen (Hahnen & Karutz, 2018). Bei einem Tätigkeitsfeld wie dem Rettungsdienst ist jedoch gerade dabei die Reduktion der Inhalte aus den Haupt- und Bezugsdisziplinen anhand der Arbeitsprozesse von besonderer Bedeutung. Der Bildungsinhalt wird nicht aufgrund der wissenschaftlichen Fachsystematik, sondern anhand der Auseinandersetzung mit den beruflichen Handlungssituationen erschlossen. Das Berufsfeld beeinflusst also an dieser Stelle durch seine besonderen Bedingungen die inhaltliche Präzisierung bzw. die inhaltliche Reduktion auf die für die Tätigkeit im Berufsfeld notwendigen Merkmale (Hahnen, 2020). Im Vergleich zu den anerkannten Beschreibungen von Klafki (1964) zur didaktischen Analyse als Kern der Unterrichtsvorbereitung lässt sich die didaktische Analyse auf der Makroebene an dieser Stelle mit der Frage nach der Gegenwartsbedeutung für die Lernenden vergleichen (Hahnen, 2020).

Mesoebene

Auf der Mesoebene bezieht sich die didaktische Analyse primär auf die Schulorganisation und die jeweilige curriculare sowie lehrplanorganisatorische Ausgestaltung der Lehr- und Lernprozesse (Karutz, 2011a). Gleichzeitig bezieht sich die Analyse auf der Mesoebene auf die Rahmenbedingen der Bildungseinrichtungen sowohl hinsichtlich ihrer Ressourcen als auch hinsichtlich der bildungstheoretischen Ausrichtung (Sloane, 2001). In diesem Zusammenhang kommt den Bildungstheorien (➤ Kap. 2.3.3) eine besondere Bedeutung zu. Die affektive Ausrichtung der jeweiligen Bildungseinrichtung, das schulische Leitbild, das Bildungsverständnis der Einrichtung sowie soziodemografische Faktoren beeinflussen die didaktische Gestaltung auf der Mesoebene essenziell. Die didaktische Gestaltung von Lern- sowie Lehr-Lernsituationen steht dazu in einer konkreten Abhängigkeit (Hahnen, 2020). Das formative Lernen, welches *„die Sozialisierung der Lernenden in Bezug auf bestimmte Werte, an deren Ende verantwortlich handelnde Professionsangehörige stehen“* (Frenk et al., 2010, S. 7) nimmt dementsprechend einen hohen Stellenwert ein.

Damit einhergehend wird auch deutlich, dass im Rahmen der rettungsdienstlichen Bildung die Förderung der jeweiligen Individuen im Mittelpunkt des didaktischen Handelns steht. Deshalb liegt der Fokus auf den beruflichen Schlüsselqualifikationen, die beispielsweise durch didaktische Meilensteine repräsentiert sein können. Persönlichkeitsbildende Aspekte und Möglichkeiten zum Perspektivwechsel sollten daher in die didaktische Gestaltung einfließen. Um dies zu realisieren ist die Einbindung von originalen Begegnungen besonders wichtig, z. B. mit Experten als Gastdozenten oder mittels Exkursionen in die Lehrplanorganisation (Hahnen & Karutz, 2023).

So kann beispielsweise der Dialog mit Menschen, die einen Herz-Kreislaufstillstand erlitten haben und erfolgreich reanimiert wurden, die sinnhafte Bedeutung der Reanimation als Bildungsinhalt im beruflichen Kontext der Lernenden verdeutlichen und das Selbstverständnis für den Beruf prägen. Das Gleiche gilt für die Begegnungen mit langzeiterfahrenen Kollegen und Angehörigen anderer Gesundheitsberufe, die ihre Perspektiven auf das Berufsfeld des Rettungsdienstes darstellen. Gleichwohl soll es in diesem Zusammenhang nicht zur unreflektierten Übernahme ihrer Sicht- oder Verhaltensweisen gehen, sondern um die Bildung einer reflektierten Persönlichkeit in Bezug auf das Berufsfeld (Hahnen & Karutz, 2023). Im Sinne von Klafki (1964) ist hier eine Analogie zur Zukunftsbedeutung des Inhaltes für die Lernenden herstellbar. Zudem geschieht auf der Mesoebene eine Adaption des Bildungsinhaltes zur Niveaustufe des aktuellen Ausbildungszeitpunkts im Abgleich zu dem, was im Sinne einer beruflichen Handlungskompetenz erreicht werden soll (Hahnen, 2020).

Mikroebene

Auf der Mikroebene der didaktischen Analyse werden die konkreten Bedingungen zur Durchführung einzelner Lehr-Lernsituationen erfasst (Karutz, 2011a), um die Eigenschaften der in der Lernsituation enthaltenen Arbeitsprozesse im Rettungsdienst, ausgerichtet an die Zielgruppe in der beruflichen Bildung, entsprechend zu arrangieren (Sloane, 2001). In diesem Zusammenhang werden die Lernvoraussetzungen der Lernenden analysiert, sodass die individuellen Bildungsvoraussetzungen sowie weitere Faktoren, wie z. B. das Sozialgefüge innerhalb der Lerngruppe, bei der didaktischen Modellierung berücksichtigt werden können (Hahnen, 2020). In diesem Zusammenhang soll auch die eigene Reflexion durch die Lernenden, die einen hohen Einfluss auf den Lernprozess hat, gefördert werden (Hattie, 2009).

Weiterhin bedient sich die didaktische Analyse auf der Mikroebene allgemeindidaktischen Prinzipien, sodass eine angemessene Auswahl von Unterrichtsmethodik und Organisationsformen stattfinden kann. Durch die Berücksichtigung von den oben dargestellten Grundannahmen (➤ Kap. 2.3.3) sind in diesem Kontext Methoden und Sozialformen zu bevorzugen, die die Lernenden aktivieren und den rettungsdienstlichen Bezug herstellen. Dementsprechend sollten Planspiele, szenarienbasiertes Lernen, Projektarbeiten etc. fest in der didaktischen Vorgehensweise verankert sein (Hahnen & Karutz, 2023).

Gleichwohl hat die lehrendenzentrierte Methodik, z. B. um als Impulsgeber zu agieren, ihre Berechtigung. So haben beispielsweise Unterrichtsgespräche, die die Lernenden kognitiv anregen, einen hohen positiven Einfluss auf den Lernerfolg (Hattie, 2009). Es werden an dieser Stelle die Besonderheiten und der jeweilige Berufsfeldbezug des Inhaltes herausgearbeitet, an denen die Struktur für die jeweilige Zielgruppe erschlossen werden kann. Die didaktische Analyse auf der Mikroebene beantwortet im Sinne von Klafki (2007) die Frage nach der Zugänglichkeit des Bildungsinhaltes (Hahnen, 2020).

2.3.5 Didaktische Gestaltung in praktischen Lernsettings

Praxisanleiter haben entscheidende Bedeutung

Im Rahmen der praktischen Ausbildung auf der Rettungswache und in den Kliniken kommt den Praxisanleitenden eine Schlüsselrolle im Rahmen der Kompetenzentwicklung zu, da sie die Lernenden während ihrer praktischen Tätigkeit dauerhaft begleiten (Hahnen, 2020). Die Erfahrung für sich genommen bedingt jedoch noch keinen Kompetenzgewinn bzw. keine Kompetenzentwicklung. Diese entsteht erst durch

- eine kritische Reflexion der realen Einsatzsituation im Kontext der schulischen Ausbildungsinhalte,
- den bisherigen Erfahrungen,
- den situativen Einsatzbedingungen und
- dem beruflichen Selbstverständnis.

Der Praxisanleiter unterstützt die Lernenden im Rahmen der Reflexion und kann dabei als wichtige Bezugsperson entscheidende Impulse setzen. Dies gilt insbesondere für die Entwicklung im Bereich der Sozialkompetenz, indem durch den Praxisanleiter affektive Impulse hinsichtlich des beruflichen Selbstverständnisses, ethischer Einstellungen und moralischer Werte gesetzt werden.

Zur den Grundannahmen der prozesstransformativen Notfalldidaktik zählt u. a., dass die Ausbildung auf der Rettungswache und in der Klinik zur Entwicklung einer beruflichen Handlungskompetenz den gleichen Stellenwert erfährt wie die schulische Ausbildung. Wie bereits beschrieben, wird der Impuls aus dem theoretischen Lernort auf den praktischen Lernort im Sinne eines transformativen Lernprozesses (Frenk et al., 2010) übertragen. Durch Deduktion innerhalb der beruflichen Tätigkeit kann wiederum eine berufliche Erfahrung als Basis für den weiteren Kompetenzerwerb entwickelt werden. Dieser Prozess wird durch verschiedene Faktoren beeinflusst.

Auch im Rahmen der praktischen Anleitung spielt die Allgemeine Didaktik eine große Rolle, da die Auswahl einer geeigneten Variante der praktischen Anleitung den Lernprozess beeinflusst. Dass sich z. B. die direkte Instruktion als methodisches Vorgehen positiv auf den Lernerfolg auswirkt, wurde u. a. von Hattie (2009) beschrieben. Er untersuchte zwar vor allem die Anwendung im schulischen Setting, dies ist jedoch auch auf den praktischen Lernort übertragbar.

Weiterhin wird die kritische Reflexion auch durch die Praxisbegleitung unterstützt, die ein wichtiges Instrument für die Verknüpfung der Lernorte darstellt. Darüber sollen die Lernenden regelmäßig ein Feedback zu ihrer Tätigkeit und ihrem Lernprozess erhalten. Das Feedback wiederum fördert die kritische Reflexion der schulischen Impulse sowie des Einsatzgeschehens und trägt zu einer positiven Kompetenzentwicklung bei (Hattie, 2009).

Sozialisation innerhalb des Berufsfeldes

Das Lernen in praktischen Settings wird auch durch die berufspraktische Perspektive der Lehrenden, in diesem Fall der Praxisanleitenden, und des Lernenden auf Bildung und das Berufsfeld Rettungsdienst enorm beeinflusst. So macht es einen Unterschied, wie Praxisanleitende sowie die Belegschaft auf der Rettungswache ihre berufliche Situation wahrnehmen, ihr Handeln anhand von Werten und Prinzipien ausrichten und den Lernenden dementsprechend ein berufliches Selbstverständnis vorleben. Zum einen können die Lernenden im Rahmen einer Anleitungssituation von den Praxisanleitenden in ihrer kritischen Reflexion bewusst gelenkt werden. Zum anderen findet innerhalb des Berufsfeldes auch eine gewisse Sozialisation statt, die vor allem durch die Bezugspersonen der Lernenden stark beeinflusst wird. Insbesondere für die Entwicklung von Sozialkompetenzen spielt die Anlehnung der Ausbildung an ausgewählte Aspekte allgemeiner Bildungstheorien und die Entwicklung eines beruflichen Selbstverständnisses eine entscheidende Rolle (Hahnen, 2020).

Nicht zuletzt wird die kritische Reflexion der Einsatzerfahrungen und der Impulse aus dem schulischen Lernort auch durch das Berufsfeld als solches bedingt. Rettungsdiensteinsätze sind von einer Vielzahl von Variablen und Faktoren abhängig. Dabei gleicht kein Einsatz dem anderen und der berufliche Arbeitsprozess ist damit immer von den situativen Einsatzbedingungen abhängig. Je mehr Unterschiede die Lernenden in Bezug auf die situativen Einsatzbedingungen im Rahmen ihrer Ausbildung kennenlernen, desto bedeutender wird es, diese kritisch zu reflektieren.

Auch die gesellschaftlichen Rahmenbedingungen beeinflussen die Entwicklung der rettungsdienstlichen Erfahrung der Lernenden. Schließlich kommen die Lernenden bei ihren praktischen Einsätzen mit allen gesellschaftlichen Milieus und verschiedenen Kulturen in Berührung. Dies erfordert ein hohes Maß an interkultureller Kompetenz und die Fähigkeit, sozial verantwortlich zu agieren. Weiterhin müssen sich diese Fähigkeiten im Rahmen der Berufspraxis entwickeln. Letztlich sind es die Begegnungen mit unterschiedlichsten Menschen wie Notfallpatienten, Angehörigen, Kollegen und anderen Berufsgruppen etc., die die Lernenden entweder bewusst oder auch unbewusst prägen und die kritische Reflexion und damit die Ausbildung einer rettungsdienstlichen Erfahrung initiieren (Hahnen, 2020).

2.3.6 Implikationen für die Praxis

Im Rahmen einer zeitgemäßen beruflichen Bildung im Rettungsdienst darf die Entwicklung beruflicher Handlungskompetenz nicht dem Zufall überlassen werden, in Bezug auf:

- die Handlungsschritte der Lehrenden in Theorie und Praxis,
- die Auswahl des Bildungsinhaltes,
- die Entfaltungsmöglichkeiten der Lernenden sowie
- das berufliche Selbstverständnis einzelner an der Bildung beteiligter Personen.

Gleichzeitig müssen didaktische Konzeptionen für die rettungsdienstliche Bildung einen gewissen Spielraum für die affektive Ausrichtung der Bildungseinrichtung, deren Bildungsverständnis und für die Individualität der Lerngruppen ermöglichen.

ZUSAMMENFASSUNG

Prozesstransformative Notfalldidaktik

Das Konzept der prozesstransformativen Notfalldidaktik gibt einen Rahmen zur Gestaltung des rettungsdienstlichen Bildungsangebotes vor, ohne dabei die vorherrschende Heterogenität des beruflichen Bildungssystems im Rettungsdienst außer Acht zu lassen. Es vereint allgemeindidaktische Prinzipien mit den Spezifika des Berufsfeldes Rettungsdienst. Dabei stützt es sich vor allem auf die besondere Eignung transformativer Lernformen für die berufliche Bildung im Gesundheitswesen. Gleichwohl muss in diesem Zusammenhang konstatiert werden, dass es enorm auf die kritische Reflexion der Lernenden ausgelegt ist, die dazu ermutigt und angeregt werden sollten. Den Praxisanleiteden kommt daher eine besondere Bedeutung zu. Deshalb müssen sie eng in die berufsbildenden Konzepte einbezogen werden.

Der konstruktivistische Ansatz der prozesstransformativen Notfalldidaktik impliziert jedoch auch, dass sich konträre Bildungs- und Berufsverständnisse kaum mit diesem Ansatz in Einklang bringen lassen. Die Umsetzung des didaktischen Konzeptes obliegt nicht ausschließlich den Lehrenden im schulischen Ausbildungssetting. Vielmehr kommt es auf eine Umsetzung auf der Ebene der Schul- und der Organisationsentwicklung an, weshalb es notwendig ist, die entsprechenden Ressourcen für eine angemessene Unterrichts- und Personalentwicklung bereitzustellen. Dabei ist zu bedenken, dass die Evolution einer beruflichen Didaktik ein Teil der Professionsentwicklung sein kann, wie es bereits in anderen Berufssparten – hier lohnt ein Blick zu den Pflegeberufen – der Fall gewesen ist.

Lernenden in der rettungsdienstlichen Bildung sollte eine schrittweise Kompetenzentwicklung im Sinne eines spiralcurricularen Aufbaus ermöglicht werden, der sowohl für die theoretischen als auch für die praktischen Ausbildungssettings umgesetzt sein muss. Diese dürfen nicht losgelöst voneinander betrachtet werden. Dabei ist es wesentlich, dass die Lernenden durch eine Grundqualifikation, die alle Aspekte der inhaltlichen Dimensionierung des Berufsfeldes Rettungsdienst aufgreift, die Möglichkeit erhalten, jede Einsatzsituation als reflektierbare Lernsituation wahrzunehmen und für ihren Bildungsprozess nutzbar zu machen. Die Kompetenzentwicklung der Lernenden kann mithilfe von didaktischen Meilensteinen messbar gemacht und mit fixierten Subkompetenzen schrittweise gefördert werden.

2.4 Handlungsorientierte Rettungsdienstdidaktik: Strukturmomente einer kompetenzorientierten Unterrichtsplanung

Rebekka Mangelsdorf

Mit dem Gesetz über den Beruf der Notfallsanitäterin und des Notfallsanitäters (Notfallsanitätergesetz – NotSanG, 2013) wird der Rettungsdienst an die sich rasant verändernden Rahmenbedingungen angepasst. Dazu gehören vor allem die demografische Veränderung, der Fachkräftemangel sowie die veränderten Regelungen im Bereich der Aus-, Fort- und Weiterbildung. Vor allem Letztere erfordern qualifiziertes Lehrpersonal, das die Anforderungen verstehen und den Lernenden das Lernen ermöglichen muss. Um diese Aufgaben zu bewältigen, werden Hilfestellungen in Form von didaktischem Wissen und Können benötigt. Einen wichtigen Beitrag hierfür leisten didaktische Modelle, die ein Grundgerüst darstellen, anhand derer Lehrpersonen Lernsituationen und Unterrichte vorbereiten und gestalten können. Diese Modelle bedürfen u. a. einer Einbettung in Theorien aus den Erziehungswissenschaften und anderen Bezugswissenschaften, z. B. der Neurowissenschaft oder der Psychologie. Didaktische Modelle werden entweder im Rahmen der Allgemeinen Didaktiken oder der Fach- und Berufsfelddidaktiken konstruiert. Hinzu müssen zusätzlich fachliche und rechtliche Rahmenbedingungen berücksichtigt werden, um den Spezifikationen des Rettungsdienstes gerecht zu werden.

Vielerorts herrscht die Annahme, dass die Gesundheits- und Sozialberufe, wie die Pflegefachberufe und der Rettungsdienst, aufgrund der Komplexität des jeweiligen Berufsfeldes und der Unvereinbarkeit mit anderen Didaktiken eine eigenständige Berufsfelddidaktik benötigen (Hahnen & Karutz, 2018, 2023; Karutz et al., 2004). Jedoch bieten die Allgemeinen Didaktiken genügend Grundlagen, um ein Instrument zu erstellen, mit dessen Hilfe Lehrkräfte aller Professionen ihre Tätigkeit ausüben können (Mangelsdorf, 2020; Prescher, 2022). Wie es schon bei Zierer und Kiel heißt: „Die Allgemeine Didaktik ist tot! Es lebe die Allgemeine Didaktik!“ (Kiel & Zierer, 2011).

Die Allgemeine Didaktik befasst sich mit den grundlegenden Prinzipien und Methoden der Unterrichtsgestaltung und -organisation. Ihr Ziel ist es, allgemeine Prinzipien zu entwickeln, die für die Planung, Durchführung und Evaluation von Unterricht in verschiedenen Kontexten gelten (Helmke, 2017). Zu den zentralen Aufgaben der Allgemeinen Didaktik gehören die Entwicklung von Lehr-Lern-Theorien, die Planung und Gestaltung von Unterricht, der Einsatz von Unterrichtsmethoden und -medien sowie die Evaluierung von Unterricht (Meyer, 2016). Die Umsetzung der Unterrichtsplanung nach vorgegebenen Prinzipien scheint, wenn sie hinreichend verstanden wird, für Lehr-Lernprozesse ausreichend zu sein.

Das folgende Kapitel soll sich nun der Frage widmen, welche Prinzipien für eine handlungsorientierte Unterrichtsplanung im Rettungsdienst notwendig sind. Hierfür werden zuerst die zentralen Bezugswissenschaften aufgegriffen und ihre Relevanz erörtert. Im Anschluss werden diese Aspekte zusammengeführt, um ein handhabbares Planungsinstrument zu entwickeln. Dieses Modell soll auf den ersten Blick eine klare Struktur erkennen lassen und den Lehrpersonen ein Werkzeug an die Hand geben, mit dem sie sofort erkennen, wie sie ihre Unterrichtsplanung beginnen und umsetzen können, ohne extra To-do-Listen erstellen zu müssen.

2.4.1 Zentrale Bezugswissenschaften einer Didaktik im Rettungsdienst

Das Gehirn als Denkorgan ist für den Bereich des Lernens im Rettungsdienst ebenso zu berücksichtigen wie die sozialwissenschaftliche Perspektive und rechtliche Komponenten. Nur eine ganzheitliche Betrachtung aller Bezugswissenschaften für das didaktische Handeln von Lehrkräften kann gewährleisten, dass handlungskompetente Mitarbeitende im Rettungsdienst tätig sein können.

Neurowissenschaft: Simulatives Handeln für Lernprozesse

Um die Prozesse des Lernens zu verstehen, lohnt ein Blick in die Physiologie des menschlichen Gehirns. Durch die sogenannte Plastizität ist es uns Menschen erst möglich zu lernen und demzufolge auch zu lehren. Als Plastizität des Gehirns werden *„Lernprozesse als Reaktion auf Veränderungen der Umweltbedingungen […], Reparaturmechanismen nach Schädigungen oder auch […] teilweise genetisch festgelegte Entwicklungsvorgänge“* (Bock, 2022, S. 67) verstanden. Dabei kommt es unter dem Einfluss von „Erfahrungs- und Lernprozessen“ zu Neu- und Umbildungen synaptischer Verschaltungen, die *„eine Optimierung an die jeweiligen Umweltbedingungen gewährleisten“* (ebd.). Diese Definition verdeutlicht, dass es Stimulationen bedarf, die die Struktur und damit die Funktionsfähigkeit des Gehirns nachhaltig beeinflussen. Jegliche Stimulationen werden aus der Umwelt aufgenommen, analysiert und bewertet. Werden diese Reize als notwendig erachtet, führen sie zu strukturellen Veränderungsprozessen an den Nervenbahnen und speziell an den Synapsen.

Für das Lernen bedeutet dies: Es ist erforderlich, den Lernenden die notwendigen Reize zu verschaffen, um Lernen zu ermöglichen bzw. stattfinden zu lassen.

Konstruktivismus: Berücksichtigung des System-Umwelt-Bezugs für den Lernerfolg

Aus Sicht der Konstruktivisten existiert nicht die eine objektive Realität für alle, sondern für jeden Einzelnen eine individuelle subjektive Welt (Luhmann, 2017). Die Grundlage der Ermöglichungsdidaktik bildet die Annahme des Konstruktivismus. Es wird davon ausgegangen, dass Lernen ein Aneignungsprozess der Lernenden ist, und Lehrende kein Wissen vermitteln oder übertragen können (Arnold & Schön, 2019). Abgelöst wird die Vermittlungsdidaktik durch die Ermöglichungsdidaktik, die dem Credo von Comenius *„allen alles zu lehren. Und zwar so sicher zu lehren, daß [sic!] der Erfolg nicht ausbleiben kann“* (Comenius, 1947, S. 5) widerspricht und entgegentritt (Arnold et al., 2010).

Luhmanns Systemtheorie

Auch Luhmanns Systemtheorie greift die konstruktivistische Annahme auf und beschreibt selbstreferentielle Strukturen, die von der Umwelt umgeben sind (Luhmann, 2020). Die aus der Umwelt und anderen Systemen kommenden Perturbationen werden je nach Relevanz vom jeweiligen System aufgenommen und dienen der Autopoiesis, also der Selbsterhaltung. In der Grafik ist dieses Prinzip vereinfacht dargestellt (➤ Abb. 2.12). Viele Menschen kommen mit unterschiedlichem Vorwissen in Lehr-Lern-Veranstaltungen. Dort werden ihnen verschiedene Lernangebote unterbreitet. Nun ist es an den Lernenden, sich dieser Angebote anzunehmen und mit ihrem Vorwissen zu verknüpfen. Da ein jeder Mensch unterschiedliche Erfahrungen gesammelt hat, kann demzufolge ein und dieselbe Information auf unterschiedliche Weise aufgenommen und verarbeitet werden.

Systemtheorien versuchen, die Beschreibung der Komplexität von Systemen zu reduzieren. Wichtig ist, dass es nicht die *eine* Systemtheorie gibt, sondern dass sich viele Disziplinen dieses Begriffs angenommen haben. Den Anfang bereitete der Biologe Ludwig von Bertalanffy, der als erster den Begriff der „Allgemeinen Systemtheorie“ beschrieb (Bertalanffy, 2015). Über die Biologie hinaus beschäftigten sich ebenso Vertreter der Kybernetik (Oskar Lange), Wirtschaft (Kenneth Boulding), Recht (Thomas Vesting) und Soziologie (Humberto R. Maturana, Talcott Parsons, Niklas Luhmann) mit diesem Theoriegebilde in Bezug auf ihre eigene Disziplin (Boulding, 1993; Lange, 1969; Luhmann, 2020; Maturana & Varela, 2018; Parsons, 2013; Vesting, 2019).

Insgesamt lassen sich die Systemtheorien von Vertretern wie Luhmann, Parsons und Maturana als

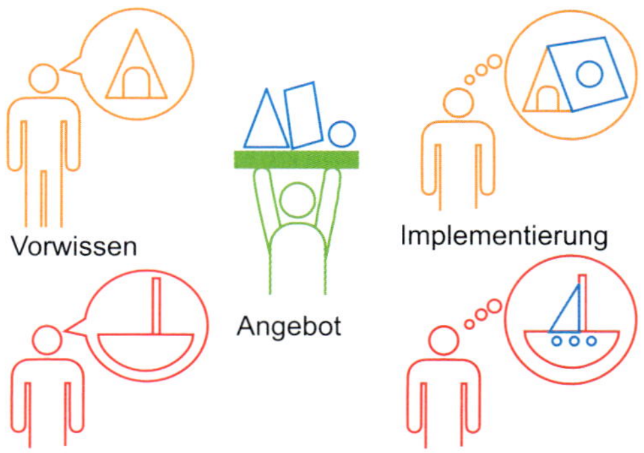

Abb. 2.12 Konstruktivismus [M1465, L143]

Versuche verstehen, komplexe Phänomene durch die Fokussierung auf Systeme und deren Eigenschaften zu erklären (Maturana & Varela, 2018). Während Luhmann und Parsons mehr auf soziale Systeme eingehen, liegt Maturanas Fokus auf biologischen und kognitiven Systemen.

Exemplarisch wird hier das von Niklas Luhmann entwickelte theoretische Konstrukt zum Verständnis der Gesellschaft beschrieben. Dieses erhebt keinen Anspruch auf Allgemeingültigkeit, sondern vielmehr darauf, die Komplexität der Soziologie theoretisch aufzubereiten und handhabbar zu machen (Luhmann, 2020). Auf der Suche nach den Strukturen, welche einer Gesellschaft zugrunde liegen, kam Luhmann zu dem Schluss, dass es drei Systeme gibt: das biologische, das psychische und das soziale System (Luhmann & Schorr, 1986). Das biologische System umfasst die physiologischen Strukturen des Menschen, wie Zellen, Organe, Organsysteme oder auch Bakterien. Persönlichkeit und Bewusstsein werden dem psychischen System zugeordnet. Und alle Interaktionen zwischen Menschen fallen unter den Begriff des sozialen Systems. Diese Systeme sind in sich operational geschlossen, und alles außerhalb eines Systems ist Umwelt. Dieser Zustand wird auch als System-Umwelt-Differenz bezeichnet (Luhmann, 2020). Ein weiteres Merkmal eines Systems ist nach dem Soziologen die Autopoiesis. Sie besagt, dass jedes System selbstreferentiell, also auf sich selbst bezogen ist. Daraus folgt die Annahme, dass ein System nicht von außen erhalten wird, sondern dass es sich aus sich selbst heraus erhält, also aus dem Selbsterhaltungstrieb des Systems bzw. seiner Anschlussfähigkeit (Luhmann, 2020). In Bezug auf das soziale System nach Luhmann ist Interaktion in Form von Kommunikation notwendig, um die Autopoiesis in Gang zu halten und den Selbsterhalt zu sichern. Die angeborene Einstellung zur Selbsterhaltung ist intrinsisch motiviert und kann durch äußere Einflüsse auch ins Negative verkehrt werden (Luhmann, 2017).

„They can be urged into action by an abiding interest or by a bribe. They can behave from a sense of personal commitment to excel or from fear of being surveilled. These contrasts between cases of having internal motivation versus being externally pressured are surely familiar to everyone." (Ryan & Deci, 2000)

Übersetzt bedeutet dies:

„Sie können durch ein beständiges Interesse oder durch Bestechung zum Handeln veranlasst werden. Sie können aus einem Gefühl der persönlichen Verpflichtung heraus handeln oder aus Angst, überwacht zu werden. Diese Gegensätze zwischen innerer Motivation und äußerem Druck sind sicherlich jedem bekannt." (Ryan & Deci, 2000)

Im Kontext der Arbeitswelt bedeutet dies: Interventionen mit dem Ziel, die Motivation zu erhöhen, müssen gut durchdacht sein, um ein positives „Outcome" zu erzeugen. Weiterhin bedeutet das Wissen über den System-Umwelt-Zusammenhang, dass Lernen nur dann von Erfolg gekrönt sein kann, wenn die Perturbationen, also die Störungen, für die einzelnen Lernenden relevant sind. Hierfür lassen sich für den Unterricht im Rettungsdienst auch Klafkis fünf didaktische Grundfragen heranziehen:

1. Gegenwartsbedeutung
2. Zukunftsbedeutung
3. Exemplarische Bedeutung
4. Thematische Strukturierung
5. Zugänglichkeit für die Lernenden(Klafki, 2022)

So ist es beispielsweise wichtig, an aktuellen Fragestellungen und Problemen zu lernen und nicht an bereits gelösten oder überholten Herausforderungen von vor 20 Jahren. Es macht einen großen Unterschied, ob man den heutigen Personalmangel diskutiert oder die Entstehung des Rettungsdienstes in der BRD und DDR. Natürlich kann es bei einigen Aspekten sinnvoll sein, einen kurzen Blick in die Vergangenheit zu werfen, um zu sehen, ob es früher bereits Systeme gab, die wieder eingeführt wurden (z.B. Gemeindeschwestern, Studium Medizinpädagogik). Nur ist es selten hilfreich, den Fokus zu lange in der Vergangenheit zu belassen, da die Lernenden sich auch mit ihrer Zukunft und ihrer Tätigkeit im Rettungsdienst auseinandersetzen wollen. Die Lernmöglichkeiten sind umso größer, je aktueller und subjektbezogener die Lernaspekte sind.

VUKA-Welt: Vielfältige Herausforderungen für Lehrende

Ein Modell, das den Konstruktivismus in die Gegenwart, und dort in die Arbeitswelt, überträgt, ist die sogenannte VUKA-Welt. Im Managementbereich

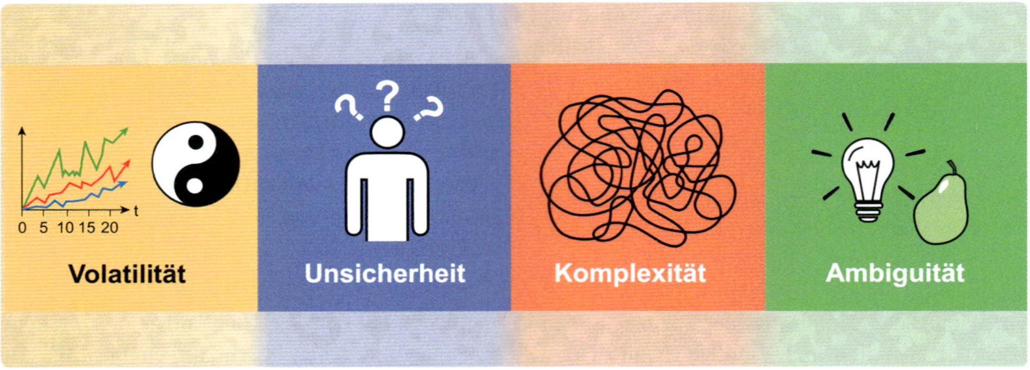

Abb. 2.13 VUKA-Welt [M1465, L143]

und in der Aus- und Weiterbildung von Führungskräften ist das Akronym seit geraumer Zeit in aller Munde (➤ Abb. 2.13). Es setzt sich zusammen aus den Begriffen Volatilität, Unsicherheit, Komplexität und Ambiguität (Datscher, 2014; Kauffeld & Sauer, 2018) und beschreibt damit die Herausforderungen der heutigen modern (Arbeits-)Welt.

Auch auf den Bereich der Lehre im Rettungsdienst lässt sich dieses Prinzip übertragen. Tagtäglich befinden sich Lehrkräfte in Situationen, die ein hohes Maß an Schwankungsbreite (*Volatilität*) aufweisen. Das können Stimmungsschwankungen innerhalb des Kurses oder im Team sein, sich ändernde Verfahrensanweisungen, die Belastung durch bürokratische Hürden oder der spontane Einstieg ins Unterrichtsgeschehen im Rahmen einer Krankheitsvertretung. Diese Herausforderungen führen zu *Unsicherheiten* bei allen Beteiligten, sowohl im kommunikativen als auch im unterrichtsbezogenen Bereich. Unbestritten ist auch, dass die Arbeit der Lehrenden von *komplexen Situationen* geprägt ist. Ein Blick in die unterschiedlichen Lernfelder, Lernsituationen, Rahmenlehrpläne und Gesetzesgrundlagen weist bereits auf diesen Zustand hin. Gleichzeitig entstehen Ambivalenzen (*Ambiguitäten*) durch mehrdeutige und zwiespältige Emotionen und Wahrnehmungen, wenn z. B. die Kommunikation zwischen Lehrenden und Lernenden, dem Kollegium und Vorgesetzten nicht klar und eindeutig ist (Rall & Lackner, 2010).

Dieser Überblick zeigt, wie vielseitig die Aufgaben und Herausforderungen von Lehrkräften sind. Das verdeutlicht, welch hohen Stellenwert die zu erlangende Handlungskompetenz für angehende und bereits ausgebildete Akteure in diesem Bereich hat. Die „VUKA-Welt" dominiert den Arbeitsalltag in der Aus-, Fort- und Weiterbildung. Um dem Wandel zu begegnen, kann ein gut handhabbares, verständliches und sinnhaftes didaktisches Modell für das Lernen im Rettungsdienst diesem multifaktoriell bedingten komplexen Zustand entgegenwirken beziehungsweise ein Instrument darstellen, welches Sicherheit bietet.

Recht im Rettungsdienst: Basis für ein Lernen mit der vollständigen Handlung

Nach den biologischen und sozialwissenschaftlichen Perspektiven soll nun ein Blick auf die berufsregulierenden Gesetzesgrundlagen geworfen werden. Wichtigster rechtlicher Ausgangspunkt für die Aus-, Fort- und Weiterbildung im Rettungsdienst ist die Ausbildungs- und Prüfungsverordnung für Notfallsanitäterinnen und Notfallsanitäter (NotSan-APrV). Sie gibt die gesetzlichen Rahmenbedingungen vor und regelt in zehn Themenbereichen die praktischen und theoretischen Unterrichtsinhalte. Bereits in § 2 wird festgehalten, dass *„anfallende Aufgaben zielorientiert, sachgerecht, methodengeleitet und selbständig zu lösen sowie das Ergebnis zu beurteilen"* sind und als Ziel eine für die berufliche Tätigkeit erforderliche Handlungskompetenz zu entwickeln ist (NotSan-APrV, 2013). Darüber hinaus betont die Verordnung an verschiedenen Stellen die Eigenständigkeit (§ 3 (2)) sowie die Übernahme von „Verantwortung für das eigene lebenslange Lernen“ (Anlage 1, Themenbereich 9). Das Gesetz über den Beruf der Notfallsanitäterin und des Notfallsanitäters (NotSanG) fordert die „eigenverantwortliche Durchführung“ von Maßnahmen der Versorgung (NotSanG, 2013).

Diese Anforderungen legen bereits nahe, dass auch das Lehren und Lernen auf Handlungskompetenz ausgerichtet sein muss. Ein didaktisches Grundverständnis sollte daher mit unterschiedlichen didaktischen Prinzipien formuliert werden, in deren Zentrum Lernprodukte als Handlungsprodukte stehen.

Um der Forderung einer Handlungskompetenz nachzukommen, bedarf es einer Verteilung der einzelnen Kompetenzen auf nahezu jede Lernsituation, einhergehend mit einer Steigerung des Kompetenzniveaus (Bader, 2003). Die Implementierung des Modells der vollständigen Handlung in ein didaktisches Modell, wie von der Kultusministerkonferenz als Strukturhilfe für einen Lernbereich gefordert, drängt sich im Zuge dessen geradezu auf (Kultusministerkonferenz, 2007). Anhand dieser planvoll ablaufenden Phasen kann der Weg des Lernens und Lehrens für eine ebenso planvolle Konstruktion von Wissen vorbereitet werden. Ziel ist es, theoretisches Wissen mit praktischen Fertigkeiten zu verbinden und so eine ganzheitliche Bildung, das Verstehen, zu ermöglichen (Dewey, 1997).

Allgemeine Didaktik: Planungsdimensionen eines Unterrichts

Wolfgang Klafki betrachtet die Allgemeine Didaktik als eine zentrale Disziplin innerhalb der Erziehungswissenschaft, die sich mit den allgemeinen Prinzipien und Grundlagen des Lehrens und Lernens befasst (Klafki, 1975). Er betont die Bedeutung einer kritisch-reflexiven Didaktik, die sich nicht nur auf die Vermittlung von Fachwissen beschränkt, sondern auch darauf abzielt, die Lernenden zu mündigen und reflektierten Menschen zu erziehen. Klafki unterscheidet zwischen einer didaktischen Theorie, die sich mit den allgemeinen Prinzipien und Zielen des Unterrichts befasst, und einer didaktischen Analyse, die konkrete Unterrichtssituationen und -inhalte betrachtet. Er betont die Notwendigkeit einer Verbindung zwischen Theorie und Praxis und plädiert für eine praxisorientierte Didaktik, die sich an den Bedürfnissen und Lebenswelten der Lernenden orientiert (ebd.).

Bildung als ganzheitlicher Prozess

Ein zentrales Anliegen Klafkis ist es, die Bildung als einen ganzheitlichen Prozess zu verstehen, der nicht nur auf die Vermittlung von Fachwissen abzielt, sondern auch auf die Entwicklung von Persönlichkeit, Urteilsvermögen und Handlungskompetenz. Er betont die Bedeutung von Bildung als Beitrag zur Selbstbestimmung und Emanzipation des Individuums sowie zur Gestaltung einer demokratischen Gesellschaft. Insgesamt beschreibt Klafki die Allgemeine Didaktik als eine theoretisch fundierte und praxisorientierte Disziplin, die sich mit den grundlegenden Fragen des Lehrens und Lernens auseinandersetzt und zum Ziel hat, die Bildung und Entwicklung der Lernenden ganzheitlich zu fördern (Klafki, 2022).

Förderung von notwendigen Kompetenzen in einer sich wandelnden (Arbeits-) Welt

Ewald Terhart beschreibt die Allgemeine Didaktik als einen Bereich der Erziehungswissenschaft, der sich mit den grundlegenden Fragen des Lehrens und Lernens befasst. Er betont die Bedeutung der Allgemeinen Didaktik als theoretisches Fundament für die Planung, Durchführung und Reflexion von Lehr-Lernprozessen in verschiedenen Bildungskontexten (Terhart, 2019). Auch Terhart legt Wert darauf, dass die Allgemeine Didaktik nicht nur auf fachliche Inhalte ausgerichtet sein sollte, sondern auch auf die Förderung von Kompetenzen, die es den Lernenden ermöglichen, in einer sich ständig verändernden Welt erfolgreich zu agieren. Dabei spielen neben kognitiven Fähigkeiten auch soziale, emotionale und handlungsbezogene Kompetenzen eine wichtige Rolle. Terhart versteht die Allgemeine Didaktik als interdisziplinäres Feld, das Erkenntnisse aus verschiedenen Bereichen wie Psychologie, Soziologie und Fachdidaktik integriert. Sie bietet einen Rahmen, um Lehr-Lernprozesse systematisch zu analysieren, zu planen und zu gestalten. Dabei stehen die Bedürfnisse und Voraussetzungen der Lernenden im Mittelpunkt. In seinen Schriften betont Terhart die Bedeutung einer reflexiven Lehrendenpraxis, in der Lehrende ihre pädagogischen Entscheidungen kontinuierlich reflektieren und auf ihre Wirksamkeit hin überprüfen (ebd.). Die Allgemeine Didaktik bietet dabei Orientierung und Anregungen für eine professionelle Unterrichtsgestaltung, die darauf abzielt, das Lernen der Lernenden bestmöglich zu unterstützen.

Ein wegweisender Pädagoge, der stark auf handlungsorientiertes Lernen setzte, war John Dewey. Seine grundlegenden Aussagen betonten die Bedeutung des Lernens durch Erfahrung und praktische Anwendung (Dewey, 1997). Dewey führte aus, dass sich die Allgemeine Didaktik nicht nur auf die Übermittlung von Fakten und Informationen beschränken solle, sondern vielmehr darauf abzielen müsse, die Lernenden zu befähigen, Wissen anzuwenden und in unterschiedlichen Kontexten zu reflektieren (Noetzel, 2009). Er argumentierte, dass Lernende am besten lernen, wenn sie aktiv an ihrer eigenen Bildung beteiligt sind und durch Handeln und Problemlösung neue Erkenntnisse gewinnen. Ebenso beschrieb er, dass Lernen in der Ausbildung dann am effektivsten sei, wenn es in konkreten beruflichen Kontexten stattfindet, in denen die Lernenden direkt mit realen Problemen und Situationen konfrontiert werden. Dewey war der Ansicht, dass Ausbildungsberufe eine ideale Umgebung bieten, um theoretisches Wissen mit praktischen Fertigkeiten zu verbinden und so eine ganzheitliche Bildung zu ermöglichen (Dewey, 1997). Dieses Prinzip des handlungsorientierten Unterrichts hat auch die KMK aufgegriffen und setzt sich zum Ziel, dass *„junge Menschen zu selbstständigem Planen, Durchführen und Beurteilen von Arbeitsaufgaben im Rahmen ihrer Berufstätigkeit“* (Kultusministerkonferenz, 2007, S. 12) befähigt werden.

Für Hilbert Meyer ist die Allgemeine Didaktik ein Werkzeug, das Lehrkräfte dabei unterstützt, ihre pädagogischen Ziele zu definieren, Lehrinhalte sinnvoll zu strukturieren und geeignete Lehrmethoden auszuwählen (Jank & Meyer, 2002). Dabei betont er die Bedeutung einer differenzierten und individualisierten Unterrichtsgestaltung, die es ermöglicht, auf die unterschiedlichen Voraussetzungen und Bedürfnisse der Lernenden einzugehen (Meyer, 2016). Meyer legt großen Wert auf die praktische Anwendbarkeit didaktischer Konzepte und Modelle. Er stellt daher praxiserprobte Methoden und Handlungsempfehlungen vor, die den Lehrkräften helfen sollen, ihren Unterricht effektiv zu gestalten und die Lernprozesse der Lernenden optimal zu unterstützen (ebd.). Darüber hinaus betont Meyer die Bedeutung einer kontinuierlichen Reflexion und Weiterentwicklung der eigenen Unterrichtspraxis. Er ermutigt Lehrkräfte dazu, neue Erkenntnisse aus der Bildungsforschung aufzugreifen und in ihre Unterrichtsgestaltung zu integrieren, um den sich wandelnden Anforderungen des Bildungssystems gerecht zu werden.

Bedeutung der Professionalität der Lehrenden

Auch Andreas Helmke setzt sich mit den verschiedenen Dimensionen und Merkmalen von Unterrichtsqualität auseinander. Nach seinem Verständnis umfasst die Allgemeine Didaktik sowohl theoretische als auch praktische Aspekte des Unterrichtens und Lernens. Für Helmke ist die Allgemeine Didaktik von zentraler Bedeutung, da sie die Grundlagen für die Planung, Durchführung und Evaluation von Unterrichtsprozessen bildet. Sie stellt eine Verbindung zwischen erziehungswissenschaftlichen Theorien und pädagogischer Praxis her und bietet Lehrkräften Orientierung und Anregungen für ihre tägliche Arbeit im Unterricht (Helmke, 2017). Helmke betont die Bedeutung einer praxisorientierten und anwendungsbezogenen Didaktik, die sich an den Bedürfnissen und Voraussetzungen der Lernenden orientiert. Er plädiert dafür, dass die Allgemeine Didaktik nicht nur theoretisches Wissen vermittelt, sondern auch konkrete Handlungsempfehlungen und Methoden zur Unterrichtsgestaltung bereitstellt, die sich in der Praxis bewährt haben. Ein weiterer wichtiger Aspekt in Helmkes Verständnis von Allgemeiner Didaktik ist die Betonung der Bedeutung von Lehrkräfteprofessionalität. Er sieht die zentrale Aufgabe der Allgemeinen Didaktik darin, Lehrkräfte in ihrer professionellen Entwicklung zu unterstützen und ihnen die notwendigen Kompetenzen und Handlungsmöglichkeiten zur Verfügung zu stellen, um den Lernprozess ihrer Lernenden bestmöglich zu begleiten.

Zentrale Merkmale von Unterrichtsqualität

Insgesamt betrachtet Andreas Helmke die Allgemeine Didaktik als eine dynamische und praxisorientierte Disziplin, die sich kontinuierlich weiterentwickelt, um den sich wandelnden Anforderungen des Bildungssystems gerecht zu werden. Zentrale Merkmale von Unterrichtsqualität sind für ihn:

- Schülerorientierung
- Klarheit und Struktur
- Fachliche Kompetenz der Lehrkräfte
- Motivierendes Lernklima
- Feedback
- Evaluation (Helmke, 2017)

Diese Merkmale verdeutlichen Helmkes Verständnis von Unterrichtsqualität als ein vielschichtiges Konzept, das verschiedene Dimensionen umfasst und sich an den Bedürfnissen und Potenzialen der Lernenden orientiert (Helmke, 2014).

2.4.2 Didaktisches Modell: Entwurf und Beispiel einer handlungsorientierten Rettungsdienstdidaktik

Die Erstellung eines didaktischen Modells und damit die Entwicklung einer theoretischen Grundlage für Lehr-Lernprozesse kann nur in Ansätzen dargestellt werden. Grund hierfür ist, dass diese Prozesse sehr komplex sind und auch unbekannte Faktoren Einfluss nehmen (Jank & Meyer, 2002). Ein rettungsdienstliches Modell könnte nun versuchen, sich möglichst reichhaltig diesen einzelnen Faktoren zu widmen. Oder es nimmt den Satz von Jank und Meyer „In der Kürze liegt die Würze“ auf und gibt ein grobes Planungsraster vor, welches eine übersichtliche Hilfestellung für den beruflichen Alltag darstellt (ebd., S. 420). An diesem orientiert sich der vorliegende Entwurf.

Aus den vorangegangenen Recherchen und Analysen ergibt sich schlussfolgernd die Erstellung eines didaktischen Modells für den Rettungsdienst auf Grundlage der Annahmen zur Neuroplastizität, der Konstruktivistischen Didaktik und den Annahmen zur VUKA-Welt mit dem Modell der vollständigen Handlung. Diese Zusammenführung erscheint angebracht, da Subjekt- und Objektbezug als sich gegenseitig beeinflussende Funktionen gleichermaßen berücksichtigt werden. Dadurch wird die Forderung nach Handlungskompetenz bedient.

Die einzelnen Planungs- und Durchführungsschritte

Im Modell lassen sich auf den ersten Blick fünf Phasen erkennen, welche durch die Aspekte des Inneren beeinflusst werden (➤ Abb. 2.14). Ebenso gibt es die Erstellung eines Handlungsprodukts vor. Die planungsbestimmenden Faktoren wurden bereits ansatzweise beschrieben, sodass nun die einzelnen Planungs- und Durchführungsschritte näher erläutert werden, um ein umfassendes Verständnis des vorliegenden Modells zu erlangen. Als Beispiel dient das Lernfeld „Heilkundliche und invasive Maßnahmen in nicht-traumatologischen Notfällen bei Menschen aller Altersgruppen eigenständig durchführen“. Dieses kann gegen Ende des zweiten Ausbildungsjahres angesiedelt werden und soll nun von der Kursleitung für den eigenen Kurs geplant werden.

- Die Planung beginnt in der Regel mit der Kenntnis der anstehenden Lernsituation und der angestrebten, im Curriculum festgelegten Kompetenzen. Daran schließt sich die Phase der Ausgestaltung einer beruflichen Handlungssituation an, die der Sammlung von Informationen und der Annäherung an das Thema dient. Bezogen auf eine **Lernsituationsplanung** zählen hierzu subjektive Lernenden- und Lehrendenaspekte, wie Lern- und Lehrkompetenzen, Methodenkenntnisse, Vorerfahrungen und die individuellen Belange der einzelnen Akteure. Hinzu kommen die objektiven Faktoren, wie curriculare Vorgaben, Lernsituationen, Lernziele, anwendbare Methoden, vorhandene Medien und Materialien, rechtliche Vorgaben und ebenso die fachlichen bezugswissenschaftlichen Informationen zu den unterrichtenden Themen.
- An die **Erstellung der Handlungssituation** schließt sich die Phase der **Planung des Handlungsprodukts** an. „Heilkundliche und invasive Maßnahmen in nicht-traumatologischen Notfällen bei Menschen aller Altersgruppen eigenständig durchführen“ stellt das übergeordnete Ziel dar. Um dieses Ziel zu erreichen, müssen die gesammelten Informationen gegliedert und

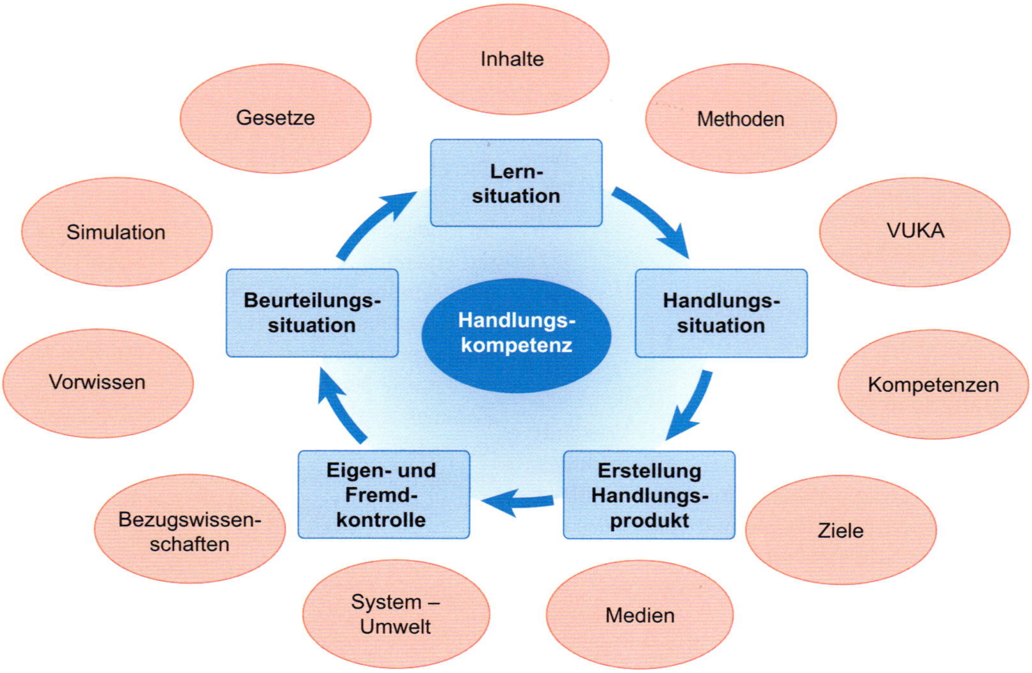

Abb. 2.14 Dimensionen einer handlungsorientierten Rettungsdienstdidaktik [M1465, L143]

mögliche Zugangswege identifiziert werden. So können z. B. Projekterstellungen, Portfolioarbeiten oder Freiarbeiten mögliche Ideen sein, um die Lernsituation zu strukturieren und ein entsprechendes Lernprodukt zu erarbeiten.

- Anschließend wird nach Abwägung der einzelnen Bedingungsfaktoren der beste Weg zur Umsetzung der anstehenden Lernsituation gewählt. Hierbei werden u. a. die einzelnen Inhalte, Kompetenzen, Handlungsprodukte, Vorträge, Lernzeiten, Simulations- und Skilltrainings festgelegt.
- Danach folgt der Teil der **Erstellung des Handlungsprodukts.** Hier werden die zuvor getroffenen Entscheidungen in die Realität umgesetzt. In dieser Phase wird auch das Handlungsprodukt (oder eine Reihe von Handlungsprodukten) erstellt. Das Handlungsprodukt der Lernenden in diesem Lernfeld könnte nun also die Erstellung einer Portfolioarbeit sein.
- Um der vollständigen Handlung noch einen Schritt näher zu kommen, bedarf es nach der Ausführung und somit der Erstellung und dem Sichtbarmachen der Inhalte, auch der **Kontrolle,** ob die angestrebten Ziele erreicht wurden. Auch diese Kontrollinstanz muss bereits im Vorfeld geplant werden und kann nun in Form der bekannten Lernerfolgskontrollen, der Überprüfung der Vollständigkeit und Richtigkeit der Portfolioarbeiten und/oder der Durchführung von Simulationsszenarien mit anschließendem Debriefing durchgeführt werden.
- Der letzte Schritt, das **Bewerten,** dient der Reflexion. Zum einen ist es für die Lehrkräfte wichtig zu erkennen, welche Schritte der Planung, Erstellung, Durchführung und Kontrolle gut gelaufen sind und wo noch Änderungspotenzial besteht. Ebenso ist wichtig zu erkennen, warum es zu dieser Bewertung gekommen ist. Aber nicht nur die Lehrenden profitieren von einer Reflexion der stattgefundenen Lernsituation, sondern auch die Lernenden. Auch sie können mithilfe dieses Tools erkennen, welche Fortschritte sie gemacht haben und wo noch individueller Lernbedarf besteht.

Auch wenn dieses Modell exemplarisch anhand einer Lernsituationsplanung dargestellt wurde, kann es auch für alle anderen Aspekte der Notfallsanitäter-Ausbildung, wie zum Beispiel die Unterrichtsplanung, die Erstellung von Simulationstrainings, die Praxisbegleitungen auf Rettungswachen und in Kliniken, die Erstellung von Prüfungen oder auch der Curriculumentwicklung, verwendet werden.

Darüber hinaus erfordert es ein hohes Maß an unterschiedlichen Kompetenzen der Lehrenden, um den Transfer von der Theorie in die Unterrichtspraxis zu gestalten. Sowohl die Grundlagen der Didaktik, der Rettungswissenschaften, der Sozialwissenschaften als auch anderer Bezugswissenschaften erschweren es, den Überblick zu behalten. Auch hier kann das Modell immer wieder angewendet werden.

Schließlich ist Kommunikation, wie schon Luhmann postulierte, das Bindeglied von allem. Lassen wir uns also darauf ein, mit unseren Lernenden und mit unseren Kollegen in den Austausch zu gehen, um miteinander, voneinander und übereinander zu lernen und zu verstehen.

Unterrichtsverlaufsplanung

Beispiel zur Entwicklung von Kompetenzen durch praxisnahe Unterrichtsgestaltung im Lernfeld 10

Um den didaktischen Rahmen und die konkreten Lehrschritte für die Behandlung von Bronchospastik und Lungenödem zu illustrieren, dient der nachfolgende Verlaufsplan als praxisnahes Beispiel, wie die erlernten Theorien und Methoden in realen Handlungssituationen Anwendung finden. Dieser Plan wurde speziell für Auszubildende der Notfallsanitäter-Ausbildung im Lernfeld 10 am Ende des zweiten Lehrjahres konzipiert und folgt einem strukturierten Ansatz. Der Unterricht ist in mehrere Phasen gegliedert, beginnend mit einer Einführung in die thematische Relevanz und Grundlagen, gefolgt von einer tiefgehenden Exploration der Ursachen und Symptome sowie praktischen Übungen zur Medikamentenvorbereitung und Patientenhandhabung. In der Tabelle ist das Modell einer handlungsorientierten Rettungsdienstdidaktik veranschaulicht (➤ Tab. 2.2) – mit dem zeitlichen Ablauf und den spezifischen Aktivitäten jeder Phase, unterstützt durch verschiedene Lehr- und Lernformen, um eine umfassende und effektive Lehr-Lernprozesssteuerung zu gewährleisten.

2.4.3 Fazit: Perspektiven für eine handlungsorientierte Rettungsdienstdidaktik

Dieses Unterkapitel stellt eine Annäherung an die Herausforderungen und Anforderungen an eine moderne und handlungsorientierte Rettungsdienstdidaktik dar. Die Berücksichtigung einer kompetenzorientierten Unterrichtsplanung, gestützt auf theoretische und praxisnahe Methoden, ist eine wesentliche Antwort

Tab. 2.2 Verlaufsplan „Behandlung von Bronchospastik und Lungenödem"

Zielgruppe: Auszubildende Notfallsanitäter, Lernfeld 10 (Ende 2. AJ)					
Uhrzeit Zeitdauer	**Unterrichtsphasen**	**Sozialformen Medien**	**Lehrerhandlungen**	**Handlungsprodukt**	**Erwartete Schülerhandlungen Erwartungshorizont**
9:00–9:15 Uhr 15 Minuten	Einführung in die Lernsituation: Begrüßung Vorstellung des Themas „Behandlung von Bronchospastik und Lungenödem" anhand einer beruflichen Handlungssituation Kurze Diskussion über die Bedeutung einer schnellen und adäquaten Versorgung dieser Notfallsituationen	Plenumsdiskussion zum Fall und zur Bedeutung der Versorgung: PPT und Datei in Cloud mit dem Fall Metaplankarten zum Sammeln der Bedeutung für die Versorgung	Begrüßung Vorstellung Fall Moderation der Diskussion	Gesammelte Ideen zur Bedeutung der adäquaten Versorgung auf Metaplanwand	Einbringen von Vorwissen zum Atmungssystem, Handhabung von SAA, benötigter Schutzausrüstung, einsatzbezogener Aspekte Einbringen eigener Erfahrungen mit spezifischer Patientengruppe

Tab. 2.2 Verlaufsplan „Behandlung von Bronchospastik und Lungenödem" *Forts.*

Zielgruppe: Auszubildende Notfallsanitäter, Lernfeld 10 (Ende 2. AJ)					
Uhrzeit Zeitdauer	**Unterrichtsphasen**	**Sozialformen Medien**	**Lehrerhandlungen**	**Handlungsprodukt**	**Erwartete Schülerhandlungen Erwartungshorizont**
9:15–10:00 Uhr 45 Minuten	Hinführung zum Thema/Darstellung beruflicher Handlungssituation: Erläuterung der Ursachen, Symptome und Risikofaktoren von Bronchospastik und Lungenödem Vorstellung der physiologischen Prozesse, die diesen Erkrankungen zugrunde liegen Erklärung der unterschiedlichen Behandlungsmöglichkeiten, inkl. medikamentöser und nichtmedikamentöser Maßnahmen	Frontalunterricht: PPT Arbeitsheft mit auszufüllenden Abbildungen, Tabelle zur Gegenüberstellung der Krankheitsbilder, SAA	Austeilen der Arbeitsmaterialien für anstehenden Impuls bzw. Hinweis auf digitales Format in der Cloud zur Mitarbeit Erläuterung der Inhalte und Eingehen auf Anmerkungen und Fragen der Lernenden	Ausgefüllte begleitende Arbeitshefte	Stellen von Fragen Einbringen von Erfahrungen Einbringen von Ideen zur Therapie
10:00–12:15 Uhr 135 Minuten	Erarbeitung Handlungsprodukte mit unmittelbarer Kontrolle mittels Skilltraining Einstellungen Beatmungsgerät mit Erstellung Skill Sheet Vorbereitung i. v.-Medikamente Vorbereitung und Anwendung Verneblung Positionierung der Patienten und Anleitung zur Lippenbremse Zuordnung der Fallbeschreibungen zu anzuwendender SAA	Stationslernen: Fünf vorbereitete Stationen in Trainingshalle Trainings-RTW, Simulator, Beatmungsgeräte mit Zubehör, Übungsmedikament und Zubehör, Fallbeschreibungen	Erläutern der Aufgabenstellungen Hilfestellungen bei Bedarf	Vorbereitete Medikamente in Spritzen und Verneblermaske Skill Sheet Beatmungsgerät Zugeordnete Fälle mit Kontrolle durch Lernende und Lehrkraft	Aktive Mitarbeit an Stationen Verknüpfung von Theorie und Praxis
13:15–16:00 Uhr 165 Minuten	Vertiefung und weitere Erarbeitung Handlungsprodukte + Kontrolle während Debriefing: Simulationstraining in zwei Räumen 20 Minuten, Szenario = 8 Simulationen, Station = 16 Szenarien insgesamt	Partnerarbeit: Simulator, Beatmungsgerät, SAA, Rucksacksystem, EKG, Auffüllmaterial	Briefing des Szenarios Steuerung des Simulators Debriefing	Ausgefüllte Beobachtungsbögen DIVI-Protokoll	Eigenständiges Handeln bei Patienten mit akuter Atemnot Beobachtung der anderen Simulationen Einbringen von Beobachtungen in Debriefing

Tab. 2.2 Verlaufsplan „Behandlung von Bronchospastik und Lungenödem" *Forts.*

Zielgruppe: Auszubildende Notfallsanitäter, Lernfeld 10 (Ende 2. AJ)					
Uhrzeit Zeitdauer	**Unterrichtsphasen**	**Sozialformen Medien**	**Lehrerhandlungen**	**Handlungsprodukt**	**Erwartete Schülerhandlungen Erwartungshorizont**
16:00–16:30 Uhr 30 Minuten	Bewertung mittels Zusammenfassung/Sicherung: Reflexion der durchgeführten Übungen und Simulationen, einschließlich der eigenen Leistung und der Teamarbeit Aufgreifen der Relevanz der schnellen Behandlung an der Metaplanwand Ausblick auf weiterführende Schulungen und Möglichkeiten zur Vertiefung des Themas	Plenumsdiskussion Metaplanwand	Zusammenfassung des Tages Moderation der Reflexion mit Leitfragen		Einbringen eigener Erkenntnisse Formulieren von Lernbedarfen

auf die dynamischen Veränderungen im Bereich des Rettungsdienstes und der Notfallsanitäter-Ausbildung. Diese Entwicklungen sind maßgeblich durch das novellierte Berufszulassungsgesetz beeinflusst, das qualifiziertes Lehrpersonal und durchdachte Lehrmethoden fordert.

Aus der Analyse der Bezugswissenschaften – von der Neurowissenschaft über die Sozialwissenschaften bis hin zu rechtlichen Aspekten – ergibt sich die Notwendigkeit, ein didaktisches Modell zu entwickeln, das nicht nur fundiert, sondern auch flexibel genug ist, um auf individuelle und kontextuelle Lernbedürfnisse einzugehen. Das präsentierte Modell unterstreicht die Bedeutung einer strukturierten und adaptiven Planung, die theoretisches Wissen und praktische Fähigkeiten vereint, um die Handlungskompetenz der Lernenden optimal zu fördern.

Es bleibt dabei ein Forschungs- und Entwicklungsbedarf bestehen, insbesondere in der empirischen Evaluation der Wirksamkeit solch eines didaktischen Ansatzes unter den speziellen Bedingungen des Rettungsdienstes. Dies ist wichtig, damit die berufsfelddidaktischen Perspektiven nicht nur im Bereich einer Postulatsdidaktik verbleiben, sondern empirisch begründet hinsichtlich der Lernwirksamkeit weiterentwickelt werden können. Der Dialog zwischen Praxis, Lehre und Forschung muss dazu intensiviert werden.

2.5 Die bildungstheoretisch orientierte Aufbereitung von Lerninhalten in der Notfallsanitäter-Ausbildung

Martina Loos (unter Mitarbeit von Florian Hübner)

ABSTRACT

Aufgrund der noch begrenzten didaktischen Theoriebildung findet die Entwicklung einer „Didaktik Rettungsdienst" bisher in Anlehnung an berufspädagogische und allgemeindidaktische Konzepte statt. Wie zunächst in den Therapie- und Dienstleistungsberufen besteht auch im Rettungsdienst schon länger eine Diskussion darüber, inwieweit sich die Anlehnung an pflegedidaktische Modelle für die Entwicklung einer eigenen Fach- oder Berufsfelddidaktik als sinnvoll erweist. Denn pflegedidaktische Modelle haben eine kritisch-konstruktive Bildungsorientierung und nehmen daher die emanzipative Persönlichkeitsentwicklung und die Reflexion gesellschaftlicher restriktiver Widersprüche explizit als Lerninhalte mit auf.

In diesem Zusammenhang wird ausdrücklich auf die Notwendigkeit hingewiesen, soziale und kommunikative Kompetenzen in der Ausbildung zu fördern. Im Folgenden wird eine mögliche theoretische und praktische Übertragung des Modells der Interaktionistischen Pflegedidaktik auf die Ausbildung von Notfallsanitätern auf der Grundlage eines ausgewählten, modernen Curriculums für den Rettungsdienst aufgezeigt. Der Schwerpunkt bei der Auswahl der konkreten Bildungsinhalte liegt auf dem Erwerb sozialer und kommunikativer Kompetenzen sowie der Entwicklung einer kritischen professionellen Haltung. Mit der entwickelten Lerninsel zu einem beruflichen Schlüsselproblem im Kontext der subakuten und psychosozialen Einsätze im Rettungsdienst wird ein konkreter Praxisbezug für die Unterrichtsplanung hergestellt.

Aufgrund der noch begrenzten didaktischen Theoriebildung findet die Entwicklung einer „Didaktik Rettungsdienst" bisher in Anlehnung an berufspädagogische und allgemeindidaktische Konzepte statt (Hahnen, 2021; Gädtke, 2018). Um für die verschiedenen Qualifikationen im Rettungsdienst – Rettungssanitäter, Notfallsanitäter mit nicht-akademischer Berufsausbildung, Notfallsanitäter mit akademischer Bildung – eine gemeinsame didaktische Basis zu schaffen bietet sich für den Rettungsdienst die Bezeichnung Berufsfelddidaktik (Bonz, 1998) an. Dieses Konzept wird seit den 1990er-Jahren im Zusammenhang mit der curricularen Ausrichtung auf Lernfelder im handlungsorientierten Unterricht der beruflichen Bildung verwendet (Degen et al., 2019, in Loos, 2022). Eine weitere Parallele besteht in der Pluralität der Lernorte während der Ausbildung: Schule, Lehrrettungswache und Krankenhaus (Hahnen, 2020, 2021).

Wie zunächst in den Therapie- und Dienstleistungsberufen besteht auch im Rettungsdienst schon länger eine Diskussion darüber, inwieweit sich die Anlehnung an pflegedidaktische Modelle für die Entwicklung einer eigenen Fach- oder Berufsfelddidaktik als sinnvoll erweist (Loos, 2022; Hahnen, 2020, 2018; Hahnen & Karutz, 2018; Gambella, 2013; Enke & Kuhnke, 2013; Klemm & Walkenhorst, 2004). Das Berufsbild der Notfallsanitäter wird heute als eigenständiger Beruf in Bezug zu den Pflegeberufen gesehen, der sich sowohl in Zusammenarbeit als auch im Wettbewerb mit anderen Gesundheitsfachberufen entwickelt hat (Kemp et al., 2019). So weisen Flentje et al. (2018) und Flake et al. (2013) auf die Konkurrenzsituation der Notfallsanitäter-Ausbildung zu anderen Ausbildungsberufen, aber auch zur Medizin hin.

Notwendigkeit der Förderung sozialer und kommunikativer Kompetenzen

Pflegedidaktische Modelle haben eine kritisch-konstruktive Bildungsorientierung und nehmen die emanzipative Persönlichkeitsentwicklung und die Reflexion gesellschaftlicher restriktiver Widersprüche explizit als Lerninhalte mit auf (Dütthorn et al., 2013). Es findet schon länger eine Auseinandersetzung darüber statt, inwieweit sich diese bildungstheoretische Perspektive auf eine rettungsdienstliche Didaktik übertragen lässt (Hahnen, 2020; Gädtke, 2018; Hahnen & Karutz, 2018; Karutz et al., 2004). In diesem Zusammenhang wird auf die Notwendigkeit der Förderung sozialer und kommunikativer Kompetenzen in der Ausbildung zum Notfallsanitäter ausdrücklich hingewiesen (Hahnen, 2020; Cordes, 2003). Weiterhin bleibt der Eindruck einer auf Wissen und Fertigkeiten und weniger auf soziale Kompetenzen fokussierte Qualifikation der Notfallsanitäter innerhalb des Berufsfeldes bestehen (Flentje et al., 2018). Eine bildungstheoretische Perspektive auf das Besondere des Handelns von Rettungsdienstfachkräften kann eine Bereicherung der theoretischen Grundlage darstellen, um damit die Zweckorientierung der Lerninhalte auf die ausschließlich berufliche Verwendbarkeit zu überwinden (Hahnen, 2020; Gädtke, 2018).

Doch häufig verwenden Lehrkräfte weiterhin tradierte Theorien, die einem kritischen Bildungsverständnis entgegenstehen (Hahnen & Mangelsdorf, 2019; Gädke, 2018). Ähnliche Kritik an der naturwissenschaftlich-medizinischen Orientierung und der einseitigen Vermittlung von Regelwissen übten Pflegewissenschaftler am Pflegeunterricht (Welling, 2007, in Loos, 2022). Daher wird der (Weiter-)Entwicklung sozialer/kommunikativer Kompetenzen und einer kritischen professionellen Haltung in pflegedidaktischen Modellen und Curricula, z. B. im Nationalen Mustercurriculum Kommunikative Kompetenz in der Pflege, kurz NaKomm (Muths et al., 2019), besondere Aufmerksamkeit geschenkt. Denn Auszubildende sollen Kompetenzen erwerben, die sowohl zur Mitgestaltung und Teilhabe in beruflichen Kontexten als auch zur kritischen Haltung und Mündigkeit des Subjekts in der Gesellschaft befähigen.

„Allerdings sind sozialwissenschaftliche, psychologische, ethisch-moralische, rechtliche, berufspolitische Lerninhalte im Rettungsdienst häufig mit Lernwiderständen belegt (Hahnen und Karutz, 2018), wobei sich der Erwerb sozialer Kompetenzen bzw. sog. ‚soft-skills' auch in den Kontext der Vergeschlechtlichung von Berufen einbetten lässt. Berufe im Rettungsdienst werden als ‚male gendered' und ‚boys club' beschrieben. Das Stereotyp im Rettungsdienst ist weiß, männlich, unerschütterlich, mit starkem Körper und Geist (Victoria Equal Opportunity and Human Rights Commission, 2022). Da soziale Kompetenzen bis heute eher mit dem Weiblichkeitsstereotyp verknüpft sind, werden sie als Orientierung für das eigene berufliche Handeln nicht als professionell definiert. Hier spiegelt sich möglicherweise die gesellschaftliche Abwertung sozialer Kompetenzen und ihre Nicht-Anerkennung als Qualifikation in den Berufsbildern bis heute im Bewusstsein der beruflich Handelnden und der Lehrenden im Rettungsdienst wider (Feykes, 2021; Loos, 2006; Cordes, 2003)". (Loos, 2022, S. 205)

Um eine Berufsfelddidaktik zu entwickeln, bedarf es eines gemeinsamen Verständnisses über professionelles Handeln im Rettungsdienst, das sich auf eine ganzheitliche situative Handlungskompetenz bezieht. Nach Oevermann (2017) könnte rettungsdienstliches Handeln als ein professionalisiertes Handeln beschrieben werden, das eine gesundheitliche, ggf. lebensbedrohliche Krise stellvertretend und erfolgreich bewältigt. Dies kann sowohl eine Krise in der individuellen als auch kollektiven Lebenspraxis sein.

„Professionsorientierung umfasst die Befähigung zur Kritik an der Geltung von Überzeugungen, Behauptungen und Wissensbeständen sowie einer kritischen Haltung gegenüber bestehenden Verhältnissen bzw. ausgeübter Praxis. Damit richtet sich Professionsorientierung auch auf eine berufspolitische Positionierung und auf berufspolitisches Engagement." (Walter & Dütthorn, 2019, in Loos, 2022, S. 204)

In diesem Kapitel wird eine mögliche theoretische und praktische Übertragung des Modells der Interaktionistischen Pflegedidaktik (Darmann-Finck, 2009) auf die Ausbildung von Notfallsanitätern auf der Grundlage eines ausgewählten modernen Curriculums für den Rettungsdienst aufgezeigt. Nach den Ausführungen des bildungs-, curriculum- und machttheoretischen Rahmens dieses Didaktikmodells folgt zunächst die Darstellung der didaktischen heuristischen Matrix, die sowohl in der Curriculumkonzeption als auch in der Entwicklung von Unterrichtsinhalten Verwendung finden kann. Es werden die empirischen, sozialphilosophischen und pflegewissenschaftlichen Bezüge beschrieben, die für die Entwicklung der heuristischen Matrix grundlegend waren und die Inhalte der Matrix auf den Rettungsdienst übertragen. Dann folgt die Darstellung der didaktischen Analyse unter Anwendung der Heuristik und unter Einbezug des Mustercurriculums der Berliner Feuerwehr- und Rettungsdienst-Akademie, im Folgenden BFRA bezeichnet (Süßmilch et al., 2022).

Der Schwerpunkt bei der Auswahl der konkreten Bildungsinhalte wurde auf den Erwerb sozialer und kommunikativer Kompetenzen sowie die Entwicklung einer kritischen professionellen Haltung gelegt. Um einen konkreten Praxisbezug herzustellen, wird in diesem Kapitel die Methode der Lerninsel vorgestellt, die als eine curriculumintegrierende Methode für die Bearbeitung von beruflichen Schlüsselproblemen eingesetzt wird (Muths, 2013). Die entwickelte Lerninsel bezieht sich vorrangig auf die Themenbereiche drei und acht der NotSan-APrV (2020):

- *„Kommunikation und Interaktion mit sowie Beratung von hilfesuchenden und hilfebedürftigen Menschen unter Berücksichtigung des jeweiligen Alters sowie soziologischer und psychologischer Aspekte.*
- *Berufliches Selbstverständnis entwickeln und lernen, berufliche Anforderungen zu bewältigen."* (Süßmilch et al., 2022, S. 12)

Eine komplexe Dilemmasituation am Beispiel eines Einsatzes bei einer an Demenz erkrankten älteren Dame stellt den Ausgangspunkt für die Bearbeitung eines beruflichen Schlüsselproblems dar.

2.5.1 Theoretische Verortung

Der von der Pflegewissenschaftlerin Ingrid Darmann-Finck (2006) entwickelten Interaktionistischen Pflegedidaktik liegt ein komplexes bildungs-, curriculum-

und machttheoretisches Konzept zugrunde. Es verweist auf ein reformpädagogisches Verständnis, in dem von einem sinnstiftenden Fundament der Lernprozesse ausgegangen wird (Meyer, 2008; Combe & Gebhard, 2012; Schüßler, 2016). Ausgewählte theoretische Bezüge werden im Folgenden detaillierter dargestellt (1):

Symbolischer Interaktionismus

Bildungsprozesse werden in diesem Didaktikmodell als Aushandlung von (Be-)Deutungen und das Unterrichtsgeschehen als ein komplexer Prozess von Interaktionsbedeutungen verstanden. Damit wurde das „Sender-Empfänger-Modell" der Kommunikation hinterfragt und durch den Deutungsmusteransatz ersetzt. Dieser beruht auf der Grundlage der mikrosoziologischen Theorie des „Symbolischen Interaktionismus", einem handlungstheoretischen Forschungsansatz der Chicagoer Schule der Soziologie, in dem konkretes, kreatives Handeln als problemlösend definiert wird (Blumer, 1973).

Die Erwartungen anderer sind demnach als Symbole zu begreifen, haben immer eine Bedeutung, werden immer interpretiert und dann in Handlungen umgesetzt. Die Bedeutungen lassen den Individuen Raum für unterschiedliche Interpretationen. Sie müssen lernen, in sozialen Situationen mit uneindeutigen Normen und Erwartungen (Ambiguität) und Widersprüchlichkeiten umzugehen. Erst durch ein wechselseitiges Verhaltensangebot der Interagierenden entsteht diese soziale Situation, innerhalb derer die sozialen Beziehungen gestaltbar und dadurch veränderbar sind (Blumer, 1973).

Emanzipatorische Bildungsgang-didaktik

Darmann-Finck zufolge sind Bildungsprozesse also Prozesse der Aushandlung von Bedeutungen. Um Lernende zu aktiven Gestaltenden werden zu lassen, erweiterte sie die theoretische Fundierung mit dem Konzept der intergenerationellen Kommunikation der emanzipatorischen Bildungsgangdidaktik des Erziehungswissenschaftlers und Schulpädagogen Meinert Meyer (2008). Dem Prinzip der intergenerationellen Kommunikation folgend, versetzen sich die Interagierenden (Lernende und Lehrende) in die Position der jeweils anderen Person. Dabei ist die gegenseitige Anerkennung der Unterschiede und Besonderheiten des Gegenübers eine normative Voraussetzung dieses Interaktionsprozesses. Dadurch kann es zu einer Veränderung, aber auch zur bewusst entschiedenen Beibehaltung der Haltung, des Situationsverstehens, der Bedeutungszuschreibung während der Lernsituation kommen. Einem interaktionistischen und konstruktivistischen Lernverständnis entsprechend beziehen sich Lehrende zunächst auf das Vorverständnis der Lernenden zum jeweiligen Lerninhalt und motivieren sie, ihre Vorstellungen zu überprüfen und ggf. zu verändern. In einem erkenntnisfördernden Unterricht finden die Lernenden die Lösungen für eine Problemstellung selbst (Darmann-Finck, 2010, 2021).

Situationsorientierung nach Robinsohn

Ein weiterer theoretischer Bezugspunkt ist der von dem Bildungswissenschaftler Shaul Robinsohn (1916–1972) (2)(3) für die Berufs- und Wirtschaftspädagogik konzipierte „situationsorientierte Ansatz für die Curriculumentwicklung" (1969), um im Unterricht die Berufswirklichkeit in der Ausbildung abzubilden (Darmann-Finck, 2009). Auszubildende lernen, wie eine berufliche Situation zu bewältigen ist. Der Erwerb der zur Bewältigung erforderlichen Kompetenzen (4) sollte im Ausbildungsprozess initiiert sowie die Möglichkeit zur Weiterentwicklung gegeben werden. Eine Grundlage für den situationsorientierten Ansatz bildet das vom US-amerikanischen Reformpädagogen John Dewey (1859–1952) postulierte Prinzip der „Bewältigung von Lebensfragen":

„Es ist selbstverständlich keine Frage, daß Erziehung für die Zukunft vorbereiten soll. Wenn Erziehung Wachstum ist, so muß sie fortschreitend gegenwärtige Möglichkeiten verwirklichen und sodass Individuum immer besser ausrüsten zur Erfüllung späterer Anforderungen." (Dewey, 1949, S. 82)

Robinsohn forderte weiterhin die wissenschaftliche Legitimierung der Bildungsplanung und wies darauf hin, dass curriculare Planungen in einen gesellschaftlichen Zusammenhang gebracht werden müssen (Darmann-Finck, 2010). Denn die Berufsideologie bzw. das Berufs- und Bildungsverständnis spielen bei der Auswahl adäquater Situationen eine entscheidende Rolle (Hundeborn & Brühe, 2005). Als Kriterien für die Auswahl von Bildungsinhalten schlug Robinsohn (1969) einen Dreischritt vor (curriculare Trias):

- Zunächst müssen Lebenssituationen bzw. berufliche Situationen der Lernenden identifiziert und analysiert werden.
- Danach bedarf es der Bestimmung beziehbarer Qualifikationen, die Lernende benötigen, um die Situation zu bewältigen.
- Es schließt sich dann, über eine Verbindung zwischen Qualifikation und Bildungsinhalt, die Bestimmung des curricularen Elements an.

Durch die Evaluation der qualifizierenden Wirkung der Bildungseinheiten kann dann die Entsprechung der fachlichen Qualifikation und schlussendlich auch die dem Unterricht zugrunde gelegte Situation verändert werden. Somit erhalten Auszubildende eine Grundlage zur Bewältigung von sich verändernden Lebenssituationen und beruflichen Situationen (Ertl-Schmuck & Gerb, 2013). Diese drei Schritte in Robinsohns Strukturkonzept wurden von Darmann-Finck (2010) in der Erhebung der Situationen nachvollzogen. Allerdings erhielt der situationsorientierte Ansatz nach Robinsohn auch Kritik, da er den allgemeinen Bildungsanspruch nicht ausreichend berücksichtigt. Er zielt eher auf den Erwerb von beruflich verwertbaren Qualifikationen ab und verfolgt mit dem Fokus auf Handlungssituationen eine utilitaristische Bildungskonzeption.

Kritisch-konstruktive Didaktik und Schlüsselprobleme nach Klafki

Um zu verhindern, dass ein einseitig an den beruflichen Verwertungsinteressen orientiertes Curriculum entstehen würde, wurde Robinsohns Situationsansatz mit dem Konzept der Schlüsselprobleme nach Klafki (1993, 1985) verknüpft (Darmann-Finck, 2009). Damit schließt sich die Interaktionistische Pflegedidaktik der bildungstheoretischen, kritisch-konstruktiven Didaktik an, einer gesellschaftskritischen Bildungstheorie, die sich in Anlehnung an die kritische Theorie (5) entwickelte. Sie verpflichtet sich dadurch, pädagogisches Handeln an der Verwirklichung von Mündigkeit und Gesellschaftskritik auszurichten und somit einer kritisch-reflexiven Identitätsbildung:

„Bildung wird also verstanden als Befähigung zur vernünftigen Selbstbestimmung, die die Emanzipation von Fremdbestimmung voraussetzt oder einschließt, die Befähigung zur Autonomie, zur Freiheit des eigenen Denkens und eigener moralischer Entscheidung. Eben deshalb ist auch Selbsttätigkeit die zentrale Vollzugsform des Bildungsprozesses." (Klafki, 2007, S. 19) (6)

„Kritisch" bedeutet in diesem Kontext, dass der Lernprozess zur Selbst- und Mitbestimmung sowie zur Solidaritätsfähigkeit im Rahmen gesamtgesellschaftlicher Demokratiebemühungen führt (Klafki, 2007). Die kritisch-konstruktive Didaktik ist somit der Reflexion gesamtgesellschaftlicher Zusammenhänge verpflichtet (ebd.). „Konstruktiv" bezieht sich im Sinne Klafkis auf den Praxisbezug einer Didaktik, die für Gestaltungsprozesse offen ist und zur Schaffung einer humanen und demokratischen Lernumgebung führt (ebd.).

Ein Prinzip der kritisch-konstruktiven Didaktik ist die „Allgemeine Bildung für Alle". Dabei versteht Klafki unter Allgemeinbildung ein *„geschichtlich vermitteltes Bewußtsein von zentralen Problemen der Gegenwart und – soweit voraussehbar – von der Zukunft zu gewinnen, Einsicht in die Mitverantwortlichkeit aller angesichts solcher Probleme und Bereitschaft, an ihrer Bewältigung mitzuwirken"* (Klafki, 2007, S. 56). Diese Definition fasst Klafki unter dem Begriff der „epochalen Schlüsselprobleme" zusammen wie die Friedensfrage, die Umweltfrage, die gesellschaftlich produzierte Ungleichheit, die im Unterricht fächerübergreifend und interdisziplinär bearbeitet werden sollen.

„Allgemeinbildung heißt mit Blick auf solche Schlüsselprobleme: Auf den verschiedenen Stufen des Bildungsgangs bzw. des Bildungswesens sollte jeder junge Mensch und jeder Erwachsene mindestens in einigen solcher Zentralprobleme – im Sinne exemplarischen, gründlichen, verstehenden bzw. entdeckenden Lernens – eingedrungen sein." (Klafki, 2007, S. 62) (7)

Um diese Schlüsselprobleme nachhaltig bearbeiten zu können, müssen Lernende (und nach Ansicht der

Autorin auch Lehrende) vier grundlegende Einstellungen und Fähigkeiten erwerben:

- Kritikbereitschaft, inkl. Selbstkritik,
- Argumentationsbereitschaft- und -fähigkeit,
- Empathie und
- die Bereitschaft sowie Fähigkeit in Zusammenhängen, d. h. vernetzt zu denken (Klafki, 2007).

Klafki führt weiterhin vier am reformpädagogischen Konzept des Problemunterrichts orientierte Unterrichtsprinzipien auf, die für den Erwerb dieser Fähigkeiten und Einstellungen förderlich sind:

- exemplarisches Lehren und Lernen,
- methodenorientiertes Lernen,
- handlungsorientierter Unterricht sowie
- die Verbindung von sachbezogenem mit sozialem Lernen. (ebd.)

Das Konzept der universellen Schlüsselprobleme wurde für die Interaktionistische Pflegedidaktik modifiziert, da die von Klafki aufgeführten Schlüsselprobleme nicht unbedingt den von Lernenden in der Berufswirklichkeit erfahrenen Bildungsanlässen entsprechen (Darmann-Finck, 2010, 2021). Sie definiert berufsbezogene Schlüsselprobleme wie folgt:

„Pflegeberufliche Schlüsselprobleme sind komplexe und mehrdimensionale berufliche Konflikt-, Problem- und Dilemmasituationen, die auf der Grundlage von Schülerberichten gewonnen werden. Sie stellen den Ausgangspunkt für die Entwicklung von Lerninseln dar.“ (Darmann-Finck, 2010, S. 19; vgl. Hahnen, 2021; Muths, 2013)

2.5.2 Von der Entwicklung einer rettungsdienstlichen heuristischen Matrix bis zur Lerninsel

In diesem Abschnitt erfolgt eine Übertragung der heuristischen Matrix der Interaktionistischen Pflegedidaktik auf den Rettungsdienst, um diese für die Entwicklung von Lerninhalten in der Ausbildung von Notfallsanitätern zu nutzen. Zunächst werden die empirischen, sozialphilosophischen und pflegetheoretischen Herleitungen angeführt und mit der Ausgangssituation in der Rettungsdienstpädagogik abgeglichen.

Empirische, sozialphilosophische und pflegewissenschaftliche Begründungen der heuristischen Matrix

Bei der heuristischen Matrix handelt es sich um einen didaktischen Kriteriensatz, mit dessen Hilfe Bildungsziele und -inhalte für die Ausbildung identifiziert, legitimiert und evaluiert sowie didaktische Entscheidungen vorbereitet werden können. Sie kann sowohl für die didaktische Analyse von Fallsituationen als auch für die Ableitung curricularer Inhalte zu einem festgelegte Unterrichtsthema genutzt werden (8) (Darmann-Finck, 2010).

Die heuristische Matrix ist das Ergebnis einer Studie zur Interaktion im Unterricht. Es wurden drei Bildungskonzepte von Lehrenden empirisch ermittelt: die Regelorientierung, die Fallorientierung und die Meinungsorientierung (➤ Tab. 2.3). Ein Bildungs-

Tab. 2.3 Empirisch ermittelte Bildungskonzepte Pflegelehrender (mod. nach Darmann-Finck 2010)

	Vermittelte Inhalte	Methode	Kritik
Regelorientierung	Allgemeine Handlungsregeln für typische Berufssituationen, Sachwissen, Richtlinien Ge- und Verbote	Vorträge von Auszubildenden-Lehrenden Gespräch Gruppenarbeit	Fehlende wissenschaftliche Fundierung der vermittelten Regeln Rezeptartiges, patientenignorierendes Berufsverständnis
Fallorientierung	Komplexe problemhaltige, authentische Berufssituationen/Fälle	Fallarbeit, z. B. Auszubildende entwickeln Deutung/Lösung für mögliche bzw. reale Praxissituationen Verbesserung des Theorie-Praxis-transfers	Meistens Vermittlung feststehender Verhaltensregeln Selten Multiperspektivität
Meinungsorientierung	Wertebezogene, gesellschaftlich relevante Problemstellungen und Konflikte	Austausch der Auszubildenden untereinander, Diskussion	Ohne fachliche Begründungen Polarisierend, kein Einblick in Pluralität möglicher Lösungen Fehlende Aneignung von Kompetenzen für die Analyse von Positionen

konzept ist die Vorstellung von Bildung, die sich aus dem Lehrangebot der Lehrenden interpretieren lässt. Die Regelorientierung wurde als das dominierende Bildungskonzept der Lehrenden festgestellt und die Lernform der Fallarbeit wurde gar nicht oder nur sehr selten eingesetzt (Darmann-Finck, 2010, S. 20–21).

Diese drei Bildungskonzepte lassen sich auf Lehrende in Rettungsdienstschulen übertragen. Auch die Tendenz zur Regelorientierung lässt sich feststellen, denn Fachwissen – vermittelt durch Frontalunterricht – dominiert oft noch den Unterricht (Schumann & Sander, 2020). So weisen Kemp et al. (2020) darauf hin, dass die Lehrkräfte hinsichtlich der Methodik und Didaktik in der Ausbildung von Notfallsanitätern umdenken müssten, weil die Vermittlung von Fachwissen (Algorithmen, SOP) nicht ausreiche und der Erwerb sozialer Kompetenzen sowie das Näherbringen des beruflichen Selbstverständnisses einen höheren Stellenwert erhalten sollten.

Erkenntnisinteressen nach Habermas

Für die wissenschaftstheoretische Einbettung der empirisch erhobenen Bildungskonzepte wurden die Habermas'schen Erkenntnisinteressen gewählt, um Kriterien für eine kritische Analyse der Pflegewirklichkeit zu erhalten (Darmann-Finck, 2010). Habermas ordnete drei Wissenschaftstypen drei unterschiedliche Erkenntnisinteressen zu und unterschied:

- Regelorientierung: das **technische Erkenntnisinteresse** der empirisch-analytischen Wissenschaften, das auf Verwertbarkeit sowie Macht, Kontrolle und Steuerung abzielt (Erklärung und instrumentelle Lösungen)
- Fallorientierung: das **praktische Erkenntnisinteresse** der historisch-hermeneutischen Wissenschaften, das auf Handlungsorientierung und Verständigung sowie praktische Verwertbarkeit fokussiert (Urteilsbildung und Verständigung)
- Meinungsorientierung: das **emanzipatorische Erkenntnisinteresse** der kritischen Sozialwissenschaften, mit dem Potenzial der Erhöhung der Autonomie und Verantwortung des Individuums, zielt auf die Aufklärung gesellschaftlicher Prozesse ab (kritische Reflexion paradoxer und restriktiver Strukturen) (Habermas (9), 1965, 1968; Horster, 2020)

Kritische Theorie der Pflegewissenschaft nach Friesacher

Außerdem wurde sich auf den pflegetheoretischen Ansatz des Intensivpflegers und Berufspädagogen Heiner Friesacher (2008) bezogen, um Pflegesituationen für den Unterricht auf ihren ideologischen Gehalt hin zu untersuchen. Denn mit dieser gesellschaftskritischen Theorie können Repressionen und Defizite in der beruflichen Praxis aufgezeigt werden. Friesacher weist damit den professionellen Fachkräften eine gesellschaftskritische Funktion zu. Diese Praxis- und Handlungswissenschaft bezieht den sinnlich-leiblichen Zugang zu hilfsbedürftigen Menschen sowie eine fürsorgliche und fürsprechende Haltung der professionell Tätigen mit ein (Friesacher, 2008). In Friesachers kritischer Theorie wird der kommunikationstheoretische Rahmen von Habermas um die anerkennungstheoretische Perspektive des Sozialphilosophen Axel Honneth (1992) erweitert (10). In der Theorie des kommunikativen Handelns sind die Interagierenden nicht primär am eigenen Erfolg orientiert; *„sie verfolgen ihre individuellen Ziele unter der Bedingung, dass sie ihre Handlungspläne auf der Grundlage gemeinsamer Situationsdefinitionen aufeinander abstimmen können. Insofern ist das Aushandeln von Situationsdefinitionen ein wesentlicher Bestandteil“* (Habermas, 1981, S. 385). In Honneths erweitertem Verständnis wird soziale Anerkennung in der Kommunikationssituation verstanden als das Geschehen von Wechselseitigkeit zwischen zwei gleichgestellten Subjekten, doch Individuen müssen in Herrschaftsverhältnissen um Anerkennung kämpfen (Honneth, 1992).

In einer Handlungswissenschaft lässt sich Wissen nicht allein auf theoretische Erkenntnisse zurückführen, sondern die theoretische Erkenntnis und das praktische Wissen entstehen gemeinsam in der Interaktion zwischen allen an der Situation Beteiligten (Darmann-Finck, 2010). Angelehnt an die strukturtheoretische Professionalisierungstheorie des Soziologen Oevermanns (1996) (11) geht Friesacher daher von der widersprüchlichen Einheit von Fallverstehen und Regelwissen des beruflichen Handelns aus (Friesacher, 2015). Es wäre eine lohnende Herausforderung, eine gesellschaftskritische Theorie für den Rettungsdienst zu entwickeln, um den Professionalisierungsprozess und damit auch die Emanzipation von Notfallsanitätern im konkurrierenden Feld der Gesundheitsberufe und vor allem im Machtbereich der Medizin zu unterbauen, Repressionen und Widersprüche aufzudecken, den Ideologiegehalt von Unterrichtsinhalten, z. B. in Bezug auf vermittelte Werte, aufzudecken und das spezifisch Eigene des Rettungsdienstes zu beschreiben.

Die Zieldimensionen der drei Erkenntnisinteressen lassen sich auf der Grundlage der vorher skizzierten Theorien für die heuristische Matrix für die Notfallsanitäter-Ausbildung wie folgt skizzieren (in Anlehnung an Darmann-Finck, 2010):

Technisches Erkenntnisinteresse (Regelorientierung)

- Wissenschaftsbasierte Erklärung und instrumentelle Lösung rettungsdienstlicher und gesundheitsbezogener Problemlagen
- Ermittlung theoretischen, empirisch-gesundheitswissenschaftlichen und rettungsdienstwissenschaftlichen Wissens, das sich die Lernenden durch die Bearbeitung eines Schlüsselproblems oder eines Themenbereiches aneignen
- Fähigkeit, rettungsdienstliche Entscheidungen auf der Basis wissenschaftlich erwiesener Wirksamkeit von Interventionen und Verfahren zu treffen
- Kognitive Lernziele, inkl. der Reflexion auf der Grundlage des fachwissenschaftlichen Regelwissens
- Gleichzeitiger Aufbau einer kritischen Haltung gegenüber jeglichem Wissen
- Methode des Problemorientierten Lernens (12)

Praktisches Erkenntnisinteresse (Fallorientierung)

- Urteilsbildung und Verständigung in Notfallsituationen
- Gekennzeichnet durch das Verstehen von Bedeutung/Sinnverstehen in Situationen, denn rettungsdienstliches Handeln geschieht auf der Grundlage von Bedeutungen
- Professionelles Handeln durch das Verstehen der Einzigartigkeit des Falls und der Gestaltung der auf Anerkennung beruhenden Beziehungen
- Professionelles, praktisches Handeln, das auf der beruflichen Erfahrung, einem systematischen, methodengeleiteten Vorgehen und der beständigen Reflexion vor, während und nach der Handlung beruht
- Berücksichtigung des besonderen Merkmals des Sinnverstehens: das leibliche Verstehen über die „Body-to-Body"-Interaktion – in Notfallsituationen besteht der Zugang zum Gegenüber nicht ausschließlich über die Sprache

Emanzipatorisches Erkenntnisinteresse (Meinungsorientierung)

- Kritische Reflexion paradoxer und restriktiver gesellschaftlicher Strukturen des Rettungsdienstes
- Bewusstmachen der Widersprüchlichkeit der Anforderungen
- Erkenntnis und Reflexion der Abhängigkeit und Missachtungsformen
- Bewerten von Handlungsmöglichkeiten und Einschätzen der Konsequenzen

In die heuristische Matrix wurden zusätzlich zu den Bildungsinteressen, Erkenntnisinteressen und Zieldimensionen dieser Erkenntnisinteressen die unterschiedlichen Perspektiven der in die Notfallsituationen involvierten Personen und Institutionen aufgenommen: notfallversorgende Person mit personalen Ressourcen, der Patient/Angehörige, Institution/Gesundheitssystem als institutioneller und gesellschaftlicher Kontext und notfallversorgerisches Handeln. Die Matrix lässt sich um eine Zielebene erweitern, und zwar um Angehörige anderer Berufsgruppen, z. B. Ärztinnen und Ärzte. Loos & Degusan (2022) übertrugen diese Heuristik auf eine Berufsfelddidaktik für die Ausbildung von Notfallsanitätern am Lernort Schule und entwickelten die folgende Matrix (➤ Tab. 2.4).

Lerninseln als Methode in der (schulischen) Ausbildung im Rettungsdienst

Definition

Lerninseln sind Lernbereiche, die nach Themen gegliedert sind (räumlich und inhaltlich). In diesen finden die Lernenden Materialien vor, die sie selbstständig allein oder gemeinsam mit anderen Lernenden bearbeiten können.

Tab. 2.4 Heuristische Matrix für die Notfallsanitäter-Ausbildung (mod. nach Loos 2022)

	Notfallsanitäter/ Notfallsanitäterin	Individuum/Kollektiv, das gefährdet und zu versorgen ist	Institutionelle und gesellschaftliche Rahmenbedingungen	Professionelles Handeln
Technisches Erkenntnisinteresse	Erklären von Handlungsalgorithmen und Behandlungspfaden für individuelle und kollektive Probleme/„Krisen"	Erklären des Patientenverhaltens, Ableiten instrumenteller Lösungen	Erklären und Ableiten instrumenteller Lösungen	Erklären instrumenteller Problemlösungen zur Unterstützung von gefährdeten Individuen und Kollektiven
Praktisches Erkenntnissinteresse	Verstehen und Verständigung eigener biografisch geprägter Interessen, Motive und Werte	Verstehen und Verständigung über die individuellen/kollektiven Motive und Werte	Verstehen und Verständigung über Interessen und Motive von Institutionen und Gesundheitssystem	Fallverstehen, Urteilsbildung und Verständigung im konkreten Fall
Emanzipatorisches Erkenntnisinteresse	Aufdecken von gesellschaftlich geprägten inneren Konflikten von Notfallsanitätern	Aufdecken von gesellschaftlich geprägten inneren Konflikten von Patienten und Angehörigen	Aufdecken von gesellschaftlich geprägten Widersprüchen	Aufdecken von widersprüchlichen Strukturgesetzlichkeiten im Rettungsdienst

Im Kontext der Lernortforschung wurden seit den 1970er-Jahren unterschiedliche lernförderliche betriebliche Lernorte entwickelt, die sich unmittelbar im Arbeitsprozess befinden und als Arbeitsplätze für Lernende und Lehrende systematisch erschlossen und gestaltet werden müssen. Hierzu zählen neben den Konzepten der Qualitätszirkel, Lernstätten und Lernstationen auch die Lerninseln (Dehnbostel, 2002). Im Rahmen dezentraler Berufsbildungskonzepte wurden Anfang der 1990er-Jahre auch die didaktischen Überlegungen zur Lerninsel zunächst in der gewerblich-technischen Berufsausbildung erprobt. In der Folge gewannen sie zunehmend Bedeutung in anderen berufsbildenden Bereichen (Dehnbostel, 2007).

Die Bearbeitung einer Lerninsel im Betrieb kann für zwei Wochen bis zu mehreren Monaten geplant werden. Dabei erhalten die Lernenden die Möglichkeit, exemplarisch das formale mit dem informellen Lernen zu verbinden (Dehnbostel, 2016). Das Konzept der Lerninsel wurde vom arbeitsplatznahen Lernen im Betrieb auf schulische Lernumgebungen des primären, sekundären und tertiären Bildungsbereichs sowie auf das außerschulische Lernen übertragen. Es hat sich gezeigt, dass in einem Lernfeld mehrere Lerninseln zu unterschiedlichen Schlüsselproblemen angeboten werden können, die zusammen etwa ein Drittel der für das Lernfeld angesetzten Gesamtstundenzahl abdecken.

Für den Lernort Arbeitsplatz werden Lerninseln wie folgt definiert:

„Lerninseln sind eine Qualifizierungs- und Lernform inmitten der Arbeit. In Lerninseln werden reale Arbeitsaufgaben in Gruppenarbeit weitgehend selbstständig bearbeitet, wobei es sich um die gleichen Arbeitsaufgaben handelt, wie sie auch im Lerninselumfeld wahrgenommen werden. Im Unterschied zum Arbeitsumfeld steht aber mehr Zeit zur Verfügung, um die angestrebten Qualifizierungs- und Lernprozesse durchführen zu können. Die Lernprozesse zeichnen sich durch die Integration von Erfahrungslernen und intentionalem Lernen aus. Lernen wird als aktiv-konstruktiver Prozess verstanden, der das Arbeitshandeln begleitet." (Dehnbostel et al., 2001, in Heling, 2014, S. 30)

In Abgrenzung zu Dehnbostel werden Lerninseln im schulischen Kontext als eine zeitlich begrenzte andere Lernform im Schulalltag verstanden. *„Sie sind also ‚Zeitinseln' im schulischen Lernalltag"* (Heling, 2014, S. 30). Ziel des Lernens bei konstruktivistischen Ansätzen wie der Lerninsel ist der situierte Erwerb von deklarativem und prozeduralem Wissen sowie die Entwicklung heuristischer Strategien, um komplexe Aufgaben effektiv zu bewältigen. Inhalte von Lerninseln sollten sich daher eng an den Kompetenzen von Experten für einen bestimmten Aufgaben- und Wissensbereich orientieren. Beim situierten Lernen wird die aktive Konstruktion des Wissens durch die Bearbeitung authentischer Aufgaben/Fälle initiiert. Dabei wird Lernen außerdem als ein Prozess der Sozialisation in den Beruf, also in eine „community of practice" begriffen, bei dem neben Wissenselementen auch Denkstile, Überzeugungssysteme sowie ethische Haltungen erworben werden (Stegmeier, 2000).

Lerninseln sind also Lernsituationen, in denen sich Lernende, Auszubildende, Schüler sowohl individuell als auch in Paararbeit oder in einer Kleingruppe kompetenzorientiert und eigenständig über einen längeren Zeitraum mit einem ausgewählten Inhalt beschäftigen, der einer realen Situation entspricht. Lehrende bereiten diese Lernsituation ggf. unter Mitwirkung der Lernenden vor, begleiten den Lernprozess und überwachen die Lernergebnisse (Kämmerer & Rettenbach, 2008).

Potenziale von Lerninseln

Für den Einsatz von Lerninseln als Lernmethode sprechen folgende Argumente:

- Lernende werden angeregt, von einem partiellen Denken zum ganzheitlichen, situationsbezogenen Denken überzugehen.
- Spezifische Kenntnisse entwickeln sich somit zu komplexen Kompetenzen.
- Motivation und Kreativität werden gefördert.
- Das Verantwortungsbewusstsein kann verbessert werden.
- Soziale und interkulturelle Kompetenzen können sich weiterentwickeln.
- Selbststeuerungsfähigkeiten werden gefördert.
- Lernende werden zum interaktiven, teamorientierten Handeln aufgefordert.
- Auszubildende/Lernende werden zu Akteuren in der Ausbildung (Kämmerer & Rettenbach, 2008).

Zentrale Merkmale

Nach Haefeli und Dehnbostel (2017) haben Lerninseln am Arbeitsplatz die folgenden zentralen Merkmale:

- *„Lerninseln sind mit Lernausstattungen angereicherte Arbeitsplätze, an denen reale, lernhaltige und ganzheitliche Arbeitsaufträge bearbeitet und informelles mit formalem Lernen verbunden werden.*
- *Die Qualifizierung in der Lerninsel zielt auf die Kompetenzentwicklung und die berufliche Handlungsfähigkeit. Dem Kompetenzverständnis liegt die Einheit von Fach-, Sozial- und Personal- bzw. Selbstkompetenz zugrunde.*
- *Die Lerninsel-Gruppe arbeitet nach den Prinzipien teilautonomer Gruppenarbeit und ist berufsübergreifend zusammengesetzt.*
- *Lerninseln werden von einer oder mehreren Fachkräften betreut, die zusätzlich zu ihrem Berufsabschluss berufspädagogisch qualifiziert sind.*
- *Lerninseln können auch Innovationsstätten im Arbeitsprozess sein, vor allem für fachliche und organisationale Entwicklungen."* (Haefeli & Dehnbostel, 2017, S. 26)

Diese Merkmale lassen sich auf die Konzeption von Lerninseln in der (berufs-)schulischen Lernumgebung übertragen. Konkrete Umsetzung findet diese Lernmethode im Lerninselkonzept von Muths (2013) für die Ausbildung in den Pflegeberufen. Das Konzept der Lerninsel wurde in Anlehnung an den Wirtschaftspädagogen Rolf Dubs (1995, 2000, in Muths, 2013) entworfen, um fächerintegrative Lernsituationen mit einem hohen Anteil an bildungsermöglichenden Inhalten zu generieren. Das bedeutet, dass durch die Lerninseln eine Auseinandersetzung mit strukturellen Aspekten der Situation stattfindet und damit ein Schwerpunkt auf das emanzipatorische Erkenntnisinteresse gelegt wird. Lerninseln werden wie folgt definiert:

„Lerninseln sind inhaltlich und zeitlich zusammenhängende curriculare Elemente, die fächerintegrativ als ein Sinnzusammenhang vermittelt werden. Sie sind grundsätzlich unter den Rahmenbedingungen aller aktuell in Deutschland existierender Lehrpläne und Ausbildungsverordnungen der Pflege- und Gesundheitsbildung realisierbar. Hilfreich für die Entwicklung ist ein Curriculum, in dem Lernfelder situationsorientiert gebildet wurden, da damit eine Rahmung angeboten wurde, die die Identifizierung von Schlüsselsituationen der Berufswirklichkeit erleichtern." (Muths, 2013, S. 153)

Orientierende Curricula

Ein Lerninsel sollte diskursiv unter Beteiligung mehrerer Lehrender unterschiedlicher Fachwissenschaften und ggf. unter Mitwirkung von Lernenden entwickelt werden (Muths, 2013). Die in diesem Kapitel vorgestellte Lerninsel für den Lernort berufliche Schule entstand durch die Kooperation der Autorin (Pädagogin und Pflegefachkraft) mit einem Studenten der Medizinpädagogik, der als Notfallsanitäter und Lehrkraft an der Berliner Feuerwehr- und Rettungsdienst-Akademie (BFRA) tätig ist. Dieser Beitrag bezieht sich daher auf das neue Curriculum Vollzeit-Ausbildung Notfallsanitäterin/Notfallsanitäter der BFRA (Süßmilch et al., 2022), um das pflegedidaktische Modell am Beispiel einer Lerninsel auf ein aktuelles NotSan-Curriculum übertragen zu können. Eine zusätzliche Orientierung hinsichtlich des Erwerbs sozialer und kommunikativer Kompetenzen bot das Bremer Curriculum für die generalistische Pflegeausbildung (Muths & Darmann-Finck, 2019) und das Nationale Mustercurriculum Kommunikative Kompetenz für die Pflege – „NaKomm“ (13) (Muths et al., 2019), um konkrete Ansatzpunkte für einen Transfer vom Pflegesetting in den Rettungsdienstkontext zu erhalten.

Im Kompetenzbereich „Kommunikation und Beratung personen- und situationsorientiert gestalten“ sollen Lernende die Fähigkeit erwerben, ein professionelles Arbeitsbündnis (vgl. Oevermann) mit den Patienten aufzubauen und dieses zu reflektieren (Muths et al., 2019). Kommunikative Kompetenzen sind auch im Berufsfeld des Rettungsdienstes von hoher Bedeutung und werden in allen drei Ausbildungsjahren erworben bzw. erweitert. Insbesondere bei Einsätzen mit älteren Personen sowie Menschen mit Demenz, Desorientierung oder psychischen Beeinträchtigungen stellt die professionelle, angemessene und empathische Kommunikation eine Grundlage für einen effektiven Rettungseinsatz dar. *„Die Interaktion mit besonderen Patientengruppen bedarf spezieller fachlicher, aber auch sozialer und kommunikativer Kompetenzen“* (Süßmilch et al., 2022, S. 141). In der entwickelten Lerninsel wurde auf den Erwerb sozialer und kommunikativer Kompetenzen im Zusammenhang mit Demenz fokussiert.

Konstruktion von Lerninseln auf der Grundlage situationsorientierter Lernfelder

Die Autoren des BFRA-Curriculums holten in einer empirischen Studie für die Generierung von Handlungs- und Lernfeldern die Expertise der folgenden Akteure im Rettungsdienst ein:

- Lehrende (Fachexperten mit einem Fokus auf Fachthemen und didaktische Gestaltung sowie Erfahrungswissen hinsichtlich der Ausbildung),
- Beauftragte für die Fort- und Weiterbildung (Experten mit einem Fokus auf aktuelle/inhaltliche Entwicklungen im Rettungsdienst sowie mit Fokus auf die PAL-Ausbildung),
- SOP-Redaktionsteam (Experten mit einem Fokus auf die inhaltlichen Entwicklungen im Rettungsdienst),
- Einsatzkräfte (Experten mit einem Fokus auf den Berufsalltag) (Süßmilch et al., 2022).

Nach der Auswertung der Ergebnisse wurden diese mit dem Ausbildungsziel des NotSanG abgeglichen und es konnten vier Lernfelder definiert werden:

- Patientenversorgung
- Patiententransport
- Einsatzstellenmanagement
- Rahmenbedingungen (Süßmilch et al., 2022).

Die Abbildung gibt einen Überblick der Lernfelder mit den zugeordneten Handlungsfeldern (➤ Abb. 2.15).

Die vier empirisch ermittelten Lernfelder wurden nach der Zuordnung der Handlungsfelder mit den Kompetenzen aus den verschiedenen Themenbereichen (TB 1–10) der NotSan-APrV näher beschrieben. Beispielhaft werden hier zwei Lernfelder mit ausgewählten Themenbereichen dargestellt. Auf das Lernfeld „Patientenversorgung“ wird im Kontext der Lerninsel näher eingegangen.

Lernfeld Rahmenbedingungen

Themenbereich 8: „Berufliches Selbstverständnis entwickeln und lernen, berufliche Anforderungen zu bewältigen“ (Süßmilch et al., 2022)

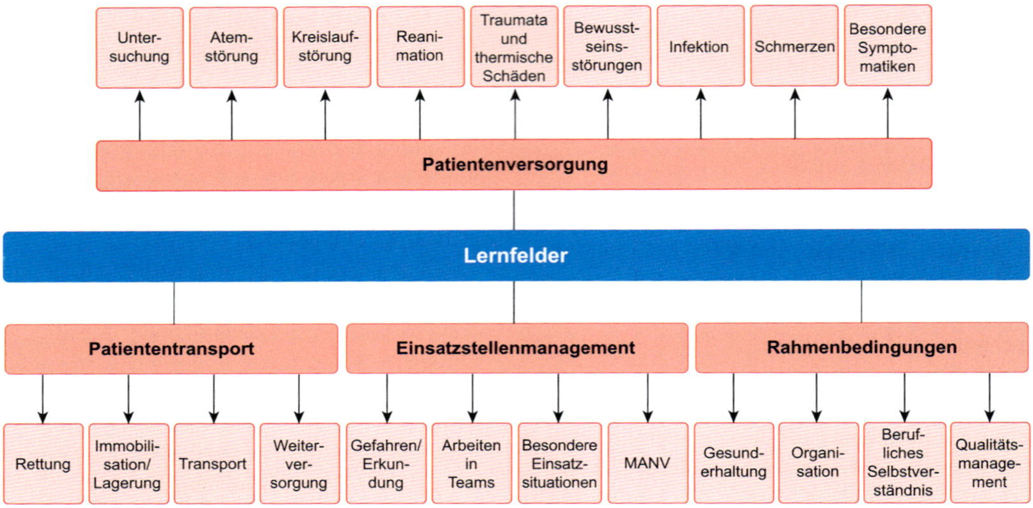

Abb. 2.15 Überblick Lernfelder mit den zugeordneten Handlungsfeldern BFRA-Curriculum [W1329, L143]

Kompetenzerwerb

Die Auszubildenden sind in der Lage,

- den Beruf des Notfallsanitäters im Kontext der Gesundheitsfachberufe zu positionieren,
- sich kritisch mit dem Beruf auseinanderzusetzen,
- mit Krisen- und Konfliktsituationen konstruktiv umzugehen und Deeskalationsstrategien anzuwenden.

Lernfeld Einsatzstellenmanagement

Themenbereich 3: „Kommunikation und Interaktion mit sowie Beratung von hilfesuchenden und hilfsbedürftigen Menschen unter Berücksichtigung des jeweiligen Alters sowie soziologischer und psychologischer Aspekte" (Süßmilch et al., 2022)

Kompetenzerwerb

Die Auszubildenden sind in der Lage,

- Kommunikation und Interaktion im Rettungsdienst an Grundlagen aus Psychologie und Soziologie auszurichten,
- mit kranken und verunfallten Patienten sowie ihren Angehörigen unter Berücksichtigung personenbezogener und situativer Erfordernisse zu kommunizieren,
- das eigene Kommunikationsverhalten, auch unter Nutzung nonverbaler Möglichkeiten, an den spezifischen Bedürfnissen und Anforderungen in der Kommunikation und Betreuung von speziellen Patientengruppen auszurichten, z. B. von Kindern, Jugendlichen, älteren und/oder pflegebedürftigen Menschen, gesellschaftlichen Randgruppen, übergewichtigen Personen oder hör- und sehbehinderten Menschen sowie von Angehörigen und unbeteiligten Dritten,
- das eigene Kommunikationsverhalten zu reflektieren.

Identifizierung beruflicher Schlüsselprobleme in Gesundheitsberufen

Die Entwicklung der Lerninsel zum Themenkomplex Demenz bezieht sich auf eine berufliche Herausforderung, mit der sich aufgrund der demografischen Veränderungen alle Gesundheitsberufe konfrontiert sehen. Da die empirische Ermittlung beruflicher Schlüsselprobleme (z. B. auf Grundlage der Erfahrung von Lernenden) im Rettungsdienst noch aussteht, wurde das gewählte Schlüsselproblem auf der Basis von wissenschaftlichen Veröffentlichungen und Curricula zum Thema definiert. Durch den praktischen Einsatz der Methode im Unterricht können Rückschlüsse darauf gezogen werden, ob die berufliche Konflikt-, Problem- oder Dilemmasituation der beruflichen Realität entspricht und dann Robinsohn folgend, sowohl an der Situation als auch an der gesamten Lerninsel Veränderungen vorgenommen werden müssen.

(1) **Berufsfeldanalyse:** Für den Rettungsdienst steht eine Berufsfeldanalyse noch aus: *„Die tatsächlichen Kompetenzbereiche bzw. Tätigkeitsfelder im Rettungsdienst sind bis heute nicht wissenschaftlich untersucht"* (Frieß & Koch, 2022, S. 6). Hahnen stellte 2021 jedoch literaturbasiert eine Übersicht der Anforderungen im Berufsfeld des Rettungsdienstes zusammen:

- Arbeit vor den Augen der Öffentlichkeit
- Sich ständig verändernde Arbeitsbedingungen/einsatzbedingt kein einheitliches Arbeitsumfeld
- Physische Belastungen (Schichtdienst, Heben und Tragen, Stress)
- Psychische Belastungen (Stress, Tod, Trauer)
- Selbstständiges Treffen von wichtigen Entscheidungen
- Treffen von Entscheidungen unter Zeitdruck, Stress und Belastungssituationen
- Wenig Möglichkeiten zur Routinebildung
- Schneller wissenschaftlicher Fortschritt der Haupt- und Bezugsdisziplinen
- Häufige Fehleinsätze bei ständiger Einsatzbereitschaft (Hahnen, 2021).

(2) **Praxissituationen:** Für den Rettungsdienst wurde in diesem Kapitel deduktiv Bezug genommen auf die sogenannten häufigen und zunehmenden Fehleinsätze wie z. B. psychosozialer Notfälle in Bezug auf die Versorgung von sozial schwach gestellten, verwahrlosten und/oder desorientierten Patienten, die in der einschlägigen Literatur angeführt werden (z. B. Breuer & Dahmen, 2023; Seeger et al., 2021; Karutz, 2019).

(3) **Schlüsselprobleme:** Aus der Beschreibung der problemhaltigen Praxissituation kann ein Schlüsselproblem abgeleitet werden. Berufliche Schlüsselprobleme eignen sich als Grundlage für die Methode der Lerninsel in der schulischen Ausbildung und sind häufig auf die emanzipatorische Zielsetzung ausgerichtet (Darmann-Finck, 2009). Berufliche Schlüsselprobleme wurden für den Rettungsdienst noch nicht empirisch ermittelt, doch die von Hahnen (s. o.) angeführten häufigen „Fehleinsätze bei ständiger Einsatzbereitschaft" (ebd.) können exemplarisch als ein solches identifiziert werden.

Nach Ansicht der Autorin sollten die sog. subakuten und psychosozialen Einsätze in dieser Aufzählung gesondert aufgenommen werden. Diese nehmen nachweislich zu und es besteht eine intensive Diskussion darüber, ob es sich hierbei um Fehleinsätze für den Rettungsdienst handelt oder um veränderte Aufgabengebiete aufgrund gesellschaftlicher und gesundheitsberuflicher Entwicklungen, die in das professionelle Selbstverständnis integriert werden sollten (Frieß & Koch, 2022; Philipp, 2021; Zahorka, 2018; Völker et al., 2016; Karutz, 2014b, in Loos, 2022; Wissussek, 2016; Malteser Deutschland, 2015).

Schlüsselproblem im Beruf des Notfallsanitäters

Professionelles Verhalten in der Notfallinteraktion mit älteren, verwahrlosten, desorientierten Menschen sowie mit Personen mit mentalen Einschränkungen, psychischen Belastungen und/oder einer Demenz bei gleichzeitig widersprüchlicher Wahrnehmung von subakuten und psychosozialen Einsätzen.

In diesem Kapitel werden die für den Rettungsdienst entwickelte heuristische Matrix (➤ Kap. 2.5.2) und das oben definierte berufliche Schlüsselproblem als Grundlage für die Entwicklung der Lerninsel eingesetzt.

2.5.3 Lerninsel zum Thema Demenz für die Ausbildung von Notfallsanitätern

Die einer Lerninsel entsprechende Lehr-/Lernsituation sollte möglichst umfassende bildungsermöglichende Inhalte aufweisen und damit stark auf ein emanzipatorisches Erkenntnisinteresse ausgerichtet sein.

Die Lerninsel „Weg mit den Soldaten!" wurde für den 3. Ausbildungsabschnitt „Lernblock 8 – Erweiterte Kompetenzen NotSan I: Besondere Patientengruppen eigenständig versorgen" für den Lernort BFRA entworfen. Die Lernenden befinden sich während des Blocks an drei Lernorten, u. a. in der Lehrrettungswache sowie zwei Wochen in einer Fachabteilung der (Geronto-)Psychiatrie und Gerontologie. Es stehen für die sechs Wochen Unterricht am Lernort Schule 216 Unterrichtseinheiten zur Verfügung. Zu den besonderen Patientengruppen werden auch geriatrische Patienten, Menschen mit psychischen Erkrankungen, Behinderungen, Einwanderungsgeschichte sowie spezielle Risikogruppen gezählt (Süßmilch et al., 2022). Dieser 8. Block beginnt mit einem praktischen Einsatz in der Lehrrettungswache, für den die Lernenden Reflexions- und Beobachtungsaufträge erhalten, u. a. mit dem besonderen Fokus auf soziale und kommunikative Kompetenzen, die in der Lerninsel repräsentiert werden (ebd.).

Im Gegensatz zu Muths (2013) deckt die entwickelte Lerninsel curriculumintegrative Inhalte aus allen vier Lernfeldern ab: Patientenversorgung, Patiententransport, Einsatzstellenmanagement und Rahmenbedingungen (Süßmilch et al., 2022). Den vier Lernfeldern wurden die für die Lerninsel adäquaten im BFRA-Curriculum aufgeführten Kompetenzen aus den verschiedenen Themenbereichen (TB 1–10) zugeordnet.

Für die Konzeption einer Lernsituation für eine Lerninsel entwarf Muths (2013) einen Dreischritt, an dem sich für die Lerninsel zum Thema Demenz mit dem Titel „Weg mit den Soldaten!" für die Ausbildung von Notfallsanitätern an der BFRA orientiert wurde.

Ermittlung der kritischen Berufssituation: deduktive Entwicklung einer Fallsituation

Kritische Berufssituationen bieten Lernanlässe für die Bewusstwerdung von Kommunikations- und Denkstrategien sowie eigener Emotionen und Irritationen. Sie werden insbesondere in Notfallsituationen für den Erwerb von Handlungsstrategien im Kontext von Fehlermanagement und Patientensicherheit eingesetzt und dienen zugleich der Erweiterung des Reflexionsvermögens (Marchwacka, 2021; Wunder, 2008). Auf der Grundlage der vorliegenden Literatur aus dem Rettungsdienst und anderer Gesundheitsberufe wurde zunächst deduktiv (14) ein Schlüsselproblem für die Lerninsel formuliert, das sich im Bereich der subakuten-sozialen Einsätze und der Versorgung von Patienten ansiedeln lässt, die sozial schwach gestellt, verwahrlost, desorientiert, psychisch belastet und/oder an Demenz erkrankt sind.

Die Lerninsel soll die Bearbeitung dieses beruflichen Schlüsselproblems am Lernort Schule im 8. Ausbildungsblock der Notfallsanitäter-Ausbildung ermöglichen. Für die deduktive Entwicklung der Fallsituation, die eine authentische Konflikt- oder Dilemmasituation beinhaltet, wurden unter Bezug auf das berufliche Schlüsselproblem die Situationsmerkmale (➤ Abb. 2.16) nach Kaiser (1985) berücksichtigt (in Muths et al., 2019).

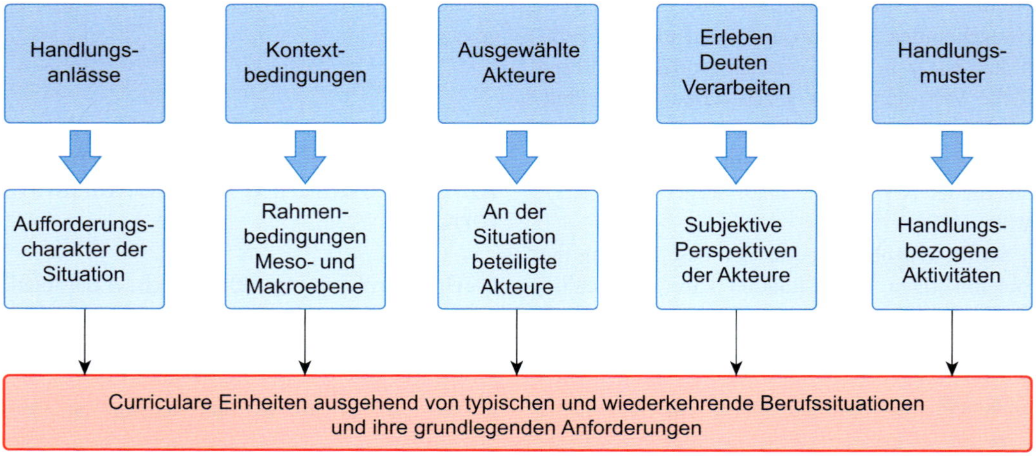

Abb. 2.16 Situationsprinzip und Situationsmerkmale nach Kaiser (1985) [M1466, L143]

FALLBEISPIEL

Dilemmasituation für die Lerninsel „Weg mit den Soldaten!"

Zielgruppe: Notfallsanitäter in der Ausbildung, 3. Ausbildungsjahr, 8. Block
Fallbeispiel Thema: Abdominelle Beschwerden einer an Demenz erkrankten älteren Dame
Notfallmedizinisches Fachgebiet: xxxx
Zugehörige SOP (Berlin): SOP S 5.1.1
Rahmenbedingungen:
Alarmuhrzeit: 9:22 Uhr
Jahreszeit: Winter
Einsatzort: häusliches Umfeld
Rettungsmittel: RTW ohne NEF
Fahrzeugbesatzung:
1 × Notfallsanitäter (männlich), medizinisch-verantwortliche Einsatzkraft
1 × Notfallsanitäter (männlich), Maschinist
Notfallmeldung: Notfall, abdominelle Schmerzen seit 3 Tagen
Situation:
Das Rettungsdienstteam erreicht um 9.30 Uhr die Wohnung des alleinlebenden Ehepaars Herr und Frau Paschulke (Name geändert). Die Einsatzstelle befindet sich im zweiten Obergeschoss eines Mehrfamilienhauses und ist über einen Aufzug erreichbar. Die Einsatzstelle ist sicher.
Patientin Ursula Paschulke:
87 Jahre, medikamentenpflichtige Hypertonie, voranschreitende Demenz bekannt, 2018 im frühen Stadium diagnostiziert, nun 5 Jahre später an der Grenze zum mittleren Schweregrad (MMST 21).
Angehöriger Herbert Paschulke:
Ehemann, 86 Jahre, keine Vorerkrankungen, dem Alter entsprechende Vigilanz und Mobilität.
Herr Paschulke hatte den Rettungsdienst gerufen. Er ist sehr aufgeregt und spricht sehr schnell, z.T. nicht logisch aufeinanderfolgend. Daher sind seine Aussagen mehrmals schwer nachzuvollziehen. Beide Eheleute sind seit 64 Jahren verheiratet und leben in der eigenen Häuslichkeit. Die Versorgung der Ehefrau sowie des Haushaltes erfolgt durch den Ehemann, dabei wird er von einem Pflegedienst zweimal wöchentlich (Körperpflege) unterstützt. Frau Paschulkes Medikamente werden vom Pflegedienst für die gesamte Woche gestellt. Ihr Mann verabreicht ihr diese täglich. Frau Paschulke nimmt sie immer zum Frühstück ein. Beide Kinder (2 Töchter) leben etwa 2,5 Autostunden entfernt.
Bei Eintreffen des Rettungsdienstes finden die Kollegen eine saubere, aufgeräumte Wohnung vor. Es scheint, als wurde lange nicht mehr gelüftet. Herr Paschulke fragt sofort: „Nehmen Sie sie jetzt mit ins Krankenhaus?" Paraverbal ist deutlich der Wunsch nach einer Hospitalisierung zu hören. Frau Paschulke liegt im Bett im Schlafzimmer der Eheleute, die Bettdecke hat sie bis zum Kinn hochgezogen. Sie scheint sich den Oberbauch zu halten und blickt hilflos zu ihrem Mann. Frau Paschulke ist sehr ängstlich, fragt mehrmals, warum Soldaten in ihrem Schlafzimmer sind. Herr Paschulke setzt sich ans Bett und versucht, seine Frau zu beruhigen.
Herr Paschulke erklärt den Rettungskräften die Situation: Seine Frau klagt seit ca. drei Tagen über Bauchschmerzen. Er habe vor zwei Tagen die Hausärztin telefonisch informiert, weil seine Frau über Bauchschmerzen klagte. Auch gingen ziemlich viele Winde ab. Der Hausbesuch fand am gestrigen Tag statt. Nach Angaben des Ehemanns habe die Hausärztin keine ordentliche Untersuchung durchgeführt. Sie habe „nicht abgehört und auch den Bauch nicht angefasst", vielmehr habe sie aus dem Türrahmen heraus gesagt „... dann dürfen sie nicht so viel essen." Die Gattin habe die Nacht gut geschlafen, er jedoch nicht, betont er. In der Nacht sei seine Frau wohl deutlich schmerzfreier gewesen, sodass er auf Besserung hoffte. Am heutigen Morgen wurden die Schmerzen im Verlauf dann schlimmer. Als der Pflegedienst am Vormittag um 7.00 Uhr zur Körperpflege kam, hatte seine Frau kaum Beschwerden. Aber der Pflegedienst habe ja auch nie wirklich Zeit, berichtet Herr Paschulke. Er habe versucht, das Problem heute „beim Waschen" anzusprechen, aber der Pfleger habe nur gesagt, dass seine Frau es mal mit Kamillentee und Zwieback versuchen solle. Nach dem Frühstück mit Zwieback und Kamillentee begannen die Schmerzen wieder, und trotzdem wollte seine Frau unbedingt Schokolade essen. Als er ihr dies verweigerte, wurde sie wütend. Die Sorge um seine Frau treibe ihn um. Jetzt sei es so schlimm, dass er sich „nicht mehr zu helfen weiß", und hoffe, dass seine Frau im Krankenhaus „mal durchgecheckt werden kann".
Die Patientin wirkt sehr aufgeregt, als ihr Ehemann den Mitarbeitenden des Rettungsdienstes Auskunft gibt. Sie äußert immer wieder, in unterschiedlichen Tonlagen und teilweise sehr leise mit dem Blick zum Boden, dass ihr Bauch so wehtue. Bei Fragen des Rettungsdienstpersonals schweift ihr Blick immer wieder zum Ehemann, der diese für sie beantwortet. Die Patientin soll körperlich untersucht werden, wehrt sich aber heftig dagegen, dass ihr die Bettdecke weggenommen wird. Auch die beruhigenden Worte ihres Mannes helfen nicht. Die Patientin ruft zunächst leise und dann immer lauter und verzweifelter: „Nein, nein, keine Soldaten! Weg, weg mit den Soldaten!" Als ein Notfallsanitäter nochmals versucht, der Patientin die Decke wegzuziehen, schlägt sie plötzlich wild um sich und schreit. Der Notfallsanitäter ruft erschrocken: „Lassen Sie das!" und versucht, ihre Hände festzuhalten. Der Ehemann geht dazwischen.
Es gelingt dem zweiten Mitarbeiter des Rettungsdienstteams, die Patientin zusammen mit dem Ehemann zu beruhigen und mit Unterbrechungen eine körperliche Untersuchung durchzuführen. Die medizinisch-verantwortliche Einsatzkraft wird dabei ungeduldig und fordert Herrn Paschulke auf, die Hände seiner Frau festzuhalten, damit man ohne Störung weiter

untersuchen könne. Der Ehemann verweigert diese Handlung. Es gelingt ihm zwar immer wieder, seine Frau zu beruhigen, doch sie muss trotzdem weiter festgehalten werden und die Untersuchung dauert sehr lange. Der Maschinist versucht auch immer wieder, beruhigend auf die Patientin einzureden, doch er ist sich sehr unsicher, welche Worte er wählen soll und ob sie ihn versteht.

Herr Paschulke fragt nach der Untersuchung abermals: „Nehmen Sie sie jetzt mit ins Krankenhaus?" Frau Paschulke wird daraufhin zusehends aufgeregt und abweisend. Sie sagt, dass sie Angst vor dem Krankenhaus habe. Sie wolle nicht „von den Soldaten entführt" werden. Die Diagnose durch das Notfallsanitäter-Team weist darauf hin, dass Frau Paschulke zur weiteren Untersuchung in das nächstgelegene, geeignete Krankenhaus transportiert werden sollte. Beide Notfallsanitäter äußern sich gegenüber Herrn Paschulke unzufrieden darüber, dass weder der Pflegedienst noch die Hausärztin etwas unternommen hätten.

Frau Paschulke will nicht aufstehen und sich auch nicht ankleiden. Sie wird von den beiden Notfallsanitätern trotz heftiger Gegenwehr hochgehoben, im Nachthemd auf die Liege gelegt und angeschnallt. Die Patientin schreit und wird panisch, als man sie aus der Wohnung in den RTW bringen will. Der Maschinist versucht zu intervenieren.

Messwerte durch den Rettungsdienst:

- SpO_2: 96 %, 6-Kanal-EKG arrhythmisch, sonst unauffällig
- Blutzucker 86 mg/dl
- Schmerzskala: ca. NRS 7
- **xABCDE:**
  - x – frei
  - A – frei
  - B – frei
  - C – stabil
  - D – bekannte Demenz, aktuell im mittleren Schweregrad
  - E – abdominelle Schmerzen

SAMPLER(S):

- S – abdominale Schmerzen seit 3 Tagen
- A – keine Allergien
- M – Ramipril 5 mg 1-0-0, Rivastigmin 1,5 mg 1-0-1, Diazepam 5 mg bei Bedarf
- P – Hypertonus gut eingestellt
- L – Zwieback und Tee am Abend, Urin i. O., Stuhlgang vor 2 Tagen Durchfall, aktuell kein Stuhlgang mehr
- E – langsam beginnender abdomineller Schmerz mit freiem Intervall, kein Sturz, keine Fremdeinwirkung
- R – Raucherin bis vor 6 Jahren, Alter, sonst keine Risikofaktoren

Palpatorisch ergibt die Untersuchung eine leichte Abwehrspannung. Es sind keine Geräusche in den beiden unteren Quadranten zu hören. Die stärksten Schmerzen gibt die Patientin im Bereich des mittleren Abdomens an. Der Blinddarm wurde bereits im jugendlichen Alter entfernt.

Didaktische Analyse

Es wurden zunächst in einem Mindmap „Lernfelder und Handlungsfelder BFRA" (Süßmilch et al., 2022) alle im BFRA-Curriculum enthaltenen Lerninhalte zum Themenbereich Demenz und dem Kompetenzerwerb des 8. Blocks aufgeführt, um danach diejenigen Lernfelder, Handlungsfelder und Lernziele zu selektieren, die zur kritischen Berufssituation passen (➤ Tab. 2.5):

Didaktische Reduktion und Sequenzbildung

Um aus den ermittelten, potenziellen Lernzielen und -inhalten diejenigen zu selektieren, die in der Lerninsel bearbeitet werden sollten, bedarf es der didaktischen Reduktion und Sequenzbildung. Das Kenntnis-, Fähigkeits- und Erfahrungsniveau der Lerngruppe sowie die Zielsetzungen des Lernfeldes und des Ausbildungsabschnittes im Lehrplan müssen Berücksichtigung finden. Für die dargestellte Lerninsel ergaben sich die Sequenzen aus den unterschiedlichen Perspektiven der Matrix. Die Streichung und Bündelung der Lernziele in Sequenzen erfolgten in der ausgefüllten Matrix (Muths, 2013).

Lerninhalte zur Lernsituation Demenz

Lernfeld Patientenversorgung

- Fokus 1: Schmerzen bei Menschen mit Demenz
- Fokus 2: Körperliche Untersuchung unter Abwehrbedingungen und fixierenden Maßnahmen
- Fokus 3: Besondere Symptomatik Demenz

Lernfeld Patiententransport

- Fokus 1: Transport ins Krankenhaus gegen den Willen der Patientin

Lernfeld Einsatzstellenmanagement

(a) Besondere Einsatzsituation

- Fokus 1: Angepasstes Verhalten, patientenorientierte Kommunikation, bedürfnisorientiertes Handeln bei kognitiven Einschränkungen

Tab. 2.5 Ausgewählte Handlungsfelder und Lernziele des BFRA-Curriculums (mod. nach Süßmilch et al. 2022)

Lernfeld	Handlungsfeld	Lernziel/Die Auszubildenden …
Patientenversorgung	Untersuchung	• können die jeweiligen Anforderungen der besonderen Patientengruppe bei ihrer Untersuchung berücksichtigen • können mithilfe von Arztbriefen und Medikamentenlisten Rückschlüsse hinsichtlich der Anamnese bei besonderen Patientengruppen ziehen • können spezifische Geräte und Methoden der Diagnose bei besonderen Patientengruppen anwenden
	Bewusstseinsstörung	• kennen für besondere Patientengruppen die anatomischen, physiologischen und pathologischen Besonderheiten des Nervensystems • beherrschen die Maßnahmen des Pyramidenprozesses im Zusammenhang mit Bewusstseinsstörungen bei besonderen Patientengruppen • können heilkundliche Maßnahmen in Zusammenhang mit Bewusstseinsstörungen bei besonderen Patientengruppen über das Niveau der Generaldelegation hinaus durchführen
	Schmerzen	• beherrschen im Rahmen der Schmerztherapie die Auswahl von Medikamenten unter Berücksichtigung der Indikation/Kontraindikation für besondere Patientengruppen • beherrschen Maßnahmen des Pyramidenprozessses in Zusammenhang mit Schmerzen bei besonderen Patientengruppen • beherrschen das Risikomanagement der Schmerztherapie bei besonderen Patientengruppen
	Besondere Symptomatik	• können typische Beschwerden von besonderen Patientengruppen versorgen
Patiententransport	Rettung	• können die Bedürfnisse besonderer Patientengruppen bei deren Rettung berücksichtigen
	Transport	• können die Bedürfnisse besonderer Patientengruppen bei deren Transport berücksichtigen
	Weiterversorgung	• beherrschen eine systematische Patientenübergabe unter Berücksichtigung von relevanten Informationen der besonderen Patientengruppen
Einsatzstellenmanagement	Gefahren/ Erkundung	• können auf die Patientensicherheit sowie Eigenschutz im Umgang mit besonderen Patientengruppen achten
	Arbeiten in Teams	• können eine systematische Patientenübernahme in Pflegeeinrichtungen durchführen • können bei der Versorgung von besonderen Patientengruppen mit dem Sozialpsychiatrischen Dienst, der Polizei etc. zusammenarbeiten
	Besondere Einsatzsituationen	• können rettungsdienstlich relevante Kommunikationstheorien in der Interaktion mit besonderen Patientengruppen anwenden • können die Patientenversorgung und die gerichtsfeste Dokumentation im Zusammenhang mit Gewalt im häuslichen Umfeld durchführen
Rahmenbedingungen	Gesunderhaltung	• können pro- und reaktive Strategien des Resilienzmanagements auf ihre individuellen Bedürfnisse anwenden
	Berufliches Selbstverständnis	• entwickeln eine professionelle Haltung im Umgang mit besonderen Patientengruppen • können Konfliktsituationen konstruktiv bewältigen und nach Möglichkeit im Vorfeld vermeiden • sind sich ihrer Bedeutung als kollegiale Ressource bei belastenden Grenzsituationen bewusst
	Qualitätsmanagement	• können bei Verdacht auf Gewalt im häuslichen Umfeld Hilfsangebote unterbreiten und rechtssicher dokumentieren

Lernfelder	Handlungsfeld BFRA-Curriculum	Lernziel Die Auszubildenden ... BFRA-Curriculum	Handlungsfeld Lerninsel	Lernziel Die Auszubildenden ... Lerninsel
Patienten-versorgung	Schmerzen	beherrschen das Risikomanagement der Schmerztherapie bei besonderen Patientengruppen.	Schmerzen bei kognitiver Beeinträchtigung und Demenz	können Schmerzäußerungen dementieller Patienten wahrnehmen, beurteilen und messen.
Patienten-transport	Transport	können die Bedürfnisse besonderer Patientengruppen bei deren Transport berücksichtigen.	Transport ins Krankenhaus bei einwilligungsunfähiger Patientin	können einen Transport ins Krankenhaus bei Abwehr/Verweigerung professionell und unter Wahrung der Würde der Patienten durchführen.
Einsatzstellen-management	Besondere Einsatzsituation	können rettungsdienstlich relevante Kommunikationstheorien in der Interaktion mit besonderen Patientengruppen anwenden.	• häusliches Umfeld • Demenzerkrankung • subakuter Einsatz	können im Umgang mit dementiellen Patienten, mit adäquaten Kommunikationsstrategien Verstehen herstellen, sowie Gewalt/Zwang präventiv begegnen.
Rahmen-bedingungen	Berufliches Selbstverständnis	entwickeln eine professionelle Haltung im Umgang mit besonderen Patientengruppen.	Professionalisierung im Kontext von Gesellschaft und Gesundheitssystem	können rettungsdienstliche „Fehleinsätze“ in das professionelle Selbstbild integrieren und professionelle Alternativen entwickeln.

Abb. 2.17 Ausgewählte Beispiele Lernfelder – Handlungsfelder – Lernziele: Vergleich BFRA-Curriculum – Lerninsel [M1466, L143]

- Fokus 2 Besondere Patientengruppe: Menschen mit Demenz
- Fokus 3: Betreuung von Angehörigen: betreuender/pflegender Ehemann

(b) Arbeiten in Teams

- Fokus 1: Rettungsdienstliches Team: Alter, Geschlecht, Berufserfahrung, beruflicher (ausbildungsbedingter) Status (CRM)
- Fokus 2: Interprofessionelles Team: Pflegedienst, Hausarzt/medizinische Fachangestellte, Leit-/Rettungsstelle, Tele-Notarzt

Lernfeld Rahmenbedingungen

- Fokus 1: Strukturen des Gesundheitswesens: Defizitäre Versorgung von Menschen mit Demenz
- Fokus 2: (a) Berufliches Selbstverständnis: individuelle Haltung gegenüber Menschen mit Demenz, (b) „Fehleinsätze“ im Rettungsdienst und (c) professionelles Handeln in unsicheren Situationen

Anschließend wurden auf der Grundlage dieser Auswahl die für die kritische Berufs-/Fall-/Dilemmasituation passenden Handlungsfelder und Lernziele selektiert und entsprechend formuliert, wie dies im Folgenden an vier Beispielen demonstriert wird (➤ Abb. 2.17).

Danach fand die Umsetzung anhand der heuristischen Matrix statt und das Fallbeispiel wurde dahingehend verändert, dass alle Kriterien der Matrix erfüllt werden konnten. So wurde z. B. ein Transport ins Krankenhaus einer nicht einwilligungsfähigen Patientin gegen deren Willen aufgenommen, um eine komplexe Dilemmasituation zu verwirklichen.

Heuristische Matrix für die Entwicklung einer Fallsituation zum Thema „Demenz“

In dieser heuristischen Matrix werden die Perspektiven der Berufsgruppe der Notfallsanitäter, des zu versorgenden/gefährdeten Individuums/Kollektivs, der Institution und der Gesellschaft sowie auf das professionelle Handeln eingenommen (➤ Tab. 2.6, ➤ Tab. 2.7, ➤ Tab. 2.8, ➤ Tab. 2.9)

Tab. 2.6 Heuristische Matrix – Zielebenen und Perspektiven
Perspektive Berufsgruppe Notfallsanitäter

Zielebene	Notfallsanitäter
Technisches Erkenntnisinteresse/ Regelorientierung (Auszubildende nennen, erklären, beschreiben, messen ...)	A1 Was müssen Notfallsanitäter wissen und welche Fertigkeiten müssen sie beherrschen, um in beruflichen Handlungssituationen ihre eigenen Interessen gut wahren zu können? • Fokus auf Wissens- und „Könnens"-Momente im Sinne der Selbstpflege • Bewusste Wahrnehmung des eigenen leiblichen und seelischen Erlebens als Voraussetzung einer professionellen Interaktion, Selbstreflexive Prozesse über persönlichen Gesundheitsschutz als Basis für empathische professionelle Kontakte • Eigene körperlich-leibliche Erfahrungen bei Angst, Unsicherheit, Missverständnissen • Entstehungsursachen der eigenen Ungeduld/Irritation und Strategien, dieser zu begegnen • Persönlicher Umgang mit Ungewissheit im Handeln und bei Nicht-Verstehen
Praktisches Erkenntnisinteresse/ Fallorientierung (Auszubildende nehmen wahr, verstehen, verständigen sich über, demonstrieren, zeigen, unterscheiden ...)	B1 Welche unterschiedlichen Deutungsmöglichkeiten bietet die soziale Interaktion im Fallbeispiel? • Austausch über eigene Gefühle der Unsicherheit, Hilflosigkeit, Ohnmacht, Angst • Wissenschaftliche Erklärungsansätze und Forschungsergebnisse im Zusammenhang mit Demenz (auch widersprüchliche) zu Prognosen und Lebensqualität von an Demenz erkrankten Menschen verstehen • Zentrale psycho-soziale Aspekte im Erleben von Menschen mit Demenz unterscheiden
Emanzipatorisches Erkenntnisinteresse/Meinungsorientierung (Auszubildende reflektieren, prüfen, argumentieren, diskutieren, stellen fest ..., z. B. Widersprüche)	C1 Welche ethischen Fragestellungen ergeben sich in Verbindung mit Menschen mit eingeschränkten kognitiven Fähigkeiten und Demenzerkrankung? • Eigene Einstellungen/Haltungen zum Altwerden und zur Demenz reflektieren • Gegenübertragungen präventiv begegnen/reflektieren • Begegnung mit der Langsamkeit reflektieren

Tab. 2.7 Perspektive zu versorgendes/gefährdetes Individuum/Kollektiv

Zielebene	Zu versorgendes/gefährdetes Individuum/Kollektiv
Technisches Erkenntnisinteresse/ Regelorientierung (Auszubildende nennen, erklären, beschreiben, messen ...)	A2 Welches Wissen über die Situation der Patientin ist erforderlich? • Ausgewählte Verstehensmodelle, um die Denk- und Erlebensstrukturen der betroffenen Menschen nachzuvollziehen • Bedeutung der leiblichen Kommunikation jenseits der verbalen Kommunikation für das individuelle Situationsverstehen kennen • Nicht-kognitive Ressourcen wahrnehmen und nutzen • Biografische Bezüge, z. B. Soldaten, einbeziehen • Belastungen betreuender Angehöriger von Menschen mit Demenz erkennen • Zusammenhang zwischen kognitiver Einschränkung und Schmerzäußerungen
Praktisches Erkenntnisinteresse/ Fallorientierung (Auszubildende nehmen wahr, verstehen, verständigen sich über, demonstrieren, zeigen, unterscheiden ...)	B2 Gefühle, Normen, Wertvorstellungen, Werturteile wahrnehmen • Bedeutsamkeit des impliziten, auf Erfahrung beruhenden Wissens und der Intuition („embodied knowledge") in komplexen Handlungssituationen • Hohe emotionale Empfindsamkeit von Menschen mit Demenz als Ressource • Ursachen des (aggressiven) Widerstandes gegen die Untersuchung durch einen Notfallsanitäter (Angst vor Berührung durch Fremde, Angst vor Institutionalisierung/KH, Angst vor Autonomieverlust, Erschöpfung) verstehen • Professioneller Einbezug betreuender Angehöriger und professionelle Abgrenzung
Emanzipatorisches Erkenntnisinteresse/Meinungsorientierung (Auszubildende reflektieren, prüfen, argumentieren, diskutieren, stellen fest ..., z. B. Widersprüche)	C2 Widerspruch zwischen Autonomie und Fürsorge reflektieren • Eingeschränkte Einwilligungsfähigkeit versus Selbstbestimmung • Verweigerung als Möglichkeit der Selbstbestimmung gegen Gefühle der Ohnmacht und Angst

Tab. 2.8 Perspektive auf Kategorie Institution und Gesellschaft

Zielebene	Institutionelle, gesellschaftliche Rahmenbedingungen
Technisches Erkenntnisinteresse/Regelorientierung (Auszubildende nennen, erklären, beschreiben, messen …)	A3 Welches Wissen über die strukturellen Zusammenhänge ist erforderlich, um der Situation professionell begegnen zu können? • Eigene Rechtsstellung: straf- und haftungsrechtliche Aspekte der Patientenbehandlung (z. B. unterlassene Hilfeleistung, Garantenstellung, rechtfertigender Notstand, [General-] Delegation, Anordnungs- und Durchführungsverantwortung) • Theoretische Grundlagen Ungewissheit, professionelles Handeln (Oevermann, Evers) • „Fehleinsätze" im Rettungsdienst: subakute Einsätze mit niedriger Dringlichkeit • Demografische Entwicklung und gesellschaftliche Verantwortung für Menschen mit Demenz und die betreuenden Angehörigen • Expertenstandards und Handleitungen (Rettungsdienst, Gesundheitsberufe) • Interdisziplinäre Kooperation mit Pflegedienst, Hausarzt/med. Fachangestellte
Praktisches Erkenntnisinteresse/Fallorientierung (Auszubildende nehmen wahr, verstehen, verständigen sich über, demonstrieren, zeigen, unterscheiden …)	B3 Welche Vermutungen/Deutungen über die Interessen der Institution (z. B. Leitstelle, Rettungswache) und anderer, beteiligter Institutionen (Pflegedienst, Hausarzt) bestehen? • Eigene Vorstellungen von Notfalleinsätzen und „Fehleinsätzen" mit der Fallsituation abgleichen • Zeitbudget der Patientin mit eigenem Zeitbudget bzw. dem des Rettungsdienstes in Balance bringen • Einbezug der verantwortlichen Pflegefachkraft, dem Hausarzt/der med. Fachangestellten
Emanzipatorisches Erkenntnisinteresse/Meinungsorientierung (Auszubildende reflektieren, prüfen, argumentieren, diskutieren, stellen fest …, z. B. Widersprüche)	C3 Welche strukturelle, gesundheitspolitische Defizite in der Versorgung dementer PatientInnen können entdeckt und konstruktiv kritisiert werden? • Gesellschaftliche Widersprüche im Umgang mit an Demenz erkrankten Menschen • Demenz nicht nur als Erkrankung, sondern als einen physiologischen Teil des Älterwerdens in unserer Gesellschaft • Inwieweit werden subakute Hilfegesuche/Notfalleinsätze durch den Rettungsdienst abgedeckt, weil es keine andere Alternative gibt? • Diskussion, inwieweit diese Einsätze zum professionellen Handlungsspektrum der Rettung zählen und welche institutionellen, professionellen Alternativen es gibt (Gemeinderettungsdienst, Acute Communitiy Nurse, digitale Beratung, Veränderungen in der Leitstelle, Demenzlotsen, …)

Tab. 2.9 Perspektive Professionelles Handeln

Zielebene	Professionelles Handeln Notfallsanitäter
Technisches Erkenntnisinteresse/Regelorientierung (Auszubildende nennen, erklären, beschreiben, messen …)	A4 Welches Wissen, welche Fertigkeiten und Skills sind erforderlich? • Handeln auf der Grundlage neurologischer, emotionspsychologischer, kommunikationstheoretischer Grundlagen • Reflexiver Umgang mit (ggf. auch eigenen) Gewalterfahrungen, Macht, Aggression in der Situation • Verschiedene Skalen zur Schweregradbeurteilung der Demenzerkrankung, z. B. Global Deterioration Scale (GDS) • Expertenstandard „Beziehungsgestaltung in der Pflege von Menschen mit Demenz" (DNQP), Empfehlungen zum Umgang mit Gefährdung bei Demenz (Deutsche Alzheimer Gesellschaft) • Schmerzen bei Menschen mit Demenz erkennen und beurteilen • Schmerzskalen bei kognitiver Einschränkung, z. B. Beurteilung von Schmerz bei Demenz (BESD) und Smiley-Analog-Skala (SAS) • Erweiterte Kenntnisse über personenzentrierte Kommunikation

Tab. 2.9 Perspektive Professionelles Handeln *Forts.*

Zielebene	Professionelles Handeln Notfallsanitäter
Praktisches Erkenntnisinteresse/Fallorientierung (Auszubildende nehmen wahr, verstehen, verständigen sich über, demonstrieren, zeigen, unterscheiden ...)	B4 Welche Handlungsmöglichkeiten gibt es in dieser konkreten Situation und wie lassen sich widersprüchliche Interessen aushandeln? • Beeinträchtigte soziale Interaktionsmöglichkeiten berücksichtigen, zentrales Bedürfnis nach Sicherheit einbeziehen • „Nicht-Können" und „Nicht-Verstehen" aushalten • Nonverbale und paraverbale Kommunikation und Validation nach Naomi Feil situationsbezogen • Ethische Fallbesprechung (Krankenhaustransport gegen den Willen der Patientin, körperliche Untersuchung unter Einsatz von fixierenden Maßnahmen) • Ruhe und Sicherheit durch routiniertes Handeln vermitteln • Handlungsanweisungen bei Behandlungs- und Transportverweigerung einwilligungsunfähiger Patienten situationsgerecht anwenden
Emanzipatorisches Erkenntnisinteresse/Meinungsorientierung (Auszubildende reflektieren, prüfen, argumentieren, diskutieren, stellen fest ..., z. B. Widersprüche)	C4 Wie können Notfallsanitäter trotz besonderer Ungewissheit professionell handeln? • Personenzentrierte Konzepte in der Interaktion einsetzen • Erhalten und Fördern des Personseins der Person mit Demenz versus machtbetontes, restriktives Verhalten/Gewaltanwendung • Zwangsmaßnahmen bei fehlender Einwilligungsfähigkeit versus Selbstbestimmung/Autonomie • Demenz und Urteilsfähigkeit im Kontext von Selbst- und Fremdgefährdung

Nach der didaktischen Reduktion erfolgte eine Sequenzierung. In Anlehnung an Muths (2013) wurden diese Sequenzen für die Weiterentwicklung der Lerninsel aus der heuristischen Matrix herausgenommen.

Struktur der Lerninsel „Weg mit den Soldaten!"

Danach kann von erfahrenen Lehrenden eine Einschätzung der erforderlichen Unterrichtsstunden vorgenommen werden. Lerninseln haben einen Umfang von 12 bis 40 Unterrichtseinheiten (Muths, 2013). In diesem Kapitel wird exemplarisch eine Lerninsel zum Thema Demenz für das dritte Ausbildungsjahr vorgestellt, die einen Umfang von 32 UE (d. h. vier Unterrichtstage) hat (➤ Abb. 2.18). Im 8. Ausbildungsblock an der BFRA wurden sechs Wochen mit einem Umfang von 216 UE am Lernort Schule eingeplant. Auf der Grundlage der Erfahrungswerte von Muths (2009, 2013) bestünde die Möglichkeit, bis zu vier Lerninseln für diesen Block zu entwickeln. Dies würde sich hinsichtlich des Inhaltes „Besondere Patientengruppen eigenständig versorgen" und dem ausgewiesenen Kompetenzniveau „erweiterte Kompetenzen NotSan I" anbieten.

2.5.4 Überlegungen zur Umsetzung von Inhalten der Lerninsel

Im Anschluss an die Bestimmung der Inhalte und des zeitlichen Umfangs der Lerninsel muss vom pädagogischen Team beschlossen werden, welche Lehrenden für die unterschiedlichen Inhalte aufgrund ihrer Expertise eingesetzt werden, ob Teamteaching durchgeführt wird und ob ggf. externe Experten einbezogen werden sollten. Weiterhin gilt es, das zur Verfügung zu stellende Lernmaterial (Lehrbücher, wissenschaftliche Artikel, Webseiten, digitale Endgeräte usw.) zu bestimmen und Entscheidungen über das methodische Vorgehen gemeinsam zu treffen. Für eine Lerninsel wird außerdem ein Leitfaden für Lernende und Lehrende entwickelt, in dem die Aufgabenstellungen, Bearbeitungsformen, Ergebnisdarstellungen und zeitliche Abfolge nachvollziehbar dargestellt sind. Hier werden erste Überlegungen zum Methodeneinsatz gemacht (➤ Abb. 2.19).

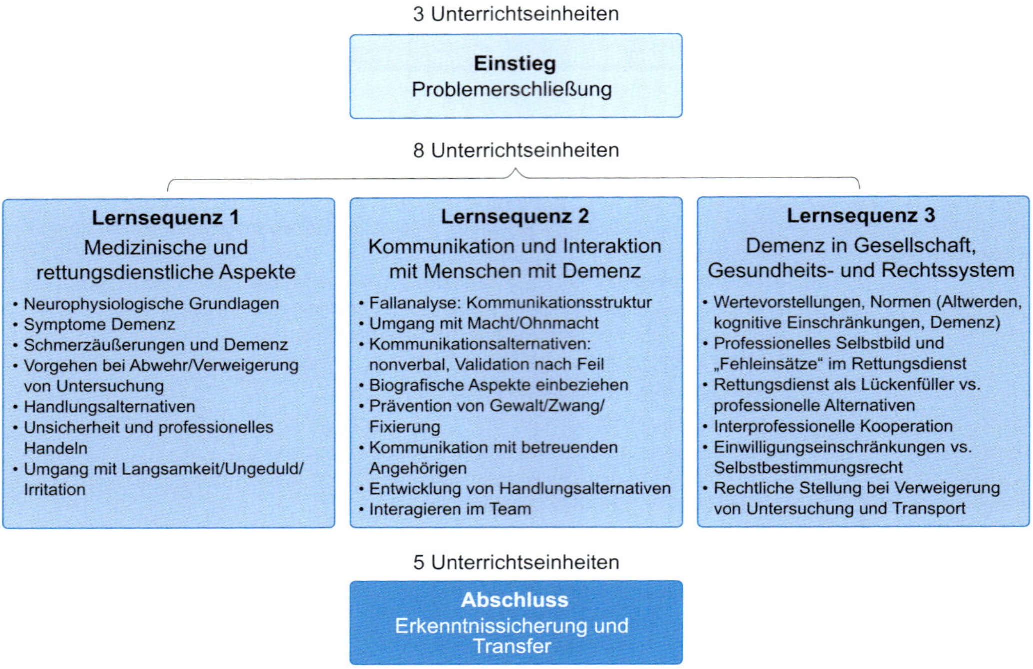

Abb. 2.18 Struktur der Lerninsel „Weg mit den Soldaten!" [M1466, L143]

2.5.5 Fazit: Didaktik-Modell mit hoher Praxisrelevanz

Der Transfer der bildungstheoretisch ausgerichteten Interaktionistischen Pflegedidaktik auf ein exemplarisches, rettungsdienstliches, pädagogisch-didaktisches Vorgehen und die Aufbereitung von Unterrichtsinhalten nach der Methode der Lerninsel stellen einen Versuch dar, der aufgegriffen, verändert, weiterentwickelt, aber auch kritisiert werden kann. Insbesondere für die Entwicklung professioneller Handlungsfähigkeit in komplexen Konflikt-, Problem- und Dilemmasituationen bietet sich eine didaktische Analyse unter Verwendung oder auch in Anlehnung an die heuristische Matrix an. Durch die Anwendung dieser Heuristik lässt sich u. a. sicherstellen, dass sozial-kommunikative und emanzipatorisch-gesellschaftskritische Elemente sowie Selbstfürsorge im Unterricht und ggf. curriculumintegrativ Berücksichtigung finden.

Dieses Didaktik-Modell mit seinem bildungstheoretischen Rahmen hat nach Ansicht der Autorin eine hohe Praxisrelevanz für die konkrete Unterrichtsgestaltung. Es wurde als Anwendungsbeispiel die Entwicklung einer Lerninsel für den Lernort Schule in der Notfallsanitäter-Ausbildung aufgezeigt. Eine Übertragung dieser Methode auf den Lernort Rettungswache wäre jedoch sicherlich möglich.

Ein weiteres Thema, das mit der Methode der Lerninsel zum gleichen Schlüsselproblem innerhalb des gleichen Blocks zu Beginn des dritten Ausbildungsjahres erarbeitet werden könnte, wäre z. B. eine Dilemmasituation mit einem psychisch erkrankten und obdachlosen Patienten. Die Methode der Lerninsel ist für alle drei Berufe im Berufsfeld anwendbar: Sie lässt sich in der Ausbildung von Rettungsdienstassistenten und auch in der hochschulischen Qualifizierung von Notfallsanitätern implementieren.

Die Identifizierung weiterer beruflicher Schlüsselprobleme mittels induktiv-empirischen und deduktiven Vorgehens durch Rettungsdienstpädagogen, Lehrende und Lernende sowie in der Praxis Tätige würde auch bei der Verwendung anderer didaktischer Modelle der Bestimmung von bildungsermöglichenden, emanzipatorischen Unterrichtsinhalten zuträglich sein.

Inhalt Lerninsel	Methodenvorschläge
Einstieg: (a) Problemerschließung (b) 1. Begegnung Fallsituation	• Assoziationen, Wahrnehmungsübungen, Standbilder, zum Thema Altwerden, Desorientierung, Langsamkeit • Arbeit mit Bildkartei und biografischen Textausschnitten Demenzerkrankter • Sammeln, Diskussion, Dokumentation erster Gedanken und Erfahrungen • Lernfragen dokumentieren
Schmerzäußerungen und Demenz/kognitive Einschränkung	Wissenschaftliches Wiki verfassen als Gruppenarbeit (später auch Transfer in die BFRA möglich)
Neurophysiologische Grundlagen Demenz-erkrankungen	Webquest in Paararbeit/Kleingruppen bearbeiten
Biografische Aspekte „Weg mit den Soldaten!" einbeziehen	Biografiearbeit zu Angst, Bedrohung, Zwang, Gewalt
Validation nach N. Feil	Lernvideos, Rollenspiele, Forumtheater
Prävention von Gewalt, Zwang, Fixierung Dilemma: Zwang ausüben	• Szenario schreiben (Gruppenarbeit) • Dilemmadiskussion mit ethischer Matrix
Rechtliche Stellung bei Verweigerung von Untersuchung und Transport bei Einwilligungseinschränkung	Poster erstellen (später auch als Posterausstellung/Transfer in die BFRA)
Professionelles Selbstbild und „Fehleinsätze" im Rettungsdienst	• Pro- und Contra-Diskussion • Expertengespräch, z. B. zum Thema Gemeindenotfallsanitäter, Demenzlotse
Unsicherheit und professionelles Handeln	• Austausch über Erfahrungen mit und Umgang mit Unsicherheit im Paarinterview • Professionalisierungstheorie (Oevermann) Lesetext mit Lesestrategie z. B. SQ3R (Flipped Classroom)
Erkenntnissicherung und Transfer	• (e)Portfolio lerninselbegleitend (Arbeits- und Reflexionsportfolio in Einzelarbeit) • Podcast/Video produzieren zu ausgewählten Themen (Gruppenarbeit)

Abb. 2.19 Methodenvorschläge zu ausgewählten Lerninselinhalten (mod. nach Grace 2018, Reinhard 2013) [M1466, L143]

2.6 Zurück zu den Wurzeln – bildungs- und lehr-lern-theoretische Didaktik als Basis didaktischen Handelns im Rettungsdienst

Thomas Prescher, Oliver Gabriel, Heiko König

ABSTRACT

Die Professionalisierungsdebatte in den Gesundheitsberufen fokussiert sich auf einen kompetenzorientierten Unterricht mit zu erreichenden Learning-Outcomes. Vielfältige didaktische Konzepte und Modelle werden entwickelt und präsentiert. Allerdings scheint – trotz vernünftiger Einsicht in eine „bessere" didaktische Praxis – die bewährte Praxis der Didaktik treu zu bleiben. Das vorliegende Kapitel lenkt den Blick auf Bewährtes und Traditionelles und beschäftigt sich mit der Frage, wie traditionelle didaktische Modelle für einen lernfeldorientierten Unterricht in der beruflichen Bildung der Notfallsanitäter-Ausbildung adäquat beschrieben und als berufsfeldunabhängige Zugänge genutzt werden können.

2.6.1 Wider dem pädagogischen Mainstream in den Gesundheitsberufen

Die Professionalisierungsdebatte in den Gesundheitsberufen mit einer Ausrichtung auf einen kompetenzorientierten Unterricht ist mit der Novellierung des Pflegeberufegesetzes, des Notfallsanitätergesetzes und des Gesetzes über die Ausbildung anästhesie- und operationstechnischer Assistenten in vollem Gange. Dabei werden vielfältige didaktische Konzepte und Modelle entwickelt und in den dazugehörigen Fachzeitschriften präsentiert. Im Zentrum stehen die zu entwickelnden Learning-Outcomes als zu erreichende Kompetenzen, wie sie im EQR (EPC 2008) formuliert werden und in den unterschiedlichen Curricula der Gesundheitsberufe einfließen. Mit der Formulierung von erwarteten Learning-Outcomes sind auch didaktische Erwartungen verknüpft, so Frommberger (2011). Das spiegelt sich sowohl im Rahmenlehrplan für die generalistische Pflegeausbildung in der Ausformulierung der curricularen Einheiten als auch im Rahmenlehrplan der Notfallsanitäter-Ausbildung mit dem Lernfeldansatz und den zugrunde gelegten curricularen Prinzipien als Grundverständnis einer angestrebten Kompetenzentwicklung wider. Viele didaktische Konzepte unterliegen dabei im Sinne einer Postulationspädagogik als zeitgemäßem pädagogischen Mainstream einem naturalistischen Fehlschluss, indem sie ein didaktisches Handeln idealisieren, das auf einem „Sein-Sollen" (Hume, 1906, S. 211) aufbaut.

Das „Sein-Sollende" oder das „Noch-Nicht-Seiende" gleicht mit seinen Idealisierungen einer pädagogischen Utopie (vgl. Prescher, 2021, S. 221). Dies schließt eine Paradoxie ein, da das Ausgeschlossene, nämlich der gegenwärtige Status quo, dennoch eingeschlossen bleibt. Das heißt, eine bessere Wirklichkeit didaktischen Handelns kann nur vor dem Hintergrund des bestehenden Seienden, also der aktuellen didaktischen Wirklichkeit in der curricularen Ausbildung der Gesundheitsberufe, begriffen werden.

Daraus ergibt sich ein Reflexionsbedarf der didaktischen Modelle mit einer zu erstrebenden sowie der bestehenden Praxis mit ihren real existierenden Ansätzen didaktischen Handelns. Der Reflexionsbedarf ergibt sich daraus, dass der „Modell-Schlüssel" nicht in das „Praxis-Schlüsselloch" zu passen scheint, d. h., dass – trotz vernünftiger Einsicht in ein „besseres" didaktisches Handeln im Rahmen des Modells XY – die Praxis ihrer bewährten Praxis treu zu bleiben scheint. In diesem Kapitel geht es dabei nicht darum, die Kritik und Kritisierbarkeit der didaktischen Modelle und Konzeptionen, die hier und da entwickelt werden und auch Teil des vorliegenden Bandes sind, in den Fokus zu stellen. Es geht darum, gezielt den Blick auf Bewährtes und Traditionelles innerhalb der Didaktik zu lenken und als eine zweckmäßige, zielführende und tatsächlich auch kompetenzstiftende Möglichkeit der Gestaltung von Lehr-Lernarrangements herauszuarbeiten. Es wird der Frage nachgegangen, wie die traditionellen didaktischen Modelle der bildungstheoretischen sowie der lehr-lerntheoretischen Didaktik (vgl. ➤ Tab. 2.1) im System der beruflichen Bildung der Notfallsanitäter-Ausbildung für einen lernfeldorientierten Unterricht adäquat beschrieben werden können.

2.6.2 Didaktik denkt (auch) transitiv

Didaktik kommt aus dem Altgriechischen und heißt nach Gudjons (1999) wörtlich die „Lehrkunst". Heute wird Didaktik als Wissenschaft verstanden, um zu beschreiben, wie Lehren und Lernen möglich ist und was dazu nötig ist. Didaktik ist aber nicht nur eine Theorie des Lehrens und Lernens und damit die zentrale Disziplin für Lehrende. Didaktik ist auch das, was Lehrende tun, wenn sie unterrichten. Didaktik ist *„[...], funktional betrachtet, eine Variation, die eine Selektion wohl intendiert, aber nicht determinieren kann. [...] Lehren bedeutet: den Zufall nicht zufällig herbeiführen, absichtsvoll die Umwelt für einen Andern verändern, also dessen Umweltreize variieren – und ihm dadurch eine Selektionsofferte machen, die bestimmte Selektionen wahrscheinlich machen. [...] Lehre ist die geplante Organisation von Erfahrung.“* (Treml, 2000, S. 82 ff.)

Didaktische Praxis, so kann in Anlehnung an Kamper und Wulf (1987) festgehalten werden, „denkt“ transitiv, da das, was an Interventionen und Vermittlungen stattfinden soll, durch die pädagogischen Akteure zum Objekt der Gestaltung wird. Die Akteure sollten dabei nicht einer transitiven Blindheit folgen und der reinen Machbarkeitsillusion verfallen, sondern ein transitiv-kritisches Bewusstsein entwickeln. Dieses *„zeichnet sich aus durch die Tiefe der Probleminterpretation, ein Vermeiden vorgefasster Meinungen bei der Problemanalyse, ein Ersetzen magischer Erklärungen durch kausale Prinzipien, eine Offenheit für ständige Reflexion und eine Überprüfung bzw. auffällige Revision der Reflexionsergebnisse“* (Stauffer, 2007, S. 13).

Mit diesen transitiv gedachten Selektionsofferten ist erklärbar, warum zum Lernen – bei allen konstruktivistischen Perspektiven auf Selbstbildung (vgl. Arnold, 2010) hin oder her – auch die andere Seite des Lehrens gehört. Siebert (1996) spricht davon, dass die Didaktik als Medium fungiert, das zwischen der sachlogischen Struktur eines Inhaltes, der handlungslogischen Struktur des Berufsfeldes mit berufstypischen Aufgaben und der psychologischen Struktur des Lernenden vermitteln soll. Auf diese Weise soll das Unwahrscheinliche wahrscheinlich werden, nämlich, dass die Lernenden die gemachten Selektionsofferten für sich übernehmen, d. h. positiv selektieren. Das geht aber nur, wenn die Lehrenden auch tun, was sie tun sollen: Unterricht mit Bedingungs-, Sach- und didaktischer Analyse planen, vorbereiten, durchführen und nachbereiten.

2.6.3 Ein Blick zurück: Traditionelle und bewährte Basis didaktischen Handelns in der alltäglichen Lehrpraxis

Es gibt zeitlose Theorien, die über Jahrzehnte immer wieder rezipiert werden und in allen didaktischen Lehrbüchern und landesweit in den Didaktik-Seminaren Gegenstand der Darstellung sind: die bildungstheoretische Didaktik nach Klafki (1962) und die lehr-lerntheoretische Didaktik nach Heimann/Schulz & Otto (1979). Diese Modelle begründen einerseits eine lange Tradition innerhalb der Lehramtsausbildung und der didaktischen Schulung, andererseits sind sie zeitlos und zeitgemäß. Daher stellt sich die Frage, warum für die Gesundheitsberufe ein so großes Ringen um eigene Didaktiken zu beobachten ist, wie die Pflegedidaktiken, die Therapiedidaktiken und jüngst die Rettungsdienstdidaktiken zeigen. Es gibt bewährte Zugänge, die unabhängig vom Berufsfeld tragfähig sind.

Viele persönliche Beobachtungen und Gespräche an Rettungsdienstschulen unterstützen diese Einschätzung. Denn in den Modellen wird explizit, was Lehrerkräfte tagtäglich bewusst oder unbewusst – weil lebenspraktisch und vernünftig – tun: Sie schauen im Sinne der bildungstheoretischen Didaktik in ihr Berufsfeld und prüfen einen Lerngegenstand darauf, welche Sachstruktur er hat, wie er situativ eingebettet ist, welche Bedeutung der Gegenstand heute und in Zukunft hat und welche Ziele und Probleme sich daraus für eine Unterrichtsgestaltung ergeben und wie im Rahmen des Unterrichts ein Sachverhalt zugänglich und wirksam aufbereitet werden kann. Sie fragen: Wie kann das, was ich unterrichte, für meine Schüler sinnstiftend und wirkungsvoll für eine spätere Bewährung in der Praxis dargeboten und erschlossen werden? Die Lehrenden klären damit, ob sie den Citratzyklus benötigen, weil er im Lehrbuch steht, oder ob sie ihn streichen, weil er für die Praxis keine Rolle spielt. Im Sinne des Perspektivschemas zu den Grundfragen der didaktischen Analyse (vgl. Klafki, 1962) fragen sie nach der Lernpotenzialentfaltung eines Lerngegenstandes (vgl. Prescher, 2009).

Im Sinne der lehr-lerntheoretischen Didaktik gehen sie nach der didaktischen Analyse einen Schritt weiter in ihrer Unterrichtsplanung und fragen neben dem WAS und WARUM explizit nach dem WIE als methodische Gestaltung und dem WOMIT als dem Einsatz von Medien und Lernmaterialien sowie dem MIT WEM. Sie verbinden damit das Bedingungsfeld mit dem Entscheidungsfeld. Das didaktische Handeln lässt sich an dieser Stelle mit dem Leitsatz zusammenfassen: Ziele bestimmen Inhalte und Inhalte bestimmen Methoden und Medien. Alle vier Aspekte sind dabei aufeinander bezogen und miteinander verbunden. Keine Entscheidung kann ohne den Bezug zu einem der Aspekte getroffen werden. Sie bedingen einander und bilden die Basis für eine Unterrichtsgestaltung entlang eines Verständnisses des programmierten Unterrichts und der Leittextmethode, die einen frontal geführten Unterricht durchaus einschließen, Selbstlernarrangements entlang beruflicher Arbeitsaufgaben aber keinesfalls ausschließen.

Bildungstheoretische Didaktik I: Didaktische Analyse als natürlicher Teil des mentalen Modells der Unterrichtsplanung in der Praxis

Der Begriff Bildung ist die zentrale Bezugsgröße der bildungstheoretischen Didaktik. Es wird die materiale, formale und kategoriale Bildung unterschieden. Das Ziel sieht Klafki (1963) in der Förderung der Entwicklung eines Menschen mit einer kritischen Allgemeinbildung, mit deren Hilfe er sachlich, selbstbewusst und mit der Gemeinschaft verbunden denkt und handelt. Im Zentrum steht der freie und unabhängige Mensch.

Materiale, formale und kategoriale Bildung

Die bildungstheoretische Didaktik bezieht sich auf die Auswahl der Bildungsinhalte. Im Zentrum steht die Herausbildung des Menschen, wobei der Inhalt eine Vorrangstellung gegenüber den Methoden und Medien übernimmt. Dies wird in der Praxis oft für selbstverständlich erachtet, da der Lerngegenstand mit seinen Inhalten und Facetten oftmals die didaktischen Entscheidungen dominiert. Dabei wird das Ziel verfolgt, die entgegengesetzten Pole aus Kultur und – für den Kontext der beruflichen Bildung – dem Berufsfeld mit den Inhalten und den inneren Dispositionen zu vereinen. Dieser Widerspruch findet sich in den Begriffen der formalen und materialen Bildung Klafkis (1959, zitiert nach Kron 1994) wieder. Die materiale Bildung bringt zum Ausdruck, dass es objektive Inhalte gibt, die es zu lernen gilt. Der Begriff der formalen Bildung bezieht sich dagegen auf das psychologische Moment des Seins und damit auf die Notwendigkeit einer Persönlichkeitsbildung. Bildung ist dann das, was den Pendelschlag zwischen diesen beiden Polen ausmacht und dadurch ein verbindendes Element schafft. Der Begriff der kategorialen Bildung versucht dieses zusammenzufassen und Bildung als ganze, geschlossene Einheit zu sehen. Und was wäre nicht bildsamer als eine berufliche Bildung im Rettungswesen, bei der eine sachlogisch-funktionale Perspektive mit persönlichkeitsbildenden psychologisch-subjektiven Perspektiven verbunden wird.

Auf diese Weise werden die Grenzen der Bildungstheorien, die sich am klassischen Ideal orientieren, auf ganz natürliche Weise in der gelebten didaktischen Praxis erweitert, da sich die gesellschaftlichen Bedingungen derart weiterentwickelt haben, dass die Ausrichtung am humanistischen Bildungsbegriff nicht mehr ausreicht. Wissen ohne ein substanzielles Verhältnis zu der umgebenden Kultur und den beruflichen Anforderungen mit konkreten Arbeitsaufgaben bleibt eine Schablone und ist sinnleer. Einem solchen Wissen fehlt das Verstehen, als Form einer angemessenen Anschlusshandlung in einer Situation.

Wissen ohne Verstehen ist gefährlich, da das Wissen selektiv abrufbar ist. Wenn Zusammenhänge jedoch nicht verstanden werden, kann „falsches" Wissen abgerufen werden. Als Schablone kann ein beliebiger Algorithmus hinzugezogen werden. Dieser wird abgearbeitet, jedoch ohne zu wissen, weshalb. Gleichzeitig muss jedoch sein Sinn verstanden werden. Ohne dieses Verständnis wird ggf. ein falscher Algorithmus verwendet oder beim richtigen nicht an notwendigen Stellen abgewichen. Man spricht hier von einer Bildungstrias, die Selbst-, Fremd- und Weltverstehen in der beruflichen Bildung zum Notfallsanitäter miteinander verbindet.

Die fünf Leitdimensionen der bildungstheoretischen Didaktik

Neben der fundamentalen Bedeutung des Bildungsbegriffs ist die didaktische Analyse ein zentraler

Baustein der bildungstheoretischen Didaktik. Dieser Baustein als Perspektivschema dient der Unterrichtsvorbereitung. „Wir halten diese fünf Fragen auch heute noch für eine sinnvolle Strukturierungshilfe für die Unterrichtsvorbereitung" (vgl. Jank & Meyer, 2006, S. 206), da sie aus Sicht der Praxis den wesentlichen Bezugsrahmen abstecken, der für eine Unterrichtsplanung tatsächlich und konkret relevant ist. Tatsächlich und konkret meint dabei nicht, dass sich die Lehrpraktiker hinsetzen und die Antworten auf die Fragen der didaktischen Analyse explizit ausformulieren. Tatsächlich und konkret meint, dass die Antworten auf die Fragen zum mentalen Modell der Lehrenden in der Unterrichtsplanung gehören und bedacht werden:

- Gegenwartsbedeutung für Lernende
- Zukunftsbedeutung
- Struktur des Inhalts
- Exemplarische Bedeutung
- Zugänglichkeit

Die didaktische Analyse soll klären helfen, *„[...] ob sich das, was man da den Schülerinnen und Schülern anzubieten hat, überhaupt lohnt. [...] Klafkis didaktische Analyse dient der Freilegung des Bildungsgehaltes der vom Lehrplan schon vorgegebenen Bildungsinhalte"* (Jank & Meyer, 2006, S. 205 ff.). Klafkis Modell ist damit geeignet, um Klärungsprozesse zu leiten, die idealerweise bei allen Lehr-Lernprozess-Planungen berücksichtigt werden müssen. Die unterrichtsmethodische Vorbereitung kommt in den Darstellungen jedoch zu kurz und wird eher im Modell der lehr-lerntheoretischen Didaktik sichtbar.

BEISPIEL

Unterricht Stromunfälle und Blitzschlag

Würde in einer allgemeinbildenden Schule beispielsweise in Physik das Thema Strom unterrichtet, würde eine Analyse des Lerngegenstandes möglicherweise in Richtung Leitfähigkeit, Stromstärke, Spannung usw. gehen. In der beruflichen Ausbildung zum Notfallsanitäter spielen die Situierung sowie relevante und berufstypische Arbeitsaufgaben eine viel stärkere Rolle. Deutlich bedeutsamer neben dem, was Strom ist und wie er physikalisch „funktioniert", ist für den Lernenden, was Strom bewirkt und welche Stromunfälle zu welchen Notfallsituationen führen und wie der Eigenschutz zu gestalten ist.

Hier gibt es verschiedene Möglichkeiten der Betrachtung, z. B. unter dem Gesichtspunkt der Verletzungsarten, deren Versorgung, Sekundärschädigungen, wie beispielsweise Herzrhythmusstörungen, oder unter dem Gesichtspunkt der Betriebssicherheit oder Errichtung elektrischer Anlagen. Aber auch der Eigenschutz ist ein wichtiger Aspekt. Einen wesentlichen Anhaltspunkt, aus welcher Richtung die Betrachtung geschehen kann, liefert hier das Schulcurriculum. Für die Unterrichtsplanung aus bildungstheoretischer Sicht folgen die Lehrenden einer sachlichen und berufstypischen Struktur in der Themenanordnung. Um beispielsweise den Eigenschutz im Umgang mit elektrischem Strom zu unterrichten, kann es sinnvoll sein, zuerst auf die Gefahren und Eigenschaften des Stromes einzugehen. Wenn die Lernenden z. B. praktische Übungen durchführen, benötigen sie je nach Übung zuvor eine Sicherheitseinweisung.

Wenn das Thema durch die Lehrenden aus mehreren Perspektiven betrachtet wird, erkennen sie oftmals auch Verbindungen zwischen den von ihnen ermittelten Momenten innerhalb der Thematik. Zum Beispiel besteht ein Zusammenhang zwischen den Gefahren des Stroms und der Patientenversorgung. Das könnte in Maßnahmen des Eigenschutzes münden. Es werden auch Verbindungen dahingehend offengelegt, inwiefern die Thematik innerhalb eines größeren Zusammenhangs steht (z. B. besondere Einsatzsituationen). Es würde auch sichtbar werden, dass interessanterweise nicht nur Gefahren vom Strom ausgehen. Der ganze menschliche Körper funktioniert mehr oder weniger elektrisch, und in der Diagnostik und Behandlung wird diese Eigenschaft genutzt, z. B. beim EKG, im Rahmen einer Defibrillation, bei der Schrittmachertherapie oder der Kardioversion.

Bildungstheoretische Didaktik II: Didaktische Analyse zur Lernpotenzialentfaltung eines Lerngegenstandes als perspektivische didaktische Begründung des eigenen Handelns

Mit der didaktischen Analyse bereiten sich die Lehrenden auf die WARUM-Frage vor. Dieser Planungsschritt erscheint sachlogisch vernünftig, da Lehrende auf diese Frage vorbereitet sein sollten, auch wenn sie nicht explizit gestellt wird. Fehlende Aufmerksamkeit und müde Gesichter bei den Lernenden stellen vermutlich diese Frage implizit. Ein Lehrender findet daher für seinen Unterricht auf verschiedene Prinzipien der didaktischen Analyse eine Antwort, um den Lerngegenstand innerhalb eines Themas zu begründen. Für eine fruchtbare Beschreibung der bildungstheoretischen Didaktik im Zusammenhang mit der beruflichen Bildung lassen sich dazu die folgenden beiden Ansätze miteinander kombinieren. Denn im Kontext der beruflichen Bildung geht es darum, einen Gegenstand nicht allein allgemeindidaktisch (z. B. Perspektivenschema), sondern zuvorderst fach- bzw. berufsfelddidaktisch zu begründen:

1. Prinzipien der Grundorientierungen zur Lernpotenzialentfaltung eines Lerngegenstandes (vgl. Prescher, 2009)
2. Perspektivenschema zu Grundfragen der didaktischen Analyse (vgl. Klafki, 1962)

Die Prinzipien der Grundorientierungen zur Lernpotenzialentfaltung eines Lerngegenstandes ermöglichen es den Schülern, mit den Lernzumutungen der Lehrenden umzugehen bzw. die Schüler erleben die Lernzumutungen nicht als solche. Lernen wird oft als anstrengend empfunden und es braucht einen Weg, die kognitiven Strukturen zu verändern. Jedes Lernen kann in diesem Sinne als ein Anschlusslernen bezeichnet werden. Der Nachteil von Anschlusslernen ist dabei, dass die vorhandenen Erfahrungen eine Barriere für die Bereitschaft, Neues zu lernen, darstellen können, wie es Siebert (1996) darstellte. Staehle (1999) spricht in diesem Zusammenhang vom Widerstand gegen Veränderungen oder Schwarz-Govaers (2005) von bestehenden subjektiven Theorien, die eine Überführung von Alltagskonzepten in Fachkonzepte als ein Teil beruflicher Handlungskompetenz erschweren.

Fünf Grundorientierungen für die Unterrichtsplanung

Um diese Widerstände auszuloten und Lernen zu ermöglichen, folgen Lehrende implizit einer Unterrichtskonzeption, die die verschiedenen Bereiche mit fünf Grundorientierungen und dem Perspektivenschema zur didaktischen Analyse (➤ Abb. 2.20) verbindet. Sie suchen und finden so Argumente aus Sicht der Lernenden und der angestrebten beruflichen Handlungspraxis, die für die Beteiligten sinnstiftend und sinntragend sind. Oder wie Hoffmann (2015) schreibt: Es geht darum, mit den Augen der Lernenden in ihrer angestrebten zukünftigen beruflichen Praxis zu sehen.

1. Personenorientierung zur Erschließung der Sachstruktur eines Inhalts: Gemeinsames Lernen mit Kontextbezug

Wenn die Welt keine allgemeine Gültigkeit besitzt, sondern jedes Individuum sie sich selbst konstru-

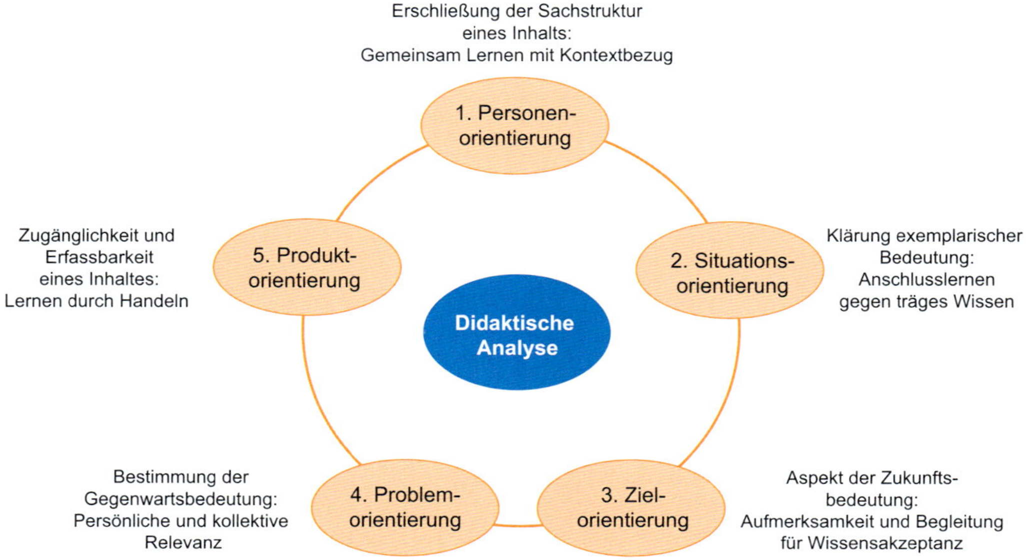

Abb. 2.20 Didaktische Analyse zur Lernpotenzialentfaltung eines Lerngegenstandes [E1398, L143]

iert, bedeutet das für den Prozess des Lernens, dass die Leistung nicht im Abbilden von vorgegebenen Inhalten besteht, sondern in der Gestaltung von eigenem Erleben und Handeln (vgl. Arnold & Siebert, 1997). Da Lernen keine reaktive Leistung ist, sondern ein aktives Handeln des Lernenden, erfordert dies einen Unterricht, der ein interindividuelles Lernen fördert, welches zwischen Individuen abläuft bzw. mehrere Individuen betrifft. Unterricht ist so gesehen als ko-konstruktiver Prozess zu verstehen, bei dem Lernen durch Zusammenarbeit und soziale Interaktion vollzogen wird (Fthenakis, 2004). Im Mittelpunkt der Diskussion steht dafür die Interaktion zwischen den Lehrenden und Lernenden. Bei dem zu vollziehenden ko-konstruierenden Prozess geht es um die gemeinsame Erforschung von Bedeutungen eines Inhaltes innerhalb eines Kontextes gegenüber einer reinen Auseinandersetzung mit Fakten.

Ein Inhalt steht in der didaktischen Analyse nie für sich allein. Vielmehr gilt es, den größeren Zusammenhang eines Themas ebenso zu berücksichtigen wie die innere Struktur. Das Erschließen der Sachstruktur bezieht sich dabei einerseits auf den Akt der Unterrichtsplanung seitens des Lehrenden wie andererseits auf den Akt der didaktischen Inszenierung. Was sind die einzelnen inhaltlichen und handlungssystematischen Strukturmomente? Ein Inhalt lässt sich nach Riedl (2010) aus Sicht der Wissensbausteine aufbereiten mit:

- Begriffen, Regeln und Verordnungen,
- den Aspekten des praktischen Handelns sowie
- möglichen Konfliktfällen.

Im Kern geht es darum zu bestimmen, welche Aspekte wesentlich, typisch oder besonders sind.

Eine Lehrkraft würde sich mit Blick auf das Thema Stromunfälle folgende Fragen stellen:

- Welche Zusammenhänge beinhalten die Stromunfälle?
- Welche Handlungsstruktur soll angestrebt werden?
- Welches sind die wesentlichen Aspekte der Versorgung von Patienten mit Stromunfällen?
- Wie ist das Unterrichtsthema strukturiert?

Bezüglich einer Ko-Konstruktion des Inhalts wird dabei herausgearbeitet, dass die Themen Eigenschutz und die Handlungsstruktur einer korrekten Versorgung von Patienten wesentliche Säulen der Sachstruktur sind.

2. Situationsorientierung zur Klärung der exemplarischen Bedeutung: Anschlusslernen gegen träges Wissen

Soll neues Wissen angenommen und im täglichen Arbeitsalltag gelebt werden, muss es im Kontext verankert sein und in das Schema der vorhandenen Kenntnisse und Erfahrungen passen. Der Begriff des „Anschlusslernens" wurde durch Arnold und Siebert (1997, S. 90) in diesem Zusammenhang geprägt. So unterschiedlich die Biografie und der Werdegang der Auszubildenden in den Einrichtungen und Betrieben sind, genauso unterschiedlich gestalten sich die Anschlusspunkte für neues Wissen und neue Fähigkeiten. Die Lernenden sollten neues Wissen immer in einem Zusammenhang integriert sehen, den sie möglichst schon kennen. Diese Integration in vorhandene Wissens- und Erfahrungsstrukturen begünstigt die Nachhaltigkeit von neu Gelerntem und verhindert, dass dieses als träges Wissen abgespeichert wird und in Vergessenheit gerät (vgl. Henninger et al., 1997). Nur über Integration sind die dargestellten Probleme authentisch und nur so finden die Lernenden auch einen Wert in der neuen Information oder der neuen Fähigkeit und sind bereit, das neue Wissen aufzunehmen.

Damit ist die Frage innerhalb der didaktischen Analyse zu klären, welche exemplarische Bedeutung ein Gegenstand einnehmen kann? Ein ausgewählter Inhalt im Rahmen bestimmter beruflicher Handlungssituationen sollte in einen allgemeineren Sinn- und Sachzusammenhang eingeordnet werden. Gerade für die berufliche Bildung spielt der Zusammenhang eine Rolle. Das heißt, Lernende sollen Grundprinzipien, Methoden und Techniken innerhalb spezifischer Situationen kennenlernen und gleichzeitig auf andere Situation wie Algorithmen übertragen können. Situierung der beruflichen Bildung knüpft an die Theorie der „Situierten Kognition" (Gerstenmaier & Mandl, 1995, S. 872 ff.) an und integriert das zu erlernende Wissen und Können in Verwendungskontexte. Die Bestimmung der Exemplarität eines Zugangs legt den Fokus einer Unterrichtsreihe fest. Im Unterricht geht es darum, so aus der Fülle von Aspekten und Facetten eine Auswahl als Teil der qualitativen und quantitativen didaktischen Reduktion zu treffen. Das didaktische Prinzip der Fallorientierung trifft diesen Aspekt am besten.

Eine Lehrkraft würde sich mit Blick auf das Thema Stromunfälle folgende Fragen stellen:

- An welches Vor-Wissen und welche Vor-Erfahrungen kann angeknüpft werden?
- Welche exemplarische Bedeutung hat die Versorgung von Stromunfällen für die Lernenden?
- Welche berufliche Handlungssituation repräsentiert das mit Stromunfällen zusammenhängende berufstypische Aufgabenfeld?

Bei der Beantwortung der Fragen wird sichtbar, dass die Lernenden eventuell bereits sämtliche der hier vorkommenden Verletzungen versorgen können. Sie kennen die einschlägigen Leitlinien und verfügen über das Basiswissen zur Elektrizität aus dem ersten Schuljahr. Für die Bearbeitung der Handlungssituation im Rahmen der Lernsituation kann auf bekannte Fallbeispiele aus der Traumatologie und der kardiozirkulatorischen Notfälle zurückgegriffen werden. Als ein mögliches berufstypische Szenario ergibt sich damit:

Sie sind als Notfallsanitäter Hauptverantwortlicher eines Rettungswagens und werden zu einem Notfall in ein Industriegebiet gerufen. Dort angekommen, werden Sie von einem Mitarbeiter der betreffenden Firma bereits erwartet. Er führt Sie zu seinem Kollegen, den er bewusstlos am Boden liegend vorgefunden hat. Sie sehen im Hintergrund eine Maschine, die brummende Geräusche von sich gibt und Sie nehmen einen Geruch wahr, der nach einer Mischung aus verbrannten Haaren, Haut und Plastik riecht.

3. Zielorientierung als Aspekt der Zukunftsbedeutung: Aufmerksamkeit und Begleitung für Wissensakzeptanz

Lernergebnisse dürfen nicht dem Zufall unterliegen, sondern müssen für eine klare Erfolgskontrolle über formulierte Entwicklungsziele und eindeutig beobachtbares Verhalten transparent gemacht werden. Die Lehrenden richten die gesamte Arbeit im Unterricht nach einem Zielsystem aus, das sich an den Rahmenlehrplänen und dem Schulcurriculum orientiert (vgl. Fischer, 2005). Eine genaue Festlegung auf konkrete Ziele könnte ein Widerspruch zu einer zu fordernden Lerner-Orientierung darstellen, da befürchtet werden könnte, dass mit einer konkreten Lernzielorientierung die Bedürfnisse der Lernenden stark eingeschränkt werden und nur noch auf das Ziel hin betrachtet werden (vgl. Arnold et al., 1999). Doch die Veröffentlichung der Ziele hat vor allem motivierende Wirkung und bietet eine Orientierung über die Aspekte, die dem Lernenden bereits bekannt sind, und diejenigen, die etwas Neues darstellen (vgl. Donnert, 1990). Eine genaue Festschreibung der Ziele gewährleistet auch, dass sich die Ziele der verschiedenen Beteiligten nicht widersprechen, sondern sich ergänzen oder gar übereinstimmen. So müssen die Richt-, Grob- und Feinziele aufeinander abgestimmt werden.

Dies gilt insbesondere im Kontext der Lernortkooperation, in der aufgrund der eigenen Operationslogik der unterschiedlichen Lernorte zahlreiche Barrieren zu sehen sind, die eine allein vernunftbasierte Wissensakzeptanz und -umsetzung unwahrscheinlich erscheinen lassen. Das Unterrichtskonzept muss hier Feedbackschleifen für einen Theorie-Praxis-Transfer integrieren, um den Prozess des Lernens reflexiv zu begleiten und ein zieladäquates Vorgehen zu gewährleisten. Aufmerksamkeit durch Lehrende sowie die regelmäßige methodische Unterstützung der Lernenden stellen eine wichtige Säule für den Erfolg des Unterrichts dar.

Basis ist dafür eine Zielformulierung, die die Bedeutung eines Themas und bestimmter Handlungspraktiken im zukünftigen Berufsfeld adressiert und vorwegnimmt. So dürfte das immer wieder zu beobachtende Auswendiglernen von Definitionen, wie z. B. für Begriffe der verbalen, non-verbalen und paraverbalen Kommunikation, wie es allein immer wieder in Lehrproben zu erleben ist, eine eher nachgeordnete Bedeutung für die zu erwerbende berufliche Handlungskompetenz im Gesundheitswesen haben. Im Zentrum sollten vielmehr Anwendungsszenarien stehen, die deutlich machen, wie die Wahrnehmung und die Umsetzung dieser Kommunikationsaspekte einer Fachkraft im Umgang mit Kollegen und Patienten weiterhelfen. Bedeutsam sind dafür Zukunftsaspekte, das heißt, welche Folgen ein Verhalten in einer Hier-und-Jetzt-Situation als verantwortungsvolle Entscheidung für die eigene Zukunft, die des Kollegiums oder der Patienten hat oder haben kann.

Eine Lehrkraft würde sich mit Blick auf das Thema Stromunfälle folgende Fragen stellen:

- Welche Lernziele sind mit der Versorgung von Stromunfällen zu erreichen?
- Welche Zukunftsbedeutung hat die Versorgung von Stromunfällen für die Lernenden?

Das Erlernen von Maßnahmen im Umgang mit Stromunfällen spielt für das Thema der Ersten Hilfe im Alltag und im Freizeitbereich eine wichtige Rolle und kann die Teilnehmenden bei der Durchführung von Erste-Hilfe-Kursen unterstützen. Gerade das Thema Eigenschutz lässt sich dabei auf andere Gefahrensituationen übertragen, z. B. bei Unfällen mit Gift- und Gefahrenstoffen. Für einen problem- und erfahrungsorientierten Unterricht kann für die Lernenden daher folgender Sinn für den anstehenden Unterricht als Grobziel zusammengefasst formuliert werden:

Die verantwortungsvolle Einschätzung von Gefahren an der Einsatzstelle und die Versorgung von Patienten nach Stromunfällen gehört zu Ihren Aufgaben als Notfallsanitäter. Innerhalb dieser Lernsituation wiederholen Sie die notwendigen Grundlagen des elektrischen Stroms, welche Sie für eine korrekte Lageeinschätzung benötigen. Zusätzlich erlernen Sie die Folgen der Einwirkung elektrischer Energie auf den menschlichen Körper und die daraus resultierenden medizinischen und organisatorischen Maßnahmen. Als Feinziele ergeben sich:

Die Lernenden…

- *beschreiben die Grundlagen und Größen des elektrischen Stroms und ordnen die Einheiten korrekt zu.*
- *beurteilen mögliche Gefahren an Einsatzstellen und leiten daraus Maßnahmen zum Eigenschutz ab.*
- *beschreiben das Vorgehen bei Verdacht auf Stromunfall unter Beachtung des Eigenschutzes bis zur Anamnese.*
- *benennen die drei Reizarten (thermisch, elektrisch und chemisch) sowie die medizinischen Folgen eines Stromschlages.*
- *ordnen die medizinischen Folgen in das xABCDE-Schema ein.*
- *erklären die medizinischen und organisatorischen Maßnahmen innerhalb einer Fallsituation.*

4. Problemorientierung für Bestimmung der Gegenwartsbedeutung: persönliche und kollektive Relevanz

Der Aspekt des Anschlusslernens ist ein wesentlicher Erfolgsfaktor für die Entwicklung einer Handlungskompetenz im beruflichen Kontext. Aus konstruktivistischer Perspektive werden aus Informationen allerdings nur dann handlungsleitende Wissensbestände, wenn sie dem Lernenden wichtig und viabel erscheinen. Siebert (2005) schreibt, dass eine Deutung der Welt dann viabel ist, wenn sie zu den anderen Deutungen passe und beim Erreichen der individuellen Ziele weiterhelfe. Neugelerntes wird auch dann erst relevant für die Lernenden, wenn das Gelernte dem Diskurs in der Praxis standhält. Wer kennt nicht die Aussage aus einer Rettungswache eines altgedienten Notfallsanitäters gegenüber einem jungen Auszubildenden: „Schön, dass Sie hier sind. Was Sie in der Schule gelernt haben, vergessen Sie am besten gleich wieder. Hier bei uns lernen Sie, wie es wirklich geht."

Mit diesen Widersprüchen gilt es umzugehen. Dies kann dazu führen, dass Lernende in ihrem Beziehungsgeflecht als Beobachter, Teilnehmende und Akteure in verschiedenen Lernorten eine Situation aus verschiedenen Positionen heraus wahrnehmen und deuten müssen (vgl. Reich, 2012). So ist die beobachtende Rolle während einer Simulation eines Herz-Kreislauf-Stillstandes in der Berufsfachschule etwas völlig anderes, als dabei die aktive, hauptverantwortliche Rolle zu übernehmen – und etwas ganz anderes als eine Wiederbelebung während eines realen Rettungseinsatzes. Das Problem der definierten Wahrheit – im Rahmen einer vielleicht überspitzt zu bezeichnenden „eminenzbasierten" Notfallmedizin eines ärztlichen Leiters gegenüber den existierenden Leitlinien –, die sich vermeintlich auf einsame Kompetenzträger verteilt, muss daher im Rahmen der Entwicklung einer Handlungskompetenz vergemeinschaftet oder wenigstens müssen die Widersprüche angesprochen werden. Dies schafft Transparenz und kann einen Beitrag leisten, damit das Gelernte kollektiv akzeptiert und die daraus verfolgten Anforderungsdimensionen artikuliert werden können. Letztlich geht es im Sinne der Gegenwartsbedeutung der didaktischen Analyse in Anlehnung an die bildungstheoretische Didaktik um die Frage, welche Bedeutung ein Inhalt für zu stiftende Erfahrungen, Erkenntnisse und Fähigkeiten bzw. Fertigkeiten haben kann. Die Erschließung und Anwendung von Wissen in Form konkreter Praktiken und Handlungsroutinen im Rahmen eines problemorientierten Unterrichts treffen diesen Sachverhalt am besten.

Eine Lehrkraft würde sich mit Blick auf das Thema Stromunfälle folgende Fragen stellen:

- Welche persönliche und kollektive Relevanz besitzt die Versorgung von Stromunfällen?
- Welche Gegenwartsbedeutung hat die Versorgung von Stromunfällen für die Lernenden?

In der Verzahnung der fachtheoretischen und fachpraktischen Unterweisung und dem Wechsel der Lernorte von der Schule zur Lehrrettungswache liegt immer das

Bestreben, bei einer Versorgung von Patienten zu assistieren und dabei mehr und mehr Verantwortung zu übernehmen. In der Schule liegt die Gegenwartsbedeutung darin, Fallbeispiele im Sinne einer Patientenversorgung fach- und patientensicher zu bearbeiten und entsprechende theoretische und praktische Leistungsnachweise zu bestehen. Für die Praxis geht es oftmals um eine zweckdienliche Handlung nach Algorithmen und eine Einhaltung möglichst kurzer Versorgungszeiten. Wird Problemorientierung bereits im Unterricht angestrebt, unterstützt dies die Lernenden dabei, berufliche Handlungsstrategien zu entwickeln, zu beurteilen und nach und nach eigenständig auszuführen.

5. Produktorientierung für Zugänglichkeit und Erfassbarkeit eines Inhaltes: Lernen durch Handeln

Ziel eines Unterrichts ist es, die verschiedenen Kompetenzfacetten der definierten Berufsrolle in ihren erfolgsrelevanten Bestandteilen und Anforderungsdimensionen zu modellieren und zu beschreiben. Diese sind nicht direkt erfassbar, sondern können nur indirekt, d. h. in ihrer Performanz im kontextgebundenen Handeln als „Proven Abilities" (Bulgarelli et al., 2009, S. 6) sichtbar werden. Das bedeutet, die Kompetenzen einer Person in ihrer Rolle als Fachkraft für eine bestimmte Klasse komplexer Aufgaben sind nur beim Bearbeiten konkreter Aufgaben kurzzeitig sichtbar und damit beobachtbar. Daraus lässt sich im Umkehrschluss für die Unterrichtsplanung ableiten:

Kompetenzen können durch diejenigen Aufgaben bzw. Aufgabentypen beschrieben werden, bei deren Bearbeitung diese Kompetenzen beobachtbar und damit erfassbar werden. Dokumentiert und damit bleibend beobachtbar und bewertbar erweisen sich Kompetenzen damit anhand der zum Zeitpunkt ihrer Realisierung erbrachten Leistungen. Werden diese Arbeitsergebnisse der Lernenden zuvor hinsichtlich der abzubildenden Kompetenzdimensionen und -facetten differenziert genug bedacht, so entstehen Lern- und später Handlungsprodukte, welche die zum Zeitpunkt der Leistungserstellung verwendeten Kompetenzen der Lernenden bleibend abbilden. Diese Produkte können – als materialisierte Lernergebnisse – in Lern- oder Prüfungsprozessen zur Diagnose und Bewertung der aktuell vorhandenen Kompetenzen verwendet werden. Lehrende stellen sich deshalb die Frage: Wie kann eine komplexe berufliche Handlungskompetenz didaktisch vorstrukturiert werden, sodass eine Zugänglichkeit und Lernwirksamkeit zu einem Thema gewährleistet werden kann?

Wenn insbesondere das reale Bearbeiten berufstypischer Arbeitsaufgaben die Kompetenzentwicklung fördert (vgl. Rauner & Bremer, 2004), dann sollten in beruflichen Lernprozessen genau diejenigen Lernaktivitäten im Mittelpunkt stehen, die eine hohe inhaltliche und strukturelle Übereinstimmung mit der Bearbeitungslogik berufstypischer Arbeitsaufgaben haben, wie sie im Rahmen eines programmierten Unterrichts und beim Ansatz der Leittextmethode zum Tragen kommen können. Diese Wirkungsmechanismen basieren darauf,

- dass Aktivitäten wie Sammeln, Auswählen, Bewerten und Gestalten vollzogen werden, bei denen eine logische Umstrukturierung im Umgang mit den verwendeten Wissenselementen gefordert wird,
- wenn der Unterricht im Sinne einer Arbeitsprozessorientierung eine strukturelle Ähnlichkeit aufweist und
- wenn die Lernergebnisse nicht nur „flüchtig", sondern bleibend dokumentiert bzw. materialisiert werden (vgl. Maturana & Varela, 1987, S. 151).

In diesem Schritt der didaktischen Analyse geht es darum, neben der Situationsorientierung (2) und der Problemorientierung (4) sowie neben abstrakten Zielperspektiven in der Zukunft (3) nach konkreten Handlungsschemata Ausschau zu halten, die eine Heuristik in einem Themenfeld in Form konkreter Handlungsschritte entlang relevanter Arbeits- und Patientenprozesse operationalisiert. Lehrkräfte folgen oftmals dabei der Idee, dass sich Lernprozesse bei Schülern durch Beschreiben, Erklären, Gestalten und Handeln vollziehen.

Eine Lehrkraft würde sich mit Blick auf das Thema Stromunfälle folgende Fragen stellen:

- Wie kann die Versorgung von Stromunfällen zugänglich gemacht und dargestellt werden?
- Welches (handlungsorientierte) Lernprodukt kann aus dem Unterricht entstehen?

Durch die Literatur und das Fallbeispiel kann die Thematik zugänglich gemacht werden. Von Versuchen mit elektrischem Strom im Rahmen des Unterrichts ist aufgrund

der Gefährdung für die Lernenden und Lehrenden abzusehen, da der Lehrende hierzu nicht befähigt ist. Auch Lehrvideos können hier einen Zugang schaffen.
Als Lernprodukte sind denkbar:
- Beschreibungsprodukt: Lückentext zu den Grundlagen der Elektrizität als Verständnisgrundlage für die Gefahren und medizinischen Folgen
- Erklärungsprodukt: Fisch-Gräten-Diagramm zu Maßnahmen des Eigenschutzes zur Erhöhung der Sicherheit an der Einsatzstelle sowohl für die Patienten als auch für die Einsatzkräfte
- Beschreibungsprodukt: Tabelle der Folgen elektrischer Energie auf den menschlichen Körper und die Einordnung der Folgen in das xABCDE-Schema
- Erklärungsprodukt: Checkliste mit Darstellung des gesamten Versorgungsablaufes inklusive Eigenschutz mit Wiederholung der bisher gelernten medizinischen Maßnahmen

Die hier aufgeführten Grundorientierungen der didaktischen Analyse stellen sicher, dass dem Problem des Transfers von Lerninhalten aus sonst in der Bildungspraxis einfachen verhaltensbezogenen Trainingsmaßnahmen oder Seminarkonzepten für Auszubildende Rechnung getragen wird. Scharpf (1999) bezeichnet Transfer als ein „[…] komplexes, multikausales Geschehen […]“, da viele Personen in verschiedenen Rollen am Bildungsprozess beteiligt sind. Der Lernort Schule kann in diesem Prozess als Katalysator oder Hemmnis wirken. Dies gilt es als fundamentalen Erfolgsfaktor zur Entwicklung von Handlungskompetenz zu berücksichtigen.

Lehr-lerntheoretische Didaktik I: Grundfragen der Strukturanalyse zur methodischen Unterrichtsplanung

Der Leitgedanke der lehr-lerntheoretischen Didaktik ist, die Lehrenden in die Lage zu versetzen, die pädagogische Wirklichkeit empirisch selbst zu erschließen, da es nicht möglich erscheint, die gesamte pädagogische Vielfalt vonseiten der Wissenschaft mit detaillierten Orientierungshilfen abzudecken. Die Grundüberzeugung ist, dass Lehrende zugleich Forscher und Praktiker sind, da sie ihren Unterricht planen und analysieren. Dazu wird ein Strukturmodell angeboten, was dazu dient, über zentrale Fragen der Gestaltung von Lehr-Lernprozessen nachzudenken – d. h. Abläufe zu überprüfen und konkrete Aussagen über ihre Funktionen zu machen. Im Zusammenhang mit der bildungstheoretischen Didaktik lässt sich das Planungsvorgehen der Lehrenden als kaskadisches Modell verstehen, bei dem die Erkenntnisse aus der didaktischen Analyse zur Lernpotenzialentfaltung eines Lerngegenstandes als perspektivische didaktische Begründung des eigenen Handelns mithilfe der Strukturanalyse weitergeführt werden.

Die lerntheoretische Didaktik ist als Gegenentwurf zur bildungstheoretischen Didaktik entstanden. Sie wurde als Berliner Modell bzw. in der Weiterentwicklung als Hamburger Modell in den 1980er-Jahren entwickelt. Es geht neben dem WAS und WARUM des Unterrichts im Rahmen der bildungstheoretischen Didaktik damit wesentlich um das WIE des Unterrichts (vgl. Kron, 1994). Das Strukturmodell fasst dabei zusammen, welche zentralen Fragen der Gestaltung von Lehr-Lernprozessen im Rahmen der Lehrpraxis immer wieder aufs Neue beantwortet werden (➤ Abb. 2.21).

In diesem Modell gilt bei den Grundfragen der Strukturanalyse das Prinzip der Interdependenz und nicht wie bei der bildungstheoretischen Didaktik das Primat der Inhalts- und Zielfragen. Aus diesem Modell ergeben sich folgende Schlussfolgerungen für die Gestaltung von Lehr-Lernprozessen:
- situiertes Lernen sowie Projekt- und Gruppenarbeit,
- selbstständiges Lernen,
- variable Formen der Instruktion,
- erlebnisintensive Methoden mit Handlungs- und Werteorientierung.

Unberücksichtigt bleibt in diesem Modell eine formale Lernkontrolle. Diese Aspekte werden in der Weiterentwicklung als Hamburger Modell berücksichtigt. Aus dem Entscheidermodell des Berliner Modells, in dem die Lehrenden die Alleinentscheidenden sind, wird das Hamburger Modell als Handlungsmodell angelegt, in dem Lehrende und Lernende partnerschaftlich gestalten. Für die Gestaltung wird eine heuristische Matrix zur Verfügung gestellt. Bei dieser werden die Lernziele/Absichten (Kompetenz, Autonomie, Solidarität) mit Erfahrungsaspekten/Themen (Gefühlserfahrung, Sacherfahrung und Sozialerfahrung) ins Verhältnis gebracht, was anschließend eine geeignete Methodenauswahl ermöglicht. Dabei

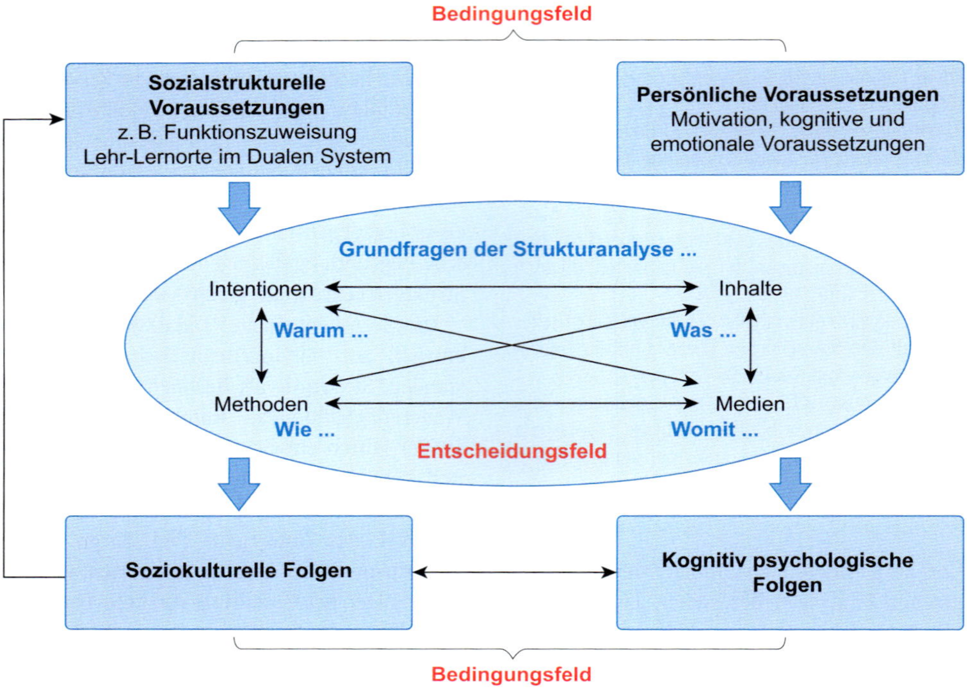

Abb. 2.21 Strukturmodell des Lehrens und Lernens [M1482, L143]

erweitert das Hamburger Modell das Berliner Modell um eine langfristige Perspektiven- und Umrissplanung, die der curricularen Logik der Gesundheitsberufe mit den entsprechenden Rahmenlehrplänen, Ausbildungs- und Prüfungsverordnungen und den jeweiligen Schulcurricula entspricht (vgl. Jank & Meyer, 2008).

Lehr-lerntheoretische Didaktik II: Didaktische Struktur und Entscheidungsebenen als Basis didaktischer Planung

Im Sinne der bildungs- und lehr-lerntheoretischen Didaktik zeichnen sich gute Lehrende im Unterricht dadurch aus, dass sie über die vier von Flechsig & Haller (1975, S. 20) vorgeschlagenen Qualifikationen verfügen:

- *„Kontextverständnis*
- *Zielsetzungs- und Entscheidungsfähigkeit*
- *Repertoire alternativer Handlungsmuster*
- *Beurteilungsfähigkeit"*

Lernarrangements lassen sich danach unterscheiden, ob Lernprozesse durch Lehren im Sinne von fremdgesteuerten Impulsen stattfinden oder Lehren selbstgesteuertes Lernen intendiert. Diese Unterscheidung nach Selbst- und Fremdsteuerung ist dabei nicht absolut, sondern ein fließendes Kontinuum: Es lassen sich daher Lehr-Lernarrangements als Untergruppe des Lernarrangements unterscheiden. Methodik ist die Wissenschaft und Lehre von den Methoden für Unterricht und Unterweisung und schließt den Bereich der Medien ein.

Das Arrangement der Umgebungsbedingungen soll Lernen wahrscheinlich werden lassen, z. B. soll bei der Unterweisung durch Nachmachen ein imitierendes Lernen erreicht werden. Damit kann verdeutlicht werden, dass unterschiedliche theoretische Orientierungen vorliegen – sie reichen von der Konstruktion bei einem problemorientierten Unterricht bis zur Instruktion bei Drill- und Praxis-Übungen. Je nachdem, wie gelernt werden soll und welche Ziele mit einer Methode erreicht werden können, spricht man von einer didaktischen Position (vgl. Bonz, 2006).

Methodische Entscheidungen – sechs Ebenen

Methode bezeichnet dabei die Abfolge und Veränderungen von Lernarrangements. Das Lernarrangement bezeichnet z. B. das Arrangement einer Anfangssituation. Die Begründung methodischer Entscheidungen basiert auf methodischen Struktur- und Entscheidungsebenen als sogenannte didaktische Handlungsebenen, da sachlogische Aspekte bei der Unterrichtsplanung und -durchführung durch die Lehrenden berücksichtigt werden müssen. Bei der methodischen Entscheidung lassen sich epochenbedingte Tendenzen als Pendelschlag identifizieren, die zwischen Führen und Wachsen variieren. Bonz (2006) unterscheidet folgende Ebenen:

- **Gesamtkonzeption:** Hier werden grundsätzliche Entscheidungen formuliert, z. B. Entscheidung: Selbststeuerung versus Fremdsteuerung, linear-zielgerichtet versus offen oder deduktiv versus induktiv.
- **Aktionsformen:** Die Aktionsform ist die Kennzeichnung, in welcher Form Einfluss auf die Lernenden genommen wird. Indirekte Aktionsformen ergeben sich z. B. durch das Lehrhandeln, bei dem mittelbare Lernprozesse über ein Medium angeregt werden. Die Lehrperson verzichtet hier direkt auf Steuerung im Sinne einer Lernerzentrierung. Direkte Aktionsformen, die eine Aufforderung und Anstöße beinhalten, werden als Lehrerzentrierung bezeichnet, z. B. Frontalunterricht.
- **Sozialformen:** Diese sind die äußere soziale Organisationsform der Lehr-Lernprozesse mit entsprechenden Interaktionsmöglichkeiten. Sozialformen sind z. B. die Großgruppe als Frontalunterricht oder Lehrgespräch, Gruppenarbeit sowie Alleinarbeit. Diese Entscheidung wirkt sich auf die Sitzordnung aus, z. B. als Blockform, Kreis, Hufeisen oder Gruppenarbeitstische.
- **Artikulation:** Die Gliederung des Unterrichts lässt sich in Schritte, Phasen oder Stufen einteilen. Dies wird auch als Formalstufen bezeichnet – z. B. VENÜ: Vormachen – Erklären – Nachmachen – Üben, oder Anschauen, Denken, Anwenden – oder Musterbeispiel, Merkregel, Aufgabe.
- **Lehrbegriffe:** Die Grundakte des methodischen Handelns sind Lehrbegriffe. Sie dienen der Umsetzung des Inhalts im Unterricht, z. B. als Fragen, Impulse, Visualisierungen, Aufgaben, Gesprächsführung, Vorführen, Schildern usw. Ziel ist das Dirigieren, Motivieren, Aktivieren, Zensieren, Strukturieren, Steuern, Initiieren, Organisieren.
- **Medien:** Medien unterstützen den Lehr-Lernprozess in der direkten oder indirekten Aktionsform – d. h. Lehrmittel oder Lernmittel. Medien dienen als Kommunikationsmittel im Rahmen des didaktischen Handelns.

Unterrichtsformen und Artikulation: Programmierten Unterricht und die Leittextmethode verbinden

Aus den didaktischen Vorüberlegungen zur Unterrichtsplanung ergeben sich in der Praxis zwei miteinander kombinier- und beobachtbare Unterrichtskonzepte, die mit dem klassischen und immer wieder beliebten Frontalunterricht als strukturgebendes Moment verbunden werden können: der programmierte Unterricht und die Leittextmethode.

Der programmierte Unterricht

Der programmierte Unterricht als Methode verknüpft Lernen auf der theoretischen Grundlage des Behaviorismus mit konstruktivistischen Ansätzen (vgl. Arnold, 2012) und dem Ansatz des Pragmatismus (vgl. Reich, 2012), um Bezüge einer Arbeitsprozessorientierung in der beruflichen Bildung in der Schule zu ermöglichen. Bei der Verbindung der recht unterschiedlichen Denkmodelle geht es darum, einen starken Theorie-Praxis-Bezug herzustellen. Dabei ist das didaktische Kernstück dieser Denkrichtung eine Ausrichtung an den Erfahrungen der handelnden Subjekte. Lernen wird hier als ein aktiver Vorgang begriffen, der nicht auf die Abbildung äußerer Realität abzielt, sondern die Handlungen selbst fokussiert (vgl. Reich, 2012). Dewey betont, dass sich die Lernenden mit realen und situativen Praxissituationen auseinandersetzen sollen, sodass eine fortlaufende Aktivität erkennbar ist, die auf die Interessen und die Lebensrealität der Lernenden Bezug nimmt. Aus diesen erlebten Praxissituationen können Problemsituationen identifiziert werden, die für Reflexionsprozesse genutzt werden können (vgl. Dewey, 2000/1916).

Beim programmierten Unterricht werden die Inhalte und situativen Bezüge dafür in kleine Lerneinheiten aufgeteilt. Diese bauen logisch aufeinander auf und werden sukzessiv entlang realer Arbeits- und Patientenprozesse bearbeitet. Eine Art des Lernens ist – neben der reinen Informationsdarbietung – die Bearbeitung von Lernaufgaben. Diese Lernaufgaben orientieren sich oftmals am Format der Leittextmethode.

Die Leittextmethode

Bereits in den 1980er-Jahren wurde die Leittextmethode in der betrieblichen Bildung eingeführt und ab den 1990er-Jahren in der berufsschulischen Lehre verwendet. Grund hierfür war die Überlegung, einen handlungsorientierten Unterricht zu gestalten und den bisherigen linearen Lernprozess flexibler zu handhaben. Ziel der Leittextmethode ist, Lernprozesse entweder durch den Lehrenden oder durch den Schüler selbst zu steuern (vgl. Schelten, 2000). Innerhalb der Leittexte werden Leitfragen entlang der „vollständigen Handlung" gestellt (vgl. Riedl, 2004). Die Leittexte bieten ein Gerüst für die eigene Unterrichtsdurchführung und die Darbietung von Lernaufgaben, die durch den Schüler bearbeitet werden. Nach Petersen (2006) geht in diesem Sinne die Unterrichtsplanung vom Lehrenden aus und die Lernkurve wird durch diese Lehrende festgelegt. Die Erarbeitung neuer Themen und Probleme wird über die Lehrerzentrierung vorstrukturiert, die fließend in selbstgesteuerte Lernprozesse übergehen kann. Die dafür notwendige Vorbereitung, sowohl für den Lehrervortrag als auch die Gestaltung von Lernaufgaben, erfolgt in Form von Leittexten.

Die Leittextmethode kann dazu als Container verstanden werden, bei dem der Lernprozess hinsichtlich einer lehrerzentrierten Vorgehensweise und einer schülerzentrierten Selbsterschließungsstrukturierung je nach den Bedingungen der Lerngruppe skaliert werden kann. Die Leittextmethode legitimiert sich in der Notfallsanitäter-Ausbildung durch ihre Artikulation entlang der vollständigen Handlung, welche gemäß dem KMK (2018, S. 17) als Orientierungspunkt *„[…] bei der Planung und Umsetzung handlungsorientierten Unterrichts zu berücksichtigen […] [ist]."* Für das hier eingeführte Beispiel des Stromunfalls kann folgende Artikulation nach dem AVIVA-Schema von Städeli et al. (2010) in einer Programmierten Unterweisung mit Leittexten beschrieben werden, wie es im Unterrichtsalltag einer Rettungsdienstschule beobachtbar ist (➤ Tab. 2.10).

Die Phase des Verarbeitens und des Auswertens wurde hier der besseren Darstellbarkeit wegen als jeweils eine Phase beschrieben. In der Übersetzung

Tab. 2.10 Artikulationsschema des Unterrichts als Programmierte Unterweisung mit Leittexten

Phasen	Handlungsschritte Lehrender	Handlungsschritte Lernender	Methoden	Medien	Zu fördernde Kompetenzen	Zeit
Ankommen und einstimmen	In der Vorbereitung wird ein defektes Verlängerungskabel für alle sichtbar in den Raum gelegt (stromlos)	Wahrnehmen des Kabels	Unterrichtsgespräch	Abisoliertes Verlängerungskabel	Beachten einer möglichen Gefahrenquelle	15 min
Vorwissen aktivieren	Sammeln von Fällen innerhalb der Lernenden zur Erhöhung der Themenrelevanz	Erzählen von beruflichen und privaten Stromschlagereignissen wie bei einer Patientenübergabe	Unterrichtsgespräch	Erfassen von Ursache und Therapie an einem Flipchart	Der Lernende kann sich innerhalb der Informationsweitergabe kurz fassen	30 min

Tab. 2.10 Artikulationsschema des Unterrichts als Programmierte Unterweisung mit Leittexten *Forts.*

Phasen	Handlungsschritte Lehrender	Handlungsschritte Lernender	Methoden	Medien	Zu fördernde Kompetenzen	Zeit
Informieren	Ausgabe der Lernziele und deren Besprechung; Lernaufgaben mit Leittexten mit den zu entwickelnden Lernprodukten, dabei Klärung von Fragen Ausgabe der Arbeitsmaterialien; Klärung, ob genügend Literatur vorhanden ist Raumaufteilung	Empfang der ausgegebenen Dinge, Rückfragen bei Verständnisproblemen	Unterrichtsgespräch	Lernziele Lernaufgaben und Leittexte Tabellenvorlagen: Tabelle „Gefahren an der Einsatzstelle und Eigenschutz" Tabelle „ABCDE-Probleme" Tabelle „Gesamtversorgung"	Der Lernende erschließt sich unter Anleitung/selbstständig eine komplexe Problemstellung aus dem beruflichen Alltag	45 min
Verarbeiten	Betreuung der Lernenden	Bearbeitung der Lernaufgaben und Leittexte	Einzel- und Gruppenarbeit	Genannte Tabellenvorlagen, Stifte, Papier, Literatur	Der Lernende analysiert und löst komplexe Handlungsprobleme	180 min
Auswerten	Besprechung der Ergebnisse und Vergleich mit den Mindmaps; Ergänzung der Maßnahmen um die Eigenarten des Blitzschlages; Sicherung des Arbeitsergebnisses durch Abfotografieren; Aufnahme des Fallbeispiels und Darstellung im Unterrichtsraum, anschließende Nachbesprechung der Lernziele	Zusammenführung der Ergebnisse an 4 Stellwänden mit Metaplankarten oder Aufschreiben; Beginn über die Gruppenvertreter; die nächsten Gruppen ergänzen; hierbei verbale Erklärung der Erkenntnisse und Diskussion; Durchführung des Fallbeispiels durch ein Team	Gemeinsames Aufschreiben/Pinnen der Ergebnisse auf 4 Stellwände: 1. Gefahr 2. Eigenschutzmaßnahmen 3. ABCDE-Problem 4. Maßnahmen; praktische Übung	4 Stellwände, Metaplankarten Stromkabel Notfallequipment	Der Lernende vertieft das Thema durch eine pointierte Ergebnisdarstellung, Diskussion und praktische Umsetzung	90 min

des Modells in einen Stundenverlaufsplan stellt sich diese jedoch als eine iterative Vorgehensweise dar, bei der sich Phasen der programmierten Instruktion, der Bearbeitung von Leittexten, der Besprechung von Ergebnissen und Zwischenprodukten nacheinander abwechseln. Jede Lernaufgabe führt in diesem Entwurf zu einem Lernprodukt und macht es erforderlich, dass der Lehrende gemeinsame Abholpunkte für die weitere Bearbeitung der Lernaufgaben schafft.

BEISPIEL

Eine Lehrkraft könnte mit Blick auf das Thema Stromunfälle folgende Lernaufgaben formulieren:

Das folgende Produkt erstellen Sie zunächst in Einzelarbeit:

- Füllen Sie den Ihnen ausgehändigten Lückentext ohne Hilfe des Buches aus. Lesen Sie zuvor das Kapitel 42.6 im Buch „Notfallsanitäter Heute". Verifizieren Sie daran Ihren Text.

Die folgenden Produkte erstellen Sie in Tandemarbeit:

- Erstellen Sie eine übersichtliche Tabelle mit den möglichen Gefahren und den zu ergreifenden Maßnahmen des Eigenschutzes in Bezug auf die Fallsituation. Diskutieren Sie die Maßnahmen mit Ihrem Partner und vergleichen Sie die Maßnahmen mit denen im Kapitel 42.6 „Notfallsanitäter Heute". Nutzen Sie hierzu Ihre Tabellenvorlage „Gefahren an der Einsatzstelle und Eigenschutz".
- Clustern Sie die ABCDE-Probleme zusammen mit den drei Reizen des elektrischen Stroms (elektrisch, thermisch, chemisch). Nutzen Sie hierzu Ihre Tabellenvorlage „ABCDE-Probleme". Vergleichen Sie im Anschluss Ihre Erkenntnisse mit den Angaben in „Notfallsanitäter Heute" und dem Artikel „Strom- und Blitzunfall".

Das folgende Produkt erstellen Sie in Gruppenarbeit zu je 5–6 Personen:

- Erstellen Sie eine Tabelle, in der der Versorgungsablauf inkl. der Eigenschutzmaßnahmen dargestellt ist. Gestalten Sie es so, dass danach jedes Gruppenmitglied mit der Ausarbeitung zufrieden ist. Jedes Gruppenmitglied muss in der Lage sein, die von Ihnen getroffenen Entscheidungen zu begründen. Nutzen Sie hierzu die Tabellenvorlage „Gesamtversorgung". Vergleichen Sie Ihre Maßnahmen mit den gängigen Leitlinien und den Vorgaben der ÄLRD.

Fazit

Die Praxis hat alles, was sie braucht, um gut und kompetenzorientiert zu unterrichten. Der Bedarf an vielen neuen didaktischen Modellen lässt sich damit relativieren. Die Klassiker didaktischer Theorien sind dazu geeignet, Lerngegenstände auszuwählen und zu legitimieren, Lerngegenstände hinsichtlich der zu erreichenden Lernziele zu begründen, diese anhand von berufstypischen Arbeitssaufgaben zu situieren und eine arbeits- und patientenprozessorientierte Gestaltung von Lernsituationen sicherzustellen.

2.7 Professionelle Kompetenz im Rettungsdienst – Akademisierung als Strategie einer evidenzbasierten Notfallmedizin

Philipp Dahlmann

ABSTRACT

Der vorliegende Beitrag untersucht die Etablierung professioneller Kompetenzen im Rahmen der Akademisierung von Notfallsanitätern. Der Fokus liegt zum einen auf dem Herausarbeiten akademisch abgesicherter Handlungen, welche die rettungsdienstliche Praxis stärken. Hierbei stehen sowohl die Durchführung eigener Forschungen im Berufsfeld zur Weiterentwicklung der Evidenz als auch die sichere Übernahme heilkundlicher Tätigkeiten (Patientensicherheit und -zentrierung) im Zentrum. Die Akademisierung wird derzeit als wichtige Ergänzung zur beruflichen Qualifikation betrachtet. Zum anderen ist die weitere Qualifikation der Lehrkräfte an Berufsfachschulen für Notfallsanitäter ein großer Hebel für die Professionalisierung im Feld. Das folgende Kapitel stellt eine evidenzbasierte pädagogische Praxis an den Berufsfachschulen als wichtigen Entwicklungsimpuls für die Stärkung des Berufsbildes Notfallsanitäter dar. Dabei wird die Hochschule als dynamischer Raum betrachtet, an dem nicht nur Wissen vermittelt, sondern auch die Entwicklung von Kompetenzen und Reflexionsfähigkeiten gefördert wird.

Nach einer Darstellung der Entwicklungen in der Akademisierung von Gesundheitsfachberufen, insbesondere von Notfallsanitätern, folgt eine Diskussion, wie der Lernort Hochschule die Ausbildung von akademisch qualifiziertem Personal im Rettungswesen unterstützen kann. Es zeigt sich, dass die Akademisierung im Rettungswesen Herausforderungen für die professionelle Kompetenz mit sich bringt. Im Fazit wird aufgezeigt, dass das Herausbilden eines wissenschaftlichen Kompetenzprofils Studierenden ein Empowerment in ihrer Rolle als lernendes, kritisch-reflexives Subjekt ermöglicht, welches für das berufliche Handeln als Notfallsanitäter als wesentlich gilt.

2.7.1 Neue Perspektiven durch Akademisierung

Die Akademisierung von Notfallsanitätern stellt einen weiteren Schritt in der Entwicklung des Rettungsdienstes dar, der weitreichende Auswirkungen auf Qualifikationen, Kompetenzen und die berufliche Positionierung dieses Berufsfelds hat.

Die Diskussion über die Akademisierung von Notfallsanitätern ist nicht nur auf die Anpassung der Ausbildungsdauer und des Abschlussniveaus beschränkt, sondern impliziert auch eine neuartige Verknüpfung mit wissenschaftsbasierten Ansätzen. Diese Verbindung zwischen praxisorientierter Ausbildung und wissenschaftlich abgesicherten Kompetenzen eröffnet neue Perspektiven für die Professionalisierung des Rettungsdienstes. Ein Blick auf den aktuellen Stand der Akademisierung in den Berufsfeldern verdeutlicht die Herausforderungen und Chancen, die mit diesem bildungspolitischen Paradigmenwechsel einhergehen. Dabei wird die Hochschule als Instrument für die Implementierung von akademischen Bildungsgängen im Rettungsdienst beleuchtet. Nach einer Klärung der zugrundeliegenden Begrifflichkeiten (Bildung und Kompetenz) und darauf aufbauend der Einbettung der Fragestellung in didaktische Bezüge werden die Entwicklungen der beruflichen und akademischen Professionalisierung im Rettungswesen betrachtet. Dies mündet in der Diskussion, wie die Hochschule die Ausbildung von akademisch qualifiziertem Personal im Rettungswesen entwickeln kann. Anschließend gilt es, Lernziele und Kompetenzprofile zu skizzieren und deren praktische Umsetzung zu beschreiben. Dabei werden exemplarisch verschiedene Inhalte vorgestellt, die im Rahmen von seminaristischem Unterricht und klinischen Praktika zu vermitteln sind.

Es zeigt sich, dass eine praktische Umsetzung der Akademisierung im Rettungswesen mit Herausforderungen an den Hochschulen einhergeht. Zudem wird aber auch deutlich, welches Potenzial in einer akademisch abgesicherten Praxis durch hochschulisch qualifizierte bzw. weitergebildete Notfallsanitäter stecken würde.

2.7.2 Begriffliche und thematische Einordnung

Begriffsverständnis von Bildung und Kompetenz: Basis für rettungsdienstliche Professionalität

Der Bildungsbegriff ist im bildungswissenschaftlichen Diskurs und darüber hinaus eine komplexe, differenzierte und letztendlich nicht abgeschlossene Definitions- sowie Handlungsherausforderung. Lederer (2014) beschreibt in seiner Dimensionsdebatte Bildung u. a. als Selbstentfaltung und Selbsterkenntnis, als Sozialität, als Raum für individuelle Handlungs- und Entfaltungsmöglichkeiten, als Kritikfähigkeit, aber auch als das Erklimmen einer Metaebene.

Der „kulturpädagogische" Bildungsbegriff

In einer modernen Definition lässt sich unter Bildung die *„Förderung der Eigenständigkeit und Selbstbestimmung eines Menschen verstehen, die durch die intensive sinnliche Aneignung und gedankliche Auseinandersetzung mit der ökonomischen, kulturellen und sozialen Lebenswelt entsteht"* (Raithel, 2009, S. 37 [in Anlehnung an Adorno, Theorie der Halbbildung, S. 93 ff., 1971]). Aus einem historischen Zugang heraus kann verdeutlicht werden, dass sich der Bildungsbegriff ausgehend von einem mystisch-religiösen Verständnis über ein organologisches hin zu einem pädagogisch-aufklärerischen hin entwickelte. Heute ist der „kulturpädagogische" Bildungsbegriff dominierend (vgl. Dohmen, 1965, S. 22). Entsprechend dem Verständnis der klassischen Bildungstheorien werden folgende Grundelemente des humanistischen Denkens dargelegt, die auch in dem verwendeten Bildungsbegriff dieses Kapitels als wesentlich gelten:

- Persönlichkeitsbildung,
- Urteilskraft,
- begründbare Argumente bzw. Meinungen und nicht zuletzt
- Verantwortungsgefühl.

Die Voraussetzung hierfür ist eine zeitweilige Distanzierung vom persönlichen Standpunkt und eine kritische Auseinandersetzung mit dem jeweiligen Gegenstand.

Der Zusammenhang zwischen dem Bildungsbegriff und Professionalität

Eine Annäherung an ein Begriffsverständnis ist insbesondere in der Frage nach Professionalität bzw. Professionalisierung von Bedeutung. Gerade hier scheinen eine stringente Verknüpfung und transparente Argumentationslinie notwendig. Der Begriff

Professionalität bezieht sich auf den „*differenzierten Umgang mit Forschungsbefunden aus der Disziplin und mit interdisziplinärem Wissen zur Deutung von Handlungssituationen mit Handlungsanspruch in einem bestimmten Praxisfeld*“ (Gieseke, 2010, S. 386). Kollaborativ gedacht, beziehen sich der hier verwendete Bildungsbegriff und die eben vorgeschlagene Definition von Professionalität aufeinander, ein wechselseitiges Abhängigkeitsverhältnis ist gegeben: Einem reflexiven humanistischen Bildungsverständnis entsprechend geht es somit um das kritische Hinterfragen und Auseinandersetzen mit intra- und interdisziplinären Erkenntnissen. Dies ist insbesondere von Bedeutung, wenn in kritischen Notfallsituationen nicht nur Standards in Form von Checklisten abgearbeitet werden, sondern auch weitere komplexe Situationen wie Palliativsituation, Multimorbidität oder konkrete Fragen zum Therapieziel vonnöten sind.

Der Kompetenzbegriff

Im Sinne eines gesicherten und reflektierten – somit professionellen – Handelns (im Berufsfeld Notfallsanitäter) lohnt es sich, über eine Erweiterung des Bildungsbegriffs nachzudenken. Eine hier favorisierte Möglichkeit stellt der Kompetenzbegriff dar: „*Im Rahmen des heute vorherrschenden Modus des Sprechens über Bildung wird diese, […] wenn auch nicht als Begriff, der ja gerade omnipräsent anmutet, so hinsichtlich ihrer konzeptionellen und konnotativen Ausrichtung, in deutlich wahrnehmbarem Maße zunehmend durch Kompetenz bedeutungsgleiche Konzepte und Termini (Skills, Schlüsselkompetenz etc.) ersetzt*“ (Lederer, 2014, S. 22).

Daraus lässt sich Folgendes ableiten: Während das Konzept des Bildungsbegriffs eher eine humanistische sowie philosophische Dimension einnimmt und dabei das Subjekt in den Fokus rückt, um eine Fähigkeit zur Reflexion zu erzielen, wählt die Struktur bzw. Konzeption um einen Kompetenzbegriff andere Wege (vgl. Bloom, 1986). Hier steht eine konkrete – definierbare – Herausforderung, in erster Linie aus einem sozioökonomischen Kontext resultierend, im Vordergrund. Die Kompetenz besteht nun darin, (in Anlehnung an die bereits erwähnte Professionalität) eine wissenschaftlich (ab-)gesicherte Handlung passend umzusetzen und dabei das eigene Handeln sowie dessen Einflüsse kritisch mit zu bewerten.

In der oben angesprochenen Palliativsituation kann es kontextabhängig notwendig sein, von einer normalerweise indizierten Reanimation abzusehen. Hierbei müssen zeitkritisch verschiedene Interessenslagen miteinander abgewogen werden und eine transparente, nachvollziehbare und somit reflektierte Entscheidung getroffen werden. Neben dem eigenen Team und dem Patienten gilt es dabei, Angehörige und weiteres Fachpersonal in die Entscheidungsfindung zu integrieren und diese zu moderieren.

Stufen einer professionellen Kompetenz

Wildt (2006) führt verschiedene Stufen hin zu einer professionellen Kompetenz an (➤ Abb. 2.22): Es zeigt sich, wie Wissen, Können und Handeln im

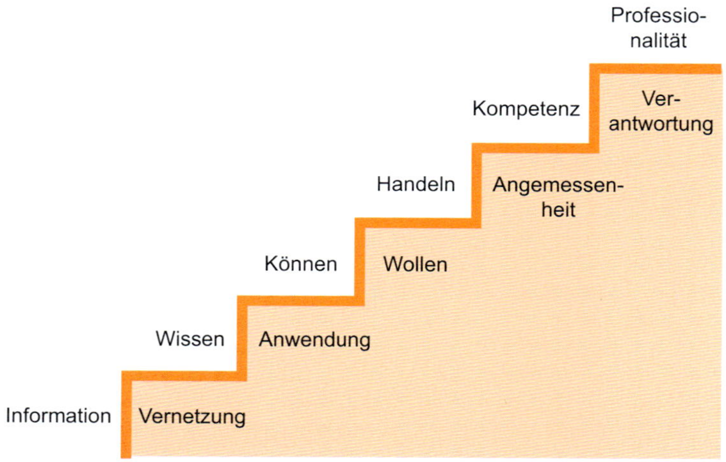

Abb. 2.22 Stufen zur professionellen Kompetenz nach Wildt, 2006 [P1312, L143]

Konstrukt der professionellen Kompetenz zusammenhängen: Fasst man auf der 1. Stufe Wissen als Vernetzung von Informationen auf, so entsteht auf der 2. Stufe aus der Anwendung von Wissen Können. Dies setzt sich allerdings erst auf der 3. Stufe in Handeln um, wenn Motivation bzw. Wollen hinzutreten.

„Zum kompetenten Handeln werden Wissen, Können und Wollen jedoch erst, wenn sie auf ihre Angemessenheit hin beurteilt werden. Dazu bedarf es Standards über die Situationsangemessenheit des Handelns. Erst auf dieser Stufe wird Kompetenz erreicht“ (ebd.). *„Über diese Stufe hinaus führt ein nächster Schritt, wenn Kompetenz aus einer professionstheoretischen Perspektive betrachtet wird“* (Frieß, 2021, S. 1): die professionelle Kompetenz. Zu den Kompetenzen akademisch ausgebildeter Notfallsanitäter gehören, neben der Entwicklung von medizinischem Fachwissen und Skills, insbesondere die Bereitschaft zur Verantwortungsübernahme sowie Fähigkeiten und Fertigkeiten zur Interaktion, auch in kritischen und dynamischen Situationen.

Didaktik und Curriculumentwicklung für professionelle Kompetenz

Grundsätzlich befasst sich die Didaktik mit dem „Warum“ und „Was“ in der Unterrichtsgestaltung. Dabei gilt es, die konkreten Qualifikationsziele aus der alltäglichen Praxis zu identifizieren und mithilfe moderner Unterrichtsgestaltung den Notfallsanitäter-Auszubildenden als Kompetenzentwicklung zugänglich zu machen. Allgemeiner gesprochen könnte Didaktik als „Praxis des Lernens und Unterrichtens“ verstanden werden, wobei dies auf einer theoretischen Unterfütterung beruht. Didaktik kann sich als eine handlungsorientierte Wissenschaft vom Lehren und Lernen, eine „Berufswissenschaft“ für lehrende Berufe und heterogen hinsichtlich der Theorienbildung und ihres Zwecks verstehen (in Anlehnung an Klafki).

Didaktische Analyse nach Klafki

Im Kontext der in Deutschland vorherrschenden didaktischen Strömungen ist insbesondere die didaktische Analyse von Klafki (1969) (hier in Anlehnung an die Ausbildung von Notfallsanitätern) hervorzuheben.

- **Gegenwartsbedeutung:** Welche Bedeutung hat der betreffende Inhalt bereits im geistigen Leben der Menschen im Unterricht? (bereits absolvierte Praktika im Rettungswagen, Situation als Ersthelfer)
- **Zukunftsbedeutung:** Worin liegt die Bedeutung des Themas für die Zukunft der Menschen? (in der zu entwickelnden Kompetenz in der beruflichen Praxis und im Bestehen im Arbeitsalltag)
- **Exemplarische Bedeutung:** Welchen allgemeinen Sachverhalt, welches allgemeine Problem erschließt der betreffende Inhalt? (Transfer von Fähigkeiten und Fertigkeiten in andere Lebensrealitäten)
- **Thematische Strukturierung:** Inhalte können an das aktuelle Level angepasst werden, z. B. durch klare Schwerpunktsetzung (von Basismaßnahmen wie Basic Life Support zu komplexeren Maßnahmen wie Medikamentengabe)
- **Zugänglichkeit:** Verbindung von Realitäten in der Praxis (Berufsfeld) sowie der Ausbildung (Berufsbild) (vor allem Übersetzungsarbeit abstrakter wissenschaftlicher Erkenntnisse aus Leitlinien in eine realitätsstabile Praxis)

Handlungskompetenz und Handlungsorientierung als zentrale Bestandteile des Bildungsauftrags

Didaktisch kompetentes Handeln schließt dafür die Fähigkeit ein, Unterricht kritisch zu reflektieren und ihn zielorientiert, exemplarisch und unter Beachtung der Praxis sowie der curricularen und institutionellen Rahmenbedingungen zu gestalten. Im Rahmen einer eigenen Berufsfelddidaktik lassen sich, auf Grundlage eines solchen Rahmenmodells, Handlungskompetenz und Handlungsorientierung als zentrale Bestandteile des Bildungsauftrags von Berufsfachschulen für Notfallsanitäter analysieren. Die Berufsfelddidaktik bezieht sich im Speziellen auf die jeweiligen Herausforderungen im Tätigkeitsbereich sowie auf Strategien der Ausbildung, um das geforderte Ausbildungsziel zu erreichen: Im Fokus steht die Wissenschaft vom berufsbezogenen Lehren und Lernen innerhalb und außerhalb der Schule. Zentral hierbei wäre es, eine Handlungsorientierung so zu gestalten, dass diese eine Kompetenzentwicklung ermöglicht. Dazu müssen aus dem Berufsfeld relevante Lerngegenstände analysiert werden und in Unterrichtssituationen überführt werden.

Berufsfelddidaktische Forschungsarbeiten beschäftigen sich mit der Auswahl, Legitimation und der didaktischen Rekonstruktion von Lerngegenständen, der Festlegung und Begründung von Zielen des Unterrichts, der methodischen Strukturierung von Lernprozessen sowie der angemessenen Berücksichtigung der psychischen und sozialen Ausgangsbedingungen von Lehrenden und Lernenden. In Bezug auf die Ausbildung zum Notfallsanitäter ist das Ausbildungsziel im 2014 in Kraft getretenen Notfallsanitätergesetz (NotSanG) definiert. Dies setzen die einzelnen Bundesländer mit entsprechenden Lehrplänen konkreter um (vgl. KMK, 2007). Diese „Übersetzungsarbeit" benötigt bereits berufsfelddidaktische Kompetenzen, da es sich gerade im Kontext Notfallsanitäter um eine komplexe Ausbildungssituation handelt (vgl. Koch, 2021).

„Eine Kernherausforderung [bleibt] der Öffentlichkeit jedoch weitgehend verborgen: Wie soll die Bildung im Klassenzimmer einer Berufsfachschule für Notfallsanitäter[Innen] sowie an den praktischen Lernorten, auf der Rettungswache und in der Klinik zukünftig tatsächlich umgesetzt werden? Es geht dabei nicht nur um die didaktische Aufbereitung – wenngleich auch hier große Defizite und mangelnde Konzepte zumindest zu Beginn ein großes Problem darstellen –, sondern konkret um die Lehrenden und deren Herausforderungen bei der praktischen Umsetzung eines neuen Berufsbildes." (AGNF, 2020, S. 6).

Um diesen Ansprüchen gerecht zu werden, definiert das NotSanG, dass die Durchführung des theoretischen und praktischen Unterrichts in der Ausbildung durch pädagogisch qualifizierte Lehrkräfte auf Hochschulniveau erfolgt. Die Akademisierungsquote ist in den letzten Jahren deutlich angestiegen (jedoch häufig kein pädagogischer Hochschulabschluss), eine vollständige Akademisierung liegt jedoch noch nicht vor (vgl. Albert & Fries, 2023).

Curriculumentwicklung und Didaktik für den Rettungsdienst

Eine wesentliche Herausforderung ist dabei das Transferieren des Lehrplans in ein zu unterrichtendes Curriculum. Umfragen informeller Art zeigen, dass die wenigsten Berufsfachschulen in der Lage sind, ein entsprechendes Curriculum zu entwickeln. Ein besonders herausfordernder Weg ist der Transfer des Curriculums bzw. der dort enthaltenen Lernfelder in sogenannte Lernsituationen. Auf Grundlage dieser Lernsituationen kann dann ein Stundenplan erstellt werden. Förderlich hierbei ist die entsprechende Verwendung berufsfelddidaktischer Bezüge, um aus hauptsächlich abstrakten Ausbildungszielen einen konkreten und durchführbaren Unterricht zu generieren (vgl. Schewior-Popp, 2014).

Eine eigene Didaktik für Rettungs- bzw. Notfallsituationen ist gerade im Aufbau (s. Prescher et al., 2023). Viele Ansätze leiten sich daher aus anderen Berufsgruppen wie z. B. der Pflege oder therapeutischen Ausbildungen ab. So beschreibt Hahnen (2020) beispielsweise den Emanzipations- und Professionalisierungsprozess der Pflegeberufe als mögliche „Blaupause" für das Herausbilden einer eigenständigen Fachdidaktik. Auch weisen didaktische Konzepte aus Bezugswissenschaften wie der Intensiv- bzw. Notfallmedizin, der Pädagogik und der Soziologie Anknüpfungspunkte auf. Dabei schlägt der fachdidaktische Diskurs bzw. die Berufsfelddidaktik folgende Ansätze vor:

Handlungsfelder, mit denen sich Lehrkräfte auseinandersetzen, sind z. B. die pädagogischen Kompetenzfelder Methodik – Didaktik – Rhetorik, Handlungs- und Lernfeldorientierung, Medienkompetenz, Beurteilung, Unterrichtsplanung sowie Planung und Durchführung von Prüfungen und Evaluationen (vgl. AGNF, 2020). Dies ist insbesondere von Bedeutung, da das klar definierte Ziel der Ausbildung die Handlungsorientierung sowie das Vorhandensein vorgegebener Kompetenz ist.

„In diesem Zusammenhang muss konstatiert werden, dass die lernfeld- und kompetenzorientierte Bildung oftmals mit einer systemisch-konstruktivistischen Methodik gleichgesetzt wird, die als umfassendes didaktisches Konzept verstanden wird und damit mit der völligen Aufhebung einer Fächerorientierung (im Sinne von Lerneinheiten) einhergeht" (Späth, 2018, zitiert in AGNF, 2020, S. 42).

Von besonderem Interesse ist dabei, wie es zukünftig möglich ist, einen professionellen pädagogischen und somit didaktischen Ansatz auf der einen Seite mit den tatsächlichen Erfordernissen auf der anderen Seite zu verknüpfen, sodass im Sinne einer professionellen Ausbildungssituation auch entsprechend professionelle Handlungen in der Praxis bzw. im Beruf zu erwarten sind, und zwar routinemäßig (vgl. Hahnen, 2018).

Im Kontext einer gelungenen Unterrichtsgestaltung sprechen unterschiedliche Kollegen in den deutschsprachigen Diskursen bezüglich der rettungsdienstlichen Ausbildung der Didaktik im Berufsfeld eine tragende Rolle zu. Neben Hahnen (2018, 2020) und Koch (2016, 2021) ist es auch Karutz (2011), der eine adäquate Planung im didaktischen Sinne für die Notfallsanitäter-Ausbildung fordert. So versteht er die Berufsfelddidaktik auch als Beitrag einer eigenständigen Professionalisierung. Karutz (2011) beschreibt als Zielformulierung der Fachdidaktik Rettungsdienst, neben dem fachwissenschaftlich-inhaltlichen sowie dem (allgemein-) didaktischen Aspekt, auch den berufsbildbezogenen Aspekt als wesentlich, bei dem die inhaltliche Dimensionierung noch konkreter auf die berufliche Wirklichkeit des Rettungsdienstes gerichtet ist. Auch Hahnen (2020) betont, dass berufsfelddidaktische Modelle die Berufswirklichkeit abbilden sollen. Als viertes Ziel der Fachdidaktik definiert Karutz (2011) mit Bezügen zu bereits etablierten Fachdidaktiken der Pflegeberufe den erwachsenenbildnerischen Aspekt, in dem ein Identitätslernen stattfinden soll.

Grundsätzlich lässt sich im Kontext dieser Diskussion Folgendes festhalten: Die Zunahme von Komplexität in medizinisch-technischen, aber allen voran auch in psychosozialen Bereichen erfordert eine regelrechte Umsetzung in wissenschaftlich, pädagogisch wie didaktisch abgesicherten Lehr-Lernarrangements. Neben der Möglichkeit, andere Professionen zu involvieren, ist es eine bleibende Herausforderung, fachdidaktische Inhalte sowohl im Berufsfeld Rettungsdienst als auch im Berufsbild Notfallsanitäter zu etablieren.

Zentrales Ziel einer zu entwickelnden Fachdidaktik ist der Transfer von wissenschaftlichen Erkenntnissen hin zu einer realitätsstabilen und somit widerstandsfähigen Handlungskompetenz, welche dem Notfallsanitäter im Sinne der Patientensicherheit und der damit verbundenen Bedingungen routinemäßig verfügbar ist. Weiter gilt es, das Berufsbild Notfallsanitäter als solches weiterzuentwickeln, um hier z. B. direkt in der Patientenversorgung auch eine professionelle Kompetenz zu erreichen.

2.7.3 Berufliche und akademische Professionalisierung im Rettungswesen

Definition

„Unter dem Begriff der **Akademisierung** wird die in den letzten Jahrzehnten stattfindende berufsqualifizierende Entwicklung in den Gesundheitsfachberufen verstanden. Darüber hinaus umfasst der mit der Akademisierung verbundene Prozess der wissenschaftlichen Disziplinierung auch den Auf- und Ausbau von Forschung und damit die Entwicklung von wissenschaftlichen Karrierewegen." (Koch, 2019, S. 44)

Entwicklungen der Akademisierung in den Gesundheitsfachberufen

Die historische Entwicklung einer Akademisierung für Gesundheitsberufe begann bereits 1973 in Deutschland (vgl. Walkenhorst, 2008). 1991 war erstmals explizit die Rede von einer Erweiterung des Studienangebots an (Fach-)Hochschulen um sogenannte nichtärztliche Heilberufe. Grundsätzlich war in den 1990er-Jahren die Auffassung stark vertreten, Lehr- und Leitpersonal in der Pflege zu akademisieren (vgl. Bals & Dielmann, 2013).

Ab 2003 wurde dann die sogenannte Modellklausel eingeführt. Diese ermöglichte es allen nichtärztlichen Heilberufen (Pflegenden, Hebammen, Logopäden, Physiotherapeuten, Ergotherapeuten und Rettungsassistenten), Berufsausbildungen auch an Hochschulen zu erproben. Diese Klausel wurde zuletzt 2017 bis 2021 verlängert. Neben den Therapieberufen (z. B. Logopädie) sind mittlerweile auch Hebammen (2020 Vollakademisierung) akademisiert. Hierzu wurden nicht nur umfangreiche Curricula aufgesetzt, sondern auch ein Großteil der Berufsfachschulen in Hochschulen überführt. In der Pflege hat sich mittlerweile eine Teilakademisierung vollzogen (vgl. Koch, 2017).

„Neben der Stärkung der interprofessionellen Kompetenzvermittlung sieht der Wissenschaftsrat sowohl im kooperativen Modell in Form eines gemeinsamen Gesundheitscampus von Fachhochschule und Universität als auch im integrativen Modell an Universitäten

den Vorteil, den Qualifizierungswegen für Gesundheitsberufe insgesamt mehr Durchlässigkeit zu verleihen und flexiblere Übergangsmöglichkeiten zwischen den Studiengängen zu ermöglichen" (Wissenschaftsrat, 2012, S. 94).

Diese Erkenntnis wird u. a. auch vom Eckpunktepapier Pflegekompetenzgesetz 2023 des Bundesministeriums aufgegriffen. Hier wird der Ausbau von medizinischen Kompetenzen und die damit verbundene Heilkunde für Gesundheitsfachberufe mit akademischer Qualifikation explizit gefordert (BMG, 2023). Argumentativ stützt sich dies auf unterschiedliche Studien. Neben älteren Untersuchungen von Aiken und Kollegen zur Sterblichkeit auf Intensivstationen ist vor allem ein systematisches Review von McCrory zu nennen, welches die Notwendigkeit von akademisierten Gesundheitsfachberufen am Beispiel komplexer Versorgungsmethoden zeigt (McCrory, 2018, Aiken et al., 2011).

Somit ergibt sich folgendes Leitbild des Wissenschaftsrates für Gesundheitspersonal im Allgemeinen und insbesondere für Gesundheitsfachberufe wie Notfallsanitäter:

- das eigene Handeln auf Basis wissenschaftlicher Erkenntnisse reflektieren,
- die zur Verfügung stehenden Versorgungsmöglichkeiten hinsichtlich ihrer Evidenzbasierung kritisch prüfen und
- das eigene Handeln entsprechend anpassen (Wissenschaftsrat, 2012, S. 78).

Im Hinblick auf diese Ziele darf angenommen werden, dass die Berufsfachschulen allein dieses Ziel nicht vollständig erfüllen können. Des Weiteren gilt es zu prüfen, ob die Eingruppierung der Notfallsanitäter in Stufe 4 des EQR als ausreichend angesehen werden kann. Im Besonderen ist hierbei auf eine qualitative Steigerung der Handlungskompetenz zu verweisen, um eine gezielte patientenorientierte Versorgung zu ermöglichen.

Hochschule als Ort des Herausbildens beruflicher Handlungskompetenz

In Bezug auf die beschriebenen Stufen der professionellen Kompetenz (➤ Kap. 2.7.2) stellt sich weiterhin die Frage, wie die gerade angeführten Ziele des Wissenschaftsrates für Gesundheitsfachberufe auch konkret – in Form von Studiengängen – umgesetzt werden können. Hier gilt es kritisch zu hinterfragen, was den „Mehrwert" eines solchen Studiums darstellt. Ein Studium an einer Hochschule befähigt grundsätzlich zur eigenständigen Anwendung und Produktion wissenschaftlicher Erkenntnisse, was auch die Fähigkeit impliziert, die dafür eingesetzten Methoden kritisch zu reflektieren. *Dies macht einen wesentlichen Teil des Mehrwerts aus, der eine hochschulische Ausbildung von einer klassischen Berufsausbildung unterscheidet. Studien aus dem Bereich Advanced Practitioner (Gesundheitsfachkräfte aus Master Level) haben zudem gezeigt, dass das Outcome von Patientengruppen gleichbleibend ist oder sich in speziellen Bereichen bereits verbessert hat (Bauernfeind et al., 2024).*

„Die Studierenden werden durch das Studium befähigt, besser mit Unwägbarkeiten, Ungewissheit und konkurrierenden Deutungen komplexer Fragestellungen umzugehen. Die wissenschaftliche Urteilsfähigkeit ist Voraussetzung dafür, komplizierte Sachverhalte zu analysieren und zu bewerten sowie im Berufsalltag von Routine geprägtes professionelles Denken und Handeln in Frage zu stellen. Dies sind Fähigkeiten, die für die spätere vielschichtige berufliche Tätigkeit gewünscht werden und erforderlich sind, um mit komplexen Situationen umzugehen" (Friedrichs & Schaub, 2011, S. 3 f.).

Vertiefende medizinische Ausbildung erforderlich

Zudem gilt es, medizinische Maßnahmen mithilfe ärztlicher Assistenz (in Form von Unterricht) so in die Studiengänge zu integrieren, dass eigenständige rettungsdienstliche Maßnahmen sicher beherrscht werden können. Dabei ist neben dem psychomotorischen Aspekt insbesondere ein tiefes und breites medizinisches Verständnis vonnöten. Als Beispiel dienen hier multimorbide Patienten, die aufgrund ihrer Dauermedikation ein hohes Risikoprofil bzgl. potenzieller Neben- und Wechselwirkungen durch eine rettungsdienstliche Medikation aufweisen. Um dies zum einen sicher für den Patienten zu gestalten und zum anderen dem rettungsdienstlichen Personal Handlungsoptionen aufzuzeigen, ist eine vertiefende medizinische Ausbildung unabdingbar. Die gerade genannten Aspekte müssten dabei immer mit einer Steigerung einer Handlungskompetenz im jeweiligen Berufsfeld einhergehen (vgl. Koch, 2017). Im Kontext der Notfallsanitäter ist dabei eine gesicherte patientenorientierte Versorgung oberstes Ziel.

Im pflegerischen Setting ist oft der Ausspruch zu hören, die Kompetenzen auch „ans Bett zu bringen". Mit dem Pflegestudiumstärkungsgesetz werden bereits Wege gefunden, Fachkräfte an den Patienten „heran zu akademisieren". Übertragen auf den Rettungsdienst müsste es hier lauten, „die neuen Kompetenzen auch auf die Straße zu übertragen". Das bedeutet, dass neben der akademischen Qualifikation auch die zu erwartenden Rahmenbedingungen im Sinne von Arbeits- und Handlungsbedingungen von entscheidender Bedeutung sind. Dies kann als Voraussetzung gewertet werden, wenn es darum geht, Absolventen nicht aus dem Feld „rauszuqualifizieren". Eine (messbare) Steigerung der Versorgungsqualität, beispielsweise durch Befragungen, Auswertung von Protokollen und Supervision, ist ebenso geboten wie verbindliche (juristische) Regularien und auch monetäre Anreize (vgl. Walkenhorst, 2015).

Evidenzbasiertes Wissen und interprofessionelle Kommunikation

Eine angemessene Notfallversorgung im Sinne des Patienten (höchstmögliche Patientensicherheit) sowie Kontext- und Risiko-Nutzen-Abwägung beruhen auf dem Fundament von Wissenschaft und Forschung. Dieses dient der Bewältigung und Beantwortung aktueller und zukünftiger Gesundheitsfragestellungen und -probleme, gerade auch in (zeit-)kritischen Notfällen oder Krisen. Bei komplexen (Notfall-)Ereignissen muss hierbei anwendungsorientiertes Wissen abrufbar sein, welches überprüft und somit belastbar ist. Um dies zu erreichen, ist – neben dem Fachwissen über evidenzbasierte Medizin – ein hohes Maß an Kompetenzen in Bezug auf Angemessenheit, Verantwortung und Reflexion nötig (vgl. Koch, 2018).

Als besondere Herausforderung kann die notwendige interprofessionelle Versorgung genannt werden. Dieser Aspekt erfordert neben Kommunikationsfähigkeiten auch ein ausgeprägtes Verständnis für den Patienten sowie ein Wissen über die gemeinsame Bewerkstelligung einer solchen Krise. Das Berufsfeld Rettungsdienst ist im Zusammenhang einer grundlegenden Gesundheitsfürsorge zu verstehen. Dabei kommt dem Rettungsdienst auch aufgrund seiner exponierten Situation ein besonderer Stellenwert zu. Ein Wissen um diese Ko-Faktoren ist unabdingbar (Identitätsbildung), um daraus eine gesteigerte professionelle Handlung (berufliche Handlungskompetenz) ableiten zu können (vgl. Bals & Dielmann, 2013). Die berufliche Handlungskompetenz in der beruflichen Bildung stützt sich auf drei große Pfeiler: die Fach-, Human- und Sozialkompetenz (vgl. Kultusministerkonferenz, 2012). Diese drei Kompetenzen sind wiederum durch weitere Kompetenzen miteinander verknüpft. Es braucht Lernkompetenz, um Fach- und Humankompetenzen herausbilden zu können. Die Methodenkompetenz bedingt die Fach- und Sozialkompetenz. Eine Kommunikationskompetenz ist wiederum für Sozial- und Humankompetenz notwendige Voraussetzung (vgl. Schäfer et al., 2012).

Wissenschaftliches Kompetenzprofil für den Rettungsdienst

Ein wissenschaftliches Kompetenzprofil könnte sich daher folgendermaßen darstellen:

- Differenzierte Begründungs- und Reflexionsfähigkeit
- (Alltägliche) Handlungsweisen auf Grundlage von Theorie, Wissen und Evidenz
- Kommunikation im interprofessionellen sowie interdisziplinären Kontext
- Lösungsorientierte Herangehensweise auch bei mehrdimensionalen Problemstellungen
- Identität und (berufliches) Selbstverständnis auf der Grundlage einer akademischen Sozialisation

Berufliche sowie akademische Ausbildung von Notfallsanitätern

Bei der Gegenüberstellung einer dualen Berufsausbildung mit einem Studium an (Fach-)Hochschulen lassen sich differenzierte Merkmale benennen. Die Grundlage einer Ausbildung im akademischen Bereich zielt auf eine wissenschaftliche Fundierung und die sich daraus ergebenden Erkenntnisse zur Qualitätsentwicklung bzw. Qualitätssteigerung ab.

Dies lässt sich ebenfalls auf die Anforderungen des NotSanG übertragen, welche die zu erlernenden Fach-, Methoden-, Sozial- und Handlungskompetenzen beschreiben (vgl. Buchmann & Greb, 2008).

Als herausragend ist dabei die Unterscheidung zwischen einer reinen Wissensanwendung (Ausbildung) zu einer Wissensgenerierung (Studium) zu nennen. Im Lehr-Lern-Verständnis ist ein weiteres Differenzierungsmerkmal auszumachen: Hier steht ein handlungsbasiertes Lernen dem forschenden bzw. wissenschaftsbasierten Lernen gegenüber (vgl. Gerholz & Sloane, 2011). Im Kontext der Denk- bzw. Handlungsebene zeigt sich in der Ausbildung vor allem regelgeleitetes Denken und Handeln im Gegensatz zu einem sich im Studium ausbildenden reflexiven und entwickelnden Denken und Handeln (vgl. ebd.). In Ergänzung zu den hier genannten Differenzierungsmerkmalen lässt sich zudem die Argumentation gemäß dem Deutschen bzw. Europäischen Qualifikationsrahmen anführen. Auch hier unterscheidet sich die Stufe 4 (Berufliche Ausbildung) von der Stufe 6 (Abschluss Bachelor) durch eine reflexive und emanzipierte wissensbasierte Handlung bzw. Praxis (vgl. DQR/EQR).

In Bezug auf das hier behandelte Berufsbild Notfallsanitäter und das diesem zugrunde liegenden Ausbildungsgesetz lassen sich bereits einige Ansprüche ableiten. So ist, neben den Forderungen einer Versorgung gemäß aktuellen wissenschaftlichen Erkenntnissen (evidenzbasiert), auch die Berücksichtigung des jeweiligen Kontextes der Patienten bei der Zuführung einer weiteren Behandlung/Versorgung zu berücksichtigen und somit ein reflexives Agieren geboten (vgl. NotSanG, Absatz 4 ff.). Inwiefern der Gesetzgeber hierbei bereits bestehenden bzw. kommenden Herausforderungen Rechnung getragen hat, lässt sich nur erahnen.

„Mit Inkrafttreten des NotSanG wird erstmalig in der Geschichte der Notfall- und Rettungsmedizin die Möglichkeit eröffnet, zur Erprobung von Ausbildungsangeboten Modellstudiengänge nichtärztlicher Mitarbeiter[Innen] in der präklinischen Notfall- und Rettungsmedizin an Hochschulen im Rahmen von Modellvorhaben durchzuführen. In die Konzeption eines Modellstudienganges nichtärztlicher Mitarbeiter in der präklinischen Notfall- und Rettungsmedizin fließen vielfältige Erwägungen ein, welche sich aus den derzeitigen Diskussionsbeiträgen aller beteiligten Gesellschaften (May, 2012) und beruflichen Institutionen innerhalb der Notfallmedizin abbilden lassen" (Koch, 2019, S. 45).

Herauszustellen ist, dass im Ausbildungsgesetz bereits einige zentrale Anforderungen formuliert sind, die eine vertiefende wissenschaftliche bzw. akademische Qualifikation (ergänzend) notwendig machen. Im Sinne einer „Just Culture" (Fehlerkultur oder auch Fairnesskultur), einer patientengerechten und somit vom Patientenkontext abhängigen Versorgung (patientenzentrierte Versorgung), ist die leitlinienkonforme (Akut-)Behandlung durch Notfallsanitäter als zentral zu nennen. Um diesen Ansprüchen zu genügen, sind die Elemente aus dem wissenschaftlichen Kompetenzprofil nach Sottas und Kollegen als Antwort zu verstehen (vgl. Sottas et al., 2013, S. 47). Zunehmend komplexe (Einsatz-)Situationen lassen sich nicht ausschließlich via gelernte Standards beantworten. Vielmehr ist ein reflexives und wissenschaftlich begründbares Agieren vonnöten, gerade wenn es den Prinzipien der Patientensicherheit gerecht zu werden gilt. Denn das Berufsbild Notfallsanitäter ist gerade im Unterschied zu dessen Vorgänger, dem Berufsbild Rettungsassistent, aus der reinen Assistenztätigkeit herausgewachsen und soll eigenständige sowie heilkundliche Maßnahmen in zeitkritischen Notfallsituationen sicher und evidenzbasiert durchführen (vgl. Koch, 2019).

ZUSAMMENFASSUNG

Festzuhalten bleibt, dass eine Antwort auf die zunehmende Komplexität im medizinisch-technischen, aber auch im psychosozialen Kontext mit einer belastbaren und verlässlichen Ausbildung gegeben werden kann. Gerade der exponierte Rettungsdienst, welcher i. d. R. eigenverantwortlich agieren muss und zudem oft als Erstkontakt medizinischer Hilfe auftritt, benötigt eine fundierte, reflektierte und handlungsorientierte Kompetenz, welche über die duale Ausbildung hinausreicht.

Akademisierung im Rettungswesen als Herausforderungen für die Hochschuldidaktik

Die Notwendigkeit einer akademischen Ausbildung an Hochschulen bringt gleichzeitig Herausforderungen für die hochschuldidaktische Ausgestaltung mit sich. Grundsätzlich ist zu vermerken, dass bei einer Akademisierung von Gesundheitsfachberufen die Vorgaben des Berufsgesetzes den Kanon der akademischen Ausbildung bestimmen (Friedrichs & Schaub, 2011). Hochschuldidaktische Überlegungen müssen diese Rahmenbedingungen berücksichtigen.

Darmann-Finck (2018) hat in einer Analyse der Bedingungen der hochschulischen Erstausbildung in der Pflege auf zentrale hochschuldidaktische Konsequenzen hingewiesen, die sich auch auf die Akademisierung im Rettungswesen übertragen lassen. Eine Hochschuldidaktik soll

- die Fähigkeit zum Diskurs fördern,
- das Selbst- und Fremdverstehen stärken und dabei die eigene Rollenfindung unterstützen,
- interprofessionelles Lehren und Lernen begünstigen sowie
- konkrete Handlungen anbieten wie beispielsweise eine fallabschließende Notfallversorgung von Patienten.

Dies lässt sich nun auf die genannten Aspekte eines wissenschaftlichen Kompetenzprofils übertragen (➤ Kap. 2.7.3), welche nun als Anforderungen an den Lernort Hochschule dargestellt werden:

- Offene Diskurse im Hochschulkontext zu fördern, soll zu einer differenzierten Begründungs- und Reflexionsfähigkeit auf Grundlage von Theorie, Wissen und Evidenz führen.
- Am Lernort Hochschule interprofessionell zu lernen, fördert die berufliche Kommunikation im interdisziplinären Kontext.
- Hochschuldidaktische Überlegungen zur Förderung der Rollenfindung (akademische Sozialisation) können ein Identitätslernen und das (berufliche) Selbstverständnis unterstützen.
- Gesamt sollen hochschuldidaktische Gestaltungsmöglichkeiten ein lösungsorientiertes Vorgehen der Studierenden fördern, insbesondere bei mehrdimensionalen Problemstellungen.

Die Kernelemente einer Hochschuldidaktik für Gesundheitsfachberufe (angelehnt an Hülsken-Giesler, 2013) stellen somit eine Wissenschaftsorientierung (evidenzbasiertes Handeln in der Praxis), eine Professionsorientierung (Stichwort professionelle [Handlungs-]Kompetenz), eine Subjektorientierung sowie eine Bildungsorientierung (im Sinne eines kritischen Verständnisses von Bildung) (➤ Kap. 2.7.2) dar.

Um den Transfer in eine rettungsdienstliche Praxis zu ermöglichen, also konkret die Versorgung am Patienten sicherer, individueller und evidenzbasierter zu gestalten, sind aber noch weitere Ergänzungen notwendig. Denn eine Akademisierung des Notfallsanitäters erfordert ein vertiefendes Verständnis medizinischer Aspekte im Bereich Pathophysiologie, Pharmakotherapie und praktische Fertigkeiten.

Entwurf einer akademischen Rettungsdienstqualifikation

Ziel hierbei ist eine Steigerung von Handlungskompetenz in akuten medizinischen Notfällen und ambulanten Versorgungssettings gemäß den Prinzipien einer patientenzentrierten und patientensicheren (wissenschaftlich abgesicherten) Versorgung. Zudem gilt es in der akademischen Bildung, die komplexe wissenschaftliche Empfehlung sicher in eine fachpraktische Handlung zu überführen. Das heißt konkret, Leitlinien und Handlungsempfehlungen in eine sichere sowie anwendbare praktische Handlung zu überführen und im Rahmen eines beruflichen Alltags routinemäßig anzuwenden. In der Folge können enge SOP-Vorgaben so ergänzt werden, dass weitere evidenzbasierte Maßnahmen für individuelle Patientenbedürfnisse sicher durchgeführt werden.

Konkret ließ sich das über folgende Modulstruktur abdecken (➤ Abb. 2.23). Als Überbau könnten Module, die speziell der Patientensicherheit gewidmet sind, Beachtung finden. Hierbei können bereits entwickelte Muster-Curricula der WHO, der Charité oder von kanadischen bzw. australischen Institutionen berücksichtigt werden. Wichtig dabei ist jedoch, die Inhalte passend auf die im Rettungsdienst erforderliche Handlungskompetenz zu adaptieren.

Seminaristische Unterrichte

Weitere relevante Module zur Verbesserung einer rettungsdienstlichen Versorgung könnten sich aus seminaristischen Unterrichten ergeben. Beispielhaft sind dabei folgende Themen angeführt:

- Medizinrecht
- Evidenz und Wissenschaft im rettungsdienstlichen Kontext

- Apparative Diagnostik und vertiefende Untersuchungsmethoden
- Pharmakologie und Toxikologie
- Digitalisierung und Innovationstransfer
- Interdisziplinäre Aspekte und Changemanagement

Praktika

Zudem sollten praktische medizinische Inhalte für die konkrete Versorgung am Patienten vertieft werden. Eine Auswahl an Praktika in Kliniken und anderen medizinischen Einrichtungen sollen begleitend zu seminaristischen Unterrichten die Kompetenzentwicklung stärken.

Außerklinische Praktika

- Allgemeinmedizinische Praxis
- Psychiatrische Ambulanz
- Palliativteams
- Ambulante Pflege

Innerklinische Praktika mit exemplarischen Lernzielen

- Urologische Station mit Lernzielen:
  - Umgang mit Dauerkathetern: Katheter legen und verschiedene Systeme anwenden
  - Wechsel von suprapubischen Kathetern
  - Blasen- und Nieren-Ultraschall durchführen sowie interpretieren (z. B. Restharnbestimmung)
  - Lagebestimmung DK und Erkennen von Stauungen
- Notaufnahme mit Lernzielen:
  - Einblick, welche Krankheitsbilder wie in der Klinik weiterversorgt werden
  - Triage-Systeme anwenden (z. B. NEWS2)
  - Venen- und Arterienpunktion, Blutabnahme und BGA
  - Vertiefende klinische/körperliche Untersuchung
  - Ersteinschätzung durchführen
  - Ultraschall (eFAST-Untersuchung), erweiterte EKG-Diagnostik
- Palliativstation mit Lernzielen:
  - Schmerztherapie inkl. Umgang mit Schmerzpumpen
  - Beratung und Begleitung der Angehörigen im Sterbeprozess
  - Symptomlinderungsmaßnahmen im häuslichen Setting
  - Alternative Zugänge zur Verabreichung von Medikamenten

Die Anleitung sollte dabei durch ärztliches und pflegerisches Personal erfolgen. Zudem wäre zu beachten, dass die Praktika reflektiert werden und seitens der Hochschulen auch Personal für eine Begleitung sowie für Prüfungen (z. B. in Form einer Studienarbeit) bereitgestellt wird. Die Absolventen sollten dabei ein konkretes Kompetenzziel erreichen. Neben der fachlichen Orientierung sind insbesondere Kompetenzen im personellen (Kontext: Verantwortung,

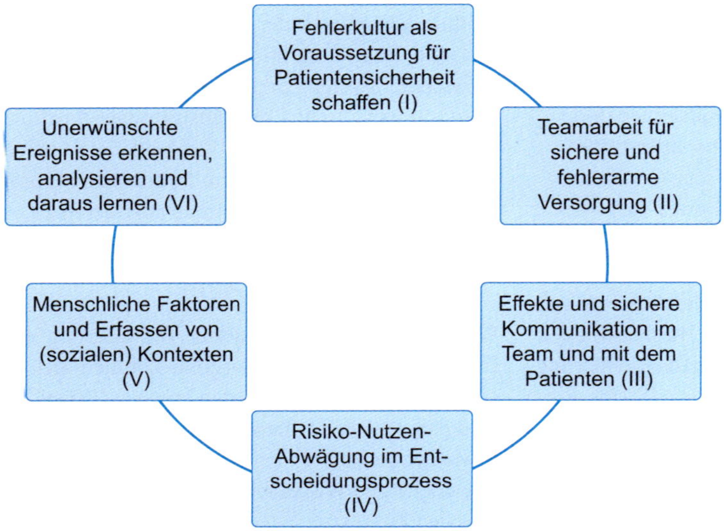

Abb. 2.23 Schwerpunkte der akademischen Bildung im Bereich Patientensicherheit (mod. nach The Safety Competencies 2009) [P1312, L143].

Decision Making) sowie sozialen Bereich (v. a. Kommunikation mit Patientengruppen) zu erwerben.

Evidenzbasierung

Als weiterer wichtiger Baustein ist die Evidenzbasierung zu nennen. Hierbei sollen Teilnehmende sowohl Grundsätze der Wissenschaft anwenden als auch Problemlösungen aus dem beruflichen Alltag mit wissenschaftlichen Methoden anbieten können:

- Grundsätzliches wissenschaftliches Verständnis sowie Anwendung von evidenzbasierter Medizin
- Selbstständiges wissenschaftliches Arbeiten im Kontext der Notfallmedizin sowie zu Themen des Rettungsdienstes
- Anwenden gängiger Methoden in wissenschaftlichen Projekten
- Transfer von wissenschaftlichen Erkenntnissen in die praktische Tätigkeit
- Qualifikationsarbeit (B. A.)

Ein direkter Vergleich zwischen dem über die Berufsausbildung (Berufsfachschule) erreichten Niveau 4 und dem durch den Bachelor (Hochschule) erreichten Niveau 6 im DQR/EQR zeigen insbesondere folgende Differenzen auf.

- **Analyse:** Fähigkeiten, Relationen herzustellen, einzuteilen und einzuordnen (Priorisierung), zu identifizieren (z. B. Symptome), zu vergleichen (z. B. den Verlauf von Schmerzen), zu kategorisieren etc.
- **Synthese:** Fähigkeiten, neu zu arrangieren, zu entwickeln, zu entwerfen, zu überarbeiten, zu konzipieren und zu erstellen etc.
- **Bewertung:** Fähigkeit, fachliche Inhalte und Handlungen zu beurteilen, abzuschätzen, zu kritisieren, zu entscheiden, Stellung zu beziehen etc.

So ist allen voran die Fähigkeit bzw. Kompetenz zur „abschließenden" Beurteilung ohne weitere Expertise anderer Akteure nur mithilfe der Stufe 6 DQR/EQR möglich. Insbesondere bei komplexer oder ambulanter Versorgung kann, vor allem bei Abweichung von Standards, nur ein Notfallsanitäter mit Bachelor-Qualifikation eine patientensichere Versorgung gewährleisten. Dies gilt besonders dann, wenn im unmittelbaren Nachgang (Stunden) keine weitere ärztliche Versorgung erfolgt, wie es bei ambulanten Versorgungen der Fall wäre.

Auch die unter „Synthese" angeführten Attribute haben einen großen Einfluss auf die Patientensicherheit. In einer Akutversorgung, in der die üblichen Interventionen nicht mehr greifen (z. B. das Durchbrechen eines Krampfanfalls mit einer Standardmedikation), würde der Notfallsanitäter mit Bachelor-Qualifikation sicher eskalieren und noch potentere Mittel bei entsprechender Indikation einsetzen können. Dabei besteht auch die Gefahr einer Gefährdung hinsichtlich der sicheren Handhabung von möglichen Komplikationen (z. B. Neben- oder Wechselwirkungen). Genau in diesem Spannungsfeld greift die Eigenschaft sowohl von „Synthese" als auch „Bewertung", um die zum gegebenen Zeitpunkt im jeweiligen Kontext sicherste Maßnahme für den Patienten zu ergreifen und somit vor einer gefährlichen Unterversorgung als auch einer nicht mehr kontrollierbaren Überversorgung zu schützen (vgl. Regierungsentwurf: Notfallreform Rettungsdienst).

Ein weiterer wichtiger Punkt ist die geforderte evidenzbasierte Versorgung. Hierbei ist erstmalig ein Notfallsanitäter mit Bachelor-Qualifikation in der Lage, eine solche sicher in eine Berufspraxis zu transferieren. Im Beispiel des Krampfanfalls ergeben sich regelmäßig neue Empfehlungen, wie mit (komplexen) Krampfgeschehen umzugehen ist. Insbesondere wenn sich der aktuelle Standard situativ nicht umsetzen lässt, weil z. B. kein i. v.-Zugang möglich ist oder die Medikation keine Wirkung zeigt, wäre der Notfallsanitäter mit Bachelor-Qualifikation im Vorteil gegenüber einer strikten SOP-basierten Versorgung.

2.7.4 Fazit: Anforderungen an eine akademische Qualifizierung

Die vorangegangenen Ausführungen zur Akademisierung zeigen auf, dass Studierenden ein Empowerment in ihrer Rolle als lernendes, kritisch-reflexives Subjekt ermöglicht wird. Die Studierenden erhalten eine umfassende Handlungskompetenz, auf deren Basis sie als „reflective practitioner" Handlungen begründet und methodisch nachvollziehbar planen, durchführen und bewerten. Zudem gilt es, das medizinische Verständnis zu vertiefen, ein Bewusstsein für Komplexität zu schaffen, invasive Maßnahmen sicher durchzuführen sowie deren Komplikationen angemessen zu kompensieren.

Das in ➤ Kap. 2.7.1 herausgearbeitete sowie in ➤ Kap. 2.7.3 auf hochschuldidaktische Konsequenzen übertragene wissenschaftliche Kompetenzprofil umfasst

- eine differenzierte Begründungs- und Reflexionsfähigkeit,
- eine Handlungskompetenz auf Grundlage von Theorie, Wissen und Evidenz
- eine Kommunikation im interprofessionellen sowie interdisziplinären Kontext,
- eine lösungsorientierte Herangehensweise, auch bei mehrdimensionalen Problemstellungen sowie
- eine akademische Sozialisation (Herausbildung eines [beruflichen] Selbstverständnisses).

Hochschuldidaktik ist jedoch selbst nicht frei von Widersprüchen: So lenkt der in ➤ Kap. 2.7.2 angesprochene „shift from teaching to learning" den Blick auf die Selbststeuerung des Lernens, welches jedoch in den formalen Strukturen der Hochschule an seine Grenzen stößt (von Beginn an festgelegte Lernziele und -ergebnisse) (vgl. Sahmel, 2018). Der traditionelle Fokus der Hochschulen liegt auf Wissenschaft: *„Wer einen Gegenstand beforscht, ist Expertin bzw. Experte in der Forschung und nicht im praktischen Tun"* (Darmann-Finck, 2018, S. 51). Demgegenüber steht das Herausbilden des „reflective practitioner". Die konkreten Inhalte für ein Studium lassen sich dem ➤ Kap. 2.7.3 entnehmen. Hierbei sind verschiedene exemplarische Vorschläge aufgeführt. Im Fokus steht die Kompetenz, akademisch/wissenschaftlich abgesichertes Fachwissen in eine patientenorientierte Versorgung zu überführen. Diese gilt es, entsprechend kommunikativ hochwertig sowie verantwortungsbewusst in herausfordernden Situationen anzuwenden.

2.8 Instructional Design – ein möglicher didaktischer Ansatz in der Fort- und Weiterbildung

Klaus Meyer

Die Einführung des Berufes Notfallsanitäter im Jahr 2014 hatte eine didaktische Neuausrichtung der beruflichen Bildung im Rettungsdienst zur Folge. Die vormals fächerbasierte Berufsausbildung wurde von einem lernfeldorientierten Bildungsansatz abgelöst. Die Berufsfachschulen standen vor der Aufgabe, sich auf die neue curriculare Herausforderung einzustellen – sowohl konzeptionell als auch personell. Während dies aus Sicht des Autors zunehmend gelang, scheint dies für Fort- und Weiterbildungsprogramme nicht in gleichem Maße zuzutreffen. Im Rahmen eines Arbeitsgruppentreffens unter Bildungsverantwortlichen im Februar 2022 wurde das Thema diskutiert und mögliche Gründe für diesen Umstand erörtert (➤ Kap. 2.8.3).

Würdigt man diese Gründe, führt das zu folgender Frage: Welche Alternativen zu lernfeldorientierten didaktischen Konzepten eignen sich zur Entwicklung der beruflichen Fort- und Weiterbildung? Dabei ist es in der Folge nur konsequent, auch einen didaktischen Ansatz in Betracht zu ziehen, der im angloamerikanischen Raum breite Anwendung findet – das „Instructional Design".

Die Fragestellung dieses Kapitels lautet deshalb: Inwiefern eignet sich der didaktische Ansatz des Instructional Design für die Entwicklung von Bildungsprodukten in der rettungsdienstlichen Weiterbildung in Deutschland?

Um sich dieser Fragestellung zu nähern, wird zuerst die Entwicklung von Instructional Design in einem historischen und inhaltlichen Kontext recherchiert und es werden gängige Modelle beschrieben. Anhand von Beispielen werden die internationalen Erfahrungen bzw. Auszüge aus dem aktuellen Forschungsstand dargestellt. Zuletzt wird versucht, Rahmenbedingungen für eine Übertragung von Instructional Design auf die berufliche Fort- und Weiterbildung im deutschen Rettungsdienst zu erarbeiten und anhand eines Umsetzungsbeispiels deutlich zu machen.

2.8.1 Grundprinzipien und Entwicklung des Instructional Design

Begriffsdefinitionen

Zuerst gilt es zu versuchen, den Begriff „Instructional Design" korrekt zu erfassen bzw. ins Deutsche zu übersetzen. Instructional Design geht auf den US-amerikanischen Psychologen und Pädagogen Robert M. Gagné zurück. Es handelt sich um einen lern- bzw. kognitionspsychologischen Ansatz. Er grenzt sich damit von der klassischen Didaktik ab, die im Wesentlichen geisteswissenschaftlich begründet ist. Instructional Design bezieht sich nicht nur auf schulischen Unterricht, sondern allgemein auf das Lehren und Lernen in verschiedenen (Lern-) Umgebungen (Niegemann et al., 2004). Leider wird Instructional Design aber weder konsistent mit Didaktischem Design übersetzt noch als angelsächsisches Pendant zur Allgemeinen Didaktik verstanden (Zierer & Seel, 2012). Manche bevorzugen eher die Übersetzung „Instruktionsdesign" und verbinden damit eine enge, instruktionspsychologisch inspirierte Sicht vom Lehren als Anleiten und Steuern von Lernprozessen (Zierer & Seel, 2012). In diesem Kapitel folgt der Autor dieser Sichtweise und verwendet den deutschen Begriff „Instruktionsdesign" als Übersetzung von „Instructional Design".

Unter „Instruktion" versteht man dabei jedes systematische Arrangement von Umgebungsbedingungen, das geeignet ist, Kompetenzen zu fördern (Resnick, 1987). „Instruktion" ist damit deutlich weiter gefasst als „Unterricht" und „Lehre" (Niegemann et al., 2004). Das in der notfallmedizinischen Bildung häufig verwendete Rollenverständnis des Instruktors geht demnach über das bloße Anleiten zum Erlernen von Fertigkeiten weit hinaus. Vielmehr geht es um die Entwicklung von Kompetenzen in einem komplexen beruflichen Handlungsfeld. Dazu gehört die Verknüpfung von erlernten Einzelfertigkeiten, faktischem Wissen, sozialen Kompetenzen und beruflichen Erfahrungen in Situationen wechselnder Komplexität.

Entstehung und historische Entwicklung des Instruktionsdesigns

Instruktionsdesign hat sich in den späten 1950er-Jahren in Nordamerika und später auch in mehreren Ländern in Europa als wissenschaftlich-technologische Teildisziplin der pädagogischen Psychologie bzw. der empirischen Erziehungswissenschaften entwickelt. Die Grundidee war dabei stets eine systematische und vor allem differenzierte Anwendung pädagogisch-psychologischer Prinzipien bei der Konzeption von Lernumgebungen (Niegemann et al., 2004). Reinmann (2015) hält fest, dass beispielsweise in England, aber auch in den USA der Empirismus größeren Einfluss auf die Erforschung des Lernens hatte, während in Europa der Rationalismus und in der Pädagogik vor allem der Idealismus eine wichtigere Rolle spielten. Das führte vor allem in den USA in der 2. Hälfte des 20. Jahrhunderts zu einem enormen Aufschwung der Forschung zum „Instructional Design". In Europa hingegen stagnierte die Entwicklung aufgrund einer stark geisteswissenschaftlich ausgerichteten Pädagogik eher (Reinmann, 2015).

Es erscheint sinnvoll, Grundsätze des Lehrens und Lernens primär an empirisch belegten Strategien und Erkenntnissen auszurichten, weniger an geisteswissenschaftlichen Theorien. Dies gilt vor allem, wenn es darum geht, einfach umzusetzende Handlungsempfehlungen zu formulieren, die einer breiten Masse an Instruierenden zur Verfügung stehen sollen, damit diese schnell und effektiv eingesetzt werden können.

Der deutsche Erziehungswissenschaftler Norbert Seel (1999) führt aus, dass im Vergleich zu der großen Anzahl verschiedener Didaktiken, die im Verlaufe der Jahrzehnte auch in der pädagogischen Praxis Verbreitung fanden, die Entwicklung der Disziplin „Instruktionsdesign" wesentlich homogener verlief. Binnen kurzer Zeit wurde sie zu der bestimmenden technologischen Teildisziplin der empirisch-analytischen Lehr-Lern-Forschung in Nordamerika. Als Beleg für diese Behauptung führt Seel an, dass in den USA allein für den Zeitraum von 1977 bis 1988 mehr als 1.500 Dissertationen in diesem Bereich nachweisbar sind (Seel, 1999). Er hält darüber hinaus fest, dass sich die Erkenntnisfortschritte der in Deutschland gepflegten Didaktik sichtbar in Grenzen halten. Im Grunde wurde und wird unentwegt an der fortlaufenden Elaboration und Ausdifferenzierung vor allem zweier didaktischer Modelle gearbeitet: dem bildungstheoretischen und dem lehrtheoretischen Modell. So zeichnet sich die Disziplin Instruktionsdesign vor allem dadurch aus, dass hier grundlegende wissenschaftstheoretische Diskussionen (z. B. über „situiertes Lernen" oder „Konstruktivismus") geführt und hinsichtlich ihrer Bedeutung für die Gestaltung effektiver Lernumgebungen interpretiert werden (Seel, 1999). Dies sind interessante Erkenntnisse, die vor allem zu der provokanten Frage führen, welche der beiden Entwicklungen einen größeren Beitrag zur Qualifikation von Fachkräften geleistet hat. Zumindest darf infrage gestellt werden, ob geisteswissenschaftliche Theorien allein einen Mehrwert an der Basis berufspädagogischer Herausforderungen bieten. Einfacher formuliert: Was benötigen Lehrkräfte und niederschwellige Instruierende, um eine bessere berufliche Bildung anbieten zu können?

Zusammenfassend kann festgehalten werden, dass die Didaktik in Deutschland und das Instruktionsdesign im angloamerikanischen Raum zwei unterschiedliche Entwicklungen nahmen. Instruktionsdesign entwickelte sich aufgrund empirischer Belege weiter, während in Deutschland lehrtheoretische Diskussionen vorherrschend waren.

Unterschiedliche Modelle des Instruktionsdesigns

Instruktionsdesign in einem weiteren Sinne

Bei der Literaturrecherche wurde schnell deutlich, dass der Begriff Instruktionsdesign von (englischsprachigen) Autoren nicht immer einheitlich verwendet wird. Einige sprechen von Instruktionsdesign in einem weiteren Sinne, wenn es in irgendeiner Art um die Entwicklung von Lehr- bzw. Lernumgebungen geht. Dabei werden Ansätze beschrieben, wie in einem bestimmten Kontext oder bezogen auf eine bestimmte Branche (z. B. Medizin) vorzugehen ist, um Bildungsprogramme erfolgreich zu entwickeln und teilweise auch umzusetzen. Die Autoren beschreiben dabei vornehmlich bewährte Prinzipien und Strategien aus der Praxis. Der wissenschaftliche Nachweis wird dabei häufig nur zum Teil erbracht. Einige Autoren beziehen sich auch auf Instruktionsdesign-Modelle, die später noch beschrieben werden.

Instructional Design – Step by Step: Eine detaillierte Analyse dieser individuellen Konzepte würde den Rahmen dieses Kapitels sprengen. Exemplarisch sei auf das Konzept „Instructional Design – Step by Step" von John S. Hoffman, veröffentlicht 2013, verwiesen. Hoffman beschreibt darin ausführlich, wie aus der Perspektive eines promovierten und seit über 30 Jahren in der Bildung beruflich Aktiven Bildungsprogramme entwickelt und umgesetzt werden sollten. Das Konzept wirkt fundiert und ist mit vielen Praxistipps ausgestattet. Nach einer Einführung, wie Erwachsene lernen, beschreibt Hoffmann in neun Schritten, wie man eine Bildungsidee von der Analyse bis zur abschließenden Evaluation realisiert. Die Publikation ist so konzipiert, dass man laut Hoffman keine bildungswissenschaftlichen Vorkenntnisse benötigt. Das strukturierte Vorgehen basiert im Wesentlichen auf dem ADDIE-Modell und wurde durch Hoffman erweitert bzw. angepasst, ohne dies im Buch namentlich zu erwähnen. Er bindet darüber hinaus eingängige und akzeptierte bildungswissenschaftliche Theorien ein, wie z. B. die Taxonomie von Lernzielen im kognitiven Bereich von Benjamin Bloom. Daraus ergibt sich eine gewisse wissenschaftliche Fundierung. In zentralen Punkten seines Konzeptes bleibt Hoffmann allerdings den wissenschaftlichen Nachweis schuldig (vgl. Hoffman, 2013).

Hoffman bietet mit seinem Ansatz einen Leitfaden für den bildungswissenschaftlichen Laien. Für den Bildungsexperten bietet er in wichtigen Bereichen zu wenig Konkretes. Nun stellt sich grundsätzlich die Frage, wer in der rettungsdienstlichen Fort- und Weiterbildung mehrheitlich die Bildungsarbeit leistet. Wissenschaftliche Analysen darüber sind dem Autor nicht bekannt. Wären es vornehmlich medizinische Fachexperten, könnten Ansätze vergleichbar mit Hoffmans durchaus ein Weg zur Entwicklung (professioneller) Fort- und Weiterbildungsprogramme sein, da diese unter Umständen leichter zu verstehen und damit einfacher anwendbar wären.

Instruktionsdesign im engeren Sinne

Um die Entstehung des Instruktionsdesigns im engeren Sinne verständlich darzustellen, ist es erforderlich, Sachinformationen mit relevanten historischen Kontexten in Kombination darzustellen.

Der Entwicklung des Instruktionsdesigns im engeren Sinne gingen in den 1950er-Jahren in den USA drei Bewegungen voraus:

- Skinners Theorie der operanten Konditionierung und Verstärkung,
- Blooms Taxonomie der Bildungsziele im kognitiven Bereich und
- der kybernetische Ansatz der Systemtheorie, der sich im Bereich der Unterrichtswissenschaft als einflussreich herausstellte (Zierer & Seel, 2012).

Diese Bewegungen führten in den 1960er-Jahren zur Entstehung des Instruktionsdesigns, als der US-amerikanische Erziehungspsychologe Robert Glaser den Begriff in die Literatur einführte und der US-amerikanische Pädagoge Robert Frank Mager zwei Jahre später seinen Ansatz zur Konstruktion von Instruktionszielen veröffentlichte, die messbar operationalisiert werden sollten. 1965 veröffentlichte Gagné „The Conditions of Learning", der sich als einflussreichster Beitrag zur Entstehung von Instruktionsdesign als neue wissenschaftliche Disziplin herausstellen sollte (Zierer & Seel, 2012).

Das Gagné-Briggs-Modell: Gagné identifizierte und publizierte 1965, in Übereinstimmung mit der Idee einer Hierarchie von Lernprozessen, neun Unterrichtsereignisse, die eine fundamentale Grundlage für eine Unterrichtstheorie bildeten. Auf dieser Grundlage entwickelten Gagné und Briggs 1974 ein präskriptives Modell für ein Unterrichtsdesign, wie zu vermittelnde Lerninhalte bestimmt und der dazugehörige Unterricht erstellt werden sollen (Zierer & Seel, 2012).

Das Gagné-Briggs-Modell besteht aus drei Phasen:
1. Bestimmung der Ziele
2. Reihenfolge
3. Erstellung der externen Lernereignisse (Zierer & Seel, 2012)

Dieses Modell mit der darin festgelegten Grundstruktur hatte in Kombination mit der Systemtheorie starke Auswirkungen auf die Entwicklung anderer Modelle des Instruktionsdesigns, wie z. B. von Dick und Carey (1978/2005), Merill (1983) oder auch Reigeluth (1979). All diese Modelle gehen von der Annahme aus, dass Lernen in Übereinstimmung mit ähnlichen kognitiven Operationen und Prozessen (den inneren Lernbedingungen) klassifiziert und durch ähnliche Unterrichtsmethoden und Strategien (den äußeren Lernbedingungen) erleichtert werden kann. Sie bieten jedoch keinen homogenen Unterricht, sondern konzentrieren sich auf unterschiedliche Komponenten und Strategien des Instruktionsdesigns. So fokussierte sich beispielsweise Kaufmann 1972 auf die besondere Rolle der Bedarfsanalyse und der strategischen Planung auf verschiedenen Bildungsebenen. So legte er Wert darauf, dass man nicht mit der Formulierung von Unterrichtszielen beginnen, sondern vielmehr mit deren Analyse beginnen sollte, die vermeintlich für die Zielgruppe von Relevanz ist (Zierer & Seel, 2012).

In den 1970er-Jahren kam es zu einer Verbreitung von Instruktionsdesign-Modellen, die auf dem Kern der Systemtheorie und den neun Lernereignissen (Events of Instruction) von Gagné basierten. Bis 1980 wurden mehr als 40 solcher Modelle identifiziert. Alle beruhen auf einem linearen, systematischen und präskriptiven Ansatz für die Unterrichtsgestaltung (Zierer & Seel, 2012).

Urmodell des Instruktionsdesigns nach Gagné

Gagné vertrat die Ansicht, dass nicht alles Lernen gleich ist und dass jeder einzelne Lernbereich anders dargestellt und bewertet werden sollte. Daher besteht eine der ersten Aufgaben eines Lehrplaners darin zu bestimmen, welcher Lernbereich auf den Inhalt zutrifft. Die theoretische Grundlage hinter den Bedingungen des Lernens ist, dass Lernergebnisse in fünf verschiedene Bereiche unterteilt werden können:
1. Verbale Informationen
2. Kognitive Strategien
3. Motorische Fähigkeiten
4. Einstellungen
5. Intellektuelle Fähigkeiten (Curry, Johnson & Peacock, 2021)

Neben seiner Behauptung, dass nicht alles Lernen gleich ist, stellte Gagné auch die Theorie eines effektiven Lernprozesses auf, der aus neun separaten und unterschiedlichen Schritten oder Ereignissen besteht. Diese Ereignisse bauen aufeinander auf und verbessern die Kommunikation zwischen den Lehrenden und den Lernenden, wodurch der Lernprozess unterstützt wird. Die Ereignisse erleichtern das Engagement der Lernenden, das Behalten des präsentierten Inhalts und der erworbenen Fertigkeiten. Für einen Instruktionsdesigner bieten sie einen Rahmen oder eine Gliederung, um die Vermittlung von Lehrinhalten und Fertigkeiten zu strukturieren (Curry, Johnson & Peacock, 2021).

Gagnés neun Schritte des Instruktionsdesigns sind:
1. Aufmerksamkeit gewinnen
2. Über Lehrziele informieren
3. Vorwissen aktivieren

4. Darstellung des Lehrstoffs mit den charakteristischen Merkmalen
5. Lernen anleiten
6. Ausführen/Anwenden lassen
7. Informative Rückmeldung geben
8. Leistung kontrollieren und beurteilen
9. Behalten und Transfer sichern (Curry, Johnson & Peacock, 2021)

Der Einfluss von Robert Gagné auf das Feld des Instruktionsdesigns war groß. Ausgehend von seiner ursprünglichen Arbeit kann man die Entwicklung der Lernbereiche verfolgen, von Theorien wie die „Component Display Theory" von Merrill (1994) über die „Instructional Design Theory" von Smith und Ragan (1992) bis hin zu den komplexen kognitiven Fähigkeiten von van Merrienboer im 4C/ID-Modell des Instruktionsdesigns (1997).

Darüber hinaus ebneten Gagnés neun Unterrichtsereignisse auch den Weg für einen systematischen Prozess der Unterrichtsgestaltung. Zum ersten Mal hatten diejenigen, die Unterricht konzipierten, einen Prozess bzw. eine Blaupause, an der sie sich orientieren konnten. Und fast 60 Jahre später dient Gagnés Arbeit immer noch als Grundgerüst, an dem sich alle Instruktionsdesigner orientieren, die systematische Prozesse anwenden (Curry, Johnson & Peacock, 2021).

Auf Basis dieses Urmodells entstanden in den folgenden Jahrzehnten zahlreiche Instruktionsdesign-Modelle, von denen sich manche mehr, manche weniger in der Praxis durchsetzten.

Aktuell verbreitete Modelle

Zierer und Seel sehen derzeit zwei verbreitete Modelle des Instruktionsdesigns, die sich auf unterschiedliche Anwendungsebenen beziehen:

- ADDIE auf der Makroebene und die
- Cognitive Load Theory auf der Mikroebene des Instructional Design (Zierer & Seel, 2012).

Das ADDIE-Modell

Angesichts der Vielzahl konkurrierender Modelle für das Instruktionsdesign wird bei der Entwicklung von Lehrsystemen häufig eine Grundstruktur verwendet, die ADDIE genannt wird. Dessen Ursprünge können nicht eindeutig nachvollzogen werden. Es scheint, dass ADDIE eher ein Überbegriff ist, der sich auf eine Familie von prozeduralen, also einem Ablauf folgenden Instruktionsdesignmodellen bezieht, die eine gemeinsame zugrundeliegende Struktur haben. Obwohl es kein ursprüngliches und ausgearbeitetes ADDIE-Modell gibt (Molenda, 2003), sind sich die meisten Theoretiker einig, dass ADDIE ein Akronym ist, das die Hauptprozesse des generischen Instruktionsdesigns abdeckt:

- Analyse (engl. Analyze)
- Design
- Entwicklung (engl. Development)
- Implementierung (engl. Implement)
- Evaluation (Zierer & Seel, 2012)

Analyse: Die Phase der Analyse umfasst zunächst eine Bedarfsanalyse auf verschiedenen Anwendungsebenen. Des Weiteren beinhaltet diese Phase die Analyse von Lernzielen und der erforderlichen Kompetenzen sowie eine Analyse der Zielgruppe und der Lernaufgaben ebenso wie eine Kosten-Nutzen-Analyse (Zierer & Seel, 2012).

Design: Die Design-Phase von ADDIE konzentriert sich auf die Erstellung einer Blaupause für die gewünschten Unterrichtsergebnisse. Dementsprechend liegt der Schwerpunkt dieser Phase auf der Gestaltung eines Storyboards, das die gesamte Struktur des Unterrichts bzw. der Lernumgebung umfasst. Im Zentrum des Designs steht die Planung des Unterrichts. Die notwendigen Entscheidungen beziehen sich auf die Gestaltung der äußeren Lernbedingungen (z. B. Unterrichtsmethoden, soziale Interaktionen, Medien und die Gestaltung der Lernumgebung) (Zierer & Seel, 2012).

Entwicklung (Development): Die Entwicklungsphase von ADDIE beinhaltet die konkrete Umsetzung der in der Designphase getroffenen Entscheidungen. Das heißt, es geht um die Erstellung des konkreten Lernmaterials. Ausgangspunkt der Entwicklungsphase ist eine Entscheidung, die sich auf die Frage „Buy it or make it" konzentriert. Im Zweifelsfall ist es effizienter, mit bereits vorhandenem Material zu arbeiten bzw. zu modifizieren, als es von Grund auf neu zu produzieren (Zierer & Seel, 2012).

Implementierung: Die Implementierung beinhaltet die konkrete Umsetzung des geplanten Unterrichts in einer realen Umgebung, z. B. einer Online-Umgebung. Charakteristisch ist, dass die Umsetzung des

Unterrichts unter kontrollierten Bedingungen und kritischer Prüfung erfolgt. Sie ist oft eng mit einer formativen Evaluation in der Entwicklungsphase verbunden (Zierer & Seel, 2012).

Evaluation: Die Evaluationsphase von ADDIE bezieht sich auf die Überprüfung des Unterrichtserfolgs. Die Evaluation dient der Messung der Effekte auf die Lernenden im Hinblick auf die vorab definierten Unterrichtsziele. Üblicherweise wird zwischen formativer Evaluation (d. h. einer prozessorientierten Bewertung) und summativer Evaluation (als Instrument des Qualitätsmanagements) unterschieden (Zierer & Seel, 2012).

Schwächen des Modells

Obwohl es vielleicht das populärste Grundkonzept für die Entwicklung von Lehrsystemen ist, weist das ADDIE-Modell einige Schwächen auf, insbesondere im Hinblick auf die Entwicklung von multimedialem Unterricht. Zum Beispiel ist ADDIE tendenziell ineffizient, weil es nicht ausreichend iterativ ist. Seine strikte Abfolge von Schritten funktioniert gut bei statischen Inhalten, kann aber einschränkend sein, wenn es um Lernergebnisse geht, die keinen vorgegebenen Endzustand haben (z. B. komplexes Problemlösen als Unterrichtsziel). Eine weitere erhebliche Schwäche ist, dass es keine Vorkehrungen für den Umgang mit Fehlern oder guten Ideen während des gesamten ADDIE-Prozesses gibt. Der Designer muss alle Anforderungen kennen, bevor er das Lernmaterial entwickelt.

Die wohl größte Schwäche ist jedoch, dass ADDIE nichts anderes ist als eine bloße Extrapolation früherer Instruktionsdesign-Modelle, die neue Ansätze der Instruktionspsychologie nicht berücksichtigt (Zierer & Seel, 2012). Als Folge dessen wurde das ADDIE-Modell als „Metapher für die Unklarheit im Bereich des Instruktionsdesign und der Technologie" (Bichelmeyer, 2004, in Zierer & Seel, 2012, S. 10) kritisiert. Dennoch kann ADDIE als vorläufiger Endpunkt der Entwicklung von Instruktionsdesign-Modellen in der Tradition von Gagné und Jünger angesehen werden. ADDIE hat eine Reihe von Abspaltungen oder Variationen initiiert, wie z. B. den Ansatz des „Decision Oriented Instructional Design" (DO-ID) von Niegemann et al. (2004), der als der derzeit detaillierteste Ansatz des Instruktionsdesigns angesehen werden kann.

Magliaro und Shambaugh analysierten 2006, dass die Popularität eines theoretischen Ansatzes in der Wissenschaft nicht mit dessen Popularität in der Praxis korrelieren muss. So wird ADDIE insgesamt nur selten in der Praxis eingesetzt bzw. beschränkt sich die Anwendung oft nur auf einige seiner Komponenten, z. B. der Designphase. Zu ähnlichen Ergebnissen kam bereits eine Studie von Wedman und Tessmer aus dem Jahr 1993, in der 73 Experten befragt wurden. Zusammengefasst kamen sie zu dem Ergebnis, dass ADDIE nicht mit der Praxis der Unterrichtsentwicklung kompatibel ist und sich Entwickler meist nur zwingend notwendiger Elemente bedienen (Zierer & Seel, 2012).

Offensichtlich ist es aufgrund des erforderlichen Zeit- und Arbeitsaufwandes schwierig, ADDIE und davon abgeleitete Modelle in der Praxis umzusetzen. Dies könnte auch für den Anwendungsbereich der Konzeption von Weiterbildungen im Rettungsdienst ein Problem sein. Dabei stellt sich die Frage, was konkrete Gründe für das Delta im Theorie-Praxis-Transfer sind. Liegt es an der Komplexität der Modelle oder möglicherweise daran, dass Lehrende nicht ausreichend geschult und bei der Einführung begleitet wurden? Das geht aus der Literatur nicht eindeutig hervor. Als Konsequenz erscheint es erforderlich, eine mögliche Einführung von Instruktionsdesign-Modellen in rettungsdienstlichen Bildungsbetrieben durch gute Planung, Schulung und Begleitung zu untermauern.

Die „Cognitive Load Theory"

Während ADDIE vor allem die Makroebene der Planung adressiert, konzentriert sich die „Cognitive Load Theory" (CLT) auf die Mikroebene. Sie geht davon aus, dass Lernen mit kognitiver Belastung verbunden ist und beschreibt, wodurch das Lernen erleichtert bzw. erschwert werden kann. Nach Reed (2006) ist die CLT „alter Wein in neuen Schläuchen" und kann als Erweiterung früherer Theorien angesehen werden, die sich auf eine kognitive Architektur beziehen, die dem Stufenmodell der Informationsverarbeitung entsprechen (Zierer & Seel, 2012).

Lernen als Informationsverarbeitung: Die CLT beschreibt das Lernen als Informationsverarbeitung. Das Langzeitgedächtnis speichert Wissen und Fähigkeiten dauerhaft, das Arbeitsgedächtnis hingegen führt damit verbundene Aufgaben nur vorübergehend aus. Die CLT geht davon aus, dass die Qualität der Informationsverarbeitung zunimmt, wenn die Grenzen des Arbeitsgedächtnisses betont bzw. erweitert werden. Die empfundene oder tatsächliche Arbeitsbelastung hängt von der Interaktion zwischen einer Person und einer Aufgabe ab. Demnach führen gleiche Aufgabenanforderungen nicht zu gleichen Belastungsniveaus bei allen Personen. Die kognitive Belastung ist nicht nur aufgabenspezifisch, sondern auch personenspezifisch. Zu komplexe Lernaufgaben führen zu Überlastung (Zierer & Seel, 2012; Skulmowski & Rey, 2020).

Intrinsische und extrinsische Lernbelastung: Die CLT unterscheidet zwischen intrinsischer und extrinsischer Belastung. Intrinsische Belastung tritt auf, wenn eine Aufgabe aufgrund ihrer Komplexität eine hohe kognitive Anstrengung erfordert. Extrinsische Belastung wird durch die Darstellung und Gestaltung des Lernmaterials erzeugt. Lernmaterial, das überflüssige und nicht relevante Informationen und Wiederholungen enthält oder zahlreiche Verweise aufweist, führt zu einer höheren extrinsischen Belastung. Auch multimediale Inhalte, die nur aus visuellen Gründen vorhanden sind, lenken die Aufmerksamkeit des Lernenden ab. Das verstellt den Blick auf die wesentlichen Informationen und erschwert das Lernen. Umgekehrt kann eine optimierte Gestaltung des lernbezogenen kognitiven Lernmaterials die extrinsische Belastung verringern (Skulmowski & Rey, 2020).

Ziel: Reduktion der lernbezogenen kognitiven Belastung: Die kognitive Belastung kann durch den Aufwand beeinflusst werden, der für die Aktivierung kognitiver Schemata erforderlich ist. Eine Grundannahme der CLT ist, dass durch die Aktivierung von Schemata die Begrenzungen des Arbeitsgedächtnisses umgangen werden können, was zu einem Automatismus und zu einer reduzierten Belastung führt (Zierer & Seel, 2012). Sweller bezeichnete dies 1994 als „germane cognitive load" (deutsch: lernbezogene kognitive Belastung) und bezieht sich auf die Annahme, dass sich qualifizierte Leistungen durch den Aufbau einer zunehmenden Anzahl von immer komplexeren und abstrakteren Schemata entwickeln. Mit dieser Argumentation verbunden ist die Idee von Atkinson et al. (2000), Arbeitsbeispiele als Ersatz für die Schemaaktivierung zu verwenden. Arbeitsbeispiele sind didaktische Hilfsmittel, die prototypische Lösungen für zu bewältigende Aufgaben bieten. Sie ähneln dem Konzept der Advance Organizer in Ausubels Assimilationstheorie des schulischen Lernens (Ausubel & Robinson, 1969).

Widerspruch zu konstruktivistischen Unterrichtsansätzen: In den letzten Jahren avancierte die CLT zu einer der einflussreichsten Theorien der Unterrichtsgestaltung und führte zu einer Vielzahl von empirischen Studien. Grundsätzlich zielt sie darauf ab, Instruktionsdesignern dabei zu helfen, die kognitive Belastung zu reduzieren, die durch schlecht gestaltete Lernmaterialien verursacht wird. Ziel der CLT ist es, das Material so zu gestalten, dass es leicht zu erlernen und anzuwenden ist. Befürworter der Theorie der kognitiven Belastung, wie z. B. Errey et al. (2006) argumentieren, dass das Lernen einfacher ist, wenn ein Item isoliert verstanden werden kann. Schwierig wird das Lernen, wenn die Anzahl der zu lernenden Items die Kapazität des Arbeitsgedächtnisses übersteigt. Das Lernen ist auch dann schwierig, wenn Informationen in verschiedenen Formaten (z. B. Text und Grafik) bereitgestellt werden und der Lernende die verschiedenen Formate integrieren muss, bevor ein Konzept verstanden werden kann. Der Prozess der Integration erfordert eine zusätzliche Arbeitsbelastung und erschwert das Lernen des nicht integrierten Materials. Dies wird auch als „Split-Attention-Effekt" bezeichnet. Nach Errey et al. (2006) führt die Verwendung von redundantem Material ebenfalls zu einer zusätzlichen Arbeitsbelastung. Daher argumentieren diese Autoren, dass eine einzige Instruktionsquelle eine bessere Leistung erbringt. Diese Argumentation scheint auf den ersten Blick plausibel zu sein, widerspricht aber konstruktivistischen Unterrichtsansätzen, die auf komplexes Problemlösen und entdeckendes Lernen setzen. Darüber hinaus widerspricht sie auch Ergebnissen der Kommunikations- und Konsumforschung, für die Hunter (2002) feststellt, dass die empirische Unterstützung für die Existenz von Informationsüberlastung nicht eindeutig ist (Zierer & Seel, 2012).

Das „Four Component Instructional Design" (4C/ID)-Modell

Inkonsistente und widersprüchliche Ergebnisse von empirischen Studien sind jedoch ganz normal und sollten nicht überbewertet werden. Wichtiger für die Forschung zur CLT ist, dass sie typischerweise stückweise in kleinen spezialisierten Kontexten und ohne ausreichende Integration in umfassende Instruktionsdesign-Modelle durchgeführt wurde. Bislang scheint nur das „Four Component Instructional Design" (4C/ID)-Modell von van Merriënboer (1997) die Cognitive Load Theory in ein umfassendes Rahmenwerk für Instruktionsdesign zu integrieren (➤ Abb. 2.24). Im Einzelnen betrachtet das 4C/ID-Modell authentische Lernaufgaben als treibende Kraft hinter Lernprozessen sowie als erste Komponente einer angemessenen Gestaltung von Lernumgebungen. Die drei anderen Komponenten sind unterstützende Informationen, prozedurale Informationen (neuerdings auch „Just-in-Time-Informationen" genannt) und das Üben von Teilaufgaben (Zierer & Seel, 2012).

Zierer und Seel weisen darauf hin, dass das 4C/ID-Modell einige Untersuchungen über seine Anwendbarkeit in der Praxis vorweisen kann (z. B. Bastiaens & Martens, 2007; Sarfo & Elen, 2007; Sluijsmans et al. 2006). Die Ergebnisse dieser Studien zeigen, dass das 4C/ID-Modell in verschiedenen Bereichen der Entwicklung von Lehrsystemen erfolgreich angewendet werden kann (Zierer & Seel, 2012).

Widerspruch zu konstruktivistischen Unterrichtsansätzen: Grundsätzlich steht das 4C/ID-Modell für den Ansatz, dass es für einen effektiven Unterricht notwendig und ausreichend ist, Lernaufgaben und Lernumgebungen zu kreieren, die Lernprozesse initiieren und steuern. Diese Sichtweise steht jedoch in scharfem Gegensatz zu konstruktivistischen Ansätzen, die auf der Grundlage einer völlig anderen Erkenntnistheorie und eines anderen Verständnisses

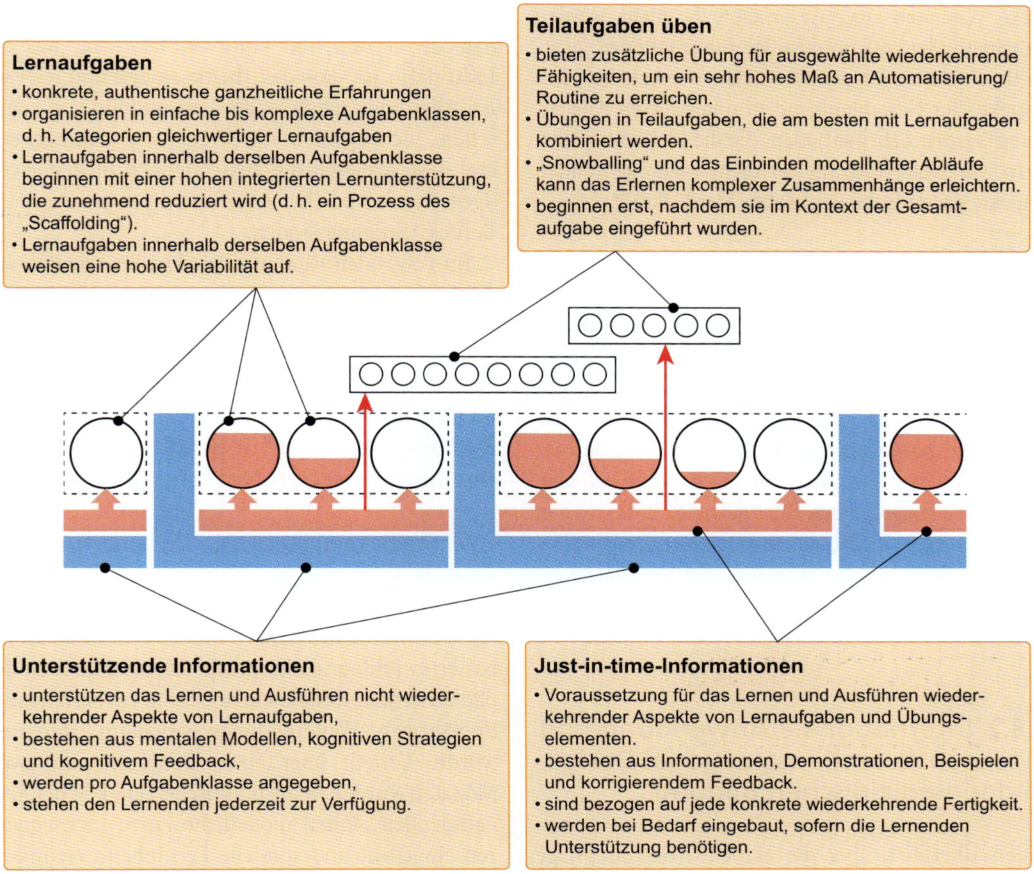

Abb. 2.24 4C/ID-Modell (Zierer et al. 2012 licensed under CC BY 4.0 International) [H545-001, L143]

Tab. 2.11 Forschungslage zu Instructional Design in der medizinischen Bildung

Suchbegriffe	Instructional Design	ADDIE	Four Component	4C/ID
Medical Education ohne Zeitfilter	1.900	137	118	54
Medical Education 2018–2022	967	86	54	32
Suchbegriffe	Instructional Design	ADDIE	Four Component	4C/ID

von Lernen und Lehren beruhen (Zierer & Seel, 2012). Das 4C/ID-Modell ist eine systematische Ergänzung des komplexen Lernens. Es ist grundsätzlich problemorientiert, wenn auch nicht im Sinne der typischen Modelle des problemorientierten Lernens. Im Mittelpunkt des 4C/ID-Modells steht das Üben ganzer Aufgaben, bei denen immer komplexere Versionen der gesamten komplexen kognitiven Fähigkeiten geübt werden. Während die Lernenden einfache bis komplexe Versionen einer Gesamtaufgabe üben, werden Lehrmethoden, die notwendige Informationen „Just-in-time" bieten, eingesetzt, um die wiederkehrenden Aspekte der Gesamtaufgabe zu unterstützen. Gleichzeitig werden Lehrmethoden, die die Elaboration fördern, zur Unterstützung der nicht wiederkehrenden Aspekte der Aufgabe eingesetzt (Merill, 2002).

Fazit zum CLT und 4C/ID-Modell

Nach dieser Betrachtung scheinen die CLT bzw. das 4C/ID-Modell mächtige Instrumente zum Erlernen vor allem komplexer kognitiver Fähigkeiten zu sein. Auch hier scheint eine umfassende Schulung der Lehrenden sowie eine intensive Begleitung bei der Einführung von grundlegender Bedeutung zu sein. Es bedarf allerdings auch eines gewissen didaktischen Verständnisses, Lernumgebungen unter Anwendung dieser Modelle zu entwerfen. Das wirft zumindest die Frage auf, ob medizinische Fachexperten mit dieser Herausforderung nicht überfordert sein könnten.

2.8.2 Internationale Anwendung und Erfahrungen mit Instructional Design in der medizinischen Bildung

Einen Überblick über die aktuelle Forschungslage gibt uns eine Recherche mittels Google Scholar. Diese erfolgte am 22. November 2022 und war auf Übersichtsarbeiten begrenzt (➤ Tab. 2.11).

Die Recherche zeigt, dass zahlreiche Forschungsarbeiten verfügbar sind, die sich grundsätzlich mit der medizinischen Bildung auseinandersetzen. Spezifiziert man die Suche nach konkreten Modellen, so reduzieren sich die Ergebnisse deutlich. Dies erklärt sich durch die nicht einheitliche Verwendung des Begriffs, wie oben bereits ausgeführt. Allerdings wurden zwischen 46 und 63 % der Arbeiten innerhalb der letzten fünf Jahre veröffentlicht, was ein Indiz dafür ist, dass das Thema aktuell und relevant ist. Allerdings schränkt die Verwendung von englischen Suchbegriffen die Ergebnisse dahingehend ein, dass Arbeiten die ausschließlich in der jeweiligen Landessprache veröffentlicht wurden, keine Berücksichtigung fanden.

Im Folgenden werden zwei aktuelle Arbeiten aus den Suchergebnissen näher betrachtet und kurz analysiert.

ADDIE-Modell: Simulationsbasiertes Bildungskonzept für Assistenzärzte in der pädiatrischen Notfallmedizin

Eine Forschergruppe an der renommierten Johns Hopkins University in Baltimore, USA, unter der Leitung von Justin Jeffers und Shannon Poling, entwickelte mittels des ADDIE-Modells ein simulationsbasiertes Bildungskonzept für Assistenzärzte in der pädiatrischen Notfallmedizin, das in ein bestehendes dreijähriges Weiterbildungscurriculum integriert wurde. Verteilt über einen Zeitraum von zwölf Monaten wurden in die praktische Tätigkeit der Teilnehmenden einmal monatliche kurze Lernsequenzen eingebaut und spezielle Lerninhalte vermittelt, wie z. B. Anwenden notfallmedizinischer Behandlungsmaßnahmen, Crew Resource Management und spezielle diagnostische Verfahren. Die Lernsequenzen dauerten zwischen zwei und vier Stunden und bestanden grundsätzlich aus zwei Simulationen. In den vierstündigen Sequenzen wurden den Simulationen gezielte Skills-Trainings vorgeschaltet, in denen für das Bewältigen der folgenden Aufgabenstellungen erforderliche Fertigkeiten vermittelt wurden. Insgesamt nahmen acht Lernende an dem Programm teil, die das Programm in der Nachbefragung als positiv bewerteten. Formative und summative Beurteilungen ergaben, dass die Teilnehmenden mehr Möglichkeiten hatten, kritische Verfahren zu üben, und ihre Leistungen besser waren als in vorherigen Programmen. Allerdings wurde auch der Bedarf erkannt, zukünftig noch mehr medizinische Verfahren in das Programm zu integrieren und auch eine „Peer-to-Peer"-Ausbildungskomponente zu berücksichtigen.

Die Autoren entschieden sich mit ADDIE bewusst für einen traditionellen Lehrplanentwicklungsansatz und vermieden eine unnötige Komplexität in der Konzeption. Das ermöglichte medizinischen Fachexperten, die das Curriculum mehrheitlich umsetzten, eine leichtere Anwendung des Lehrkonzeptes. Die Autoren betonen den ganzheitlichen Ansatz ihres Curriculums. Es wurden also nicht nur kleine Teilbereiche didaktisch neu aufbereitet, sondern das ganze Curriculum dieses Weiterbildungsteiles überarbeitet. Allerdings weist die Studie auch Schwächen auf. So war beispielsweise einer der Autoren an der Lehrplanentwicklung, an der Umsetzung und auch an der Auswertung der Ergebnisse beteiligt. Das kann zu verzerrten Ergebnissen führen. Zudem war die Anzahl der Probanden mit acht Personen gering. Die Autoren verweisen auch darauf, dass das Curriculum nach der ersten Umsetzung einer Überarbeitung bzw. Nachschärfung bedarf, um die Bedürfnisse der Lernenden noch besser zu adressieren (Jeffers & Poling, 2019).

Dieses Beispiel einer Anwendung von ADDIE ist bezogen auf die Fragestellung dieses Artikels interessant, da hier ein bestehendes Weiterbildungsformat didaktisch und methodisch neu strukturiert wurde. Die Umsetzung erfolgte nicht durch Pädagogen, sondern durch Fachexperten. Und obwohl mit dem ADDIE-Modell kein klassischer konstruktivistischer Ansatz gewählt wurde, gelang es, die Handlungskompetenz der Lernenden zu verbessern.

4C/ID-Modell: Bildungsprogramm in der Pflege

Eine Forschergruppe an der Muhammadiyah Universität in Yogyakarta, Indonesien, unter der Leitung von Lisa Musharyanti untersuchte die Wirkung eines Bildungsprogramms, das mit dem 4C/ID-Modell entwickelt wurde. Studierende im Fach Krankenpflege sollten durch die Teilnahme an diesem Bildungsprogramm ihre Kompetenz in der Medikationssicherheit verbessern. Vor der Untersuchung wurden die theoretischen und praktischen Fähigkeiten zur Verabreichung von Medikamenten und Aspekte der Patientensicherheit zu unterschiedlichen Zeitpunkten des Studiums vermittelt. Durch die Kombination der beiden Themenbereiche wurden die zu erlernenden Kompetenzen komplexer und anwendungsorientierter. Die Interventionsgruppe wurde fünf Wochen lang nach dem 4C/ID-Ansatz mit interaktiven Vorlesungen, Diskussionen in Kleingruppen, Reflexionen und Skills-Trainings geschult. Fallbesprechungen waren ebenso Teil des Schulungskonzeptes wie der Einsatz unterschiedlicher Medien. In der letzten Woche nach Abschluss der Schulung wurde eine Bewertung der erlernten Kompetenzen mittels zweier Checklisten und einer Wissensüberprüfung anhand eines Multiple-Choice-Fragebogens durchgeführt. Neben den rein medizinischen Aspekten wurden auch die Kommunikation und eingebrachte Empathie mit dem Patienten bewertet. Zwischen der Interventions- und der Kontrollgruppe gab es signifikante Unterschiede im Gesamtwissen und in der Kompetenz der Medikamentenverabreichung. Im Entwicklungsprozess wurde darauf geachtet, dass die Komplexität der Lernaufgaben mit dem Verlauf der Maßnahme zunimmt. Gezielt wurden Wiederholungen eingeplant und auf einen Theorie-Praxis-Transfer geachtet (Musharyanti et al., 2021).

Insgesamt wurden 106 Probanden trainiert und beobachtet, davon 50 in einer Kontrollgruppe, die anhand des bisherigen Konzeptes trainiert wurden. Die Untersuchung zeigte, dass Kompetenzen durch die Anwendung von Instruktionsdesign – hier mithilfe des 4C/ID-Modells – erfolgreich entwickelt werden können. Die Ergebnisse zeigen, dass die Probanden der Interventionsgruppe in den meisten Kompetenzbereichen signifikant überlegen waren (Musharyanti et al., 2021).

Die Trainer wurden vorab durch die Forschergruppe in das neue Schulungskonzept eingewiesen. In welchem Umfang das der Fall war, geht aus der Studie nicht hervor. Die Bewertung der Performance wurde von Personen durchgeführt, die an den Trainings nicht beteiligt waren und die auch die Studierenden nicht kannten, um die Ergebnisse nicht zu verfälschen (Musharyanti et al., 2021).

Die Forscher erläutern in ihrer Publikation auch die didaktische Herangehensweise an die Entwicklung des Schulungsprogramms. Dabei wird deutlich, dass für die Entwicklung von Bildungsprogrammen mit dem 4C/ID-Modell fundierte Kenntnisse erforderlich sind und die Ausarbeitung Zeit in Anspruch nimmt.

ZUSAMMENFASSUNG

Modelle Instruktionsdesign – Anwendung in der Praxis

Es kann festgehalten werden, dass Instruktionsdesign-Modelle in der Praxis Anwendung finden und die Effektivität dieser Modelle im Grundsatz durch Untersuchungen belegt wurde. Den Studien kann jedoch nicht die Wirksamkeit der Modelle in einem umfassenden Praxiseinsatz entnommen werden, beispielsweise durch die gesamte Entwicklung eines Curriculums für eine Berufsausbildung oder ein Studium mit Mitteln des Instruktionsdesigns. Auch werden bei den jeweiligen Untersuchungen Teilaspekte besonders gewichtet. Das war bei Jeffers und Poling (2019) beispielsweise das Feedbackkonzept, da kommunikative Aspekte bei den zu entwickelnden Kompetenzen eine besondere Rolle spielten. Bei Musharyanti et al. (2021) stand die ausführliche Evaluation der Fertigkeiten im Vordergrund. Die Familiarisierung des Lehrpersonals mit den didaktischen Konzepten und Materialien fand nur bei einer Untersuchung Beachtung.

2.8.3 Übertragung der Modelle auf den Rettungsdienst

Didaktische Durchdringung von Weiterbildung in Deutschland

Weiterbildung: Betrachten wir zu Beginn, was unter dem Begriff Weiterbildung zu verstehen ist: Das Berufsbildungsgesetz versteht darunter alle Bildungsprogramme, die einer Berufsausbildung folgen, unabhängig von deren Umfang und Zielsetzung. Der Begriff Fortbildung spielt darin keine Rolle. Im allgemeinen Sprachgebrauch verstehen wir unter einer Weiterbildung eine Bildungsmaßnahme, die zu einer zusätzlichen Qualifikation und häufig auch zu einem zusätzlichen Aufgabenbereich führt. Sie kann auch Voraussetzung für einen beruflichen Aufstieg sein. Die aktuell einzige gesetzlich vorgeschriebene Weiterbildung im Berufsfeld Rettungsdienst ist die pädagogische Zusatzqualifikation zum Praxisanleiter für die Anleitung von Auszubildenden auf der Rettungswache.

Fortbildung: Von einer Fortbildung sprechen wir, wenn es sich um eine Bildungsmaßnahme handelt, die das Wissen im aktuellen Aufgabenbereich erhält bzw. vertieft. Die Bundesländer schreiben für die berufliche Tätigkeit im Rettungsdienst in unterschiedlichem Umfang zu erbringende jährliche Fortbildungsleistungen vor. Üblicherweise haben Weiterbildungen einen größeren Umfang und schließen häufig mit einer zu erbringenden Prüfungsleistung ab.

Für die Weiterbildung zum Praxisanleiter geben einige Bundesländer Lehrpläne in unterschiedlicher didaktischer Durchdringung vor. Der Bereich der Fortbildungen und auch nicht-mandatorische Weiterbildungen unterliegen dem freien Bildungsmarkt. Dieser besteht aus einem breiten Angebot an fachspezifischen Bildungsangeboten, die zum Teil durch Fachgesellschaften zertifiziert (vgl. GRC, 2022) und oft auch durchgeführt werden oder durch private Bildungsbieter entwickelt und am Markt platziert werden (AGNF e. V., 2022). Die zertifizierten Bildungsprodukte der Fachgesellschaften sind meist inhaltlich und konzeptionell formatiert, in einigen Fällen auch didaktisch durchdrungen (ERC, 2022).

Während die Berufsausbildung in den letzten Jahren aus Sicht des Autors didaktisch zunehmend professionalisiert wurde, scheint dies für Fort- und Weiterbildungsprogramme nicht in gleichem Maße zuzutreffen. Forschung dazu existiert bisher nicht. Um den persönlichen Eindruck zumindest ansatzweise zu fundieren, organisierte der Autor im Februar 2022 in Fürth, Bayern (Arbeitsgemeinschaft Notfallmedizin Fürth), einen kollegialen Austausch unter Bildungsverantwortlichen. Thema war u. a. die didaktische Durchdringung beruflicher Fort- und Weiterbildung im Rettungsdienst sowie in notfallmedizinischen Weiterbildungsprogrammen der Krankenpflege. Teilnehmende waren leitende Mitarbeitende aus drei Berufsfachschulen für Notfallsanitäter und zwei Berufsfachschulen für Krankenpflege.

Lernfeldorientierte Bildungsansätze – vier Thesen

Dabei stellte sich heraus, dass keiner der Bildungsträger stringent lernfeldorientierte Bildungsansätze zur Konzeptionierung beruflicher Fort- und Weiterbildungsprogramme nutzt, obwohl die Lernfeldorientierung bei fast allen Bildungsträgern in den Curricula der Berufsausbildung umgesetzt wird. Nur ein Bildungsträger setzt einen lernfeldorientierten Lehrplan für eine Weiterbildung zum Praxisanleiter konsequent um, allerdings auch nur diesen. Aus dem Diskurs zwischen den Bildungsakteuren können die folgenden Thesen formuliert werden:

- Lernfeldorientierte Bildungsansätze benötigen viel Entwicklungszeit. Diese steht als Vorbereitungszeit bei Fort- und Weiterbildungsprogrammen meist nicht zur Verfügung. Lehrende verbringen bis zu 90 % der Arbeitszeit im Unterricht.
- Lernfeldorientierte Bildungsansätze benötigen mehr Unterrichtszeit, die bei kurzen Fort- und auch bei Weiterbildungsveranstaltungen meist nicht zur Verfügung steht.
- Lernfeldorientierte Bildungsansätze benötigen in der Entwicklung und Umsetzung pädagogische Fachkräfte. In Fort- und Weiterbildungsveranstaltungen kommen vermehrt Fachexperten (z. B. Ärzte oder Praxisanleiter) zum Einsatz, die didaktisch schnell überfordert sind. Diese werden meist auf Honorarbasis entgolten, gemessen an der Präsenzzeit im Unterricht. Vorbereitungszeit wird meist nicht vergütet.
- Didaktische Konzepte zur Umsetzung der Lernfeldorientierung sind komplex und können selbst von pädagogischen Fachkräften nicht immer ohne Unterstützung umgesetzt werden.

Wohlwissend, dass der Autor den Beweis für diese Thesen in diesem Rahmen nicht erbringen kann, stellen sie doch die Meinung erfahrener Akteure aus dem Bildungsumfeld dar. Deshalb sollen sie bei der Fragestellung, ob sich das Instruktionsdesign als Alternative zu lernfeldorientierten Konzepten besser für die berufliche Fort- und Weiterbildung eignet, auch Beachtung finden.

Rahmenbedingungen für die Übertragung in die berufliche Fort- und Weiterbildung

Instruktionsdesign im engeren Sinne findet international breite Anwendung in unterschiedlichen Bildungsformaten. Berücksichtigt man nun die oben genannten Thesen zur Lernfeldorientierung in der Fort- und Weiterbildung und bringt diese in Zusammenhang mit den grundsätzlichen Charakteristiken der vorgestellten Modelle des Instruktionsdesigns bzw. den vorgestellten Forschungsarbeiten, dann ergeben sich daraus die folgenden Rahmenbedingungen.

Grundsätzliche Anwendbarkeit der Modelle

Instruktionsdesign findet international breite Anwendung in der medizinischen Bildung, sowohl auf der Mikro- als auch auf der Makroebene. Von einer grundsätzlichen Übertragbarkeit auf die rettungsdienstliche Fort- und Weiterbildung kann daher ausgegangen werden. Die beiden betrachteten Modelle ADDIE und 4C/ID wurden in unterschiedlichsten Bildungs- und Trainingsprogrammen angewandt und wissenschaftlich untersucht. Allerdings finden sich keine Hinweise, die die Entwicklung kompletter Bildungsprogramme, wie z. B. einen kompletten Studiengang, anhand dieser Modelle belegen. Das wäre allerdings notwendig, um eine wirkungsvolle didaktische Durchdringung von Bildungsprogrammen zu erreichen. Bei allen gesichteten Untersuchungen wurden immer nur einzelne Module oder Teile von Weiterbildungsprogrammen didaktisch neu aufbereitet.

Konzeption beruflicher Weiterbildung mithilfe des Instruktionsdesigns

Das ADDIE- und das 4C/ID-Modell weisen in Aufbau und Komplexität große Unterschiede auf. Während ADDIE, wie auch das Urmodell von Gagné, strukturell schnell verstanden werden können, ist das beim 4C/ID-Modell nicht ohne weiteres möglich. Das 4C/ID erfordert didaktische Vorbildung und eine Affinität zur Auseinandersetzung mit komplexeren didaktischen Ansätzen. Das wirft die Frage auf, ob Fachexperten, die in medizinischen

Fort- und Weiterbildungen häufig die Hauptakteure sind, Entwickler und Lehrende gleichermaßen sein können. Hier ist ein gewisser Zweifel angebracht. Aufgrund der Komplexität des 4C/ID-Modells und dessen Fokussierung auf komplexe kognitive Fähigkeiten erscheint dessen Anwendung auf ganze Bildungsprogramme weder möglich noch sinnvoll. Dies auch vor allem, weil der Aufwand der Entwicklung für die Bildungsanbieter nicht in einem wirtschaftlichen Rahmen zu stehen scheint. Bereits Magliaro und Shambaugh wiesen 2006 auf diesen Umstand hin (➤ Kap. 2.8.2). Auch unterliegt die Entwicklung von Wissen in der Notfallmedizin einer gewissen Dynamik, was eine kontinuierliche Anpassung von Lehrkonzepten zur Folge hat.

ADDIE hingegen bietet eine leicht verständliche Grundstruktur, wie eine Lernumgebung von A bis Z aufgebaut sein soll, und berücksichtigt auch die Einbindung von Unterrichtsmethoden. Es ist jedoch linear aufgebaut, was die Entwicklung komplexer kognitiver Fertigkeiten nicht ausreichend berücksichtigt. Eine Kombination beider Modelle, könnte ein Lösungsansatz sein, z. B. durch die generelle Entwicklung des didaktischen Rahmens anhand des ADDIE-Modells. Dabei werden besonders wichtige Kompetenzen identifiziert und mittels 4C/ID detailliert ausgearbeitet. Es bedarf hier der Unterstützung durch pädagogische Fachkräfte, welche die didaktische Strategie vorgeben und bei der Entwicklung der Lehrinhalte und der damit verbundenen didaktischen Reduktion unterstützen. Auch der zeitliche Aufwand zur Entwicklung darf nicht unterschätzt werden. Ob dieser im Vergleich zu lernfeldorientierten Konzepten geringer oder gar höher ist, geht aus der verfügbaren Forschung nicht hervor.

Umsetzung beruflicher Weiterbildung mithilfe des Instruktionsdesigns

Je tiefer die didaktische Durchdringung in Bildungsprogrammen ist, desto weniger stehen fachliche Inhalte im Vordergrund. Begleitung und bedarfsgerechte Unterstützung im Lernprozess verdrängen die reine Verkündung oder Bereitstellung von Wissen. Dies verlangt den Lehrenden ein gewisses Rollenverständnis ab, dass sich vom bisherigen (des klassischen Lehrmeisters) unterscheidet. Lehrende müssen daher intensiv auf die Umsetzung von Instruktionsdesign vorbereitet und bei der Umsetzung begleitet werden. Die Vorbereitung durch Schulung und die Begleitung sollte „on the job“ erfolgen und durch geeignete Evaluationsprogramme ergänzt werden. Interessanterweise gaben die untersuchten Forschungsarbeiten darüber wenig Auskunft. Sie fokussierten sich mehr auf die Wirkung der Programme auf die Lernenden, nicht auf die Lehrenden.

Evaluation und kontinuierliche Weiterentwicklung

Die untersuchten Arbeiten zeigten beide, dass es nicht mit der einmaligen Entwicklung eines Curriculums getan ist, sondern es einer kontinuierlichen Evaluation und in dessen Folge auch einer Anpassung bedarf. Eine enge Abstimmung zwischen den Entwicklern und den Lehrenden ist dabei wichtig. Hierbei sieht der Autor die Herausforderung, dass an den beruflichen Bildungseinrichtungen im deutschen Rettungsdienst (wie auch in der Pflege) die Zeit für diesen Evaluations- und kontinuierlichen Verbesserungsprozess schlichtweg nicht vorhanden ist.

2.8.4 Beispielhafte Anwendung von Instruktionsdesign in der Praxis

Um die Erkenntnisse (➤ Kap. 2.8.3) etwas greifbarer zu machen, wagen wir uns an ein kleines Praxisbeispiel.

PRAXISBEISPIEL

Entwicklung einer Fortbildung mithilfe des ADDIE-Modells

Der Leiter Rettungsdienst eines Rettungsdienstes mit 54 Vollzeitäquivalenten (VZÄ) konfrontiert den verantwortlichen Praxisanleiter während des wöchentlichen Jour fixe mit der folgenden Aussage: „Es laufen immer wieder Beschwerden seitens des ÄLRD und der benachbarten ZNA bei mir auf, dass die inhaltliche Qualität unserer Patientenprotokolle zu wünschen übrig lässt. Hier muss dringend etwas getan werden!" Mit diesem Arbeitsauftrag im Gepäck, sucht der Verantwortliche das Gespräch mit seinen Praxisanleiter-Kollegen und man entscheidet sich gemeinsam zur Entwicklung einer kleinen Fortbildung. Der zu erreichenden Kompetenz wird keine tiefe

Komplexität unterstellt, deshalb fällt die Wahl des methodischen Ansatzes auf das ADDIE-Konzept, mit seinen Komponenten Analyse, Design, Entwicklung, Implementierung und Evaluation.

Das folgende Praxisbeispiel orientiert sich in einer vereinfachten Form an der vorgestellten ADDIE-Struktur des Buches „Instructional Design: The ADDIE Approach" von Robert Maribe Branch (Branch, 2009).

Phase 1: Analyse

In der Analysephase werden alle benötigten Informationen ermittelt und die Rahmenbedingungen für eine Bildungsmaßnahme festgelegt. Branch (2009) empfiehlt dazu die folgende Leitstruktur:

1. Ermittle das Kompetenzdefizit
2. Definiere Qualifikationsziele
3. Analysiere die Zielgruppe
4. Ermittle die benötigten Ressourcen
5. Lege die erforderlichen Methoden fest und ermittle die Kosten
6. Entwickle einen Umsetzungsplan

1. Ermittle das Kompetenzdefizit

Es gilt herauszufinden, welche Lücken konkret geschlossen werden sollen. Es soll vor allem vermieden werden, dass Ursachen für das Kompetenzdefizit vorliegen, die durch Bildungsmaßnahmen nicht adressiert werden können, beispielsweise strukturelle Defizite der Organisation. Hierzu werden im vorliegenden Praxisbeispiel einige Kollegen aus dem Rettungsdienst befragt und das Thema im Kreis der Praxisanleiter diskutiert. Nach diesen Gesprächen zeigt sich, dass es vermutlich nicht darum geht, dass im Team das grundsätzliche Ausfüllen eines Patientenprotokolls nicht beherrscht wird. Vielmehr ist es eine Frage der Motivation. Einige Kollegen beklagen fehlende Kenntnisse in der Fachterminologie bzw. fehlende Gewandtheit bei der Formulierung von medizinischen Sachverhalten. Darüber hinaus schildern die Kollegen, dass die Rückmeldungen der ÄLRD häufig nur negative Aspekte beinhalten. Positive Rückmeldungen erfolgen meist nicht. In den Krankenhäusern finden die Protokolle oft wenig Beachtung und bereits erfasste Informationen werden bei der Aufnahme des Patienten erneut erhoben. Beide Aspekte demotivieren das Team. Es geht also nicht ausschließlich um ein Bildungsdefizit, sondern auch um Ursachen, die in Zusammenarbeit mit anderen Abteilungen im Betrieb adressiert werden müssen. Das muss bei der Planung berücksichtigt und andere Interessensgruppen rechtzeitig eingebunden werden.

Am Ende kann es sinnvoll sein, alles in einem griffigen Statement zusammenzufassen: „Wir entwickeln ein Fortbildungsprodukt, um die Motivation und die Kompetenz unseres Teams zu verbessern, qualitativ hochwertige Patientenprotokolle zu erstellen. Dies soll die Zufriedenheit im Team und unsere Außenwahrnehmung als Organisation verbessern."

2. Definiere Qualifikationsziele

In diesem Schritt geht es darum, die Qualifikationsziele der angedachten Bildungsmaßnahme zu beschreiben. Hierzu kann man sich der Taxonomie von Bloom zur Beschreibung kognitiver Lernziele bedienen und diese als Kompetenzen (z. B. nach Anderson & Krathwohl) ausformulieren. Mögliche Kompetenzformulierungen könnten wie folgt lauten:

- Die Kollegen können Fehler in der Protokollführung anhand von Beispielen erkennen und beschreiben.
- Die Kollegen erkennen den Zusammenhang zwischen mangelhafter Protokollführung und die dadurch entstehende negative Außenwirkung gegenüber Dritten in Bezug auf das Team und die Organisation.
- Die Kollegen sind in der Lage, zu den 30 wichtigsten Einweisungsdiagnosen bei Krankentransporten den korrekten Fachterminus zu identifizieren.

Diese Kompetenzbeschreibungen sind gemäß Blooms Taxonomie der Stufe 2 – Verstehen – zuzuordnen. Die Beschreibung der Qualifikationsstufe und die Zuordnung zu einer Kompetenzstufe erleichtern in einem späteren Schritt, geeignete Lern- oder Lehrmethoden zu deren Entwicklung auszuwählen.

3. Analysiere die Zielgruppe

Ein sehr wichtiger Teilaspekt der Analysephase besteht darin, Informationen über die Zielgruppe zusammenzutragen. Dazu gehören:

- **Wer gehört zu meiner Zielgruppe?** Rettungsdienstmitarbeitende, Auszubildende, Verwaltungspersonal, Anstellungsverhältnis, bestimmte Altersgruppen, bestimmte Geschlechter usw.
- **Eigenschaften/Merkmale der Zielgruppe?** Was charakterisiert die Zielgruppe und welche Konsequenzen hat dies u. U. auf die Auswahl der Methoden und Lernformen?
- **Größe der Zielgruppe?** Die Anzahl der Studierenden und daraus resultierend mögliche Gruppengrößen haben ebenfalls Einfluss auf die Auswahl der Methoden und Lernformen sowie auf die benötigten Ressourcen.
- **Wo befindet sich die Zielgruppe?** Wenn sich die Lernenden auf mehrere Standorte oder sogar Länder verteilen, beeinflusst dies ebenfalls die Medienauswahl und die benötigten Ressourcen.
- **Erfahrungsniveau der Zielgruppe?** Haben wir es mit Berufsanfängern oder mit alten Hasen zu tun? Die Berücksichtigung von Berufserfahrung ist ein wichtiger Aspekt bei der Entwicklung einer Bildungsmaßnahme.
- **Einstellungen und Haltungen der Zielgruppe?** Kennen wir die grundsätzliche Haltung von Mitarbeitenden oder Gruppen zum Thema oder ihrer beruflichen Tätigkeit? Müssen wir mit Widerständen rechnen?
- **Zugangsvoraussetzungen für die Teilnahme?** Welche Kompetenzen müssen die Teilnehmenden zwingend mitbringen, damit wir in der Maßnahme darauf aufbauen können und nicht ausgebremst werden?

Nach Beantwortung dieser Fragen können ein Zielgruppenprofil erstellt und Inhalte, Methoden und Strategien entsprechend angepasst werden. Alternativ kann der Entschluss gefasst werden, die Zielgruppe aufzuteilen und bedarfsgerecht mit unterschiedlichen Maßnahmen zu adressieren. In dem Praxisbeispiel sollen Rettungsdienstmitarbeitende aller Alters- und Erfahrungsstufen angesprochen werden. Schülern wird die Teilnahme ebenfalls ermöglicht. Die 54 VZE bestehen aus insgesamt 73 Köpfen, wobei nicht mehr als 12 Personen gleichzeitig für Fortbildungen in Präsenz freigestellt werden können. Das Team ist Fortbildungsveranstaltungen unterschiedlicher Ausprägungen (auch digital) gewohnt. Die Mitarbeitenden können am zentralen Standort beschult werden, ein größerer Reiseaufwand besteht nicht. Mit generellen Widerständen ist nicht zu rechnen, allerdings besteht im Team ein genereller Frust aufgrund der kontinuierlich zunehmenden Arbeitsbelastung. Besondere Kompetenzen sind nicht erforderlich.

4. Ermittle die benötigten Ressourcen

Im nächsten Schritt tragen wir die benötigten Ressourcen zusammen. Dazu gehören:

- **Inhaltliche Ressourcen:** Können wir auf vorhandenes Material zugreifen, es günstig erwerben oder müssen Inhalte erst entwickelt werden? Das können z. B. E-Learning-Inhalte, Skripte, Fallbeschreibungen oder Präsentationen sein.
- **Technologische Ressourcen:** Benötigen wir spezielle Technologien, wie z. B. Tablets, medizinisches Trainingsgerät, Fahrzeuge oder Simulationstechnik? Was benötigen die Teilnehmenden (Internetzugang, PC, bestimmte Software)?
- **Räumliche Ressourcen:** Hier geht es um Seminar-, Trainings- bzw. Besprechungsräume oder Außenflächen. Auch diese müssen rechtzeitig geplant und reserviert werden.
- **Personalressourcen:** Wer wird die Bildungsmaßnahme später umsetzen? Haben wir die Kompetenzen im eigenen Haus oder müssen wir auf externe Kräfte und Spezialisten zurückgreifen? Kommen Referenten und Zielgruppe gar aus dem gleichen Personalpool? Müssen wir mit dem Dienstplaner sprechen?

Die ehrliche und vollständige Ermittlung der benötigten Ressourcen ist wichtig, um korrekt kalkulieren zu können, das Team oder die Teilnehmenden nicht zu frustrieren und letztlich das Ziel der Bildungsmaßnahme nicht zu gefährden. Im vorliegenden Praxisbeispiel können wir nur bedingt auf vorhandenes Material zurückgreifen. Eine digitale Bibliothek ist vorhanden, ebenso wie ein E-Learning-Portal. Die Praxisanleiter, die vornehmlich als Trainer agieren werden, sind bereits mit Endgeräten ausgestattet oder können auf diese zugreifen. Für Präsenzschulungen werden Räume mit üblicher Tagungstechnik benötigt. Die Maßnahme wird von zwei Praxisanleitern und dem Bildungsverantwortlichen entwickelt und von diesen auch umgesetzt. Ein weiterer Praxisanleiter wird als Backup mit eingewiesen. Die Entwicklung kann aufgrund der bereits vorhandenen Arbeitsbelastung nicht während des Dienstbetriebes erfolgen, sondern wird zusätzlich über Mehrarbeitsstunden erbracht. Die betroffenen Mitarbeitenden erklären sich damit einverstanden und treffen individuelle Vereinbarungen mit dem Arbeitgeber zu deren Abbau.

5. Lege die erforderlichen Methoden fest und ermittle die Kosten

Es könnte ein eigenes Buch füllen, um zu beschreiben, welche Methoden für welche Zielsetzungen geeignet sind. Das würde den Rahmen dieses Kapitels sprengen. Die Auswahl der benötigten Methoden wird beeinflusst durch die Kompetenz des eigenen Teams, durch die Ergebnisse der genannten Fragestellungen und den zur Verfügung stehenden Mitteln. Gute Bildung muss nicht zwingend teuer sein. Schlechte Bildung ist allerdings immer schlecht investiertes Geld. Aus diesem Grund muss solide kalkuliert werden. Grundsätzliche Kosten einer Bildungsmaßnahme sind üblicherweise:

- Personalkosten
- Personalaufwand für die Analyse, das Design, die Entwicklung und die Evaluation
- Personalaufwand für die Umsetzung
- Personalaufwand auf Teilnehmerseite für Freistellung, Reise und Unterkunft
- Kosten für Räume und Verpflegung
- Kosten für Technik, Ausstattung und Verbrauch
- Sonstige Kosten, z. B. für benötigte Lizenzen

Für eine solide Kalkulation empfiehlt es sich, den Finanzexperten der Organisation mit ins Boot zu holen, da er auch Auskunft zu Kosten geben kann, die nicht auf den ersten Blick ersichtlich sind (z. B. kalkulatorische Kosten oder Abschreibungen). Bei längerfristigen Maßnahmen, die über mehrere Jahre dauern, müssen auch mögliche Kostensteigerungen antizipiert werden. Darüber hinaus empfiehlt es sich, bei größeren Projekten mehrere Szenarien zu berechnen, die unterschiedliche Leistungspakete oder Risikoausprägungen berücksichtigen.

Im Praxisbeispiel planen wir mit einer 4-stündigen Präsenzveranstaltung und einer E-Learning-Komponente. Die Präsenzveranstaltung wird in die Jahresfortbildung eingeplant, sodass kein zusätzlicher Freistellungsaufwand entsteht. Räume und Verpflegung sind für die Jahresfortbildungen bereits kalkuliert. Zusätzliche Kosten entstehen durch den Mehraufwand der Entwicklung. Es wird mit einem Entwicklungsaufwand von ca. 80 Stunden gerechnet, der durch den Budgetverantwortlichen freigegeben werden muss. Weitere Kosten entstehen nicht.

6. Entwickle einen Umsetzungsplan

Auch bei kleineren Bildungsprojekten sollte ein Umsetzungsplan erstellt werden. Größere Projekte sollten mit einem ausführlichen Projekt-Management-Plan hinterlegt werden. Diese zwei grundsätzlichen Regeln sollten immer beachtet werden:

- Ein Projekt hat einen Startzeitpunkt, einen oder mehrere Wegpunkte/Meilensteine und ein Ende. Diese sollten klar definiert werden.
- Ein Projekt sollte in Bezug auf Qualität, Zeit und Budget beurteilt werden.

Für unterschiedliche Ausprägungen eines Projektmanagements stehen zahlreiche Quellen und methodische Ansätze zur Verfügung. Deshalb wird an dieser Stelle nicht weiter darauf eingegangen.

In unserem Praxisbeispiel gehören zu unserem Umsetzungsplan die folgenden Komponenten:

- Budgetplan
- Zeitplan
- Meilensteine und Maßnahmenplan
- Personalplanung und Rollenverteilung bzw. Verantwortlichkeiten
- Ressourcenplanung

Phase 2: Design

Zweck der Designphase ist, die angestrebten Qualifikationsziele und damit verbundene Kompetenzen zu überprüfen. Sie endet mit der Zusammenstellung konkreter Spezifikationen, um das Qualifikationsdefizit schließen zu können. Branch (2009) gliedert die Designphase in die folgenden Komponenten:

1. Entwicklung eines Aufgabeninventars
2. Formulieren von Leistungszielen
3. Festlegen von Bewertungsinstrumenten
4. Berechnung der Wirtschaftlichkeit

1. Entwicklung eines Aufgabeninventars

Grundlage für das Inventar bieten die festgelegten Qualifikationsziele. Als erstes gilt es, die entscheidenden Aufgaben oder Schritte zu identifizieren, die für das Erreichen eines Qualifikationszieles erforderlich sind. Komplexe Sachverhalte werden dabei in Einzelbausteine zerlegt und ermöglichen so den Lernenden, sich das notwendige Wissen und die benötigten Fertigkeiten zusammenzustellen (zu konstruieren) um die angestrebte Qualifikation zu erreichen. Unter einer Aufgabe versteht Branch (2009) in diesem Kontext eine zugewiesene Arbeit, die innerhalb einer bestimmten Zeit abgeschlossen werden kann. Es wird zwischen kognitiven, motorischen und prozeduralen Aufgaben unterschieden. Kognitive Aufgaben beinhalten theoretische Aufgabenstellungen, Diskussionen, Beurteilungen oder auch Reflexionen. Motorische Aufgaben bestehen aus körperlichen oder gestalterischen Handlungen, z. B. Skills Trainings. Prozedurale Aufgabenstellungen umfassen vor allem Handlungsabläufe und Prozessabläufe. Das Aufgabeninventar wird üblicherweise grafisch dargestellt, um die einzelnen Aufgaben und Teilaufgaben besser darzustellen (➤ Abb. 2.25).

Übertragen auf unser Praxisbeispiel, könnte für das Qualifikationsziel „Die Kollegen können Fehler in der Protokollführung anhand von Beispielen erkennen und beschreiben“ ein Aufgabeninventar wie in der folgenden Abbildung aussehen (➤ Abb. 2.26).

Es geht also darum zu dokumentieren, welche Aufgaben die Teilnehmenden bewältigen müssen, um das oben aufgeführte Qualifikationsziel zu erreichen. Diese Darstellung ist stark vereinfacht und benötigt in der Realität Zeit und Akribie.

2. Formulieren von Leistungszielen

Zu jeder Aufgabe gilt es nun, Leistungsziele zu formulieren. Diese definieren, welche Leistung der Teilnehmende zeigen muss, bevor er darin als kom-

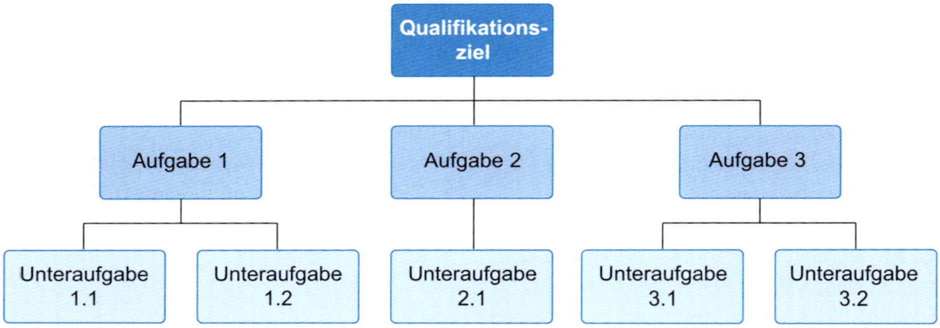

Abb. 2.25 Beispiel für ein Aufgabeninventar nach Branch [M1467, L143]

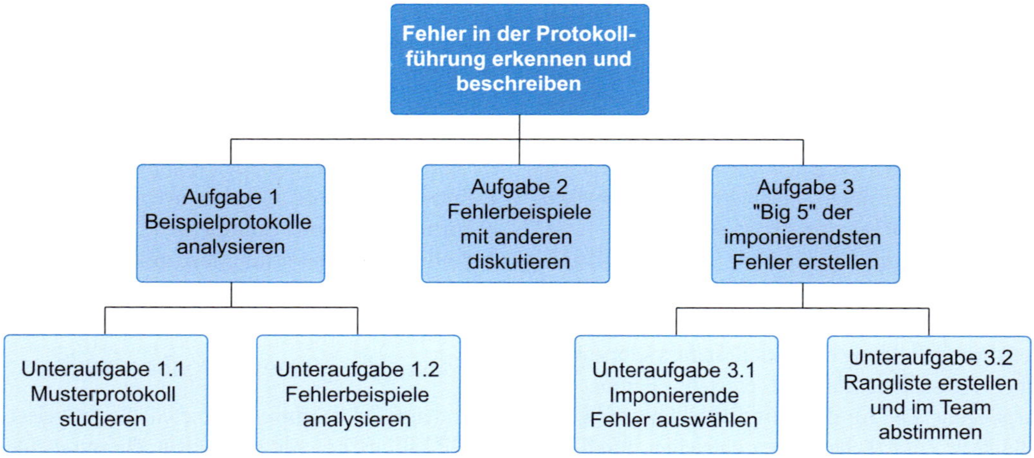

Abb. 2.26 Aufgabeninventar bezogen auf das Praxisbeispiel [M1467, L143]

petent gelten kann. Darüber hinaus legen Leistungsziele fest, unter welchen Bedingungen dies gemessen werden kann und was der akzeptierte Standard für diese Leistung ist. Am Beispiel der Aufgabe 1 (➤ Abb. 2.26) könnte ein Leistungsziel wie folgt formuliert werden: „Der Teilnehmende analysiert zehn Protokolle auf Fehler und vergleicht diese anhand des zur Verfügung gestellten Musterprotokolls."

3. Festlegen von Bewertungsinstrumenten

Um das Erreichen von Leistungszielen beurteilen zu können, werden Bewertungsinstrumente benötigt. Diese dienen den Trainern zur möglichst objektiven Beurteilung von gezeigten Leistungen. Dabei dominieren die folgenden Fragen:

- Hat der Teilnehmende die erforderliche Leistung gezeigt?
- Hat er die festgelegten Kriterien der Leistungserbringung erfüllt?
- Hat er die Leistung unter den festgelegten Rahmenbedingungen gezeigt?

Am Beispiel der Aufgabe 1 (➤ Abb. 2.26) könnte ein Bewertungskriterium wie folgt formuliert werden: „Ziel ist es, mindestens acht Protokolle korrekt zu analysieren."

4. Berechnung der Wirtschaftlichkeit

In diesem Schritt wird die Kalkulation noch einmal auf den Prüfstand gestellt und versucht, den zu erwartenden Nutzen ebenfalls in Zahlen zu erfassen. Dann kann die geplante Maßnahme im Rahmen einer Kosten-Nutzen-Rechnung abgewogen werden. In unserem Beispiel geht es eher um Faktoren wie Mitarbeiterzufriedenheit und Außenwirkung. Obwohl diese Effekte schwer in Zahlen ausgedrückt werden können, sind sie dennoch von großem Wert und beeinflussen die Faktoren Personalbindung und Image.

Phase 3: Entwicklung

Nun geht es an die Entwicklung der zu vermittelnden Lehrinhalte. Nach Abschluss der Entwicklungsphase sollten

- alle Ressourcen identifiziert sein, die für die vorgesehenen Lernphasen benötigt werden,
- alle Werkzeuge ausgewählt und entwickelt worden sein, die für die Umsetzung des geplanten Unterrichts erforderlich sind,
- alle Instrumente zur Bewertung des geplanten Unterrichts zur Verfügung stehen.

Das Ergebnis dieser Phase ist ein vollumfängliches Paket an Lerninhalten, Unterrichtsstrategien, Unterrichtsplänen, Unterrichtsmethoden, zur Unterstützung der Lernmodule benötigten Bildungsmedien und Materialien, Anweisungen für jede Unterrichtseinheit zur Einweisung von Trainern, ggf. unterstützenden Informationen zu den einzelnen Unterrichtseinheiten für die Teilnehmenden sowie einen formativen Bewertungsplan.

Die Entwicklungsphase strukturiert sich wie folgt:

1. Entwicklung von Lerninhalten
2. Auswahl oder Entwicklung von Medien
3. Entwicklung von unterstützendem Material für die Teilnehmenden
4. Entwicklung von unterstützendem Material für die Trainer
5. Entwicklung von Unterlagen zur Bewertung von Teilnehmenden
6. Planung eines Testdurchlaufes

Lerninhalte müssen einerseits die Grundlage für die Erfüllung der Qualifikationsziele bieten und andererseits die Teilnehmenden begeistern. Die Art und Weise der Aufbereitung der Lerninhalte ist daher sehr wichtig und darf nicht allein auf der Aneinanderreihung von Informationen beruhen. Lerninhalte sollen abwechslungsreich, informativ und praxisrelevant sein. Sie sollten in kurzen Sequenzen und mit verschiedenen Medien bzw. Methoden angeboten werden.

Im vorliegenden Praxisbeispiel entscheidet sich das Bildungsteam für die folgende Kombination aus Methoden und Medien. Zum einen werden den Teilnehmenden vor der Präsenzveranstaltung zwei kurze E-Learning-Module angeboten.

Zwei E-Learning-Module: Das erste Modul adressiert die Notwendigkeit einer korrekten Dokumentation von Einsätzen und unterstreicht diese an zwei juristischen Fällen. Das zweite weist die Mitarbeitenden in das neue Wiki für Fachbegriffe im Intranet ein. Die Implementierung eines Wikis für Fachbegriffe und Formulierungen wird begleitend zur Jahresfortbildung eingeführt und ist zukünftig Teil des Intranets der Organisation. Es konnten zehn Autoren gefunden werden, bestehend aus Praxisanleitern, Rettungsdienstmitarbeitenden, zwei Notärzten und einem Oberarzt der Notaufnahme. Wöchentlich sollen so zwei Fachbegriffe kurz erläutert und in einen praxisrelevanten Zusammenhang mit dem Erstellen von Patientendokumentationen gebracht werden. Im Laufe des Jahres baut sich der Inhalt des internen Wikis auf, und die Arbeitsbelastung der einzelnen Autoren ist überschaubar.

Präsenzveranstaltung: Die Präsenzveranstaltung besteht aus einem initialen Workshop, in dem erst allein, dann in Kleingruppen Patientenprotokolle analysiert werden. Die Kleingruppen erarbeiten darin jeweils ihre persönlichen Fehlerfavoriten (Big 5) und stellen sich diese gegenseitig vor. In einer abschließenden Gruppendiskussion wird das Thema „Das Einsatzprotokoll – unsere Visitenkarte" mit allen Teilnehmenden diskutiert und ein gemeinsamer „Code of Conduct" erarbeitet – also gemeinsame Grundsätze für die Zukunft.

Veröffentlichung im Intranet: Nach Abschluss der Fortbildungsreihe werden die „Ergebnisse" der einzelnen Gruppen im Intranet veröffentlicht. Auf weitere unterstützende Materialien für die Teilnehmenden wird verzichtet. Für die Trainer wird ein kleiner Guide erstellt, der vor allem Tipps und Hintergrundinformationen für die Praxisphasen und die Moderation der Diskussionen bietet. Auf einen Testdurchlauf wird in diesem Fall verzichtet.

Auch die Entwicklungsphase ist an dieser Stelle sehr vereinfacht dargestellt. Es geht an dieser Stelle vor allem darum, Ideen und Impulse anzubieten, um sich intensiver mit diesem Thema auseinanderzusetzen.

Phase 4: Implementierung

Kernaspekte der Implementierungsphase sind die Vorbereitung der Lernumgebung und die Motivation der Teilnehmenden. Daraus resultierende Kernstrategien sind die Vorbereitung der Trainer und die Vorbereitung der Teilnehmenden.

Vorbereitung der Trainer

Ein grundsätzlicher Erfolgsfaktor für Bildungsveranstaltungen ist, die umsetzenden Trainer mit dem Konzept und der dahinterstehenden Philosophie eines Projektes rechtzeitig vertraut zu machen. Trainer bereiten sich mental, fachlich und methodisch auf eine neue Herausforderung vor. Das benötigt Zeit. Abhängig vom Umfang der geplanten Bildungsmaßnahme kann diese Vorbereitung von einer kurzen Einführung bis zu einem eigenen „Train-the-Trainer"-Kurs reichen.

Es ist wichtig, bei der Vorbereitung der Trainer alle wichtigen Aspekte zu vermitteln. Das reicht von der Idee zur Veranstaltung über die formulierten Qualifikationsziele sowie möglichen Herausforderungen und zu erwartenden Widerständen bis hin zu fachlichen Aspekten und rein organisatorischen Informationen. Bei technologisch aufwendigen Veranstaltungen müssen auch technische Aspekte bei der Einarbeitung berücksichtigt werden, inklusive den wichtigsten Kompetenzen in Troubleshooting. Im Praxisbeispiel entscheidet sich das Entwicklungsteam, die Trainer in einem zweistündigen Briefing auf die Veranstaltungen vorzubereiten. Im Vorfeld zu diesem Briefing haben alle Trainer Zugriff auf alle notwendigen Unterlagen.

Vorbereitung der Teilnehmenden

Die Vorbereitung der Teilnehmenden besteht im Wesentlichen darin, sich mental und ggf. auch fachlich auf die geplante Bildungsmaßnahme vorzubereiten. Das erhöht einerseits die Akzeptanz und ermöglicht andererseits, auf einer fachlichen Grundlage aufzubauen. Zur mentalen Vorbereitung gehört es, Zeit und Umfang der Maßnahme sowie deren thematische Ausrichtung zu kennen. Auch werden die Teilnehmenden über ihre angedachte Rolle informiert, was ihre Akzeptanz fördert. Es ist ein Unterschied, ob Teilnehmende von einer eher passiven Rolle ausgehen und sich plötzlich in aktiven Rollenspielen wiederfinden. Ist eine fachliche Vorbereitung erforderlich, muss den Teilnehmenden dafür ausreichend Zeit zur Verfügung stehen.

Eine professionelle Kommunikation im Vorfeld ist wiederum die Visitenkarte einer Organisation gegenüber ihren Mitarbeitenden und auch gegenüber externen Kunden. Im Praxisbeispiel werden die Teilnehmenden gebeten, im Vorfeld das E-Learning zu absolvieren. Die dafür notwendigen Informationen erhalten sie vier Wochen vor der Präsenzveranstaltung. Parallel dazu erhalten sie Informationen über den zeitlichen Ablauf und eine kurze Erläuterung zu geplanten Themen und dem methodischen Ansatz.

Phase 5: Evaluation

Die Evaluierungsphase beginnt bereits vor der Implementierung und wird bis zum Abschluss der Bildungsmaßnahme fortgesetzt. Die Evaluation bezieht sich auf die Qualität der Bildungsprodukte und der Bildungsprozesse. Sie besteht aus den folgenden Schritten:

1. Festlegen von Evaluationskriterien
2. Auswahl der Evaluationsinstrumente
3. Evaluationen durchführen

Die Evaluationsphase dient dazu, Erfolge deutlich zu machen und Verbesserungspotenziale für nachfolgende Projekte zu identifizieren. Nach Abschluss der Evaluationsphase sollte ein offizieller Projektabschluss erfolgen. Das ist vor allem wichtig, wenn es sich um ein Ad-hoc-Projekt gehandelt hat. Dazu gehört, das Projektteam aufzulösen und eventuelle Nacharbeiten an eine Person aus dem Verwaltungsapparat zu übergeben, das Projekt finanziell abzuschließen und einen Projektbericht zu erstellen.

Die Evaluation verfolgt im ADDIE-Konzept das Ziel zu überprüfen, ob die Ergebnisqualität der Bildungsmaßnahme und die vorher festgelegten Qualifikationsziele übereinstimmen. Dazu wurden während der Designphase Bewertungskriterien und -instrumente festgelegt. Evaluation wird im ADDIE-Konzept jedoch umfassender verstanden als die reine Leistungsbeurteilung und -bewertung der Teilnehmenden. Sie durchdringt den gesamten ADDIE-Prozess und ist in allen Phasen zu finden. Sie berücksichtigt auch die Evaluation des Projektteams und die Rolle der Organisation. Auf der Ebene der Teilnehmenden erfasst sie neben der klassischen Kompetenzentwicklung bei Bedarf auch Haltungen und Verhaltensweisen, die sich durch die Bildungsmaßnahme verändern, falls sie Teil der Zielsetzung waren.

Bezogen auf das Praxisbeispiel hatte sich das Projektteam für eine kontinuierliche Beurteilung der Teilnehmenden entschieden. Es war Aufgabe der Trainer, die Teilnehmenden zu beobachten und die gezeigten Leistungen mit den festgelegten Bewertungskriterien abzugleichen. Bei Bedarf erfolgte ein unmittelbares Feedback auf beobachtetes Verhalten bzw. Defizite wurden in den Diskussionen reflexiv eingebracht. Wichtig war dabei eine positive und supportive Grundhaltung der Trainer gegenüber den Teilnehmenden. Einige Tage nach Abschluss jeder Präsenzphase wurden die Teilnehmenden über ein Onlinetool befragt, wie sie die Fortbildungsmaßnahme bewerten. Die Ergebnisse flossen in die Abschlussbesprechung des Bildungsteams ein, die zwei Wochen nach der letzten Präsenzveranstaltung eingeplant war. Zusätzlich wurden weitere Aspekte erfragt, wie die Arbeit im Team, der gesamte Projektablauf und die Zusammenarbeit mit Partnern. Im Anschluss wurde ein Projektbericht angefertigt und dem Leiter Rettungsdienst sowie dem Qualitätsbeauftragten in der Organisation übergeben. Mit dem Leiter Rettungsdienst wurde besprochen, dass er in sechs Monaten mit den Verantwortlichen der ZNA und dem ÄLRD Kontakt aufnimmt und nachfragt, ob ein Veränderungsprozess stattgefunden hat. Darüber hinaus wurde im Qualitätszirkel des Rettungsdienstes das Thema Rückmeldungen durch den ÄLRD aufgenommen und festgelegt, dass zukünftig auch gute Protokollführung durch positive Rückmeldungen honoriert wird. Zusätzlich wurde der Rettungsdienstleiter gebeten, mit den Verantwortlichen der ZNA Kontakt aufzunehmen, um die Themen der Mitarbeiterbefragung zu folgenden Aspekten zu adressieren: Berücksichtigung der Rettungsdienstprotokolle und bereits erhobene Informationen.

ZUSAMMENFASSUNG

ADDIE – ein umfassender Ansatz, um Bildungsprodukte zu entwickeln

Anhand des Praxisbeispiels wird der gesamte Prozess eines Bildungsproduktes von der Idee bis zum Abschluss anhand des ADDIE-Modells aufgezeigt. Dieses soll die einzelnen Phasen des ADDIE-Modells greifbarer machen. Es handelt sich um eine vereinfachte Darstellung und erhebt nicht den Anspruch einer detaillierten Bearbeitung. Es wird jedoch deutlich, dass ADDIE ein mächtiger und umfassender Ansatz ist, Bildungsprodukte zu entwickeln. Es wird aber auch deutlich, dass es hier einer Expertise bedarf, sich den einzelnen Phasen inhaltlich zu stellen, um sie effektiv in der Praxis umzusetzen.

2.8.5 Fazit: Positive Effekte, aber noch offene Fragen

Nach der Betrachtung des Themas kann man von einer grundsätzlichen Eignung des Instruktionsdesigns für die berufliche Weiterbildung im Rettungsdienst ausgehen. Allerdings kann die genannte Fragestellung dieses Kapitels nicht umfassend positiv beantwortet werden: Inwiefern eignet sich der didaktische Ansatz des Instructional Design für die Entwicklung von Bildungsprodukten in der rettungsdienstlichen Weiterbildung in Deutschland?

Einerseits müsste zuerst wissenschaftlich ermittelt werden, was die Gründe für die geringe didaktische Durchdringung von Weiterbildungsmaßnahmen im Rettungsdienst sind. Denn ein Teil der Fragestellung lässt sich durch die vorhandene Forschung nicht beantworten. Die meisten Autoren versuchen, die positiven Effekte bei der Zielgruppe, also den Lernenden, nachzuweisen. Darüber gibt es kaum Zweifel. Vorhandene Modelle des Instruktionsdesigns wirken sich positiv auf den Lernerfolg und die Kompetenzentwicklung von Lernenden aus, sofern diese in einem strukturierten und fachlich versierten Ansatz entwickelt und umgesetzt werden.

Es gibt jedoch kaum Forschung darüber, inwieweit nicht-pädagogische Fachexperten mit den Herausforderungen der didaktischen Arbeit bei der Entwicklung und Umsetzung von Weiterbildungsmaßnahmen mittels Instruktionsdesign zurechtkommen. Das wäre jedoch eine wichtige Fragestellung, um von Leuchtturmprojekten zu einer breiten Umsetzung in der Bildungslandschaft zu kommen. Hier wäre ein Ansatz für weitere Forschung zu finden.

Andererseits geht die vorhandene Forschung kaum auf die Rahmenbedingungen ein, die auf Bildungsanbieter politisch oder wirtschaftlich einwirken. Gute und detaillierte didaktische Arbeit benötigt Zeit. Diese Zeit ist in der Alltagsrealität vieler pädagogischer Fachkräfte nicht vorhanden, sei es aufgrund wirtschaftlichen Drucks oder schlichtweg aufgrund des Mangels an geeigneten Fachkräften. Auch das wäre eine wichtige Fragestellung für weitere Forschung.

Es geht nicht ausschließlich darum, neue Theorien zu entdecken und missionarisch aufzuarbeiten, sondern auch darum, die Faktoren zu erfassen, die den bildungswissenschaftlichen Erfolg einer Theorie nicht nur unmittelbar, sondern auch mittelbar beeinflussen. Diese hindern am Beispiel des Instruktionsdesigns dessen breite Nutzung im Bildungsalltag in besonderer Weise, wenngleich der bildungswissenschaftliche Nutzen unstrittig ist.

LITERATUR ZU KAPITEL 2.1

Adorno, T. W. (2006). Theorie der Halbbildung. Frankfurt am Main: Suhrkamp Verlag.

Bader, R. (2001). Entwickeln von Rahmenlehrplänen nach dem Lernfeldkonzept. In: M. Müller & A. Zöller (Hrsg.). Arbeitshilfe für Rahmenlehrplanausschüsse. Staatsinstitut für Schulpädagogik und Bildungsforschung. München: ISB-Verlag, S. 26.

Bader, R. & Müller, M. (Hrsg.) (2004). Unterrichtsgestaltung nach dem Lernfeldkonzept. Dokumentation zum BLK-Modellversuchsverbund SELUBA „Steigerung der Effizienz neuer Lernkonzepte und Unterrichtsmethoden in der dualen Berufsausbildung" der Länder Nordrhein-Westfalen und Sachsen-Anhalt. Bielefeld: Bertelsmann.

Bals, T. (2002). Stichwort „Schulsystem". In: G. Stöcker (Hrsg.). Bildung und Pflege. Eine berufs- und bildungspolitische Standortbestimmung. Hannover: Schlütersche GmbH & Co. KG, S. 138.

Bals, T. & Weyland, U. (2010). Berufliche Fachrichtung Gesundheit. In: J.-P. Pahl & V. Herkner (Hrsg.). Handbuch Berufliche Fachrichtungen. Bielefeld: Bertelsmann, S. 523–529.

Becker, M. (2009). Personalentwicklung. Bildung, Förderung und Organisationsentwicklung in Theorie und Praxis. 5. Auflage. Stuttgart: Schäffer-Poeschel.

Bergjan, M., Altmeppen, S. & Unger, A. (2006). Was verbindet die Pflege mit den therapeutischen Berufen? Chancen für eine gemeinsame Didaktik Pflege/Therapie. In: Pflegepädagogik, Jg. 7, H. 1, S. 11.

Blankertz, H. (1977). Berufliche Bildung. In: H. Rombach (Hrsg.). Wörterbuch der Pädagogik. Band 1. Freiburg im Breisgau: Herder, S. 91.

Blankertz, H. (1991). Theorien und Modelle der Didaktik. 13. Auflage. Weinheim, München: Juventa Verlag.

Bundesbildungsministerium (2001). Arbeitsstab Forum Bildung. Empfehlungen des Forum Bildung. Geschäftsstelle der Bund-Länder-Kommission für Bildungsplanung und Forschungsförderung Bonn. Online unter: https://www.bmbf.de/pub/011128_Langfassung_Forum_Bildung.pdf (letzter Zugriff: 20.09.2014)

Clausen, J. (2005). Wie sich die Wissenschaft ihr Wissen schafft. Skizzen zu verschiedenen wissenschaftstheoretischen Ansätzen. In: K. Schneider, E. Brinker-Meyendriesch & A. Schneider (Hrsg.). Pflegepädagogik. Für Studium und Praxis. 2. Auflage. Heidelberg: Springer Medizin Verlag, S. 230.

Darmann, I. & Keuchel, R. (2006). Berufswissenschaftliche Forschung in den Berufsfeldern. Gesundheit/Pflege. In: F. Rauner (Hrsg.). Handbuch Berufsbildungsforschung. 2. Auflage. Bielefeld: Bertelsmann Verlag, S. 175–181.

Darmann-Finck, I. (2009a). Interaktionistische Pflegedidaktik. In: C. Olbrich (Hrsg.). Modelle der Pflegedidaktik. München: Elsevier GmbH, S. 2, 4.

Darmann-Finck, I., Böhnke, U. & Straß, K. (Hrsg.) (2009). Fallrekonstruktives Lernen. Ein Beitrag zur Professionalisierung in den Berufsfeldern Pflege und Gesundheit. Frankfurt am Main: Mabuse-Verlag.

Darmann-Finck, I. (2010a). Interaktion im Pflegeunterricht. Begründungslinien der Interaktionistischen Pflegedidaktik. Frankfurt am Main: Peter Lang.

Deutscher Bundestag (2012). Entwurf eines Gesetzes über den Beruf der Notfallsanitäterin und des Notfallsanitäters sowie zur Änderung weiterer Vorschriften. Drucksache 17/11689, S. 16, 21. Online unter: https://dserver.bundestag.de/btd/17/116/1711689.pdf (letzter Zugriff: 28.08.2024).

Dubs, R. (2006). Entwicklung von Schlüsselqualifikationen in der Berufsschule. In: R. Arnold & A. Lipsmeier (Hrsg.). Handbuch der Berufsbildung. 2., überarbeitete und aktualisierte Auflage. Wiesbaden: VS Verlag für Sozialwissenschaften, S. 192.

Dummert, A. (2010). Wann ist Personalentwicklung Bildung? Eine kritische Auseinandersetzung. In: Padua, Jg. 4, H. 4, S. 9.

Dütthorn, N., Walter, A. & Arens, F. (2013a). Was bietet die Pflegedidaktik? Ein Analyseinstrument zur standortbestimmenden Untersuchung pflegedidaktischer Arbeiten. In: Padua, Jg. 8, H. 3, S. 168–175.

Dütthorn, N., Walter, A. & Arens, F. (2013b). Was bietet die Pflegedidaktik? Ein Analyseinstrument zur standortbestimmenden Untersuchung pflegedidaktischer Arbeiten. Teil 2. In: Padua, Jg. 8, H. 5, S. 302–310.

Enke, K. & Kuhnke, R. (2013a). Lernfeld Rettungsdienst. Wege zum handlungsorientierten Unterricht. Edewecht: Stumpf + Kossendey Verlag.

Ertl-Schmuck, R. (2003). Pflegedidaktische Modelle – Einschätzung und Perspektiven. In: J. Falk & A. Kerres (Hrsg.). Didaktik und Methodik der Pflegepädagogik. Handbuch für innovatives Lehren im Gesundheits- und Sozialbereich. Weinheim und München: Juventa Verlag, S. 66–70.

Ertl-Schmuck, R. & Fichtmüller, F. (2009): Pflegedidaktik als Disziplin. Eine systematische Einführung. Weinheim und München: Juventa Verlag.

Ertl-Schmuck, R. (2010). Subjektorientierte Pflegedidaktik. In: R. Ertl-Schmuck & F. Fichtmüller (Hrsg.). Theorien und Modelle der Pflegedidaktik. Eine Einführung. Weinheim und München: Juventa Verlag, S. 70 ff.

Falk, J. (2003). Was ist das Besondere der Pflegeausbildung? – Eine Einstimmung. In: J. Falk & A. Kerres (Hrsg.). Didaktik und Methodik der Pflegepädagogik. Handbuch für innovatives Lehren im Gesundheits- und Sozialbereich. Weinheim und München: Juventa Verlag, S. 7–16.

Fichtmüller, F. & Walter, A. (2007). Pflegen lernen. Empirische Begriffs- und Theoriebildung zum Wirkgefüge von Lernen und Lehren beruflichen Pflegehandelns. Göttingen: V&R unipress.

Frieß, C. & Koch, S. (2022a). Zur Notwendigkeit einer Berufsfeldanalyse im Rettungsdienst – Eine aktuelle Darstellung und projektbezogene Übersicht. Lehren und Lernen im Gesundheitswesen, S. 5–14.

Greb, U. (2009). Der Strukturgitteransatz in der Pflegedidaktik. In: C. Olbrich (Hrsg.). Modelle der Pflegedidaktik. München: Elsevier GmbH, S. 30 f.

Grüneberg, L. (2010). Von der bildungstheoretischen Didaktik zur kritisch-konstruktiven Didaktik. In: R. Jaszus & H. Küls (Hrsg.). Didaktik der Sozialpädagogik. Grundlagen für die Lehr-/Lernprozessgestaltung im Unterricht. Stuttgart: Holland + Josenhans, S. 33–61.

Haas, M. (2005). Professionalisierung der Altenpflege. Risiken – Hemmnisse – Chancen. In: Greb, U. (Hrsg.). Lernfelder fachdidaktisch interpretieren. Werkstattberichte zur Gestaltung von Gesundheits- und Krankheitsthemen im schulischen Bereich. Frankfurt am Main: Mabuse-Verlag, S. 30.

Hachmeyer, S. (2014). Das Ende der Rettungsassistenten: Ist eine Ausbildung noch sinnvoll? In: Rettungsdienst, 37. Jg., H. 6, S. 546–549.

Hadasch, M. & Bens, D. (2014). Kommentierung des Notfallsanitätergesetzes. In: D. Bens & R. Lipp (Hrsg.). Notfallsanitätergesetz. Herausforderungen und Chancen. Edewecht: Stumpf + Kossendey Verlag, S. 78.

Helfen, T. (2012). Notfall- und Rettungsmedizin. Basics. 2. Auflage. München: Elsevier GmbH.

Hoops, W. (2009). Entwicklungslinien des bundesdeutschen pflegedidaktischen Diskurses. In: R. Ertl-Schmuck & F. Fichtmüller (Hrsg.). Pflegedidaktik als Disziplin. Eine systematische Einführung. Weinheim und München: Juventa Verlag, S. 165 f., S. 186–191.

Ingwersen, R. (2003). Die Verbindung von allgemeiner Bildung und Berufsbildung in Pflege und Gesundheit. In: J. Falk & A. Kerres (Hrsg.). Didaktik und Methodik der Pflegepädagogik. Handbuch für innovatives Lehren im Gesundheits- und Sozialbereich. Weinheim und München: Juventa Verlag, S. 19–47.

Jank, W. & Meyer, H. (2006). Didaktische Modelle. 9. Auflage. Berlin: Cornelsen.

Karutz, H., Braun, B., Hockauf, H. & Wagner, U. (2004a). Fachdidaktik Rettungsdienst: Ein Beitrag zur Professionalisierung der RD-Ausbildung. In: Rettungsdienst, 27. Jg., H. 5, S. 466–471.

Karutz, H. (2011). Notfallpädagogik. Ideen und Konzepte. Edewecht: Stumpf + Kossendey Verlag.

Keuchel, R. (2005). Lernsituationen entwickeln und gestalten – Das Lernfeldkonzept auf seinem Weg von der Theorie in die Praxis. In: Pflegemagazin, 6. Jg., H. 3: S. 35.

Keuchel, R. (2007). Pflegeausbildung heute: Die Perspektive heißt Bildung. In: J. Falk, & R. Keuchel (Hrsg.). Moderne Pflegeausbildung heute. Bildungstheoretische Orientierungen und bewährte Praxisbeispiele für den Unterricht. Weinheim und München: Juventa Verlag, S. 18–25.

Klafki, W. (2007a). Neue Studien zur Bildungstheorie und Didaktik. Zeitgemäße Allgemeinbildung und kritisch-konstruktive Didaktik. 6. Auflage. Weinheim und Basel: Beltz Verlag.

Koch, S., Herwig, M. & Kahl, D. (2023). Application of invasive medical and pharmacological measures by German ermergency paramedics. Frontiers. Disaster And Emergency Medicine. S. 1–6. Online unter: https://www.frontiersin.org/journals/disaster-and-emergency-medicine/articles/10.3389/femer.2023.1302613/full (letzter Zugriff: 28.08.2024).

König, M. (2007). Stellungnahme zur Anhörung des Antrages der Fraktion der FDP „Dem Beruf des Rettungsassistenten eine Zukunftsperspektive geben – Das Rettungsassistentengesetz novellieren". Online unter: https://webarchiv.bundestag.de/archive/2008/0912/ausschuesse/a14/anhoerungen/2007/060/index.html (letzter Zugriff: 28.08.2024).

Kruppa, E. (2006). Didaktik im Rettungsdienst: ein konstruktivistisches Unterrichtskonzept für die Rettungsassistentenausbildung. Diplomarbeit, Philipps-Universität Marburg.

Kutscha, G. (2002). Zum Verhältnis von allgemeiner und beruflicher Bildung im Kontext bildungstheoretischer Reformkonzepte – Rückblick und Perspektiven. Werner Habel zum 60. Geburtstag gewidmet. Online unter: https://ams-forschungsnetzwerk.at/downloadpub/kutscha_60_habel.pdf (letzter Zugriff: 28.08.2024).

Landesinstitut für Lehrerfortbildung, Lehrerweiterbildung und Unterrichtsforschung von Sachsen-Anhalt/Otto-von-Guericke-Universität Magdeburg (Hrsg.) (2003). Abschlussbericht zum Modellversuch SELUBA Sachsen-Anhalt. Online unter: https://www.bildung-lsa.de/archiv/seluba/dokum/abschlb.pdf (letzter Zugriff: 28.08.2024).

Lipp, R. (2014). Ausbildung im Rettungsdienst – Geschichte und Rückblick. In: D. Bens & R. Lipp (Hrsg.). Notfallsanitätergesetz. Herausforderungen und Chancen. Edewecht: Stumpf + Kossendey Verlag, S. 19.

Luiz, T. (2008). Der psychosoziale Notfall. In: Notfall + Rettungsmedizin. 11. Jg., H. 8, S. 547.

Machado, C. (2013). Patienten aus fremden Kulturen im Notarzt- und Rettungsdienst. Fallbeispiele und Praxistipps. Berlin und Heidelberg: Springer-Verlag.

Meyer, M. A. & Meyer, H. (2007). Wolfgang Klafki. Eine Didaktik für das 21. Jahrhundert? Weinheim und Basel: Beltz Verlag.

Nadler, G. (2004). Berufspädagogische und juristische Aspekte zur beruflichen Bildung und Tätigkeit von Rettungsassistent und Rettungssanitäter. Frankfurt am Main: Verlag Peter Lang.

Neuweg, H.-G. (2004). Im Spannungsfeld von „Theorie" und „Praxis": Zu den Funktionen der ersten und zweiten Phase in der Ausbildung von LehrerInnen. In: A. Backes-Haase & H. Frommer (Hrsg.). Theorie-Praxis-Verzahnung in der beruflichen und gymnasialen Lehrerbildung. Das neu eingeführte Praxissemester. Diskussion Berufsbildung Band 6, hrsg. von Bernhard Bonz/Heinrich Schanz. Baltmannsweiler: Schneider Verlag Hohengehren GmbH, S. 24.

Nikendei, A. (2014). Kommunikation und Handlungskompetenz im Einsatz. In: Rettungsdienst, 37. Jg., H. 2, S. 148 f.

Oelke, U. & Meyer, H. (Hrsg.) (2013a). Didaktik und Methodik für Lehrende in Pflege- und Gesundheitsberufen. Berlin: Cornelsen.

Pluntke, S. (2013). Lehrrettungsassistent und Dozent im Rettungsdienst. Für die Aus- und Weiterbildung. Berlin, Heidelberg: Springer-Verlag.

Prescher, T., Bauer, C., Dubb, R. Hofmann, T. & Koch, S. (2023a). Rettungswissenschaft – Grundlagen, Theorien und Perspektiven. Stuttgart: Kohlhammer Verlag.

Riedl, A. & Schelten, A. (2013). Grundbegriffe der Pädagogik und Didaktik beruflicher Bildung. Stuttgart: Franz Steiner Verlag.

Robert Bosch Stiftung (2013). Gesundheitsberufe neu denken, Gesundheitsberufe neu regeln. Grundsätze und Perspektiven – Eine Denkschrift der Robert Bosch Stiftung, S. 63, 157, 270 f., 373. Online unter: https://www.bosch-stiftung.de/sites/default/files/publications/pdf_import/2013_Gesundheitsberufe_Online_Einzelseiten.pdf (letzter Zugriff: 28.08.2024).

Rolff, H.-G. (2007). Studien zu einer Theorie der Schulentwicklung. Weinheim und Basel: Beltz Verlag.

Sahmel, K. H. (1999). Umrisse einer kritisch-konstruktiven Pflegepädagogik. In: Pflegepädagogik, Jg. o. A., H. 1, S. 25.

Sahmel, K. H. (2009). Pflegerische Kompetenzen fördern: pflege-pädagogische Grundlagen und Konzepte. Stuttgart: Kohlhammer GmbH.

Schneider, K. (2005). Das Lernfeldkonzept – zwischen theoretischen Erwartungen und praktischen Realisierungsmöglichkeiten. In: K. Schneider, E. Brinker-Meyendriesch & A. Schneider (Hrsg.). Pflegepädagogik. Für Studium und Praxis. 2. Auflage. Heidelberg: Springer Medizin Verlag, S. 86.

Sekretariat der Kultusministerkonferenz (Hrsg.) (2007). Handreichung für die Erarbeitung von Rahmenlehrplänen der Kultusministerkonferenz für den berufsbezogenen Unterricht in der Berufsschule und ihre Abstimmung mit Ausbildungsordnungen des Bundes für anerkannte Ausbildungsberufe. Bonn. Online unter: https://www.kmk.org/fileadmin/veroeffentlichungen_beschluesse/2007/2007_09_01-Handreich-Rlpl-Berufsschule.pdf (letzter Zugriff: 28.08.2024).

Sloane, P. F. E. (2002). Schulorganisation und schulische Curriculumarbeit. In: R. Bader & P. F. E. Sloane (Hrsg.). Bildungsmanagement im Lernfeldkonzept – curriculare und organisatorische Gestaltung. Paderborn: Eusl-Verlagsgesellschaft, S. 22 f.

Sudowe, H. (2007). Professionell handeln im Rettungsdienst. Das Trainingsbuch. München: Elsevier GmbH.

Tillmann, K.-J. (2010). Sozialisationstheorien. Eine Einführung in den Zusammenhang von Gesellschaft, Institution und Subjektwerdung. Reinbek bei Hamburg: Rowohlt Taschenbuch Verlag.

Weyland, U. & Grunau, J. (2013). Kompetenzorientierung in der Berufsausbildung – Aktuelle Entwicklungen und

Initiativen. In: K. Enke & R. Kuhnke (2013). Lernfeld Rettungsdienst. Wege zum handlungsorientierten Unterricht. Edewecht: Stumpf + Kossendey Verlag, S. 33.

Wiese, C. (2014). Palliativpatienten in der präklinischen Notfallmedizin: Rettungsdienst und ambulante Palliativteams als Partner. In: Rettungsdienst, 37. Jg., H. 4, S. 338.

Williams, A. (2012). Emotion work in paramedic practice: The implications for nurse educators. In: Nurse Education Today, 32. Jg., S. 368–372.

Wissenschaftlicher Rat der Dudenredaktion (Hrsg.) (2001). Das Herkunftswörterbuch: Etymologie der deutschen Sprache. Die Geschichte der deutschen Wörter bis zur Gegenwart. 3. Auflage. Mannheim: Dudenverlag.

LITERATUR ZU KAPITEL 2.2

Amon, D. & Prescher, T. (2021). Mediengestützte patientenprozessorientierte Lernaufgaben zur Förderung der Lernortkooperation in der Pflegeausbildung. In: Lehren und Lernen im Gesundheitswesen, H.6, S. 33–44.

Arnold, R. (1996). Evolution und Qualifikation – Grundlagen einer systemisch-evolutionären Didaktik beruflicher Bildung. In: R. Arnold (Hrsg.). Lebendiges Lernen. Baltmannsweiler: Schneider Verlag Hohengehren, S. 10–20.

Arnold, R., Lipsmeier, A. & Ott, B. (1998). Berufspädagogik kompakt: Prüfungsvorbereitung auf den Punkt gebracht. Berlin: Cornelsen.

Arnold, R., Prescher, T. & Stroh, C. (2014). Ermöglichungsdidaktik konkret: Didaktische Rekonstruktion ausgewählter Lernszenarien. Baltmannsweiler: Schneider Verlag Hohengehren.

Bohnsack, R. (2020). Professionalisierung in praxeologischer Perspektive. Zur Eigenlogik der Praxis in Lehramt, Sozialer Arbeit und Frühpädagogik. Leverkusen: UTB; Verlag Barbara Budrich.

Czerwionka, T & de Witt, C. (2006). Betreuung von Online-Communities of Inquiry. In: R. Arnold & M. Lermen (Hrsg.). eLearing-Didaktik. Baltmannsweiler: Schneider Verlag. 2006: 117–131.

de Witt, C. & Czerwionka, T. (2006). Medienpädagogik: Studientexte zur Erwachsenenbildung. Bielefeld: Bertelsmann.

Dewey, J. (1964). Demokratie und Erziehung: eine Einleitung in die philosophische Pädagogik. 3. Auflage. Braunschweig: Westermann.

Erpenbeck, J. (2002). Kompetenz und Performanz im Bild moderner Selbstorganisationstheorie. In: Berufsbildung für eine globale Gesellschaft. Perspektiven im 21. Jahrhundert. Hrsg. BIBB: Bonn. Online unter: https://ams-forschungsnetzwerk.at/downloadpub/erpenbeck_03_4_2002.pdf (letzter Zugriff: 16.09.2024).

Fuchs, P. (2006). Das Gesundheitssystem ist niemals verschnupft. In: J. Bauch (Hrsg.). Gesundheit als System. Systemtheoretische Betrachtungen des Gesundheitswesens. Konstanzer Schriften zur Sozialwissenschaft. Konstanz: Hartung-Gorre-Verlag, S. 1–17.

Giddens, A. (1988). Die Konstitution der Gesellschaft: Grundzüge einer Theorie der Strukturierung. Frankfurt a. M.: Campus Verlag.

Gudjons, H. (1999a). Pädagogisches Grundwissen. 6. Auflage. Bad Heilbrunn: Verlag Julius Klinkhardt.

Hahnen, D. & Karutz, H. (2018a). Didaktische Modelle in der Ausbildung zum Notfallsanitäter: Übertragbarkeit und Anwendung von allgemein- und pflegedidaktischen Modellen. Pädagogik der Gesundheitsberufe, 5 (4), S. 244–254.

Hattie, J & Yates, G. (2014). Visible Learning and the Science of How We Learn. London: Routledge.

Hatziliadis, M., Kuckeland, H. & Schneider, K. (2018). Lehrende und Schulleitungen erforschen das Berufsfeld professionelle Pflege. Erfahrungen und ausgewählte Ergebnisse aus dem Forschungsprojekt KraniCH. In: BWP – Berufsbildung in Wissenschaft und Praxis, H. 6, S 16–20.

Helsper, W. (2001). Antinomien des Lehrerhandelns – Anfragen an die Bildungsgangdidaktik. In: U. Hericks et al. (Hrsg.). Bildungsgangdidaktik: Perspektiven für Fachunterricht und Lehrerbildung. Opladen: Leske + Budrich, S. 83–103.

Hennes, H.-P. (2001). Qualität und Qualitätsmanagement im Rettungsdienst aus der Sicht des Ausschusses Rettungswesen. In: Notarzt, 17 (2), S. 71–73.

Herzberg, H. & Truschkat, I. (2009). Lebenslanges Lernen und Kompetenz: Chancen und Risiken der Verknüpfung zweier Diskursstränge. In: P. Alheit & H. von Felden (Hrsg.). Lebenslanges Lernen und erziehungswissenschaftliche Biographieforschung. Konzepte und Forschung im europäischen Diskurs. Wiesbaden: Springer VS, S. 111–126.

Herzberg, H. (2022). Gesundheit als soziale Praxis – Berufsfelddidaktische Implikationen eines praxeologischen Gesundheitsbegriffs. Vortrag auf 1. Symposium IFDG: Theoretische und empirische Grundlagen einer Interdisziplinären Didaktik Gesundheit – welches Verständnis leitet unser didaktisches Denken und Handeln? Online unter: https://www.didaktik-gesundheit.de/wp-content/uploads/2022/06/Ablaufplan-Symposium-IFDG-27.06.2022.pdf (letzter Zugriff: 30.08.2024).

IFDG (2022). Theoretische und empirische Grundlagen einer Interdisziplinären Didaktik Gesundheit – welches Verständnis leitet unser didaktisches Denken und Handeln? Online unter: https://www.didaktik-gesundheit.de/wp-content/uploads/2022/06/Ablaufplan-Symposium-IFDG-27.06.2022.pdf (letzter Zugriff: 30.08.2024).

Karutz, H. (2004a). Notfallpädagogik: Viel mehr als nur Methodik. Rettungsdienst, 27 (9), S. 846–850.

Klafki, W. (1963a). Studien zur Bildungstheorie und Didaktik. Weinheim: Beltz.

Küper, W. & Mendizábal, A. (2018). Die Ausbilder-Eignung. Basiswissen für Prüfung und Praxis der Ausbilder/innen. 21. Aufl., Hamburg: Feldhaus.

Lechte, M.-A. & Trautmann, M. (2004). Entwicklungsaufgaben in der Bildungsgangtheorie. In: M. Trautmann (Hrsg.).

Entwicklungsaufgaben im Bildungsgang. Wiesbaden: VS, Verl. für Sozialwiss., S. 64–88.
Lipsmeier A. (2000). Systematisierungsprinzipien für berufliche Curricula. In: A. Lipsmeier & G. Pätzold (Hrsg.). Lernfeldorientierung in Theorie und Praxis. Stuttgart: Steiner, S. 54–71.
Meyer, M. A. & Reinartz, A. (1998). Einleitung. In: M. A. Meyer & A. Reinartz (Hrsg.). Bildungsgangdidaktik. Denkanstöße für pädagogische Forschung und schulische Praxis. Opladen: Leske + Budrich, S. 9–13
Möller, C. (2002). Die curriculare Didaktik. In: H. Gudjons & R. Winkel (Hrsg.). Didaktische Theorien. 11. Auflage, Hamburg: Bergmann + Helbig Verlag, S. 57–92.
Moulines, C. U. (1994). Wer bestimmt, was es gibt? Zum Verhältnis zwischen Ontologie und Wissenschaftstheorie. In: Zeitschrift für Philosophische Forschung; Jg. 48, H. 2, S. 175–191.
Müller, H. J., König H. & Prescher T. (2019/2020). Arbeitsprozessorientierung in der Berufsausbildung von Notfallsanitäter/innen: Planungstool zur Erstellung von Lernaufgaben als Transmissionsriemen für eine kompetenzorientierte Lernprozessgestaltung. Notfall + Rettungsmed, 23 (1), S. 1–15.
Müller, H. J. (2011). Umsetzung prozessorientierter Berufsausbildung in der Textilwirtschaft – Die Konzeptionen des konstruktivistischen Lernparadigmas und der handlungsorientierten Prüfungen im Kontext der industriellen Textilberufe. Bundesinstitut für Berufsbildung, Bonn. Online unter: https://www.bibb.de/dienst/publikationen/de/6768?referrer=/dienst/publikationen/de/suche?publication_search_result_voe%255Bfree-TextSearch%255D%3D_author:761%26publication_search_result_voe%255BentriesPerPage%255D%3D10%26publication_search_result_voe%255Bsorting%255D%3Dnewest_desc (letzter Zugriff: 16.09.2024).
Müller, U. (2007). Bildungsmanagement – Skizze zu einem orientierenden Rahmenmodell. In: G. Schweizer, U. Iberer & H. Keller (Hrsg.). Lernen am Unterschied. Bildungsprozesse gestalten, Innovationen vorantreiben. Bielefeld: Bertelsmann, S. 99–121.
Nauert, A. (2022). Interprofessionelle Fallarbeit – Entwicklung einer Kompetenzmatrix. Vortrag auf 1. Symposium IFDG: Theoretische und empirische Grundlagen einer Interdisziplinären Didaktik Gesundheit – welches Verständnis leitet unser didaktisches Denken und Handeln? Online unter: Online unter: https://www.didaktik-gesundheit.de/wp-content/uploads/2022/06/Ablaufplan-Symposium-IFDG-27.06.2022.pdf (letzter Zugriff: 30.08.2024).
Nickolaus, R. (2007a). Didaktik – Modelle und Konzepte beruflicher Bildung. Orientierungsleistungen für die Praxis. Baltmannsweiler: Schneider Verlag Hohengehren.
Pahl, J.-P. (1998). Berufsfelddidaktik zwischen Berufsfeldwissenschaft und Allgemeiner Didaktik. In: B. Bonz & B. Ott (Hrsg.). Fachdidaktik beruflichen Lernens. Stuttgart: Frans Steiner Verlag, S. 60–87.
Prescher, T. (2021a). Die Flamme des Lehrens. Die pädagogisch-psychologischen Grundlagen einer gelungenen Unterrichtsreihenplanung in den Gesundheitsberufen. Edewecht: S + K.
Prescher, T., Gabriel, O. & König, H. (2023b). Berufsfelddidaktik Rettungsdienst: Berufliche Handlungskompetenz in der Notfallsanitäter-Ausbildung systematisch fördern. Stuttgart: S+K Verlag.
Rauner, F. (2002). Berufswissenschaftliche Forschung – Implikation für die Entwicklung von Forschungsmethoden. In: M. Fischer & F. Rauner (Hrsg.). Lernfeld: Arbeitsprozess. Baden-Baden: Nomos.
Robinson, S. (1967). Bildungsreform als Revision des Curriculum. Neuwied und Berlin: Luchterhand.
Rosen, S., Schubiger, A. (2013). Berufsfelddidaktik der höheren Berufsbildung. Ein generischer Ansatz zur Entwicklung spezifischer Berufsfelddidaktiken. Bern: hep.
Saldern, M. v. (2010). Systemische Schulentwicklung. Norderstedt: Books on Demand.
Sauerbier, T. & Koch, S. (2021). Zur Durchführung invasiver heilkundlicher Maßnahmen: Eine retrospektive Studie im RD. In: Rettungsdienst, J. 44, H. 1, S. 26–31.
Schneider, C., Kuckeland, H. & Hamar, C. (2020). Das generalistisch ausgerichtete Curriculum im KraniCH-Projekt. In: PADUA, Jg. 15, H. 5, S. 263–276.
Schön, D. A. (1983). The Reflective Practitioner. How Professionals Think in Action. New York: Basic Books.
Schubiger, A. & Rosen, S. (2013). Schweizerische Konferenz der Höheren Fachschulen. Von Manual Berufsfelddidaktik der Höheren Bildung. Zur Entwicklung spezifischer Berufsfelddidaktiken mittels generischer Leitfragen. Online unter: www.k-hf.ch/content/download/558/3887/.../Berufsfelddidaktik%20Manual.pdf (letzter Zugriff: 10.08.2019).
Schulz, W. (1981). Unterrichtsplanung. Mit Materialien aus Unterrichtsfächern. München, Wien, Baltimore: Urban und Schwarzenberg.
Schüßler, I. (2005). Paradoxien einer konstruktivistischen Didaktik. Zur Problematik der Übertragung konstruktivistischer Erkenntnisse in didaktische Handlungsmodelle – theoretische und praktische Reflexionen. In: B. Dewe, G. Wiesner & C. Zeuner (Hrsg.). Theoretische Grundlagen und Perspektiven der Erwachsenenbildung. Report 1/2005.
Schütte, F. (2010). Fach- und Berufsdidaktik im Feld der Metalltechnik und Elektrotechnik In: Lernen & Lehren, 25 (99), S. 102–106. Online unter: http://lernenundlehren.de/heft_dl/Heft_99.pdf (letzter Zugriff: 30.08.2024).
Seiffert, H. (1985). Einführung in die Wissenschaftstheorie. Band 3: Handlungstheorie – Modallogik – Ethik – Systemtheorie. München: C. H. Beckche Verlagsbuchhandlung.
Städeli, C., Grassi, A., Rhiner, K. & Obrist, W. (2013). Kompetenzorientiert unterrichten: Das AVIVA©-Modell. Fünf Phasen guten Unterrichts. 2. Aufl., Bern: hep.
Straka, G. A., Macke, G. (2002). Lern-Lehr-Theoretische Didaktik. Münster: Waxmann Verlag.

Velica I. (2010). Lernziele und deren Bedeutung im Unterricht. In: Neue Didaktik, 2, S. 10–24.
Walter, A. (2025). Der phänomenologische Zugang zu authentischen Handlungssituationen – ein Beitrag zur empirischen Fundierung von Curriculumentwicklungen. In: bwp@ Spezial 10 | November 2015. Online unter: https://www.bwpat.de/ausgabe/spezial10/walter (letzter Zugriff: 30.08.2024).
Weimann-Sandig, N. & Prescher, T. (2020). Die Idee einer praxeologisch-fundierten Kompetenz-Performanz-Theorie zur Überwindung sozialer Ungleichheit in den Sozialen Dienstleistungsberufen. In: B. Blättel-Mink (Hrsg.). Gesellschaft unter Spannung. Verhandlungen des 40. Kongresses der Deutschen Gesellschaft für Soziologie. Online unter: https://publikationen.soziologie.de/index.php/kongressband_2020/article/view/1290 (letzter Zugriff: 30.08.2024).

LITERATUR ZU KAPITEL 2.3

Albers, H. J. (2001). Modell und didaktische Konzepte in der Berufsbildung. In: B. Bonz (Hrsg.). Berufsbildung Konkret (Vol. 2, S. 31–49). Hohengeren.
Ausbildungs- und Prüfungsverordnung für Notfallsanitäterinnen und Notfallsanitäter (NotSan-APrV) vom 16. Dezember 2013 (BGB I. I S. 886) (2016).
Berben, T. (2008). Arbeitsprozessorientierte Lernsituationen und Curriculumentwicklung in der Berufsschule. Bielefeld: WBV Media.
Bischoni, R. & Hahnen, D. (2014). Dreijährige Berufsausbildung im Rettungsdienst: Das Pilotmodell der Malteser in Nordrhein-Westfalen. Rettungsdienst, 37(1), S. 34–37.
Bundesministerium für Bildung und Forschung. (2013). Handbuch zum Deutschen Qualifikationsrahmen.
Eschenbacher, S. (2018). Transformatives Lernen im Erwachsenenalter (Vol. 75). Peter Lang. https://doi.org/10.3726/b14755 (letzter Zugriff: 01.09.2024).
Frenk, J., Chen, L., Bhutta, Z., Cohen, J., Crisp, N., Evans, T., Fineberg, H., Garcia, P., Ke, Y., Kelley, P., Kistnasamy, B., Meleis, A., Naylor, D., Pablos-Mendez, A., Reddy, S., Scrimshaw, S., Sepulveda, J., Serwadda, D. & Zurayk, H. (2010). Health professionals for a new century: transforming education to strengthen health systems in an interdependent world. The Lancet, 376 (9756), S. 1923–1958.
Frieß, C. & Koch, S. (2022b). Zur Notwendigkeit eine Berufsfeldanalyse im Rettungsdienst – Eine aktuelle Darstellung und projektbezogene Übersicht. Lehren und Lernen im Gesundheitswesen, 07/2022, S, 5–14.
Gädtke, F. (2018a). Auf dem Weg zu einer Didaktik des Rettungsdienstes: Eine bildungstheoretische Perspektive für die Notfallsanitäterausbildung. Pädagogik der Gesundheitsberufe, 5(4), S. 235–243.
Grunau, J. & Unger, A. (2011). Zur Entwicklung von Qualitätskriterien: Das Projekt AQiG/AQiG Reloaded. In: T. Bals, J. Grunau & A. Unger (Hrsg.). Qualitätsentwicklung an Schulen des Gesundheitswesens. Eusel.
Habicht, S. & Hahnen, D. (2023). Strategien gegen den Personalmangel im Rettungsdienst. Notfall + Rettungsmedizin. https://doi.org/10.1007/s10049-023-01250-w(letzter Zugriff: 01.09.2024).
Hahnen, D. (2020a). Handlungsorientierte berufliche Bildung im Rettungsdienst. Ein berufsfelddidaktisches Modell für die Ausbildung von Notfallsanitätern. Pädagogik der Gesundheitsberufe, 7(3), S. 199–212.
Hahnen, D. & Karutz, H. (2018b). Didaktische Modelle in der Ausbildung zum Notfallsanitäter: Übertragbarkeit und Anwendung von allgemein- und pflegedidaktischen Modellen. Pädagogik der Gesundheitsberufe, 5(4), S. 244–254.
Hahnen, D. & Karutz, H. (2023a). Charakteristika der Berufsrealität im Rettungsdienst: Didaktische Überlegungen für die Ausbildung von Notfallsanitäterinnen und Notfallsanitätern. Lehren und Lernen im Gesundheitswesen, 10/2023, S. 22–29.
Häske, D., Karutz, H. & Runggaldier, K. (2016). Ausbildung und Beruf des Notfallsanitäters. In: K. Luxem, K. Runggaldier, H. Karutz & F. Flake (Eds.), Notfallsanitäter Heute, S. 3–17. München: Elsevier.
Hattie, J. (2009). Visible Learning. A Synthesis of over 800 meta-analysis realting to achievement. Routledge.
Jank, W. & Meyer, H. (2014). Didaktische Modelle (11 ed.). Berlin: Cornelsen.
Karutz, H. (2004b). Fachdidaktik Rettungsdienst: Ein Beitrag zur Professionalisierung der RD-Ausbildung. Rettungsdienst, 5/2004(27), S. 466–471.
Karutz, H. (2011a). Fachdidaktik Rettungsdienst. In: H. Karutz (Hrsg.). Notfallpädagogik: Konzepte und Ideen, S. 385–393. Edewecht: Stumpf + Kossendey.
Karutz, H. (2011b). Theorie. In: H. Karutz (Hrsg.). Notfallpädagogik: Konzepte und Ideen, S. 23–58, Edewecht: Stumpf + Kossendey.
Karutz, H. & Mitschke, T. (2018). Pädagogik und Bildungsverständnis im Bevölkerungsschutz. Bevölkerungsschutz, 4/2018, S. 2–8.
Kemp, C., Bischoni, R. & Hahnen, D. (2020a). Fünf Jahre Notfallsanitäterausbildung aus Sicht der Schulen. Notfall + Rettungsmedizin, 23(5), S. 319–324.
Klafki, W. (1964). Didaktische Analyse als Kern der Unterrichtsvorbereitung. In: H. Roth & A. Blumenthal (Hrsg.). Didaktische Analyse, S. 5–34. Braunschweig: Schroedel.
Klafki, W. (2007b). Neue Studien zur Bildungstheorie und Didaktik: Zeitgemäße Allgemeinbil-dung und kritisch-konstruktive Didaktik (6 ed.). Weinheim: Beltz.
Mezirow, J. (1997). Transformative Learning: Theory to Practice. New Directions for Adult an Conitinuing Education, 74, S. 5–12.
National Association of EMS Educators (2020). Foundations of Education: An EMS Approach (3 ed.). Jones & Bartlett Learning.
Oelke, U. & Meyer, H. (2013b). Didaktik und Methodik für Lehrende in Pflege- und Gesundheitsberufen. Frankfurt a. M.: Cornelsen.
Olbrich, C. (2001). Theorie der Pflegekompetenz – eine empirische Untersuchung. Pflegepädagogik, 3, S. 150–154.

Scheinichen, F. & Runggaldier, K. (2011). Algorithmen-basiertes Lernen. In: H. Karutz (Hrsg.), Notfallpädagogik: Konzepte und Ideen, S. 265–274. Edewecht: Stumpf + Kossendey.

Sloane, P. (2001). Lernfelder als curriculare Vorgabe. In B. Bonz (Hrsg.). Berufsbildung Konkret, Vol. 2, S. 187–203. Hohengeren.

Tramm, T. (2003). Prozess, System und Systematik als Schlüsselkategorien lernfeldorientierter Curriculumentwicklung. Berufs- und Wirtschaftspädagogik online, 4, S. 1–28.

LITERATUR ZU KAPITEL 2.4

Arnold, R., Nolda, S. & Nuissl, E. (2010). Wörterbuch Erwachsenenbildung (2., überarb. Aufl.). UTB: 8425: Erziehungswissenschaften, Erwachsenenpädagogik. Bad Heilbrunn: Verlag Julius Klinkhardt.

Arnold, R. & Schön, M. (2019). Ermöglichungsdidaktik: Ein Lernbuch (1. Aufl.). hep Verlag.

Bertalanffy, L. von. (2015). General system theory: Foundations, development, applications. George Braziller Inc.

Ausbildungs- und Prüfungsverordnung für Notfallsanitäterinnen und Notfallsanitäter (2013). Online unter: https://www.gesetze-im-internet.de/notsan-aprv (letzter Zugriff: 05.09.2024).

Gesetz über den Beruf der Notfallsanitäterin und des Notfallsanitäters (2013). Online unter: https://www.gesetze-im-internet.de/notsang (letzter Zugriff: 05.09.2024).

Bock, J. (2022). Neuronale Plastizität. In: M. Storch, F. Krause & J. Weber (Hrsg.). Selbstmanagement – ressourcenorientiert! Theoretische Grundlagen und Trainingsmanual für die Arbeit mit dem Zürcher Ressourcen Modell (ZRM®) (7., überarb. Aufl., S. 67–85), Bern: Hogrefe.

Boulding, K. E. (1993). The Structure of a Modern Economy: The United States, S. 1929–1989. Palgrave Macmillan UK.

Comenius, J. A. (1947). Grosse Unterrichtslehre. Volk und Wissen.

Datscher, E. (2014). Abenteuer Führung aus der Praxis für die Praxis. Indigo8.

Dewey, J. (1997). Democracy and education: An introduction to the philosophy of education. Free Press.

Hahnen, D. & Karutz, H. (2018c). Didaktische Modelle in der Ausbildung zum Notfallsanitäter: Übertragbarkeit und Anwendung von allgemein und pflegedidaktischen Modellen. Pädagogik der Gesundheitsberufe, 5(4), S. 244–254.

Hahnen, D. & Karutz, H. (2023b). Charakteristika der Berufsrealität im Rettungsdienst: Didaktische Überlegungen für die Ausbildung von Notfallsanitäterinnen und Notfallsanitätern. LLiG(10), S. 22–29.

Helmke, A. (2014). Was wissen wir über guten Unterricht? PADUA, 9(2), S. 66–74.

Helmke, A. (2017). Unterrichtsqualität und Lehrerprofessionalität: Diagnose, Evaluation und Verbesserung des Unterrichts (7. Aufl.). Unterricht verbessern – Schule entwickeln. Klett Kallmeyer.

Jank, W. & Meyer, H. (2002). Didaktische Modelle (14. Auflage). Berlin: Cornelsen.

Karutz, H., Hockauf, H., Braun, B. & Wagner, U. (2004b). Fachdidaktik Rettungsdienst: Ein Beitrag zur Professionalisierung der RD-Ausbildung. Rettungsdienst, 27(5), S. 50–55.

Kauffeld, S. & Sauer, N. C. (2018). Vergangenheit und Zukunft der Arbeits- und Organisationspsychologie. In S. Kauffeld (Hrsg.). Springer-Lehrbuch. Arbeits-, Organisations- und Personalpsychologie für Bachelor (3. Aufl. 2019, S. 21–46). Berlin Heidelberg: Springer.

Kiel, E. & Zierer, K. (2011). Die Allgemeine Didaktik ist tot! Es lebe die Allgemeine Didaktik! Vierteljahrsschrift für wissenschaftliche Pädagogik, 87(2), S. 302–321.

Klafki, W. (1975). Studien zur Bildungstheorie und Didaktik (2. Aufl.). Beltz Studienbuch: Bd. 1., Weinheim: Beltz.

Klafki, W. (2022). Geisteswissenschaftliche Pädagogik: Fünf Studienbriefe für die FernUniversität in Hagen. Herausgegeben von Cathleen Grunert und Katja Ludwig (2. Aufl.). Neuere Geschichte der Pädagogik. Springer Fachmedien Wiesbaden; Imprint Springer VS.

Kultusministerkonferenz (2007). Handreichung für die Erarbeitung von Rahmenlehrplänen der Kultusministerkonferenz für den berufsbezogenen Unterricht in der Berufsschule und ihre Abstimmung mit Ausbildungsordnungen des Bundes für anerkannte Ausbildungsberufe.

Lange, O. (1969). Einführung in die ökonomische Kybernetik (3. verbesserte Aufl., Reprint 2022). Berlin: De Gruyter.

Luhmann, N. (2017). Schriften zur Pädagogik. Berlin: Suhrkamp.

Luhmann, N. (2020). Einführung in die Systemtheorie (8. Aufl.). Systemische Horizonte. Carl-Auer-Verlag.

Luhmann, N. & Schorr, K. E. (1986). Zwischen Intransparenz und Verstehen: Fragen an die Pädagogik (1. Aufl.). Suhrkamp-Taschenbuch/Wissenschaft: Bd. 572. Berlin: Suhrkamp.

Mangelsdorf, R. (2020). Berufsfelddidaktik Rettungsdienst. Edewecht: Stumpf + Kossendey.

Maturana, H. R. & Varela, F. J. (2018). Der Baum der Erkenntnis: Die biologischen Wurzeln des menschlichen Erkennens (7. Aufl.). Fischer-Taschenbuch: Bd. 17855.

Meyer, H. (2016). Was ist guter Unterricht? (11. Aufl.). Praxisbuch. Berlin: Cornelsen Verlag Scriptor.

Noetzel, T. (2009). Die politische Theorie des Pragmatismus: John Dewey. In A. Brodocz & G. S. Schaal (Hrsg.). UTB Politikwissenschaft: Bd. 2218. Politische Theorien der Gegenwart (3., erw. und aktualisierte Aufl., S. 157–182). Budrich.

Parsons, T. (2013). Social System (2nd edition). Taylor and Francis.

Prescher, T. (2022). (Kein) Bedarf an neuen didaktischen Modellen. Pflegezeitschrift, 75(12), S. 40–42.

Rall, M. & Lackner, C. K. (2010). Crisis Resource Management (CRM): Der Faktor Mensch in der Akutmedizin. Notfall + Rettungsmedizin, 13(5), S. 349–356.

Ryan, R. M. & Deci, E. L. (2000). Self-determination theory and the facilitation of intrinsic motivation, social

development, and well-being. American Psychologist, 55(1), S. 68–78.
Terhart, E. (2019). Didaktik: Eine Einführung (1. Aufl.). Reclams Universal-Bibliothek. Ditzingen: Reclam Verlag.
Vesting, T. (2019). Rechtstheorie: Ein Studienbuch (2. Aufl.). beck-eBibliothek die Studienliteratur. C.H. Beck.

ANMERKUNGEN ZU KAPITEL 2.5

(1) Auf die professionssoziologischen Bezüge Oevermanns (1996), die Gouvernementalität Foucaults (2004) zur Machtanalyse und zu Führungsverhältnissen wird hier nicht näher eingegangen.
(2) Bekannteste Vertreter sind Georg H. Mead (1863–1931), Erving Goffman (1922–1982) und Herbert Blumer (1900–1987).
(3) Shaul (auch Saul) B. Robinsohn (1916–1972): deutsch-jüdischer Pädagoge, Studium Pädagogik, Soziologie, Philosophie, Geschichte in Israel, Großbritannien und den USA, Vertreter der Vergleichenden Erziehungswissenschaften, Direktor des UNESCO-Instituts für Pädagogik in Hamburg und von 1964 bis 1972 einer der Gründungsdirektoren des Max-Planck-Instituts für Bildungsforschung in Berlin.
(4) Der Kompetenzbegriff wird hier als Ausdruck eines curriculumtheoretischen Bildungsbegriffs verstanden. Robinsohns curriculumtheoretischer Ansatz der Berufspädagogik unterscheidet sich vom unterrichtstheoretischen Ansatz der allgemeinen Pädagogik.
(5) Kritische Theorie der „Frankfurter Schule" mit den bekanntesten Vertretern Horkheimer, Adorno, Marcuse am Institut für Sozialforschung der Universität Frankfurt, das 1924 mit folgenden Zielen gegründet wurde: Entwicklung individuum-orientierter kritischer Denkmodelle, Herstellung kritischer Öffentlichkeit, Positionierung gegen totalitäre Gesellschaftsordnungen und Kritik an bürgerlich-wissenschaftlichen Konzeptionen der Sozialwissenschaften (Honneth, 2006).
(6) Wolfgang Klafki (1927–2016) war ein Vertreter der geisteswissenschaftlichen Pädagogik, der sich intensiv mit der Kritischen Theorie der „Frankfurter Schule" (Max Horkheimer, Theodor W. Adorno, Jürgen Habermas) beschäftigte und damit eher der kritischen Pädagogik zugerechnet werden kann. Er unternahm eine Umgestaltung des humboldtschen Bildungsbegriffs, der sich nun nicht mehr einseitig an der Vermittlung kulturell wertvoller Inhalte orientiert, sondern auf die Stärkung gesellschaftlich relevanter Haltungen wie Solidarität und Demokratiebewusstsein fokussiert.
(7) In der Aufzählung der Schlüsselprobleme lehnt sich Klafki an die Publikationen des Club of Rome und Ulrich Beck an (Klafki, 2007).
(8) Der Schwerpunkt der Matrix liegt auf der schulischen Ausbildung; die Spalte „Berufliches Handeln" am Lernort Betrieb muss angepasst werden (Darmann-Finck, 2010).
(9) Diese erkenntniskritische Studie entstand im Rahmen des sog. Positivismusstreits der deutschen Soziologie. Habermas stelle die provokative Frage „Mit welchem Recht wird sowohl in der Wissenschaft wie im Alltag der Anspruch objektiver Gültigkeit von Urteilen erhoben?" (Horster, 2020)
(10) Axel Honneth, geboren 1949, ist Jack C. Weinstein, Professor of the Humanities an der Columbia University in New York.
(11) Ulrich Oevermann (1940–2021).
(12) Problemorientiertes Lernen zum Weiterlesen: Wilkie, K. (2001) und Darmann-Finck, I. und Boonen, A. (2008).
(13) Das „NaKomm" wurde vom Institut für Public Health und Pflegeforschung (ipp) im Fachbereich Human- und Gesundheitsforschung der Universität Bremen im Rahmen des Nationalen Krebsplans des Bundesgesundheitsministeriums entwickelt.
(14) Nach Muths (2013), die sich an die Critical Incident Technik von Flanagan (1963) anlehnt, sollte eine geeignete Fallsituation im Sinne einer kritischen Berufssituation als Lernanlass, z. B. durch Beobachtung und Erhebung in der Berufsrealität empirisch ermittelt werden. Allerdings sind berufliche Curricula bzw. entsprechende Ordnungsmittel nicht zwangsläufig Ergebnis berufswissenschaftlicher Untersuchungen. *„Sie sind vorrangig Resultat interessengeleiteter Aushandlungsprozesse, zu denen die berufswissenschaftliche Forschung einen argumentativen Beitrag leisten kann. Vor diesem Hintergrund wird auch aktuell noch immer der Beitrag berufswissenschaftlicher Forschung an der Entwicklung beruflicher Curricula eher skeptisch eingeschätzt (vgl. u. a. Becker und Spöttl 2008, S. 34). Die steigende Relevanz des Forschungsfeldes im Gesamten wird jedoch weiterhin betont."* (Evers, 2015, S. 20)

LITERATUR ZU KAPITEL 2.5

Bischoni, R. & Hahnen, D. (2019). Dreijährige Berufsausbildung im Rettungsdienst: Das Pilotprojekt der Malteser in Nordrhein-Westfalen. Rettungsdienst, 37(1), S. 34–37.
Blumer, H. (1973). Der methodologische Standpunkt des Symbolischen Interaktionismus. In: Arbeitsgruppe Bielefelder Soziologen (Hrsg.), Alltagswissen, Interaktion und gesellschaftliche Wirklichkeit. Bd. 1. Reinbek: Rowohlt, S. 80–146.
Bonz, B. (1998). Didaktik der Berufsbildung. Fachdidaktik und Berufsfelddidaktik. Stand und Entwicklungstendenzen. In: B. Bonz & B. Ott (Hrsg.). Fachdidaktik des beruflichen Lernens. Stuttgart: Hans Steiner, S. 268–287.
Breuer, F. & Dahmen, J. (2023). „Fehleinsätze" im Rettungsdienst. Notwendigkeit einer einheitlichen Begriffsdefinition und Abgrenzung zu Bagatelleinsätzen. Notfall + Rettungsmedizin; 5(26), S. 345–348.
Combe, A. & Gebhard, U. (2012). Verstehen im Unterricht. Die Rolle von Phantasie. In: A. Combe & U. Gebhard (Hrsg.). Verstehen im Unterricht. Die Rolle von Phantasie und Erfahrung. Wiesbaden: Springer VS, 2012; S. 7–14.
Cordes, M. (2003). Sozialkompetenzen im Rettungswesen. Eine Berufsfeldanalyse im Hinblick auf Notwendigkeit

und Vermittelbarkeit sozialer Fähigkeiten. Hamburg: Dr. Kovac.

Darmann-Finck, I. & Boonen, A. (2008). Problemorientiertes Lernen auf dem Prüfstand. Erfahrungen und Ergebnisse aus Modellprojekten. Hannover: Schlütersche Verlagsgesellschaft. Online unter: https://lehreladen.rub.de/lehrformate-methoden/problemorientiertes-lernen/aktivierung-von-studierenden-durch-problemorientiertes-lernen/ (letzter Zugriff: 13.09.2024).

Darmann-Finck, I. (2009b). Interaktionistische Pflegedidaktik (unter Mitarbeit von S. Muths). In: C. Olbrich (Hrsg.). Modelle der Pflegedidaktik. München: Urban und Fischer, S. 1–21.

Darmann-Finck, I. (2010b). Eckpunkte einer Interaktionistischen Pflegedidaktik. In: R. Ertl-Schmuck & F. Fichtmöller (Hrsg.). Theorien und Modelle der Pflegedidaktik. Eine Einführung. Weinheim: Beltz, S. 13–54.

Darmann-Finck, I., Muths, S. & Partsch, S. (2017). Entwicklung eines Nationalen Mustercurriculums „Kommunikative Kompetenz in der Pflege", Padua, 12(4), S. 265–274.

Darmann-Finck, I., Muths, S., Partsch, S. (2018). Kommunikative Kompetenzen fördern. Nationales Curriculum. Die Schwester Der Pfleger, (57)11, S. 94–98.

Dehnbostel, P. (1998). Lernorte, Lernprozesse und Lernkonzepte im lernenden Unternehmen aus berufspädagogischer Sicht. In: P. Dehnbostel, P. Erbe & H. Novak (Hrsg.). Berufliche Bildung im lernenden Unternehmen, Berlin: Bertelsmann, S. 175–194.

Dehnbostel, P. (2002). Bilanz und Perspektiven der Lernortforschung in der beruflichen Bildung. Zeitschrift für Pädagogik, 48(3), S. 356–377.

Dehnbostel, P. (2007). Betriebliche Bildungsarbeit in Klein- und Mittelbetrieben – zukunftsorientierte Ansätze im IT-Bereich. In: Innovationstransfer- und Forschungsinstitut für berufliche Aus- und Weiterbildung (Hrsg.). VI. Berufsbildungstage Mecklenburg-Vorpommern. Prozessintegrierte beruflich-betriebliche Aus- und Weiterbildung in kleinen Unternehmen. Schwerin, S. 9–23.

Dehnbostel, P. (2016). Informelles Lernen in der Arbeit. Personal Entwickeln, S. 1–22.

Dewey, J. (1949). Demokratie und Erziehung. Eine Einleitung in die philosophische Pädagogik. (2. A.), Braunschweig: Westermann.

Dütthorn, N., Walter, A. & Arens F. (2013). Was bietet die Pflegedidaktik? Ein Analyseinstrument zur standortbestimmenden Untersuchung pflegedidaktischer Arbeiten. Teil 1. Padua, 8(3), S. 168–175.

Enke, K. (2011). Lernfeldorientierte Ausbildung. In: H. Karutz (Hrsg.). Notfallpädagogik. Ideen und Konzepte. Edewecht: Stumpf + Kossendey; S. 285–307.

Enke, K. & Kuhnke, R. (2013b). Lernfeld Rettungsdienst. Wege zum handlungsorientierten Unterricht. Edewecht: Stumpf + Kossendey.

Ertel-Schmuck, R. & Greb, U. (2013). Synopse und Ausblick. In: R. Ertl-Schmuck & U. Greb (Hrsg.). Pflegedidaktische Handlungsfelder. Weinheim: Beltz Juventa, S. 424–434.

Evers, T. (2015). Die besondere Ungewissheit im Handeln – bildungstheoretisch und empirisch fundierte Kompetenzerfassung am Beispiel gerontopsychiatrischer Pflegepraxis. bwp@ Spezial 10 – Berufsbildungsforschung im Gesundheitsbereich, S. 1–24. Online unter: http://www.bwpat.de/spezial10/evers_gesundheitsbereich-2015.pdf (letzter Zugriff: 13.09.2024).

Flake, F., Gliwitzky, B., Grusnick, H. M., König, M. K. & Becker, S. K. (2013). Notfallsanitäter – Chancen und Perspektiven des neuen Berufsbildes. Notfall + Rettungsmedizin, 16(8), S. 598–603.

Flentje, M., Block, M., Sieg, L., Seebode, R. & Eismann H. (2018). Erweiterte Maßnahmen und interprofessionelle Konflikte nach Einführung des Berufsbildes des Notfallsanitäters. Subjektive Umfrage im Rettungsdienstbereich Niedersachsen. Notfall + Rettungsdienst, 21(5), S. 374–382.

Friesacher, H. (2008). Theorie und Praxis pflegerischen Handelns. Begründung und Entwurf einer kritischen Theorie der Pflegewissenschaft. Osnabrück: Vandenhoeck und Ruprecht.

Friesacher, H. (2015). Wider die Abwertung der eigentlichen Pflege, Intensiv, 15(4): 200–214.

Frieß, M. A. & Koch S. (2022c). Zur Notwendigkeit eine Berufsfeldanalyse im Rettungsdienst. Eine aktuelle Darstellung und projektbezogene Übersicht. Lehren und Lernen in den Gesundheitsberufen. Pflege Professionell, (7), S. 5–14.

Gädtke, F. (2018b). Auf dem Weg zu einer Didaktik des Rettungsdienstes. Eine bildungstheoretische Perspektive für die Notfallsanitäter-Ausbildung. Pädagogik für Gesundheitsberufe, 5(4), S. 235–243.

Gemballa, K. (2013). Pflegedidaktik als Schablone zur Modellentwicklung in der Fachdidaktik Ernährung und Hauswirtschaft. Haushalt in Bildung und Forschung, 2(1), S. 40–54.

Grace, P. (2018). Enhancing Nurses Moral Agency. The Leadership Promise of Doctor of Nursing Practice Preparation, in: The Online Joural of Issues in Nursing (OJIN). 2018(23) 1.

Habermas, J. (1965). Erkenntnis und Interesse. Frankfurter Antrittsvorlesung vom 28.06.1965. Merkur, 19(213), S. 1139–1153.

Habermas, J. (1968). Technik und Wissenschaft als „Ideologie"? Frankfurt a. M.: Suhrkamp. Online unter: https://www.bard.edu/library/arendt/pdfs/Habermas-Technik.pdf (letzter Zugriff: 13.09.2024).

Habermas, J. (1981). Theorie des kommunikativen Handelns Bd. II Frankfurt a. M.: Suhrkamp.

Haefeli, O. & Dehnbostel, P. (2017). Lerninseln im Gesundheits- und Pflegebereich. Konzeption und Entwicklung am Universitätsspital Basel. Berufsbildung in Wissenschaft und Praxis (BWP), 2017; (1): 26–29. Online unter: https://www.bwp-zeitschrift.de/dienst/publikationen/de/8229 (letzter Zugriff: 13.09.2024).

Hahnen, D. & Karutz, H. (2018d). Didaktische Modelle in der Ausbildung zum Notfallsanitäter. Übertragbarkeit und Anwendung von allgemein- und pflegedidaktischen Modellen. Pädagogik der Gesundheitsberufe, 5(4), S. 244–254.

Hahnen, D. (2020b). Handlungsorientierte berufliche Bildung im Rettungsdienst. Ein berufsfelddidaktisches Modell für die Ausbildung von Notfallsanitätern. Pädagogik der Gesundheitsberufe, 7(3), S. 199–212.

Hahnen, D., Mangelsdorf, R. (2020). Methodisch-didaktische Konzeption einer Berufsfelddidaktik. In: Arbeitsgemeinschaft Notfallmedizin Fürth e. V. und Arbeiter Samariterbund Österreichs (Hrsg.). Handlungsempfehlungen für die rettungsdienstliche Bildung in Europa, S. 42–46. Online unter: https://em-edu.eu/wp-content/uploads/2020/11/methodenkompendium.pdf (letzter Zugriff: 13.09.2024).

Hahnen, D. (2021). Berufsfelddidaktik im Rettungsdienst. Vortrag 8. Symposium Retten und Lernen. SIRMED, Schweizer Institut für Rettungsmedizin, Nottwill, 09.11.2021.

Heling, U. (2014). Die Lernform Lerninsel. In: T. Berkefeld, W. Dyck, K. Frenzl, U. Heling & V. Wanschura (Hrsg). Lehrerhandbuch Altenpflege. Hamburg: Verlag Handwerk und Technik, S. 29–64.

Honneth, A. (1992). Kampf um Anerkennung. Zur moralischen Grammatik sozialer Konflikte. Frankfurt a. M.: Suhrkamp.

Honneth, A. (2006). Schlüsseltexte der kritischen Theorie. Frankfurt a. M.: VS Verlag für Sozialwissenschaften.

Horster, D. & Habermas, J. (2020). Erkenntnis und Interesse. In: H. L. Arnold (Hrsg.). Kindlers Literatur Lexikon (KLL). Stuttgart: J. B. Metzler.

Hundeborn, G. & Brühe, R. (2005). Curriculum für den Modellversuch „Erprobung einer Ausbildung in der Alten, Kranken- und Kinderkrankenpflege mit generalistischer Ausrichtung". Paderborn: DIP, Online unter: https://www.dip.de/fileadmin/data/pdf/projekte_DIP-Institut/Curriculum_paderborn.pdf (letzter Zugriff: 13.09.2024).

Jürgen, S., Höft, A. & Schmid S. (2020). Der Weg vom Rettungsassistenten zum Notfallsanitäter. Selbstläufer oder sozialer Brandsatz. Rettungsdienst, 43(11), S. 30–32.

Kaiser, A. (1985). Sinn und Situation. Grundlinien einer Didaktik der Erwachsenenbildung. Bad Heilbrunn: Klinkhardt.

Karutz, H., Braun, B., Hockauf, H. & Wagner U. (2004c). Fachdidaktik Rettungsdienst. Ein Beitrag zur Professionalisierung der RD-Ausbildung. Rettungsdienst, 27(5), S. 466–471.

Karutz, H. (2014a). Pädagogische Überlegungen zur Notfallsanitäterausbildung. Kompetenzentwicklung der künftigen Notfallsanitäter. Rettungsdienst, 37(11), S. 1020–1026.

Karutz, H. (2014b). Der psychosoziale Notfall. Für den Rettungsdienst ein Fehleinsatz? Rettungsdienst, (37)7, S. 32–37. Online unter: https://www.harald-karutz.de/wp-content/uploads/2019/09/Karutz_Artikel_Psychosozialer_Notfall.pdf (letzter Zugriff: 13.09.2024).

Kämmerer, E. & Rettenbach, R. (2008). Lernen in Lerninseln. Aktives Lernen im Team. Wien: Bundesministerium für Unterricht, Kunst und Kultur (2. A).

Kemp, C., Bischoni, R. & Hahnen, D. (2020b). Fünf Jahre Notfallsanitäterausbildung aus Sicht der Schulen. Erfahrungen, Erwartungen und Perspektiven der Rettungsdienstschulen hinsichtlich des neuen Berufsbilds. Notfall + Rettungsmedizin, 23(5), S. 319–344.

Klafki, W. (2007c). Neue Studien zur Bildungstheorie und Didaktik. Zeitgemäße Allgemeinbildung und kritisch-konstruktive Didaktik. 6. A. Weinheim: Beltz.

Klemme, B. & Walkenhorst, U. (2004). Nr. 18 Workshop Fachdidaktik. Ergotherapie und Physiotherapie, 06.11.2003. Workshop Reader. Fachhochschule Bielefeld. Fachbereich Pflege und Gesundheit (Hrsg.).

Koch, S., Riedel, S. & Langer, G. (2019). Zur Akademisierung nichtärztlicher Mitarbeiter in der Notfall- und Rettungsmedizin. Pädagogik für Gesundheitsberufe, 6(2), S. 139–146.

Lehrerinnenfortbildung (o. J.). Was sind Webquests? Online unter: https://lehrerfortbildung-bw.de/u_gestaltlehrlern/projekte/webquest/definition.html (02.10.2024).

Lehrer-online (o. J.). Wikis im Unterricht. Online unter: https://www.lehrer-online.de/unterricht/sekundarstufen/naturwissenschaften/informatik/unterrichtseinheit/seite/ue/soziale-medien-online-communities-wikis-und-blogs/wikis-im-unterricht/ (02.10.2024).

Loos, M. (2022). Eine NotSan-Berufsfelddidaktik auf der Grundlage der interaktionistischen Pflegedidaktik. Schwerpunkt: Entwicklung sozialer Kompetenzen. Pädagogik der Gesundheitsberufe, (9)4, S. 203–212.

Malteser Deutschland (2015). Versorgung von Menschen mit Demenz im Rettungsdienst. Fachstelle Demenz (Hrsg.). Online unter: https://silo.tips/download/versorgung-von-menschen-mit-demenz-im-rettungsdienst-malteser-kompetenz-in-demen (letzter Zugriff: 13.09.2024).

Marchwacka, M. (2021). Kritische Berufssituationen als Lernanlässe. Der pädagogische Blick. Zeitschrift für Wissenschaft und Praxis in pädagogischen Berufen, 29(4), S. 280–282.

Meyer, M. A. (2008). Unterrichtsplanung aus der Perspektive der Bildungsgangforschung. In: M. A. Meyer, S. Hellkamps & M. Prenzel (Hrsg.). Perspektiven der Didaktik. Wiesbaden: VS-Verlag für Sozialwissenschaften, S. 117–137.

Müller, H. J., König, H. & Prescher, T. (2020). Arbeitsprozessorientierung in der Berufsausbildung von Notfallsanitäter/innen. Notfall + Rettungsmedizin, 23(1), S. 1–15.

Muths, S. (2013). Lerninseln. In: R. Ertl-Schmuck & U. Gerb (Hrsg.). Pflegedidaktische Handlungsfelder. Weinheim: Beltz/Juventa; S. 152–185.

Muths, S. & Darmann-Finck, I. (2019). Bremer Curriculum für die Ausbildung zur Pflegefachfrau/zum Pflegefachmann. Entwurf. Bibliomed Pflege. Online unter: https://www.bibliomed-pflege.de/fileadmin/user_upload/BibPflege/Dokumente/Oeffentlich/Downloads/Bremer_Curriculum_20191217.pdf (letzter Zugriff: 13.09.2024).

Muths, S., Partsch, S. & Darmann-Finck, I. (2019). Nationales Mustercurriculum Kommunikative Kompetenz in der Pflege (NaKomm). Manuskipt Vortrag Pflegekongress, Berlin, 17.–18.10.2019. Online unter: https://www.pflegekongress.at/html/publicpages/154417412536107.pdf (letzter Zugriff: 13.09.2024).

Oevermann, U. (1996). Theoretische Skizze einer revidierten Theorie professionalisierten Handelns. In: A. Combe & W. Helsper (Hrsg.). Pädagogische Professionalität. Untersuchungen zum Typus pädagogischen Handelns. Frankfurt a. M.: Suhrkamp. S. 70–182.

Reinhard, S. (2013). Von individuellen Wertedilemmata zu gesellschaftlichen Regeln. Möglichkeit und Notwendigkeit der Verbindung von Werte- und Politischer Bildung. Diskurs Kindheits- und Jugendforschung, 2013(3); S. 319–333.

Robinsohn, S. B. (1969). Bildungsreform als Revision des Curriculums. Neuwied: Luchterhand.

Schüßler, M. (2016). Pflegedidaktikmodelle im Kontext des Unterrichts. Eine Einführung. In: M. Schüßler (Hrsg.). Pflegepädagogik/Pflegedidaktik. Ausgewählte Themen. Berlin: Logos, S. 309–329.

Schuhmann, H. & Sander E. (2020). Pädagogik in der Notfallsanitäterausbildung. Worauf es ankommt? Rettungsdienst, 43(11), S. 33–37.

Seeger, A., Klausen, S., Thate, F., Flake, F., Peters, O., Rempe, W., Peter, M., Scheinichen, F., Günther, U., Röhrig, R. & Weyland A. (2021). Gemeindenotfallsanitäter als innovatives Einsatzmittel in der Notfallversorgung – erste Ergebnisse einer Beobachtungsstudie. Notfall Rettungsmedizin, 24(3), S. 194–202. Online unter: https://link.springer.com/article/10.1007/s10049-020-00715-6 (letzter Zugriff: 13.09.2024).

Stegmeier, R. (2000). Kompetenzentwicklung durch arbeitsintegriertes Lernen in der Berufsbildung (Dissertation Fakultät für Sozial- und Verhaltenswissenschaften, Universität Heidelberg). Archiv Universitätsbibliothek Universität Heidelberg. Online unter: http://archiv.ub.uni-heidelberg.de/volltextserver/1091/1/dissertation.pdf (letzter Zugriff: 13.09.2024).

Süßmilch, M., Burk, M., Baumann, A. & Wrenger, J. (2022). Curriculum Vollzeitausbildung Notfallsanitäterin/Notfallsanitäter. BFRA – Berliner Feuerwehr- und Rettungsdienstakademie. Fachbereich Notfall- und Rettungsmedizin. BFRA RN C – Curriculare Entwicklung (Hrsg.), unveröffentlichtes Manuskript.

Welling, K. (2007). Verstehen lernen. Schlüsselprobleme der Pflege von Menschen mit Demenz als Basis für Lernsituationen. Padua, 2(2), S. 6–11.

Wilkie, K. (2001). Das Wesen des problemorientierten Lernens. In: S. Glen & K. Wilkie (Hrsg.). Problemorientiertes Lernen für Pflegende und Hebammen, Bern: Hans Huber, S. 37–64.

Wissussek, M. (2016). Handleitung Handlungssicherheit im Einsatz. Demenzkoffer. Für Feuerwehr, Polizei und Rettungskräfte. Feuerwehr Bad Buchau, Landesfeuerwehrverband Baden-Württemberg (Hrsg.). Online unter: https://www.fwvbw.de/fileadmin/Downloads/Aktuelles/Fachgebiete/Einsatz_-_Handlungssicherheit_Demenz.pdf (letzter Zugriff: 13.09.2024).

Wunder, M. (2008). Demenz und Selbstbestimmung. Ethik in der Medizin, (8)1, S. 17–25.

LITERATUR ZU KAPITEL 2.6

Arnold, R. (2012). Ermöglichungsdidaktik – die notwendige Rahmung einer nachhaltigen Kompetenzreifung. BWP, S. 45–48.

Städeli, C., Grassi, A., Rhiner, K. & Obrist, W. (2010). Kompetenzorientiert unterrichten. Das AVIVA-Modell. Fünf Phasen guten Unterrichts. Bern: Hep.

Arnold, R., Krämer-Stürzl, A. & Siebert, H. (1999). Dozentenleitfaden. Planung und Unterrichtsvorbereitung in Fortbildung und Erwachsenenbildung. Berlin: Cornelsen Verlag.

Arnold, R. (2010). Selbstbildung oder: wer kann ich werden und wenn ja wie? Baltmannsweiler: Schneider Verlag Hohengehren.

Arnold, R. & Siebert, H. (1997). Konstruktivistische Erwachsenenbildung. Von der Deutung zur Konstruktion von Wirklichkeit. Baltmannsweiler: Schneider Verlag Hohengehren.

Bonz, B. (2006) Lernarrangements in der Berufsausbildung. Baltmannsweiler: Schneider Verlag – Hohengehren.

Volmari, K., Helakorpi, S. & Frimodt, R. Competence framework for VET professions: handbook for practitioners. Sastamala, Finland: Cedefop. Online unter: https://www.cedefop.europa.eu/files/111332_Competence_framework_for_VET_professions.pdf (letzter Zugriff: 15.09.2024).

Dewey, J. (2000/1916). Demokratie und Erziehung/Democracy and Education. Weinheim: Beltz.

EPC – European Parliament Council (2008). RECOMMENDATION OF THE EUROPEAN PARLIAMENT AND OF THE COUNCIL of 23 April 2008 on the establishment of the European Qualifications Framework for lifelong learning. Online unter: https://eur-lex.europa.eu/LexUriServ/LexUriServ.do?uri=OJ:C:2008:111:0001:0007:EN:PDF (letzter Zugriff: 15.09.2024).

Donnert, R. (1990). Am Anfang war die Tafel… Praktischer Leitfaden für Vortrag, Lehrgespräch, Moderation, Seminar und Unterweisung. München: Lexika Verlag.

Fischer, F. (2005). Projektmanagement. Unveröffentlichte Unterlagen „Berufsbegleitender internetgestützter Masterstudiengang Bildungsmanagement (MBA)", Carl von Ossietzky Universität Oldenburg, Fakultät I Bildungs- und Erziehungswissenschaften.

Fthenakis, W. E. (2004). Die politische Bedeutung der Kinderbetreuung. In: C. Henry-Huthmacher (Hrsg.). Jedes Kind zählt. Neue Wege der frühkindlichen Bildung, Erziehung und Betreuung. Zukunftsforum Politik Broschürenreihe, herausgegeben von der Konrad-Adenauer-Stiftung e. V., Nr. 58, Sankt Augustin. Online unter: https://www.fachportal-paedagogik.de/literatur/vollanzeige.html?FId=2835256 (letzter Zugriff: 15.09.2024).

Flechsig, K.-H, Haller, H.-D. (1975). Einführung in didaktisches Handeln. Stuttgart: Klett Verlag.
Frommberger, D. (2009). Theorie Deutschland: Formen der curricularen Standardisierung und Differenzierung in der beruflichen Bildung in Deutschland. In: M. Pilz (Hrsg.). Modularisierungsansätze in der Berufsbildung: Deutschland, Österreich, Schweiz sowie Großbritannien im Vergleich. Bielefeld: W. Bertelsmann Verlag, S. 21–34.
Gerstenmaier, J. & Mandl, H. (1995). Wissenserwerb unter konstruktivistischer Perspektive. Zeitschrift für Pädagogik, Jg. 6 H. 41, S. 867–888.
Gudjons, H. (1999b). Pädagogisches Grundwissen. Bad Heilbrunn: Klinkhardt Verlag.
Hume, D. (1906). Ein Traktat über die menschliche Natur. Buch 2 und 3. Hamburg: Meiner.
Heimann, P., Otto, G. & Schulz, W. (1979). Unterricht: Analyse und Planung. 10., unveränderte Auflage. Hannover: Schroedel.
Henninger, M., Mandl, H. & Balk, M. (1997). Untersuchung eines konstruktivistisch orientierten Trainingsansatzes in der Weiterbildung. In: Zeitschrift für Unterrichtswissenschaft. Jg. 25, H 4, S. 365–376.
Hoffmann, B. (2015). Der Unterrichtsentwurf. Leitfaden und Praxishilfen. Baltmannsweiler: Hohengehren Scheider Verlag.
Jank, W. & Meyer, H. (2008). Didaktische Modelle. 5. Auflage, Berlin: Cornelsen Verlag.
Kamper, D. & Wulf, C. (1987). Die sterbende Zeit. Zwanzig Diagnosen. Darmstadt: Luchterhand.
Klafki, W. (1963b). Studien zur Bildungstheorie und Didaktik. Weinheim: Beltz.
Klafki, W. (1962). Didaktische Analyse als Kern der Unterrichtsvorbereitung. In: H. Roth & A. Blumenthal (Hrsg.). Didaktische Analyse. Auswahl – Grundlegende Aufsätze aus der Zeitschrift „Die Deutsche Schule", S. 5–32.
Kron, F. W. (1994). Grundwissen Didaktik. München: UTB Verlag.
Maturana, H. & Varela, F. J. (1987). Der Baum der Erkenntnis. Die biologischen Wurzeln des menschlichen Erkennens. Bern: Scherz-Verlag.
Meyer, H. (2003). Unterrichtsmethoden. Band 1. Berlin: Cornelsen Verlag.
Nickolaus, R. (2007b). Didaktik – Modelle und Konzepte beruflicher Bildung. Orientierungsleistungen für die Praxis. Baltmannsweiler: Schneider Verlag Hohengehren.
Petersen, W. (2006). Berufliche Fähigkeiten. Social Skills. Berlin: Lit.
Prescher, T. (2021b). Flamme des Lehrens. Edewecht: S + K.
Prescher, T. (2009). Führung als organisationsbezogener Lernprozess: Zur Rekonzeptionalisierung von Self-Monitoring in einer erziehungswissenschaftlichen Perspektive. Saarbrücken: Südwestdeutscher Verlag für Hochschulschriften.
Rauner, F. & Bremer, R. (2004). Bildung im Medium beruflicher Arbeitsprozesse. Die berufspädagogische Entschlüsselung beruflicher Kompetenzen im Konflikt zwischen bildungstheoretischer Normierung und Praxisaffirmation, In: ZfPäd, Jg. 50, H. 2, S. 149–161.
Reibold, D.K & Regier, S. (2009). Training der Schlüsselqualifikationen in Schule und Beruf: Handreichung für Lehrkräfte der Sekundarstufe I sowie für betriebliche Ausbilder in Wirtschaft und Verwaltung. Renningen: expert.
Reich, K. (2012). Konstruktivistische Didaktik. Lehr- und Studienbuch mit Methodenpool. 5. Auflage, Weinheim: Beltz Verlag.
Riedl, A. (2004). Didaktik der beruflichen Bildung. Stuttgart: Steiner.
Riedl, A. (2010). Grundlagen der Didaktik (2. überarb. Aufl.). Stuttgart: Steiner.
Scharpf, R. (1999). Training und Transfer: Lernen, Anwenden und die Bedeutung fähigkeitsbezogener Kognitionen. München: Hampp Verlag.
Schelten, A. (2000). Begriffe und Konzepte der berufspädagogischen Fachsprache. Eine Auswahl. Stuttgart: Steiner.
Schwarz-Govaers, R. (2005). Subjektive Theorien als Basis für Wissen und Handeln. Pflegedidaktische Folgerungen für einen lernfeld- und problemorientierten Unterricht. In: PrinterNet, H. 1, S. 38–49.
Siebert, H. (1996). Didaktisches Handeln in der Erwachsenenbildung. Didaktik aus konstruktivistischer Sicht. 2. Auflage, Neuwied: Zielverlag.
Siebert, H. (2005). Pädagogischer Konstruktivismus. Lernzentrierte Pädagogik in Schule und Erwachsenenbildung. 3. Auflage, Weinheim: Beltz Verlag.
Staehle, W. H. (1999). Management: eine verhaltenswissenschaftliche Perspektive. 8. überarb. Auflage, München: Verlag Franz Vahlen.
Stauffer, M. (2007). Pädagogik zwischen Idealisierung und Ignoranz: eine Kritik der Theorie, Praxis und Rezeption Paulo Freires. Frankfurt: Peter Lang.
Treml, A. K. (2000). Allgemeine Pädagogik. Grundlagen, Handlungsfelder und Perspektiven der Erziehung. Stuttgart: Kohlhammer Verlag.

LITERATUR ZU KAPITEL 2.7

Albert, S. & Frieß, C. (2023). Erhebung der Qualifikationen von Lehrkräften in der Ausbildung on Notfallsanitätern und Notfallsanitäterinnen. Notfall + Rettungsmedizin 4(26), S. 297–300.
Aiken et al. (2011). Effects of Nurse Staffing and Nurse Education on Patient Deaths in Hospitals With Different Nurse Work Environments. Med Care. Dec; 49 (12), S. 1047–1053.
AGNF – Arbeitsgemeinschaft für Notfallmedizin Fürth (2020). Handlungsempfehlung für die rettungsdienstliche Bildung in Europa, Fürth. Online unter: https://em-edu.eu/wp-content/uploads/2020/11/methodenkompendium.pdf (letzter Zugriff: 27.09.2024).
Bauernfeind, L. et al (2024). The impact of advanced practitioners on patients in acute care, Frontiers in Disaster and Emergency Medicine, 2, 1399779.
Bals, T. & Dielmann, G. (2013). Neugestaltung der Gesundheitsberufe im Kontext des Deutschen

Berufsbildungssystems. In: Robert Bosch Stiftung (Hrsg). Gesundheitsberufe neu denken. Stuttgart.

Bundesministerium für Gesundheit – BMG (2023). Vorläufige Eckpunkte Pflegekompetenzgesetz. Online unter: https://www.bundesgesundheitsministerium.de/fileadmin/Dateien/3_Downloads/P/Pflegekompetenzreform/Kurzpapier_Vorlaeufige_Eckpunkte_PflegekompetenzG.pdf (letzter Zugriff: 27.09.2024).

Buchmann, U. & Greb, U. (2008). Pflegedidaktische Curriculumentwicklung – Neue Anforderungen in der Lehrerbildung. Pflegewissenschaft 05, S. 301–311.

Darmann-Finck, I. (2018). Hochschulische Erstausbildung – Voraussetzungen für eine nachhaltige Professionalisierung der Pflegepraxis. In: M. Friese (Hrsg.). Reformprojekt Care Work. Bielefeld: wbv Media.

Dohmen, G. (1965). Bildung und Schule. Die Entstehung des deutschen Bildungsbegriffes und die Entwicklung seines Verhältnisses zur Schule. Weinheim: Julius Beltz.

Friedrichs, A. & Schaub, H.-A. (2011). Akademisierung der Gesundheitsberufe – Bilanz und Zukunftsperspektive. GMS Zeitschrift für Medizinische Ausbildung, 4 (28), S. 1–13.

Hahnen, D. & Karutz, H. (2018e). Didaktische Modelle in der Ausbildung zum Notfallsanitäter: Übertragbarkeit und Anwendung von allgemein- und pflegedidaktischen Modellen. Pädagogik der Gesundheitsberufe 4–2018. DOI https://doi.org/10293.000/30000–1699.

Hülsken-Giesler, M. (2013). Hochschuldidaktik – eine Einführung. In: R. Ertl-Schmuck & U. Greb (Hrsg). Pflegedidaktische Handlungsfelder. Weinheim Basel: Beltz Juventa.

Gerholz, K. H. & Sloane; P. F. E. (2011). Lernfelder als universitäres Curriculum? – Eine hochschuldidaktische Adaption. bwp@ Berufs- und Wirtschaftspädagogik. Online unter: https://www.fachportal-paedagogik.de/literatur/vollanzeige.html?FId=3148216 (Zugriff: 27.09.2024).

Gieseke, W. (2010). Professionalisierung in der Erwachsenenbildung/Weiterbildung. In: A. von Hippel (Hrsg). Handbuch der Erwachsenenbildung. Wiesbaden: Springer VS.

Klafki, W. (1969). Didaktische Analyse als Kern der Unterrichtsvorbereitung. In: W. Klafki, et al. Didaktische Analyse, Hannover, S. 5–34.

Koch, S. & Weber, A. (2017). Zur Intention eines akademischen Studiengangs zum Notfallsanitäter. Notfall + Rettungsmedizin, Band 20, Heft 1, S. 38–44.

Koch, S. & Langer, G. (2018). Zur Implementierung evidenzbasierter Notfallmedizin (EBNM) in der Aus- und Weiterbildung von Notfallsanitätern. Pädagogik der Gesundheitsberufe 4–2018, S. 280–288.

Koch, S., Drache, D., Frenzel, J. & Männling, W. et al. (2018). Einstellung nichtärztlicher Mitarbeiter in der präklinischen Notfall- und Rettungsmedizin zu einer evidenzbasierten Notfallmedizin (EBNM). Notfall + Rettungsmedizin, Band 21, Heft 6, S. 496–504.

KMK (2010): Kultusministerkonferenz, Ländergemeinsame Strukturvorgaben für die Akkreditierung von Bachelor- und Masterstudiengängen, 247. Online unter: https://www.kmk.org/fileadmin/veroeffentlichungen_beschluesse/2003/2003_10_10-Laendergemeinsame-Strukturvorgaben.pdf (Zugriff: 27.09.2024).

McCrory, G., Patton, D., Moore, Z., O'Connor, T. & Nugent, L. (2018). The impact of advanced nurse practitioners on patient outcomes in chronic kidney disease: a systematic review. Journal of renal care, 44 (4), S. 197–209.

Lederer, B. (2014). Kompetenzen oder Bildung. Eine Analyse jüngerer Konnotationsverschiebungen des Bildungsbegriffs und Plädoyer für eine Rück- und Neubesinnung auf ein transinstrumentelles Bildungsverständnis. Innsbruck: tredition.

Neunte Stellungnahme und Empfehlung der Regierungskommission für eine moderne und bedarfsgerechte Krankenhausversorgung (2023). Online unter: https://www.bundesgesundheitsministerium.de/presse/pressemitteilungen/regierungskommission-legt-rettungsdienst-konzept-vor-pm-07-09-23.html?limit=all&cHash=064f29b63d9e6db0133d90c288767e47 (letzter Zugriff: 27.09.2024).

Prescher, T., Gabriel, O. & König, H. (2023c). Berufsfelddidaktik Rettungsdienst. Handlungskompetenz in der Nofallsanitäterausbildung systematisch fördern. Edewecht: S+K.

Raithel, J., Dollinger, B. & Hörmann, G. (2009). Einführung Pädagogik: Begriffe – Strömungen – Klassiker – Fachrichtungen. Wiesbaden: Springer VS.

Rauner, F (2018). Gegenstandsbezug: berufliche Arbeits- und Bildungsprozesse. In: P. Grollmann (Hrsg). Handbuch der Berufsbildungsforschung. Bielefeld: utb.

Sahmel, K. H. (2018). Hochschuldidaktik der Pflege und Gesundheitsfachberufe. Berlin: Springer.

Schäfer, S., Kaphengst, C., Neusius, A. & Schulz, M. (2012). Wettbewerbsfähig durch Bildung und Qualifizierung – Möglichkeiten der Personalentwicklung der Bundeswehr. In: Unterrichtsblätter für die Wehrverwaltung, S. 233–238

Schewior-Popp, S. (2014). Lernsituationen planen und gestalten – Handlungsorientierter Unterricht im Lernfeldkontext (2. Aufl.). Stuttgart: Thieme.

Sottas, B., Höppner, H., Kickbusch, I., Pelikan, J. & Probst, J. (2013). Umrisse einer neuen Gesundheitsbildungspolitik. Careum working paper 7. ZürichSpäth E (2018): POLiNA – ein Unterrichtskonzept für die Notfallsanitäter-Ausbildung. Pädagogik der Gesundheitsberufe 5, S. 255–265.

The Safety Competencies, Canadian Patient Safety Institute (2009). Online unter: https://www.healthcareexcellence.ca/en/resources/safety-competencies-framework (letzter Zugriff: 27.09.2024).

Walkenhorst, U. (2015). Gesundheitsberufe zwischen beruflicher und hochschulischer Bildung – Potenziale, Paradoxien und Perspektiven. In: A. Beaugrand. Bildung anführen. Über Hochschulmanagement nach der Bologna-Reform. Bielefeld, S. 278–299.

Wildt, J. (1997). Fachübergreifende Schlüsselqualifikationen – Leitmotiv der Studienreform? In: U. Welbers (Hrsg.). Das integrierte Handlungskonzept Studienreform. Neuwied, Kriftel, Berlin: Luchterhand, S. 198–213.

Wissenschaftsrat (2012): Empfehlungen zu hochschulischen Qualifikationen für das Gesundheitswesen. Drs. 2411–12, S. 1–113.

LITERATUR ZU KAPITEL 2.8

AGNF e. V. (2022). Arbeitsgemeinschaft Notfallmedizin Fürth e. V. Online unter: https://bildung37grad.de/fort-und-weiterbildungen/ (29.09.2024).
Ausubel, D. P. & Robinson, F. G. (1969). School Learning: An Introduction to Educational Psychology. New York: Holt, Rinehart and Winston.
Branch, R. M. (2009). Instructional Design: The ADDIE Approach. New York: Springer Science & Business Media LLC.
Curry, J., Johnson, S. & Peacock, R. (2021). Robert Gagné and the Systematic Design of Instruction. In J. K. McDonald & R. E. West. Design for Learning: Principles, Processes, and Praxis (1st ed.), S. 257–268.
ERC (2022). European Resuscitation Council. ERC Course Rules, Version 5.0. Online unter: https://www.erc.edu/assets/documents/ERC_Course_Rules_Version_20220824.pdf (29.09.2024).
GRC (2022). Deutscher Rat für Wiederbelebung. Online unter: https://www.grc-org.de/kurse/formate#anchorD01 (29.09.2020).
Hoffman, J. (2013). Instructional Design – Step by Step. Nine Easy Steps for Designing Lean, Effective, and Motivational Instruction. Bloomington: iUniverse.
Jeffers, J. M. & Poling, S. (2019). The development and implementation of a 12-month simulation-based learning curriculum for pediatric emergency medicine fellows utilizing debriefing with good judgment and rapid cycle deliberate practice. BMC Med Educ. 2019 Jan 15;19(1), S. 22.
Merill, M. D. (2002). A pebble-in-the-pond model for instructional design. Performance Improvement, 41. Online unter: https://www.academia.edu/1119280/A_pebble_in_the_pond_model_for_instructional_design (29.09.2024).
Molenda, M. (2003). In search of the elusive ADDIE model. Performance Improvement. 42., S. 34–36.
Musharyanti, L., Haryanti, F. & Claramita, M. (2021). Improving Nursing Students' Medication Safety Knowledge and Skills on Using the 4C/ID Learning Model. Journal of Multidisciplinary Healthcare, Feb 5; 14, S. 287–295.
Niegemann, H. M., Hessel, S., Hochscheid-Mauel, D., Aslanski, K., Deimann, M. & Kreuzberger, G. (2004). Kompendium E-Learning. Berlin Heidelberg: Springer.
Reinmann, G. (2015). Studientext Didaktisches Design. Hamburg: Universität Hamburg.
Resnick, L. B. (1987). Task analysis in instructional design: Some cases from mathematics. In D. Klahr (ed.), Cognition and Instruction. London: Routledge.
Seel, N. (1999). Instruktionsdesign: Modelle und Anwendungsgebiete. Unterrichtswissenschaft 27. Online unter: https://www.pedocs.de/frontdoor.php?source_opus=7725 (29.09.2024).
Skulmowski, A. & Rey, G. D. (2020). Subjective cognitive load surveys lead to divergent results for interactive learning media. Human Behavior and Emerging Technologies. Band 2, Nr. 2, S. 149–157.
van Merriënboer, J. J. & Kirschner, P. A. (2018). Ten steps to complex learning. A systematic to Four Component Instructional Design. London and New York: Routledge.
Zierer, K., & Seel, N. (2012). General Didactics and Instructional Design: eyes like twins. A transatlantic dialogue about similarities and differences, about the past and the future of two sciences of learning and teaching. SpringerPlus. Online unter: https://springerplus.springeropen.com/articles/10.1186/2193-1801-1-15 (29.09.2024).

KAPITEL

3 Konzepte beruflicher Bildung im Rettungsdienst

3.1 Das Fürther Modell des szenarienbasierten Lernens in der Notfallmedizin

Klaus Meyer

Handlungskompetenz ist in der notfallmedizinischen Bildung spätestens seit Einführung des Gesetzes über den Beruf des Notfallsanitäters in aller Munde. Diese gilt es im Rahmen der Berufsausbildung bei Lernenden zu entwickeln. Konstruktivismus und Lernfeldorientierung waren schnell tragende Begriffe und wurden intensiv diskutiert. Doch wie sieht deren Umsetzung im Bildungsalltag aus? Welche Strategien und Konzepte können von Lehrenden angewandt werden, um die Entwicklung von beruflicher Handlungskompetenz an allen Lernorten des Berufsbildes für Auszubildende möglichst effektiv zu gestalten?

Der Blick in andere Berufsfelder war zum Teil hilfreich, vor allem hinsichtlich der curricularen Arbeit. Hier konnte auf die Arbeit pflegedidaktischer Experten zurückgegriffen werden, die dem Berufsfeld Rettungsdienst didaktisch einige Jahre voraus waren. Der Blick in die pflegepädagogische Realität an vielen Berufsfachschulen für Pflege war jedoch ernüchternd. Obwohl es bildungswissenschaftlich gelungen war, didaktische Konzepte und Strategien zu entwickeln, sind klassische Unterrichtsstrategien und -formen weiterhin an vielen Bildungsorten Alltagsrealität. Warum gelang es bisher nicht, ein durchgängig konstruktivistisches System zu schaffen, und zwar vom Lehrplan bis zur Umsetzung des Unterrichts?

Die Bildungsforschung hat die Ursachen bisher nur in Ansätzen versucht zu ergründen. Aus der persönlichen Erfahrung des Autors ist ein wesentlicher Grund für dieses Theorie-Praxis-Delta, dass Lehrende – egal ob akademisiert oder beruflich qualifiziert – konkrete Handwerkzeuge für die methodische Arbeit in der Lehre benötigen. Diese wurden in der Vergangenheit von tatsächlich oder vermeintlich erfolgreichen Rollenmodellen übernommen und in das eigene Handwerkszeug übertragen. Überlässt man dies weiterhin dem Zufall, wird es schwer sein, einen erfolgreichen bildungspraktischen Rahmen in Deutschland zu etablieren.

Um dieses Theorie-Praxis-Delta für die eigenen Mitarbeitenden möglichst aufzulösen, wurden in den 2010er-Jahren in Fürth Strategien entwickelt, die es Lehrenden möglichst einfach machen sollen, erfolgreich handlungsorientierten Unterricht umzusetzen. Dafür wurden einfache bildungstheoretische Grundlagen zusammengetragen und bereits erfolgreiche Strategien anderer Akteure in einen leicht tragbaren und einfach zu öffnenden Werkzeugkasten gepackt.

Eines dieser Werkzeuge ist das „Fürther Modell des szenarienbasierten Lernens in der Notfallmedizin". Es adressiert alle Berufsgruppen, die einen notfallmedizinischen Bildungsbedarf haben – also nicht nur den Rettungsdienst, sondern auch die Pflege und Ärzte in relevanten Arbeitsbereichen.

Im Folgenden stellen wir das Fürther Modell des szenarienbasierten Lernens vor. Es besteht im Wesentlichen aus den Kernstrategien des Lehrens des Europäischen Rates für Wiederbelebung, bildungswissenschaftlichen Erkenntnissen von John Hattie (2014) und den Erfahrungen mit mehreren tausend Auszubildenden und Teilnehmenden in unterschiedlichen Bildungsformaten. Es ist vor allem ein methodischer Ansatz, der sich sowohl in die berufliche Grundbildung als auch in die berufliche Fort- und Weiterbildung integrieren lässt.

3.1.1 Aspekte des Lernens bei Erwachsenen

Auch wenn sich die neurophysiologischen Grundlagen des Lernens ähneln, unterscheiden sich die psychologischen Aspekte des Lernens von Kindern doch grundlegend von denen Erwachsener. Während Kinder Schulunterricht in der Regel als verpflichtend erfahren, erfolgt Lernen im Erwachsenenalter häufig freiwillig. In Bezug auf die berufliche Bildung im Rettungswesen kann dies zumindest für die meisten Lernenden unterstellt werden – wenngleich auf diesen grundsätzlichen Vorteil in der Berufsausbildung vermutlich nicht immer zurückgegriffen werden kann. Mehrjährige Bildungsmaßnahmen unterliegen erfahrungsgemäß komplexen Einflüssen, die auch auf die Motivation von Lernenden wirken können.

Bullock et al. (2008) führen verschiedene Faktoren auf, die das Lernen Erwachsener kennzeichnen und dabei teilweise vom Lernen von Kindern und Jugendlichen unterscheiden. Sie führen ihre Erkenntnisse unter anderem auf Erfahrungen aus zahlreichen Kursen mit mehreren zehntausend medizinischen Fachkräften in Großbritannien mit dem thematischen Fokus „Erweiterte Maßnahmen der Wiederbelebung" zurück.

Vor allem Teilnehmende beruflicher Fort- und Weiterbildung haben bereits einen langen Weg der Qualifizierung hinter sich. Dabei stellt sich die Grundfrage, wie offen diese Zielgruppe für neue Erfahrungen ist, da sich nach einer gewissen beruflichen Tätigkeit eine konservative Grundhaltung gegenüber frischen Ideen einstellt. Bullock et al. (2008) fassen ihre Ergebnisse in sechs Faktoren zusammen (➤ Tab. 3.1). Sie beziehen sich dabei auf Erkenntnisse, die bereits der Sozialpsychologe Kurt Lewin festgestellt und 1951 in seinem Artikel „Field Theory in Social Science: Selected Theoretical Papers" veröffentlichte. Lewin verwendete hier auch den bildlichen Ansatz „unfreezing – change – refreezing". Es gilt also, gefestigte Strategien im positiven Sinne aufzubrechen, einen Veränderungsprozess zu erzeugen und kognitiv wieder zu festigen. Kontinuierliches praktisches Training und Feedback spielen hierbei eine wichtige Rolle.

Der „Experiential Learning Cycle"

Wie können wir uns den Lernprozess im Kontext des szenarienbasierten Lernens nun konkret vorstellen? Bullock et al. (2015) verweisen hier auf eine Theorie, die in ihren Ursprüngen fast 100 Jahre alt ist, dem „Experiential Learning Cycle" von John Dewey (1938) – übersetzt: Zyklus erfahrungsbasierten Lernen – und der Weiterentwicklung von Kolb und Fry (1975).

„This theory was based on ideas about reflection developed in the 1930s by John Dewey (1938). One of the components is the experiential learning cycle ... This model, attributed to Kolb and Fry (1975), is a helpful source of explanation for what we do all the time. We have hundreds of experiences every day but most of them pass us by. If, however, we are to learn from them, we have to be willing and able to go round the cycle." (Bullock, Davis, Lockey & Mackaway-Jones, 2015)

Gemeint ist damit, dass Lernen in unserem Zusammenhang auf Erfahrungen basiert, die wir im Rahmen der beruflichen Tätigkeit erleben und in Form

Tab. 3.1 Wichtige Einflussfaktoren auf das Lernen Erwachsener (mod. nach Bullock et al. 2008)

Faktoren	Auswirkung
Eigenständigkeit und Selbstbestimmung	Teilnehmende haben in der Regel die Möglichkeit, selbst zu entscheiden, wie und wann sie lernen. Wird ihnen die Entscheidung genommen, beispielsweise durch eine verpflichtende Teilnahme, können innere Widerstände auftreten, bis die Lernerfahrung als bereichernd und nutzbringend empfunden wird.
Lebenserfahrung und Wissen	Die meisten Teilnehmenden haben viele Jahre formalen Lernens erlebt (öffentliche Schule, Berufsausbildung, evtl. Studium, Weiterbildungen). Dies bedeutet nicht automatisch, dass sie gegenüber neuen Ideen empfänglich sind. Es können Vorbehalte bestehen, die erst überwunden werden müssen, bevor die Bereitschaft entsteht, sich neuen Strategien zu öffnen.
Zielorientierung	Erwachsene Teilnehmende brauchen ein klares Ergebnis ihrer Anstrengungen. Lernen um des Lernens willen kann in Ausnahmefällen attraktiv sein, ist jedoch nicht regelhaft in den beruflichen Alltag eines medizinischen Spezialisten zu integrieren.
Praxisrelevanz	Praxisrelevante Themen begeistern Teilnehmende schneller als rein theoretische Erkenntnisse. Dabei darf der Anspruch nicht zu niedrig, aber auch nicht zu komplex angesetzt werden. Die Lerninhalte sollten um die Erfahrungen der Teilnehmenden herum konstruiert werden.
Anwendbarkeit	Teilnehmende haben einen großen Nutzen durch die Integration von Fertigkeiten und Wissen in anspruchsvolle Lerneinheiten, die einen Bezug zu Erlebtem oder noch zu erwartenden Ereignissen haben.
Wertschätzung	Wertschätzender Umgang „auf Augenhöhe" ist eine wichtige Voraussetzung für eine positive Lernerfahrung bei erwachsenen Teilnehmenden.

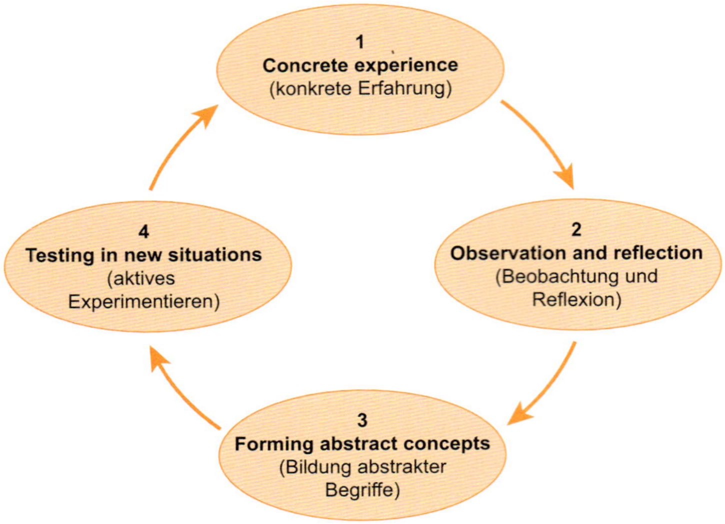

Abb. 3.1 „Experiential Learning Cycle" (mod. nach Kolb und Fry 1973) [M1467, L143].

von Bildern abspeichern. In vergleichbaren Situationen greifen wir auf diese Erlebnisse/Bilder zurück und versuchen, diese abzurufen. Der „Experiential Learning Cycle" versucht dies als einen Lernprozess in vier Schritten aufzugreifen und umsetzbar zu machen (➤ Abb. 3.1).

Die konkrete Erfahrung bildet dabei den Ausgangspunkt des Lernprozesses. Anschließend wird das Erlebte noch einmal vor Augen geführt, reflektiert und beispielsweise mögliche Ursachen für die gemachte Erfahrung ermittelt. Der Reflexionsprozess führt zu einer abstrakten Begriffsbildung. Die konkrete Erfahrung nimmt dabei Einfluss auf die Wissensstruktur des Lernenden und es kommt zu einer Generalisierung. Dabei wird von der konkreten Erfahrung auf zugrundeliegende Prinzipien geschlossen. Dadurch werden die aus der Erfahrung gewonnenen Einsichten zu neuem Wissen, das auf andere Situationen übertragen werden kann.

Der „Experiential Learning Cycle" erläutert uns auf einfache Weise den Effekt des szenarienbasierten Lernens. Wir bieten den Lernenden im Rahmen einer Bildungsmaßnahme Erlebnisse in einer sicheren Lernumgebung an, auf die sie in realen Situationen als bereits gewonnene Erfahrung zurückgreifen können.

Bullock et al. postulieren darüber hinaus, dass die Motivation der Teilnehmenden wesentlichen Einfluss auf den Lernerfolg hat. *„Adult learners have to be motivated if they are going to learn and the principle of voluntarism is a key feature of successful adult learning experiences"* (Bullock et al., 2008, S. 4). Sie formulieren in ihrem Konzept unter anderem konkrete Strategien, die Motivation der Teilnehmenden gezielt positiv zu beeinflussen. *„They need goal-orientated, relevant, practical experiences in order to get the most from teaching. While many admit only to intrinsic motivation the reality is that many external factors affect this as well"* (Bullock et al., 2015).

Bullock et al. (2015) heben dabei heraus, dass sowohl intrinsische als auch extrinsische Faktoren die Motivation von Teilnehmenden beeinflussen. Die freiwillige Teilnahme steht bei den intrinsischen Faktoren im Vordergrund. Bei den extrinsischen Faktoren nehmen Bullock et al. (2015) Bezug zur erweiterten Bedürfnispyramide von Abraham Maslow, die posthum 1971 veröffentlicht wurde.

Die Bedürfnispyramide von Abraham Maslow

Keine Frage, Maslows Pyramide wird in jedem Führungskräfteseminar „herausgekramt", obwohl ihre wissenschaftliche Basis umstritten ist. Dennoch erscheint sie in diesem Zusammenhang geeignet, um deutlich zu machen, von welchen Faktoren die Teilnehmermotivation bei Bildungsmaßnahmen abhängen kann. Die Pyramide stellt die leitenden Bedürfnisse einfach, verständlich und nachvollziehbar dar. Sie basiert auf der Annahme, dass erst grundlegende Bedürfnisse befriedigt sein müssen (am Fuße der Pyramide angesiedelt), bevor höherwertige Bedürfnisse an Bedeutung gewinnen.

Während Maslows Bedürfnispyramide auf den Menschen und seine Lebenswelt im Allgemeinen bezogen ist, übertragen Bullock et al. (2015) diese auf die Bedürfnisse von Teilnehmenden an Bildungsmaßnahmen. Sie gehen davon aus, dass zuerst wichtige Grundbedürfnisse von Teilnehmenden befriedigt sein müssen, damit der Lernprozess nicht gestört wird. Deshalb ist es wichtig auf die Rahmenbedingungen zu achten, in denen Lernen stattfinden soll. Noch wichtiger ist jedoch die psychologische Domäne, in der die Teilnehmenden untereinander in einer komplexen und dynamischen Umgebung interagieren. Es liegt in der Verantwortlichkeit des Lehrenden sicherzustellen, dass dies eine herausfordernde, aber sichere Lernumgebung ist.

Teilnehmerbedürfnisse und Vorschläge zur Umsetzung in Bildungsmaßnahmen

In der dargestellten Tabelle (➤ Tab. 3.2) sind die Ebenen aus Maslows Bedürfnispyramide mit den von Bullock et al. beschriebenen Teilnehmerbedürfnissen und konkreten Vorschlägen zur Umsetzung in einer Bildungsmaßnahme kombiniert. Während physiologische Bedürfnisse bei den meisten

Tab. 3.2 Einordnung von Teilnehmerbedürfnissen in Maslows Bedürfniskategorien (mod. nach Bullock et al. 2015)

Ebene	Bedürfnisse	Konsequenzen für Lehrveranstaltungen
Physiologische Bedürfnisse	Wärme, Essen, Trinken, Unterkunft	Achten auf geeignete Lernumgebung, angemessene Räumlichkeiten, regelmäßige Pausen und Erfrischungen, zumutbarer Arbeitstag/Lerntag.
Sicherheitsbedürfnisse	Physische und psychische Sicherheit	Garantieren der körperlichen und seelischen Unversehrtheit durch eine sichere Lernumgebung und durch adäquates Verhalten aller Beteiligten, Einhalten gesetzter Grenzen, keine offensichtliche Selbstgefährdung.
Soziale Bedürfnisse	Zugehörigkeit, Gemeinschaft	Die Möglichkeit, mit anderen in Kontakt zu kommen und Erfahrungen auszutauschen, z. B. während der Teilnehmerregistrierung, bei Eröffnungsveranstaltungen oder während der Pausen.
Individualbedürfnisse	Respekt, Vertrauen, Kompetenz	Die Möglichkeit, Wissen zu erweitern bzw. Fertigkeiten zu entwickeln und diese im Rahmen strukturierter Lerneinheiten mit unterstützendem und authentischem Feedback zu festigen.
Kognitive Bedürfnisse	Fachliche Weiterentwicklung und Verbesserung beruflicher Fähig- und Fertigkeiten	Durch Demonstration, gezielte Instruktion und Feedback durch die Lehrenden wird den Teilnehmern ein schrittweises Ausbauen ihrer Kenntnisse, Fähig- und Fertigkeiten ermöglicht.
Ästhetische Bedürfnisse	(Anm. d. Verfassers: Hier machen Bullock und Davis keine eigenen Vorschläge)	Effektive Umsetzung eines Lehrkonzeptes, beispielsweise durch Einhaltung gesetzter zeitlicher Rahmenbedingungen, durch den Einsatz erfahrener und kompetenter Lehrender mit Fokus auf erfolgreiche Lehre, ohne den Spaß am Lernen aus den Augen zu verlieren.
Selbstverwirklichung	Realitätsbezug, Anerkennung, Spontaneität, Lösungsorientierung, Ambiguitätstoleranz, Gemeinschaftsgefühl, Kreativität	Ein erfahrenes Team aus Lehrenden sollte die Fähigkeit besitzen, diese (Verhaltens-)Aspekte in der eigenen Arbeitsroutine „quasi" vorzuleben. Dies gibt den Lernenden Vertrauen und formt entsprechendes Verhalten.
(Selbst-)Transzendenz	Sorge um die Entwicklung Anderer, ICH-Sicherheit, nicht gefährdet sein durch den Erfolg Anderer	s. Selbstverwirklichung

Bildungsmaßnahmen mehr oder weniger automatisch befriedigt werden dürften, nimmt der Anspruch an die Didaktik und an die Rahmenbedingungen einer Bildungsmaßnahme zu, je weiter die Pyramide „erklommen" wird. Es bedarf großer Aufmerksamkeit und gezielter Maßnahmen, sowohl bei der Planung als auch bei der Durchführung von Bildungsmaßnahmen, um möglichst viele dieser Bedürfnisse zu befriedigen und so die Motivation der Teilnehmenden auf einem hohen Niveau zu halten und damit gute Voraussetzungen für erfolgreiches Lernen zu schaffen.

Lernwege und -prozesse bei Erwachsenen

Neben der Motivation der Lernenden gibt es noch weitere wichtige Aspekte. Lernen ist primär eine soziale Aktivität, welche die aktive Beteiligung der Lernenden erfordert. Neues Wissen wird konstruiert auf Grundlage dessen, was bereits verstanden und geglaubt wird. Lernen entwickelt sich durch die Anwendung effektiver und flexibler Strategien. Diese helfen uns zu verstehen, zu überlegen, zu erinnern und Probleme zu lösen. Lernenden muss beigebracht werden, wie sie ihr eigenes Lernen planen und kontrollieren können, wie sie ihre eigenen Lernziele setzen und Fehler korrigieren können (Hattie, 2014). Hiermit kann verdeutlicht werden, dass Lernen viel mehr als reine Wissensaneignung ist. Lernen ist Interaktion, und erfolgreiches Lernen erfordert vor allem die Kompetenz, den eigenen Lernfortschritt zu planen und zu evaluieren.

Der neuseeländische Pädagoge John Hattie verweist in Bezug auf die Anwendung geeigneter Lernstrategien auf die Veröffentlichung von Graesset et al. aus dem Jahr 2008. Er beschreibt daraus vier wesentliche Prozesse des Lernens (Graesset et al, 2008, zitiert nach Hattie, 2014), die in der folgenden Übersicht durch Praxistipps zur Umsetzung ergänzt wurden (➤ Tab. 3.3).

ZUSAMMENFASSUNG

Lernen von Erwachsenen

Für Lehrende ist es wichtig zu verstehen, wie Erwachsene lernen. Dabei ist es nicht entscheidend, unterschiedliche Lerntheorien zu kennen. Es ist vielmehr von elementarer Bedeutung zu wissen, was Erwachsene beim Lernen unterstützt und was sie hemmt. Motivation ist dabei ein zentraler Aspekt. Es ist die Aufgabe der Lehrenden, dafür zu sorgen, dass Lernende motiviert bleiben. Das kann im Rahmen einer dreijährigen Berufsausbildung ein anspruchsvolles Ziel sein. Dies ist nicht allein Aufgabe der einzelnen Lehrkräfte. Vielmehr braucht es eine entsprechende Kultur, die in einer Bildungseinrichtung etabliert und gelebt wird. Das ist Aufgabe der Organisation und vor allem der dort tätigen Führungskräfte.

Tab. 3.3 Vier wesentliche Prozesse des Lernens und Praxistipps zu Umsetzung

Prozesse	Erläuterungen
Multiple Wege zum Wissen	Lerninhalte müssen auf multiplen Wegen angeboten werden. Diese sollten räumlich und zeitlich nahe beieinander liegen und mit einem Minimum an ablenkendem Material versehen sein. Menschen können nur begrenzt mehrere Informationen gleichzeitig verarbeiten, profitieren jedoch von einer Medienvielfalt, um neue Ideen und Ansätze besser erkennen zu können. Kognitive Flexibilität verbessert sich mit multiplen Standpunkten, die Fakten, Fertigkeiten, Verfahren und tiefe konzeptionelle Prinzipien miteinander verbinden. Dabei sollte das Arbeitsgedächtnis nicht überlastet werden.
	Praxistipps des Autors zur Umsetzung: Lehrende sind gut beraten, für die jeweiligen Lerneinheiten Lernziele konkret zu formulieren, um einen unnötigen bzw. ablenkenden Informationsfluss gering zu halten. Die Lehrenden sollten über ein breites Spektrum an Methoden verfügen, sowohl medial als auch instrumental. Diese sollten gezielt und nicht inflationär eingesetzt werden. Es ist sehr wichtig darauf zu achten, den Anforderungsgrad gegenüber den Lernenden hoch zu halten, jedoch Überforderung zu vermeiden. Dies ist bei inhomogenen Gruppen besonders herausfordernd und spricht eher gegen synchronisierte Unterrichtskonzepte. Dem Austausch zwischen Lernenden und Lehrenden, aber auch zwischen den Lernenden untereinander, sollte ausreichend Raum gegeben werden.

Tab. 3.3 Vier wesentliche Prozesse des Lernens und Praxistipps zu Umsetzung. *Forts.*

Prozesse	Erläuterungen
Multiple Interaktionsprozesse	Menschen lernen am besten, indem sie mit Ideen interagieren, Ideen bewusst neu formulieren und „Aufhänger" finden, die mit den vorherigen Vorstellungen (oder Beispielen) verbunden werden können. Das ist insbesondere dann der Fall, wenn es eine Spannung gibt zwischen dem, was bereits bekannt ist, und dem, was an Neuem entdeckt wird. Skizzieren, Interagieren und Synthetisieren führt zu besserem Lernen als bloßes Nachlesen oder andere passive Strategien. Nachvollziehbare Geschichten (Coverstories) und Beispiele werden meist besser erinnert als reine Fakten und abstrakte Prinzipien. Tiefes Schlussfolgern und Lernen wird stimuliert durch Probleme, die ein kognitives Ungleichgewicht schaffen, wie Hindernisse auf dem Weg, Widersprüche, Konflikte und Anomalien. Diese Art von Lernen muss den Lernenden aber explizit beigebracht werden.
	Praxistipps des Autors zur Umsetzung: Als Lehrende haben wir diesbezüglich zwei wesentliche Aufgaben. Erstens das Erzählen von Geschichten und zweitens den Bezug zur beruflichen und/oder sozialen Realität herzustellen. Hier liegt es an uns, einen Spannungsbogen in den Lerneinheiten aufzubauen, um die Neugierde und damit die Lernmotivation auf einem hohen Niveau zu halten. Das alles muss in einem nützlichen und funktionalen Gleichgewicht erfolgen. Geschichten sollen dabei nicht zum Selbstzweck erzählt werden, sondern um Interesse zu wecken und die Relevanz aufzuzeigen. Diese Coverstories sollten nicht glatt durchlaufen werden können, sondern für die Lernenden ein Problem aufwerfen. Dieses gilt es herauszuarbeiten und zu diskutieren. Anhand des Faktenwissens sollten Lösungsansätze und Strategien (Transfer- und Syntheseleistungen) entwickelt werden. Schüler können dies nicht von allein, vielmehr muss auch diese Kompetenz erst gezielt entwickelt werden.
Multiple Gelegenheiten zum Üben	Die meisten Menschen, unabhängig davon, ob lernschwach oder begabt, benötigen multiple Gelegenheiten zum bewussten Üben. In Abständen organisierte Abläufe des Lernens sorgen für ein besseres und langfristigeres Erinnern als ein einziger Lernabschnitt. Um engagiertes und nachhaltiges Lernen aufrechtzuerhalten, ist es wichtig, dass Lernende den Wert und Zweck des Übens erkennen und ein wachsendes Gefühl des Selbstvertrauens entwickeln, wenn sie bei diesem Lernen Herausforderungen begegnen.
	Praxistipps des Autors zur Umsetzung: Lehrende sind gut beraten, lehrerzentrierten Phasen im Unterricht auch schülerzentrierte Phasen folgen zu lassen. Letztere dienen unter anderem dazu, das Gezeigte, das Präsentierte oder das Diskutierte zu wiederholen, zu verinnerlichen und zu festigen. Hierbei treten individuelle Fragen oder Probleme auf, die bevorzugt innerhalb der Gemeinschaft der Lernenden bearbeitet und geklärt werden sollten. Der Lehrende fungiert in dieser Phase vielmehr als Begleiter. Er leitet dazu an, wie die Lernenden zu Lösungswegen kommen und präsentiert nicht lediglich die Lösungen. Zunehmend verbessern die Lernenden dadurch ihre Problemlösungskompetenzen und steigern ihr Selbstvertrauen. Die Gruppenaktivitäten und die dabei entstehenden Gruppenprozesse sind wesentliche Elemente zur Entwicklung von Sozial- und auch von Personalkompetenz. Das erfordert zu Beginn einer längeren Ausbildungsphase intensive Begleitung durch die Lehrenden.
Wissen, dass wir lernen	Während des Lernens machen Menschen Fehler, gehen in falsche Richtungen, lernen falsche Informationen und begegnen unterschiedlichsten Herausforderungen. Lernende sind daher abhängig von rechtzeitigem und individuellem Feedback. Dies stellt sicher, dass sie sich effizient und effektiv auf die Erfolgskriterien zubewegen.
	Praxistipps des Autors zur Umsetzung: Lehrende in der rettungsdienstlichen Bildung neigen dazu, die Notwendigkeit von Feedback nur nach Bewältigung einer rettungsdienstlich relevanten Aufgabe zu geben, typischerweise nach einem abgearbeiteten Szenarientraining. Mindestens ebenso wichtig ist das Geben von Feedback in anderen Unterrichtsphasen, vor allem nach Gruppenaktivitäten. Hier gilt es, das Gruppenverhalten einzelner bzw. ganze Gruppenprozesse zu reflektieren und zurückzumelden. Bei Störungen sollte im Sinne des Feedforward (im Gegensatz zum Feedback) ein Fahrplan erarbeitet werden, wie bei zukünftigen Gruppenphasen ähnliche Probleme vermieden werden. Also sollte Feedback immer allgegenwärtig sein und nicht nur fachliche Leistung, sondern auch das Gruppenverhalten und die persönliche Entwicklung berücksichtigen. Einige Lernende profitieren davon, den erfolgten Lern- bzw. Entwicklungsfortschritt explizit nochmals zu formulieren bzw. durch den Lernenden selbst formulieren zu lassen.

3.1.2 Kompetenzen, Kompetenzentwicklung und berufsspezifische Realitätserfahrungen

Der Begriff Kompetenz wird in mehreren wissenschaftlichen Disziplinen verwendet. Es existieren verschiedene Definitionen, die sich im Laufe der letzten Jahrzehnte verändert und weiterentwickelt haben. Auch im wissenschaftlichen Sprachgebrauch liegt keine einheitliche Definition des Kompetenzbegriffs vor.

Kompetenzbegriff

Der Begriff Kompetenz ist in den Sozialwissenschaften seit den 1960er-Jahren in Gebrauch, stammt allerdings begriffsgeschichtlich aus der Biologie. Dort meint Kompetenz die Fähigkeit und die Bereitschaft embryonaler Zellen, auf einen bestimmten Entwicklungsreiz zu reagieren (Steig, 2000). Etymologisch stammt „Kompetenz" vom lateinischen Verb „competere" ab, das mit „zusammentreffen, ausreichend und kräftig sein", übersetzt werden kann. Das entsprechende Substantiv „competentia" meint „das Zusammentreffen bestimmter Eigenschaften" (Leitmeier, 2010).

Im Deutschen werden dem Begriff „Kompetenz" zwei unterschiedliche Aspekte zugeordnet:

- **Befähigung:** Dies bedeutet, dass eine Person bestimmte Fähigkeiten hat und damit eine Tätigkeit angemessen ausführen kann.
- **Berechtigung:** Kompetenz verstanden als Berechtigung meint eine offizielle Zuständigkeit, die eine Person hat, um eine Tätigkeit auszuführen (Leitmeier, 2010).

Im Rahmen des vorliegenden Themas steht die Bedeutung von Kompetenz als Befähigung im Vordergrund. Es ist wichtig, dies gerade in Bezug auf das Berufsfeld Rettungsdienst festzuhalten. Hier wird unter Kompetenz üblicherweise die Berechtigung verstanden, bestimmte medizinische Maßnahmen durchführen zu dürfen.

In der Erziehungswissenschaft sind die klassisch genannten Lehrer-Kompetenzen Sachkompetenz, Methodenkompetenz, Sozialkompetenz und Selbstkompetenz. Diese leiten sich von dem deutschen Pädagogen Heinrich Roth (1906–1983) ab, der sie 1971 in seiner „Pädagogischen Anthropologie" differenzierte (Leitmeier, 2010). Dewe beschreibt 1997 den Kompetenzbegriff als eine

„[...] ganz bestimmte Qualität von Wissen, die nicht inhaltlich oder sachlich bestimmt, sondern höher aggregiert ist. Kompetenz als Wissen beziehungsweise als kognitive Fähigkeit betrifft keine sachliche Phänomenebene, sondern die Fähigkeit im Umgang mit Wissen selbst. Diesen Fähigkeiten eines kompletten Umgangs mit Wissen wird in der Erwachsenenbildung schon seit längerer Zeit hohe Bedeutung beigemessen" (Dewe, 1997, zitiert nach Steig, 2000).

Es zeigt sich, dass der Begriff „Kompetenz" je nach Fachgebiet und Schwerpunkt unterschiedlich verstanden wird. Die berufliche Aus-, Fort- und Weiterbildung in der Notfallmedizin ist dazu da, berufliche Kenntnisse und Fertigkeiten von medizinischen Fachkräften zu entwickeln, zu erhalten und zu erweitern. Qualifikationen und Kompetenzen sollen dem aktuellen wissenschaftlichen Stand entsprechen. Fachkräfte sollen beispielsweise, wenn sie mit einem schwerverletzten Patienten konfrontiert werden, überlegt sowie sicher handeln und dabei die erforderlichen Maßnahmen korrekt anwenden können. Dabei stellt sich die Frage, welche Kompetenzen erforderlich sind, um diesen Anforderungen gerecht zu werden.

Handlungskompetenz als Ziel der beruflichen Ausbildung

Bei der Entwicklung des Deutschen Qualifikationsrahmens (DQR) für lebenslanges Lernen wurde ein Kompetenzverständnis zugrunde gelegt, das an der zu erwarteten Handlung orientiert ist: *„Kompetenz ist die Fähigkeit und Bereitschaft des Einzelnen, Kenntnisse und Fertigkeiten sowie persönliche, soziale und methodische Fähigkeiten zu nutzen und sich durchdacht sowie individuell und sozial verantwortlich zu verhalten"* (Enke & Kuhnke, 2013, S. 27). Dem DQR liegt ein Kompetenzkonzept zugrunde, das sich in besonderem Maße durch die Gleichwertigkeit der Säulen „Fachkompetenz" und „Personale Kompetenz" auszeichnet.

Das hier formulierte Verständnis von Kompetenz stellt einen Kompromiss dar. Dieser ist der Tatsache geschuldet, dass im Laufe der letzten 20 Jahre mehrere Modelle beschrieben wurden, welche Kompetenzen zur Handlungskompetenz führen.

Steig (2000) vergleicht fünf Modelle zum Thema Handlungskompetenz miteinander. Trotz der begrifflichen Vielfalt des Themas verwenden fast alle Modelle die Begriffe

- Fachkompetenz
- Methodenkompetenz
- Sozialkompetenz
- Personalkompetenz bzw. Individualkompetenz

Handlungskompetenz entsteht also unter dem Einfluss von mehreren Faktoren bzw. Einzelkompetenzen (➤ Tab. 3.4). Handlungskompetenz ist nicht grundsätzlich auf das berufliche Umfeld beschränkt, sondern auch auf Alltagssituationen übertragbar.

Das Ziel einer beruflichen Ausbildung muss folglich berufliche Handlungskompetenz sein (Krapp & Weidenmann, 2001, zitiert nach Enke & Kuhnke, 2013). Unter beruflicher Handlungskompetenz versteht man die Fähigkeit und Bereitschaft des Menschen, in beruflichen Situationen mittels bestimmter Fach- und Schlüsselqualifikationen die anstehenden Aufgaben und Probleme selbst erkennen und auch selbstständig lösen zu können (Oerter & Montada, 1998, zitiert nach Enke & Kuhnke, 2013). Übertragen auf die rettungsdienstliche Ausbildung bedeutet dies, dass für einen verantwortlichen Umgang mit Patienten berufliche Handlungskompetenz unerlässlich ist, um diese selbstständig oder eingebunden in ein Team sach- und fachgerecht versorgen zu können.

Berufliche Handlungskompetenz in der Notfallmedizin

Welche Komponenten zu einer Handlungskompetenz in einem bestimmten Beruf führen, hängt von dessen Anforderungs- und Qualifikationsprofil ab.

Tab. 3.4 Fach-, Methoden-, Sozial- und Personalkompetenz

Teilkompetenzen von Handlungskompetenz	
Fachkompetenz	Sie beschreibt das Verfügen über fachliche Kenntnisse, Fähigkeiten und Fertigkeiten (Schelten, 2013). In der Notfallmedizin sind dies beispielsweise theoretisches Wissen über pathophysiologische Zusammenhänge, Behandlungsstrategien und Medikamentendosierungen, aber auch die Fähigkeit, Vitalparameter korrekt einzuschätzen oder bestimmte Maßnahmen korrekt auszuführen.
Methodenkompetenz	Dazu zählt, selbstständig nach Lösungswegen für komplexe Arbeitsaufgaben zu suchen, diese anzuwenden und anschließend reflektieren zu können. Sich neue Kenntnisse, Fähigkeiten und Fertigkeiten anzueignen, zählt ebenfalls zur Methodenkompetenz und wird auch als Lernkompetenz bezeichnet (Schelten, 2013). Ein Rettungsdienstmitarbeiter muss eine Situation schnell korrekt einschätzen und geeignete Maßnahmen auswählen können, um ein medizinisches Problem zu bewältigen. Anschließend ist es wichtig, getroffene Entscheidungen bzw. angewandte Maßnahmen auf Effektivität zu prüfen und bei Bedarf zu korrigieren. Da sie oft ineinander übergehen, werden Fach- und Methodenkompetenz in einigen Modellen zusammengezogen. Andere Modelle sehen die Methodenkompetenz wiederum sowohl in der Fach-, Sozial- und Personalkompetenz gleichermaßen verankert.
Sozialkompetenz	Sie bezeichnet Fähigkeiten im Umgang mit anderen Menschen und darüber hinaus gruppenorientiertes Verhalten innerhalb von Teams. Kommunikationsfähigkeit oder Kontaktfähigkeit spielen dabei eine wichtige Rolle (Schelten, 2013). Übertragen auf die Notfallmedizin umfasst dies die gesamte Interaktion mit Patienten, Angehörigen und anderen Berufsgruppen.
Personalkompetenz	Sie betrifft die Entwicklung eines positiven Selbstbildes. Fähigkeiten sollen mit den damit zusammenhängenden emotionalen und motivationalen Aspekten der Persönlichkeitsentwicklung gezielt herausgearbeitet und reflektiert werden (Schelten, 2013). Selbstvertrauen und Selbstständigkeit spielen hier eine Rolle, ebenso wie die Entwicklung klassischer Tugenden wie Genauigkeit, Zuverlässigkeit und Pünktlichkeit. Auf den Rettungsdienst bezogen spielt hier die Identifikation mit dem Beruf eine große Rolle, ebenso der Umgang mit den damit verbundenen Belastungen.

Nun sind an einer präklinischen notfallmedizinischen Versorgung mehrere Berufsgruppen beteiligt. In Deutschland sind dies u. a. Notfallsanitäter und Ärzte. Gerhard Nadler veröffentlichte 2004 eine Untersuchung zur Ermittlung der notwendigen fachlichen Qualifikationen sowie notwendiger Softskills und kognitiver Fähigkeiten, die Mitarbeitende in der Notfallrettung besitzen sollten. Er ergänzt die bereits beschriebenen Teilkompetenzen von Handlungskompetenz um:

- Allgemeinbildung
- Körperliche Fitness
- Berufsspezifische Realitätserfahrung (die zum Teil durch Simulation ersetzt werden kann)

Möglichkeiten der Kompetenzförderung

Um die berufliche Handlungskompetenz in der rettungsdienstlichen Ausbildung zu entwickeln bzw. weiter auszuprägen, sollten die Komponenten gezielt gefördert werden, auf die man als Lehrender Einfluss nehmen kann. Allgemeinbildung und körperliche Fitness dürfen hier ausgeklammert werden. Hingegen können berufsspezifische Realitätserfahrungen durch simulative Komponenten, wie z. B. durch Szenarientrainings, sehr gut gefördert werden. Bestimmte Situationen kommen in der Realität sehr selten vor. Erfahrungen aus dem Alltag können daraus schwer abgeleitet werden. Durch den gezielten Einsatz von Skills-Training an Übungsphantomen können Teilnehmende Sicherheit in der Anwendung bestimmter Maßnahmen erlangen. Beispielhaft sei hier das Abbinden einer lebensbedrohlichen Blutung an einer Extremität mittels eines Tourniquets genannt.

3.1.3 Problem- und fallbasiertes Lernen

Problembasiertes Lernen als didaktische Grundorientierung

In der Literatur werden sowohl die Begriffe problembasiertes als auch problemorientiertes Lernen gleichermaßen verwendet. In der deutschsprachigen Literatur findet man häufiger den Begriff „Problemorientiertes Lernen (POL)“, während englischsprachige Quellen bzw. Literatur in der Regel den Begriff „Problembasiertes Lernen (PBL)“ nutzen. Aus Gründen der Vereinheitlichung wird im Folgenden von problembasiertem Lernen gesprochen.

Abgrenzung Problem versus Aufgabe

Um sich dem Ansatz des problembasierten Lernens nähern zu können, muss zunächst geklärt werden, was unter einem Problem zu verstehen ist. Von einem Problem spricht man, wenn sich ein Individuum in einem inneren oder äußeren Zustand befindet, den es aus irgendwelchen Gründen nicht für wünschenswert hält, jedoch nicht über die Mittel verfügt, um den unerwünschten Zustand in einen wünschenswerten Zielzustand zu überführen. Ein Problem ist damit durch die Faktoren des unerwünschten Ausgangszustandes, eines erwünschten Zielzustandes und einer Barriere gekennzeichnet, welche die Transformation vom Ausgangs- in den Zielzustand verhindert (Dörner, 1987). Bezogen auf einen Lernenden könnte man vereinfacht sagen: Er sieht sich mit einer Herausforderung konfrontiert, die er mit seinen derzeit verfügbaren Mitteln nicht unmittelbar bewältigen kann.

In Abgrenzung zwischen Aufgaben und Problemen beschreibt Dörner Aufgaben als geistige Anforderungen, für deren Bewältigung geeignete Methoden bekannt sind. Somit bestimmen die Vorerfahrungen einer Person, was eine Aufgabe und was ein Problem ist (Dietrich, 1987). Den Ausgangspunkt für den Lernprozess beim PBL bildet ein komplexes, interessantes und intrinsisch motivierendes Problem, welches in einem mehrstufigen Vorgehen bearbeitet wird und in der Prüfung der erarbeiteten Lösung endet (Kohler, 1998).

Rolf Werning und Ingeborg Kriwet (1999) differenzieren Probleme in prinzipiell lösbare und prinzipiell unlösbare Probleme. Erstere haben nur eine Lösungsmöglichkeit, demgegenüber stellen prinzipiell unlösbare Probleme den Lernenden vor die Situation, dass intensives Nachdenken über das Problem zu unterschiedlichen und ggf. widersprüchlichen Antworten führt. Dies macht eine Entscheidung des Lernenden erforderlich. Nach Werning und Kriwet ist problemlösendes Lernen die wesentliche Qualifikation für die Zukunft einer Person. Sie begründen ihre These damit, dass die wirklich wichtigen Fragen der Zukunft prinzipiell unlösbare Probleme darstellen, welche Entscheidungen erfordern. Der Umgang mit Problemen ist durch den Umgang mit Unsicherheit gekennzeichnet, was den Bildungswert des problemlösenden Lernens ausmacht.

Probleme im Rettungsdienst

Diese Überlegungen lassen sich auf die rettungsdienstliche Bildung übertragen. Im Berufsalltag sind Rettungskräfte häufig mit prinzipiell unlösbaren Problemen konfrontiert, die unter dem Einfluss von Stress und anderen ungünstigen Einflussfaktoren gelöst werden müssen. Die Fähigkeit, mit Problemen dieser Art erfolgreich umgehen zu können, ist ein wichtiger Faktor der beruflichen Handlungskompetenz von Mitarbeitenden im Rettungsdienst. Es ist daher wichtig, problembasierte Lern- und Lehrstrategien auch im Rahmen von Bildungsmaßnahmen der Fort- und Weiterbildung einzusetzen, um die berufliche Handlungskompetenz (Stark et al., 1995; Weber, 2007) weiterzuentwickeln. Gefragt ist laut Stark et al. (1995) nicht die routinemäßige Verrichtung angeordneter Tätigkeiten, sondern die Fähigkeit, die gestellten Aufgaben erfolgreich zu bewältigen, wiederkehrende Aufgaben möglichst ökonomisch zu erledigen und neu sichtbar werdenden Problemen gewachsen zu sein. Stark et al. bezeichnen diese Fähigkeit als Handlungskompetenz.

Der rasche Wissenszuwachs in der Medizin zieht einerseits eine schnelle Veralterung von Wissen nach sich, andererseits die immer stärkere Forderung nach evidenzbasierter Medizin. Die rettungsdienstliche Bildung muss diese Entwicklung berücksichtigen und die Lernenden entsprechend vorbereiten, sich mit „prinzipiell unlösbaren Problemen" adäquat auseinanderzusetzen, nicht nur während der Ausbildung, sondern ein Berufsleben lang. Damit ist problemlösendes Lernen ein Zugangsweg zum Konzept des lebenslangen Lernens (Fischer, 2004).

Problembasiertes Lernen: Erkenntnisse aus Studien

Hinsichtlich der Wirksamkeit von PBL fasst Weber (2007), gestützt auf mehreren empirischen Untersuchungen, Folgendes zusammen:

- PBL führt zu einer hohen Zufriedenheit bei den Lernenden und Lehrenden.
- Motivation, Akzeptanz, Selbstlernfähigkeiten und Verantwortungsbewusstsein sind beim PBL stärker entwickelt.
- Kommunikative und soziale Fähigkeiten sowie Teamfähigkeiten sind beim PBL tendenziell besser entwickelt.
- Die Entwicklung von Handlungskompetenz ist beim PBL deutlich stärker ausgeprägt.
- Der Stand des Wissens und der Kenntnisse ist beim PBL in etwa derselbe wie bei herkömmlichen Konzepten.
- Der Übersicht, der Systematik und der fachlichen Grundlagen müssen beim PBL besondere Beachtung geschenkt werden, da nicht mehr nach Fächern, sondern interdisziplinär gelernt wird.

Szenarienbasiertes Lernen: Überlegungen zum PBL

Weber (2008) bezieht sich in ihrem Buch nicht speziell auf die Gesundheitsfachberufe im Allgemeinen oder auf den Rettungsdienst im Speziellen. Auch ist die integrative Einbindung von PBL in den didaktischen Rahmen ein weitaus umfassenderer Ansatz als die Einbindung von PBL-Elementen in szenarienbasiertes Lernen. Dennoch lässt sich davon ausgehen, dass sich viele Aspekte auf diesen Einsatzbereich übertragen lassen. Die folgenden Überlegungen erscheinen in diesem Kontext sinnvoll:

- Lernende lernen besser, wenn sie mit prinzipiell unlösbaren Problemen konfrontiert werden. Was als prinzipiell unlösbar empfunden wird, ist von Lernenden zu Lernenden unterschiedlich und abhängig von deren individuellem Entwicklungsstand. Die Lehrperson muss deshalb in der Lage sein, die Anforderungen eines Szenarios an den Leistungsstand der Lernenden anzupassen und keinen „Einheitsbrei" anzubieten.
- Bei der Entwicklung von Szenarien gilt es nicht nur medizinische Parameter einzuflechten, sondern sich der erforderlichen bzw. bereits vorhandenen Problemstellungen bewusst zu sein, mit denen der Lernende im folgenden Szenario konfrontiert wird. Es muss ein Abgleich stattfinden, ob diese angemessen sind und der Lehrende muss über ein Instrumentarium verfügen, Justierungen vornehmen zu können.

- Damit Erleben zu Lernen wird, müssen Szenarien strukturiert nachbesprochen werden (➤ Kap. 3.1.7). Die dabei entstehende Reflexion und Diskussion ist für den Lernprozess von großer Bedeutung.
- Fallbasiertes Lernen (z. B. in Form von Szenarientrainings) adressiert vor allem Sozial- und Personalkompetenz. Um auch gezielt und effektiv Fachkompetenz zu entwickeln, muss szenarienbasiertes Lernen mit anderen Lernmethoden kombiniert werden. Hier können Methoden, wie beispielsweise Gruppendiskussionen oder Skills-Trainings eingesetzt werden.

Fallbasiertes Lernen

Verschiedene Ansätze in der Kognitionspsychologie heben die Bedeutung fallbasierten Lernens hinsichtlich der Speicherung und des Abrufs von Informationen aus unserem Gedächtnis hervor (Schmidt & Boshuizen, 1992). Auch in der angewandten pädagogischen Psychologie spielen fallbasierte Ansätze wie das Lernen anhand von Fallstudien (Fogarty, 1997), das problemorientierte Lernen (Gräsel, 1997) oder das problembasierte Lernen (Zumbach, 2006) zunehmend eine zentrale Rolle in der schulischen, universitären und betrieblichen Ausbildung. Das Lernen anhand von Fällen kann dazu beitragen, dass Lernende anhand authentischer Probleme unter multiplen Perspektiven ein Wissen erwerben, das sowohl Grundlagen als auch Anwendung in sich vereint. Das sind allesamt Eigenschaften einer integrierten Position des Lehrens und Lernens zwischen Instruktion und Konstruktion (Reinmann-Rothmeier & Mandl, 2001).

Einsatzmöglichkeiten

Die Einsatzmöglichkeiten für die didaktische Anwendung des fallbasierten Lernens können dabei recht unterschiedlich sein, je nach didaktischen Überlegungen oder Rahmenbedingungen. So können Fallbeispiele den zentralen Rahmen von Lerneinheiten bilden, wobei Fallbeispiele und deren Lösungen vorgestellt werden. Sie können bereichernd als Anwendungsbeispiele in Vorträgen, Diskussionen oder Workshops verwendet werden oder den Kern von schülerzentrierten Lerneinheiten darstellen, in denen die Lernenden z. B. die Lösungen selbst erarbeiten (Zumbach et al., 2019).

In der Ausbildung, gerade in der beruflichen Aus- und Weiterbildung, erscheint die Bedeutung des Lernens anhand von praktischen und komplexen Beispielen sehr effektiv. Mit dem fallbasierten Lernen können gelernte Inhalte schnell und sicher in der Praxis umgesetzt werden und der Transfer des Gelernten wird wahrscheinlicher. Daher scheint dies ein wirkungsvoller Ansatz zu sein (Zumbach et al., 2019).

Üben des Problemlöseprozesses

Die Grundidee hinter dem fallbasierten Paradigma ist einfach: Ein Problemlöseprozess nach dem fallbasierten Schema bringt es mit sich, dass neue Probleme gelöst werden, indem Lösungen, die für frühere Probleme entwickelt wurden, an die neuen Anforderungen angepasst werden (Riesbeck & Schank, 1989; Kolodner, 1997; Kolodner, 1993).

Gerade in Bereichen, in denen komplexe Probleme auftreten und wo es keine rezeptartige Lösung gibt, kommt diese Art des Lernens zur Anwendung. Dort ist es notwendig, dass man sich auf Lösungen von authentischen Fällen stützt und daraus Lösungsschritte für zukünftige, ähnliche Probleme ableitet. Oft sind solche Fallbeispiele Brücken zwischen theoretischen Modellen und der Praxis. Bei einem Problemlöseprozess müssen zwei Dinge stattfinden:

1. Es müssen Fälle aus dem Gedächtnis abgerufen werden, bei denen ähnliche Probleme gelöst wurden.
2. Diese früheren Lösungen müssen an die gegenwärtige Problemstellung angepasst werden.

Beim Problemlösen nehmen Lernende Hinweise und Informationen aus dem Kontext wahr und konstruieren daraus eine eigene innere Repräsentation der Aufgabenumwelt. Das Problem wird dann erfolgreich bearbeitet, wenn

- die Lernenden alle relevanten Informationen aus der Umgebung entnehmen und für die Lösung des Problems nutzen,
- sie ihr eigenes Modell konstruieren.

Die Lernenden müssen ihr mentales Modell als Hilfsmittel einsetzen, um Alternativen zu suchen, diese zu bewerten und mögliche Lösungswege mit den dazugehörigen Handlungen stellvertretend auszuführen (Wirth, 2006). Ein grundlegenderes, gedächtnispsychologisches Modell für diesen Problemlöseprozess stellt das Case-Based Reasoning (CBR) dar, im Sinne eines anfängerhaften, problemexplorativen Vorgehens (Ross & Kennedy, 1990; Reimann & Schult, 1996). Das Lernen durch Fallbeispiele und die durch den Fall erkannten Lösungen können prototypische Regeln und Vorgehensweisen aufzeigen. Insbesondere im Zusammenhang mit der Entwicklung von Expertise ist interessant: Experten greifen in Bereichen, in denen die Probleme sehr komplex sind und/oder es keine Formalisierungen gibt (Boshuizen & Schmidt, 1996), auf Fälle der Vergangenheit zurück, die im Gedächtnis repräsentiert sind.

ZUSAMMENFASSUNG

Fall- und problembasiertes Lernen

Fallbasiertes Lernen (case-based-learning), fallbezogene Entscheidungsfindung (case-based reasoning) und problembasiertes Lernen (problem-based learning) sind nachweislich wirksam. Realitätsnahe Fälle sollten möglichst häufig in Lerneinheiten eingebaut werden. Dies kann sowohl unterrichtsbegleitend oder als zentraler Anker erfolgen. Die Lernenden sollten an der Erarbeitung von Lösungsstrategien aktiv beteiligt werden. Dies kann im Rahmen von Diskussionen, mittels Partner- und Gruppenarbeiten und im Rahmen von Szenarientrainings erfolgen.

ANWENDUNG IN DER PRAXIS

Bezugnehmend auf das szenarienbasierte Lernen sind aus Sicht des Autors folgende Aspekte wichtig:

- Die Fälle müssen einen Bezug zur beruflichen Praxis haben und sollten nicht zu abstrakt angelegt sein. Natürlich können auch außergewöhnliche Fälle aufgearbeitet werden, sie sollten jedoch nicht Standard in der klassischen Ausbildung sein.
- Dabei ist es wichtig, dass die Lernenden mit Problemen konfrontiert werden, die ihrem Entwicklungsstand angemessen oder leicht darüber angesetzt sind. Die Probleme sollten durch den Lehrenden in der Vorbereitung gezielt definiert und konstruiert werden. Der Realitätsbezug sollte unter einer überzogenen Komplexität keinesfalls leiden.
- Die Rückmeldung durch den Lehrenden ist von großer Bedeutung. Die Lernenden sollten dazu angeregt werden, das eigene Vorgehen und die erarbeiteten Strategien kritisch zu reflektieren.
- Die Lernenden sollten an der Erarbeitung von Lösungsstrategien aktiv beteiligt werden. Das ist besonders dann wichtig, wenn die vorher gezeigte Performance Schwächen aufwies.
- Ein strukturiertes Feedback mittels der Methode „Learning Conversation" ist ein guter Einstieg und ebnet den Weg für die anschließende Fachdiskussion.

3.1.4 Strukturierung von Lerneinheiten

Szenarienbasiertes Lernen ist als Methodik üblicherweise in ein didaktisches Konzept eingebettet. Die Umsetzung dieses didaktischen Konzeptes erfolgt dann im Rahmen eines Unterrichtsplanes, der wiederum aus mehreren zeitlichen Einheiten besteht – den Lerneinheiten. Unter einer Lerneinheit wird eine thematisch abgegrenzte und in sich abgeschlossene Sequenz verstanden. Diese muss nicht unbedingt einer Unterrichtseinheit von 45 Minuten Dauer entsprechen. Die Dauer sollte, abhängig von der gewählten Methodik, in etwa der Zeit entsprechen, in der Lernende in der Lage sind, aufmerksam zu folgen. Auch unter Anwendung aktiver Methoden wird eine Obergrenze im Bereich von etwa 120 Minuten angesiedelt sein. Das ist ein Erfahrungswert. Danach empfiehlt sich eine Pause bzw. ein methodischer Wechsel.

Bezugnehmend auf die fachpraktische Rettungsdienstausbildung empfiehlt es sich, nach Möglichkeit in Kleingruppen von sechs bis acht Personen zu trainieren. Ein Teil der Gruppe übt aktiv, der andere Teil nimmt eine beobachtende Rolle ein. Bei größeren Gruppen muss mehr Zeit für eine Lerneinheit eingeplant werden, um die gleichen Lernziele zu erreichen. Trainings mit Gruppen von mehr als zwölf Personen pro Lehrperson sind aus Sicht des Autors weniger effektiv. Lernende profitieren im szenarienbasierten Training von aktivem Handeln, vor allem in der Rolle des Teamleiters. Dabei sollten sich die Anwendenden bewusst sein, dass hier Bildungsrealität und ein idealtypischer Ansatz miteinander konkurrieren. In modernen Unterrichtskonzepten lassen sich beispielsweise Selbstlernphasen, wie sie im „Selbstorganisierten Lernen (SOL)" gezielt eingesetzt werden, und Phasen der Anwendung szenarienbasierten Lernens miteinander kombinieren.

Um sicherzustellen, dass die vorgegebenen Lerninhalte in der gesetzten Zeit vermittelt werden, ist es wichtig, dass die Lehrenden die Lerneinheiten nach einer einfachen Struktur aufbauen. Das in der notfallmedizinischen Bildung bewährte Konzept „A Structured Approach to Teaching" wurde von Bullock et al. (2015) entwickelt und wird bereits in mehreren zertifizierten Kursen mit unterschiedlichen thematischen Schwerpunkten international erfolgreich angewandt.

Es sieht vor, Lerneinheiten in vier Phasen einzuteilen:

1. „Environment": Vorbereitung der Lernumgebung
2. „Set": Einführung in eine Lerneinheit
3. „Dialogue": Stoffvermittlung und Durchführung
4. „Closure": Abschluss einer Lerneinheit

Im Folgenden werden die einzelnen Phasen näher beschrieben. Dieses einfache System sollte bei allen Lerneinheiten Anwendung finden, unabhängig von der darin angesetzten Methodik.

1. „Environment" – Vorbereitung der Lernumgebung

Die Lernumgebung ist ein integraler Bestandteil des Lehr-Lernprozesses. Vor dem Beginn einer Lerneinheit sollen möglichst alle Umgebungsaspekte berücksichtigt werden, einschließlich der Raumtemperatur, Beleuchtung, Belüftung, Akustik und Bestuhlung bzw. Möblierung. Die Lernumgebung kann einen entscheidenden Einfluss darauf nehmen, wie eine Lerneinheit verläuft bzw. wie sie von den Teilnehmenden empfunden wird. Als Beispiel lässt sich die Bestuhlung eines Unterrichtsraumes anführen. Eine Kinobestuhlung, also in mehreren Reihen hintereinander, reduziert erfahrungsgemäß die Beteiligung der Teilnehmenden am Unterricht. Eine Bestuhlung in Form eines Kreises lädt die Teilnehmenden hingegen zur Mitwirkung ein. Szenarienbasiertes Training profitiert von einer offenen Bestuhlung. Das Sitzen hinter Tischen ist zwar möglich, erzeugt jedoch eher eine Distanz zwischen den Übenden und den Beobachtenden.

Eine ungünstige Temperatur oder schlechte Lichtverhältnisse untergraben eine Lerneinheit, die ansonsten akkurat vorbereitet gewesen wäre. Lernende, die den Lehrenden schlecht hören können oder eine Vorführung nicht sehen können, haben unter Umständen einen reduzierten Lernerfolg. Die Lernumgebung muss deshalb zwingend den Lernzielen angepasst werden (Bullock et al., 2015).

In Bezug auf ein szenarienbasiertes Training sind weitere Aspekte von großer Wichtigkeit. Benötigtes Trainingsmaterial muss vollständig vorhanden sein. Übungsphantome sollten vor Beginn einer Lerneinheit auf Funktion überprüft werden, damit die Lernzeit für die Teilnehmenden nicht durch unnötige Instandsetzungsmaßnahmen reduziert wird. Angefallener Abfall der vorherigen Gruppe sollte entsorgt werden. Lernende sollen das Gefühl haben, dass die Lernumgebung speziell für sie sorgfältig vorbereitet wurde. Die Lehrenden drücken so ihre Wertschätzung gegenüber den Lernenden aus. Wertschätzung ist ein wichtiger Aspekt, um die Motivation der Teilnehmenden positiv zu beeinflussen. Bezugnehmend auf die Einordnung von Teilnehmerbedürfnissen in Maslows Bedürfniskategorien (vgl. ➤ Tab. 3.2) befriedigen Lehrende grundlegende physiologische Bedürfnisse, aber auch Sicherheitsbedürfnisse der Lernenden, indem sie auf eine positive und sichere Lernumgebung achten.

2. „Set" – Einführung in eine Lerneinheit

Um den Lernerfolg möglichst frühzeitig positiv zu beeinflussen, sollen die Lernenden unmittelbar zu Beginn über wichtige Rahmenbedingungen der folgenden Lerneinheit informiert werden oder, wenn angebracht, sollen diese gemeinsam mit den Lernenden vereinbart werden (Bullock et al., 2015).

Das „Set" umfasst die ersten Minuten einer Lerneinheit. Die folgenden Aspekte sollen dabei berücksichtigt werden:

- **Atmosphäre:** Eine positive Lernatmosphäre trägt zum Wohlfühlen der Lernenden bei und ermöglicht, dass diese sich auf die Inhalte konzentrieren können, ohne von ungünstigen Umgebungsbedingungen abgelenkt zu werden. Atmosphäre wird vor allem durch die erste Phase – „Environment" – sichergestellt. Aber auch das Verhalten des Lehrenden hat auf die Atmosphäre großen Einfluss. Freundlichkeit, Offenheit und Humor (in allgemeingültigen Grenzen) fördern eine positive Atmosphäre.
- **Motivation:** Den Lernenden sollte bewusst gemacht werden, warum die folgenden Lerninhal-

te für sie relevant sind. Das Aufzeigen der Praxisrelevanz erhöht die Bereitschaft, sich mit Inhalten auseinanderzusetzen und verbessert somit das Lernen. Dies ist eine wichtige Voraussetzung für Motivation (vgl. ➤ Tab. 3.1). Es sollte jedoch vermieden werden, pauschale Formulierungen zu verwenden, wie „Das ist sicherlich die wichtigste Lerneinheit im ganzen Kurs bzw. der ganzen Ausbildung!" Es besteht die Gefahr eines Authentizitätsverlustes, wenn sich solche Aussagen, mangels Abstimmung im Team der Lehrenden, unbewusst im Kurs häufen.

- **(Lern-)Ziele:** Die Lernziele sollten durch die Lehrenden kurz dargestellt werden. Die Lernenden wissen damit, was thematisch auf sie zukommt. Das gibt ihnen die Möglichkeit, ihre eigene Fachlichkeit mit den Erwartungen der Lerneinheit zu vergleichen und im Idealfall persönliche Lernziele zu definieren. Dies nimmt unter anderem Einfluss auf die Befriedigung kognitiver Bedürfnisse der Teilnehmenden. Am Ende der Lerneinheit besteht die Möglichkeit, auf die zu Beginn formulierten Lernziele wieder Bezug zu nehmen.
- **Rollen:** Lernende sollten auch darüber informiert werden, was in der folgenden Lerneinheit von ihnen erwartet wird. Werden die Lehrinhalte durch die Lehrenden präsentiert, soll etwas erarbeitet werden, dürfen Fragen gestellt werden, darf diskutiert werden oder sollen die Lernenden in einem Szenario mitwirken? Überraschungen werden in diesem Bezug häufig als unangenehm empfunden und wirken sich möglicherweise negativ auf die Motivation der Lernenden aus (Bullock et al., 2015).

3. „Dialogue" – Stoffvermittlung und Durchführung

Dies ist der Hauptteil der geplanten Lerneinheit und beinhaltet eine Interaktion zwischen den Lernenden untereinander und den Lehrenden, die zu einer gewünschten Verhaltensänderung bei den Lernenden führen soll. „Dialogue" beinhaltet die zur Stoffvermittlung eingesetzte Methode, z. B. Vortrag, Workshop, Szenarientraining oder Skills-Training. Zeitlich hat dieser Abschnitt den größten Anteil einer Lerneinheit und muss gut geplant werden (Bullock et al., 2015).

Grundsätzlich ist ein Lehrender in der Methodenwahl frei. Um die Einheitlichkeit und auch den Erfolg einer Ausbildung sicherzustellen, aber auch um die Einhaltung der gesetzten zeitlichen Vorgaben zu gewährleisten, sollte in Erwägung gezogen werden, die Methoden bzw. zumindest eine Methodenauswahl für Lerneinheiten vorzugeben. Für diese Methoden können Lehrende dann gezielt qualifiziert werden. Gerade das szenarienbasierte Lernen/Training setzt an die Lehrenden einen hohen Anspruch. Es liegt in der Verantwortung aller Akteure, Lehrende wie Schulleitung, für eine ausreichende Qualifizierung zu sorgen.

4. „Closure" – Abschluss einer Lerneinheit

Die letzte Phase „Closure" soll einer Lerneinheit ein klar definiertes und strukturiertes Ende setzen. Sie sollte aus drei einzelnen Schritten bestehen: Fragen, Zusammenfassung und Verabschiedung (Bullock et al., 2015).

Für die Beantwortung von Fragen sollte ein eigenes Zeitfenster eingeplant werden. Dennoch sollte den Lernenden mitgeteilt werden, dass die Zeit dafür unter Umständen begrenzt ist, um den Gesamtablauf eines Ausbildungstages nicht zu gefährden. Bei Fragen, die nicht dem aktuellen Thema zugeordnet werden können, sollte der Lehrende freundlich auf die noch folgende thematisch passende Lerneinheit verweisen. Eine Zusammenfassung, unter Bezugnahme auf die zu Beginn gesetzten Lernziele, ermöglicht, dass die Lernenden mit den wichtigen Lehraussagen des Lehrenden zur nächsten Lerneinheit „entlassen" werden. Deshalb ist es wichtig, den Grundsatz „Fragen vor Zusammenfassung" einzuhalten. Dies vermeidet, dass die Lernenden die Lerneinheit verlassen und die unter Umständen unkorrekten letzten Aussagen eines Teilnehmenden im Kopf behalten. Eine kurze und angemessene Verabschiedung rundet die Lerneinheit ab. Dabei sollten die Lernenden Informationen erhalten, wann die nächste Lerneinheit beginnt, was diese thematisch vorsieht und unter Umständen, in welchem Raum sie stattfindet.

Das Konzept „A Structured Approach to Teaching" ist sehr einfach aufgebaut und wird, ob dieser Einfachheit, initial oft belächelt. Beobachtet man Lehrende in ihrer Arbeit, sind es jedoch diese einfachen Dinge, die nicht beachtet werden, wenn Lerneinheiten zeitlich und konzeptionell aus dem Ruder laufen.

3.1.5 Methoden zur Umsetzung des szenarienbasierten Lernens

Bezugnehmend auf die durch John Hattie (2014) zitierten Erkenntnisse von Graesset et al. (2008) (vgl. ➤ Tab. 3.3) gilt es nun, die postulierten vier wesentlichen Prozesse des Lernens methodisch umzusetzen. Den Prozessen können Forderungen zugeordnet werden, die den Anspruch an Lehrkonzepte im Allgemeinen kennzeichnen.

- **Multiple Wege zum Wissen:** Lerninhalte sollten anhand unterschiedlicher Methoden präsentiert werden und inhaltlich auf wesentliche Informationen fokussiert sein. Um die kognitive Flexibilität der Lernenden zu verbessern, sollten Faktenwissen und psychomotorische Fertigkeiten möglichst mit berufstypischen Abläufen verknüpft trainiert werden. Problemlösende Lehrstrategien helfen dem Lernenden, erlernte Konzepte und Verfahren auch in komplexen Situationen bedarfsgerecht anzuwenden. Um die Lernenden nicht zu überfordern, ist auf ein stufenweises Ansteigen der Anforderungen zu achten.
- **Multiple Interaktionsprozesse:** Lernende in einer Berufsausbildung benötigen einen Bezug zur beruflichen Realität und Lernen durch Weiterentwicklung ihrer bisherigen Erfahrungen und Strategien. Es gilt, das Potenzial der möglichen persönlichen Entwicklung schrittweise aufzuzeigen und zu begründen. Sich mit Problemen und deren Lösungsansätzen zu befassen, fördert den Lernprozess. Wissen, das in realistische Fallbeispiele eingebunden wird, lässt sich leichter verankern.
- **Multiple Gelegenheiten zum Üben:** Wiederholtes Üben fördert die Lerneffizienz. Wichtige Kernaussagen und Strategien sollten deshalb während einer Lerneinheit (oder innerhalb mehrerer thematisch verknüpfter Lerneinheiten) mehrmals wiederholt werden. Durch gezieltes Feedback sollen Stärken herausgearbeitet und Selbstvertrauen aufgebaut werden. Eine wertschätzende Atmosphäre beeinflusst das Selbstvertrauen der Lernenden ebenfalls positiv.
- **Wissen, dass wir lernen:** Fehler zu machen, fördert das Lernen. Vor allem praktische Lerneinheiten, wie z. B. Szenarientrainings, sollten so angelegt sein, dass sie für die Mehrzahl der Lernenden nicht problemlos lösbar sind. Anhand der aufgetretenen Probleme und der gemachten Fehler können alternative Lösungsmöglichkeiten herausgearbeitet werden.

Durch die Auswahl der richtigen Methoden sollten möglichst viele der beschriebenen Forderungen umgesetzt werden. Dies kann nur teilweise durch den Einsatz bekannter bzw. bewährter Methoden erfüllt werden. Die Neuentwicklung von Methoden, vor allem mit dem Fokus auf PBL, wird diese Lücke schließen. Bei der Beschreibung der Methoden wird die vorgestellte Struktur „Environment – Set – Dialogue – Closure" angewandt.

Methodenmix erhöht Effektivität des szenarienbasierten Lernens

Warum gehen wir hier auf unterschiedliche Methoden ein, wenn dieses Kapitel doch dem methodischen Ansatz des szenarienbasierten Lernens im Speziellen gewidmet ist? Szenarienbasiertes Lernen ist vor allem dann besonders effektiv, wenn es in einen Methodenmix eingebettet ist. Es geht bei effektiven Lernkonzepten nicht darum, Lehrende mit immer neuen vornehmlich innovativen Methoden zu konfrontieren. Der Erfolg stellt sich vor allem dann ein, wenn bewährte Methoden konsequent und klug miteinander kombiniert werden. Bevor wir uns mit dem szenarienbasierten Lernen/Training beschäftigen, soll daher kurz auf die Methoden Vortrag, Gruppendiskussion und Fertigkeitentraining (Skills-Training) geblickt werden. Anschließend wird überlegt, wie diese mit dem szenarienbasierten Training geschickt kombiniert werden können.

Der Vortrag

Der Vortrag ist an Berufsfachschulen im Gesundheitswesen eine häufig eingesetzte Methode und bei den Lernenden eher unbeliebt (Oelke & Meyer, 2013). Dennoch ist der Vortrag fest als Lehrform in nahezu allen Bereichen der Bildung verankert. Gezielt eingesetzt hat er sicherlich eine Daseinsberechtigung. Bullock et al. (2015) fassen die Vorteile des Vortrags wie folgt zusammen:

- Wesentliche Informationen können (vor allem innerhalb größerer Gruppen) verbreitet werden.
- Alle Teilnehmenden erhalten die gleichen Informationen.
- Das Interesse der Lernenden wird angeregt.
- Die Lernenden werden in Lehrinhalte oder Aufgaben, z. B. vor weiteren instruierenden Prozessen, eingeführt.

Ein Impulsvortrag kann also durchaus in einem Bildungskonzept Anwendung finden, ohne den von Oelke und Meyer (2013) beschriebenen negativen Effekt der Unbeliebtheit bei den Lernenden zu erzeugen. Dazu muss ein Vortrag gut geplant, gewissenhaft vorbereitet und gut strukturiert durchgeführt werden – wie alle anderen Methoden und Unterrichtsformen auch. Darüber hinaus sollte er nicht zu lang angelegt sein. In der Übersicht sind wichtige Aspekte für das Halten eines Vortrages aufgeführt (➤ Tab. 3.5).

Bullock et al. (2015) verweisen darauf, dass der Anteil des Gesagten an der gesamten Kommunikation nur 7 % ausmacht. 55 % der Kommunikation erfolgen nonverbal, und die restlichen 38 % fallen auf die Stimme und deren Variabilität. Damit sind vor allem der Klang, die Betonung sowie die Rhythmik bzw. Geschwindigkeit gemeint. Enthusiasmus motiviert, weckt Interesse und drückt sich unter anderem durch die Stimme aus.

Nonverbale Elemente der Kommunikation sind Gestik, Körperhaltung, Position im Raum, Nähe und Abstand zu den Teilnehmenden, Bewegung, Augenkontakt, Gesichtsausdruck und Fixierung. In der folgenden „Dos and Don'ts"-Übersicht wird etwas näher auf diese Aspekte eingegangen (➤ Tab. 3.6).

Tab. 3.5 Wichtige Aspekte bei der Umsetzung der Methode Vortrag (mod. nach Bullock et al. 2015)

Stufe	Aspekte
Environment	• Vorbereiten einer angenehmen Lernumgebung (z. B. Temperatur, Beleuchtung, bequeme Sitzmöglichkeiten) • Auswahl einer geeigneten Sitzanordnung, (z. B. Kinobestuhlung, U-Form usw.) • Vorbereiten und Testen der technischen Komponenten, (z. B. Computer, Projektor, Audioanlage) • Geeignete Positionierung der Medien zur Visualisierung (z. B. Flipchart, Whiteboard) mit guter Sicht für die Lernenden • Planung der eigenen Position im Raum mit guter Sicht auf den Präsentationsbildschirm • Direkter Blick auf eine Uhr ist gegeben
Set	• Freundliche Begrüßung der Lernenden • Formulieren der Lernziele und der thematischen Schwerpunkte des Vortrags (diese sollten auf den begleitenden Folien ausgewiesen sein) • Den zeitlichen Rahmen festsetzen und den Umgang mit Fragen bekannt geben
Dialogue	• Angemessener Enthusiasmus des Vortragenden weckt Interesse bei den Zuhörern und motiviert zum Zuhören. • Eine offene Körperhaltung schafft Vertrauen und reduziert die Distanz zu den Zuhörenden. • Angemessene Gestik und eine der Spannung angepasste Intonation erwecken Lebendigkeit. • Augenkontakt zu den Zuhörenden halten, jedoch selektiven Blickkontakt zu einzelnen vermeiden. • Humor in Maßen lockert die Atmosphäre auf. • Auf die eigene Position im Raum achten (keine hektischen und ablenkenden Bewegungsabläufe). • Den eigenen Stresskanal kennen und unter Umständen alternative und wenig störende Muster anwenden (z. B. Präsenter in die Hand nehmen als Alternative zum klickenden Kugelschreiber). • Praxisnahe Beispiele unterstützen bestimmte Aussagen, jedoch in Maßen und ohne die Rolle der eigenen Person in den Vordergrund zu stellen.
Closure	• Aufkommende Fragen klären und die Ergebnisse unter Fokussierung der wichtigsten Punkte zusammenfassen • Verabschiedung der Gruppe und Verweis auf die folgende Lerneinheit

Tab. 3.6 Dos and Don'ts bei einem Vortrag (mod. nach Bullock et al. 2015)

	Dos	Don'ts
Gestik	Sei so natürlich wie möglich	Übertriebenes Gestikulieren mit den Armen
Körperhaltung	Wirke entspannt	Steife Haltung, gegen die Wand lehnen
Position im Raum	Nutze möglichst beide Seiten des Raumes	Hinter einem Tisch sitzen, im Projektorlicht stehen, Zuhörenden die Sicht versperren, hinter den Zuhörenden stehen
Nähe und Abstand zu den Teilnehmenden	Nah genug und halte Abstand wie angebracht	Den Wohlfühlabstand der Teilnehmenden nicht beachten
Bewegung	Bewege dich natürlich und zielgerichtet, z. B. dezente Annäherung, wenn jemand eine Frage stellt oder beantwortet	Zielloses Bewegen im Raum
Augenkontakt	Durchblicke den Raum auf der Augenhöhe der Zuhörenden	Zuhörerebene meiden, Blick auf den Boden oder an die Decke, Fixieren auf den Bildschirm
Gesichtsausdruck	Schaue interessiert und lächle	Gelangweilter oder genervter Blick
Fixierung	Halte Augenkontakt zu möglichst allen Zuhörenden	Fixierung auf einen, vermeintlich zugewandten Zuhörenden

Für die Vortragenden ist diese Erkenntnis von entscheidender Bedeutung. Häufig wird davon ausgegangen, während eines Vortrages vor allem über die Fachlichkeit die Aufmerksamkeit des Publikums zu gewinnen. Dies stellt zwar eine wichtige Grundlage dar, macht aber nur einen verhältnismäßig kleinen Teil kommunikativer Prozesse aus. Daher müssen die Vortragenden vor allem an den anderen genannten Aspekten arbeiten, um als kompetent und professionell wahrgenommen zu werden. Es ist darüber hinaus wichtig zu verstehen, dass die Effektivität eines Vortrages in Bezug auf seine Lerneffizienz eher gering ist. Ein Vortrag kann helfen, sich in einem Thema zu orientieren und zu informieren. Der Glaube, dass Lernen stattfindet, während der Vortragende Inhalte verkündet, ist weit verbreitet, aber falsch. Ein Vortrag wird effektiver, wenn der Vortragende mit den Lernenden interagiert, Fragen stellt, auf Fragen eingeht und individuell erläutert. Dazu ist jedoch nicht jeder Vortragende in der Lage.

Im Rahmen des szenarienbasierten Lernens eignet sich der Vortrag gut, um den Lernenden einen Überblick über ein Themenfeld zu geben, Interesse zu wecken oder einige allgemeine Informationen zu vermitteln. Es können auch kurze fachliche Impulse gesetzt werden, sofern man sich als Lehrender bewusst ist, dass die verkündeten Inhalte nicht automatisch gelernt sind.

Die Gruppendiskussion – Strukturierter Lerndialog in der Gruppe

„Working in groups can be an extremely effective method of learning, particularly for professionals in a multidisciplinary environment. The outcomes of well-organized group activity are almost invariably better than those achieved by even the best individual member working alone." (Bullock et al., 2015, S. 43)

Die Feststellung von Bullock et al. (2015) scheinen die Erkenntnisse von Graesset et al. (2008) zu untermauern. Sie postulieren, dass das Lernverhalten von Erwachsenen durch multiple Interaktionsprozesse positiv beeinflusst wird.

Die Autoren verweisen außerdem darauf, dass sich Gruppendiskussionen sehr gut dazu eignen, theoretisches Wissen in die Praxis zu transferieren. Die Rolle des Lehrenden verändert sich dabei von einer reinen Wissensquelle zum Lernbegleiter. Die Herausforderung ist dabei, eine Lernumgebung zu schaffen, in der die Lernenden durch eine teilnehmerzentrierte Ausrichtung des Lernprozesses profitieren.

Offene und geschlossene Diskussionen

Um die Beteiligung möglichst vieler Gruppenmitglieder an der Diskussion zu ermöglichen, sollte auf kleine Gruppengrößen geachtet werden. Grundsätzlich wird zwischen offenen und geschlossenen Diskussionen unterschieden. Während bei offenen Diskussionen das Endergebnis nicht feststeht, wird bei geschlossenen Diskussionen ein klares Ziel bzw. Ergebnis verfolgt. Ethische Themen eignen sich gut für offene Diskussionen, während beispielsweise ein Behandlungsalgorithmus im Rahmen einer geschlossenen Diskussion erarbeitet werden sollte.

Gruppendiskussionen lassen sich gut mit szenarienbasiertem Training kombinieren und können so eine schlagkräftige methodische Einheit bilden. Ausgang der Diskussion ist das vorangegangene Fallbeispiel im Rahmen eines Szenarientrainings bzw. die damit verbundene Problemstellung. Auch die Kombination einer Gruppendiskussion gefolgt von einem Fallbeispiel kann ein sehr lernwirksames Methodenpaar bilden. Es liegt an dem Lehrenden, Themenschwerpunkte festzulegen. Diese ergeben sich einerseits aus den gesetzten Lernzielen, andererseits aus dem Verlauf des abgearbeiteten Falles. Dabei gibt es vorhersehbare und unvorhersehbare Komponenten. Der Anspruch an den Lehrenden ist hoch und fordert Professionalität sowie Flexibilität.

Die Rolle des Moderators

Bullock et al. (2015) führen wichtige Aspekte für die Rolle des Moderators (Lehrender) in einer geschlossenen Diskussion auf. Der Moderator
- formuliert Themenschwerpunkte,
- formuliert die Aufgaben sowie die Lernziele,
- übernimmt und behält die Führung,
- moderiert den Diskussionsverlauf aktiv,
- unterstützt den Meinungsaustausch,
- visualisiert Ergebnisse,
- bindet passive Lernende gezielt ein,
- führt bei Abschweifungen auf die Themenschwerpunkte zurück,
- bremst zu dominante Teilnehmende,
- setzt gezielt Gestik und Mimik ein und
- stellt gezielt Fragen.

In der folgenden Übersicht (➤ Tab. 3.7) werden wichtige Aspekte zur Umsetzung einer strukturierten geschlossenen Diskussion aufgeführt.

Die „Pose-Pause-Pounce-Bounce"-Technik

Zur Moderation einer Gruppendiskussion eignet sich besonders die Interaktionstechnik Pose-Pause-Pounce-Bounce. Dabei stellt der Lehrende als

Tab. 3.7 Wichtige Aspekte bei der Umsetzung der Methode geschlossene Diskussion (mod. nach Bullock et al. 2015)

Stufe	Aspekte
Environment	• Vorbereiten einer angenehmen Lernatmosphäre (z. B. Temperatur, Beleuchtung, bequeme Sitzmöglichkeiten) • Anbieten einer geeigneten Sitzanordnung, z. B. Halbkreis • Geeignete Positionierung der Medien zur Visualisierung (z. B. Flipchart, Whiteboard) mit guter Sicht für die Teilnehmenden
Set	• Freundliche Begrüßung der Teilnehmenden • Formulieren der Lernziele und der thematischen Schwerpunkte • Formulieren von Regeln für die folgende Diskussion
Dialogue	• Einstieg in die Diskussion durch das Stellen einer einleitenden Frage an die Gruppe • Korrekte Aussagen sollten visualisiert werden; inkorrekte Aussagen sollten an die Gruppe zurückgegeben werden, unter Umständen mit einer optimierten Fragestellung • Nutzen der „Pose-Pause-Pounce-Bounce"-Technik (s. u.) zur Gesprächsführung • Augenkontakt als effektives Instrument, um Kontakt zur Gruppe und zu Einzelpersonen zu halten und mit diesen nonverbal zu kommunizieren • Einbindung möglichst aller Gruppenmitglieder und ggf. Aktivierung zurückhaltender Personen
Closure	• Aufkommende Fragen klären und die Ergebnisse unter Fokussierung der wichtigsten Punkte zusammenfassen • Verabschiedung der Gruppe und Verweis auf die folgende Lerneinheit

Moderator eine Frage an die Gruppe („pose“) und gibt einige Sekunden Zeit, um über die Frage nachzudenken („pause“). Danach wählt er ein Gruppenmitglied aus und lädt es zu einer Antwort ein („pounce“). Der Lehrende greift die Antwort auf und spielt sie zurück zur Gruppe („bounce“) (Bullock et al., 2008).

Diese Methode ermöglicht das Anleiten einer dynamischen und effektiven Diskussion. Die Lehrenden haben dabei eine stark steuernde bzw. kontrollierende Rolle. Dies ist besonders bei knappen Zeitressourcen effektiv und ermöglicht eine intensive Gruppenbeteiligung. Das Risiko thematischer Abschweifungen wird reduziert. Dem Lehrenden gelingt es mit dieser Technik, die Kontrolle über die Diskussion zu behalten und dennoch möglichst vielen Lernenden eine Beteiligung zu ermöglichen.

Es ist wichtig zu verstehen, dass Lehrende als Moderatoren bei dieser Methode nicht die Hauptperson sind. Es gilt zuzuhören, nachzuhaken und am Gespräch teilzunehmen, wenn dies nützlich erscheint. Liegt der größte Redeanteil beim Moderator, läuft etwas schief. Im fortgeschrittenen Stadium einer Ausbildung oder im Umgang mit berufserfahrenen Lernenden ist das erforderliche Wissen meist in der Gruppe vorhanden. Es muss aktiviert, strukturiert und allen zugänglich gemacht werden. Für den Lernprozess ist es wichtig, die Realitäten bzw. Wissenskonstruktionen anderer kennenzulernen und mit den eigenen abzugleichen. Dies gelingt besonders gut in einer Diskussion.

Lernen ist Interaktion, und Gruppendiskussionen sind eine sehr gute Methode, Interaktion in einer Gruppe zu erzeugen bzw. zu fördern.

Skills-Training – Vermittlung medizinischer und technischer Fertigkeiten

In der Notfallmedizin, wie auch in anderen Bereichen der Medizin, ist es wichtig, bestimmte Handlungen oder Verfahren sicher durchführen zu können. Bereits in den 1970er-Jahren wurden vor allem in den USA und in den Niederlanden erste sogenannte „Skills-Labs“ aufgebaut.

Definition

Unter **„Skills-Labs“** (engl. skill = Können, Geschick; lab für laboratory = Untersuchungsraum) wird im Allgemeinen eine zentrale Trainingseinrichtung verstanden, in denen spezifische Fertigkeiten und Fähigkeiten vermittelt werden.

Zentrale Kompetenz von Skills-Labs ist die standardisierte Vermittlung praktischer Fertigkeiten in Kleingruppen. Im Gegensatz zu klinischen Praktika, in denen praktisches Lernen schwieriger isoliert werden kann und mit einer Reihe von Eindrücken überlagert ist, kann im Skills-Lab jede teilnehmende Person unter gleichen Bedingungen die praktische Fertigkeit erlernen und üben (St. Pierre & Breuer, 2013). Hinzu kommt, dass bestimmte Fertigkeiten im rettungsdienstlichen oder klinischen Alltag gar nicht ausreichend trainiert werden können, da die Fallzahl in der Realität zu gering ist.

Diese Lücke kann in der notfallmedizinischen Aus-, Fort- und Weiterbildung durch gezieltes Skills-Training weitestgehend geschlossen werden. Die sichere Anwendung solcher Fertigkeiten ist wichtig, um z. B. für das prinzipiell unlösbare Problem der Versorgung eines schwerverletzten Patienten geeignete Lösungsstrategien finden und umsetzen zu können.

Skills-Training kann PBL effektiv ergänzen

Weber (2007) hält hierzu fest, dass das PBL zwar vieles, aber nicht alles kann. Fertigkeiten werden idealerweise im Verbund mit einem Skills-Training eingeübt. Neben den Potenzialen des PBL sollten Möglichkeiten bestehen, das Erlernte zu üben, zu festigen und einen Transfer in die Praxis zu erreichen. Skills-Training kann PBL demnach effektiv ergänzen.

Die diesbezüglich beschriebenen Erkenntnisse aus der Pflegeausbildung können durchaus auf das Berufsfeld Rettungsdienst übertragen werden, da die zu erlernenden Maßnahmen ein vergleichbares Anforderungsprofil aufweisen. Skills-Trainings erscheinen in der rettungsdienstlichen Ausbildung unerlässlich.

Bullock et al. (2015) empfehlen, die folgenden Aspekte bei der Umsetzung von Skills-Trainings zu beachten (➤ Tab. 3.8).

Die „Cognitive Apprenticeship"-Methode

Um technische und motorische Skills zu erwerben, verweist Weber (2007) auf die Vermittlungsmethode „Cognitive Apprenticeship" von Collins et al. aus dem Jahr 1989. Cognitive Apprenticeship ist nichts anderes als das weiterentwickelte Lernen am Modell einer Lernbeziehung, die schon im Mittelalter zwischen Meister und Lehrling (Experte – Novize) bestand. Sie orientiert sich an Prozessen, wie sie für das Erlernen eines Handwerks typisch sind. Die Schritte der Vermittlung durch den Experten werden in sechs Phasen beschrieben (➤ Tab. 3.9)

Tab. 3.8 Wichtige Aspekte bei der Umsetzung der Methode Skills-Training (mod. nach Bullock et al. 2015)

Stufe	Aspekte
Environment	• Vorbereiten der Lernumgebung (z. B. ausreichende Skills-Trainer, ggf. weitere Hilfsmittel) • Abfälle der vorherigen Gruppe entfernen • Eine gute Sicht bei Demonstrationen für alle Gruppenmitglieder gewährleisten • Überprüfen der technischen Funktionalität • Auf eine angenehme Lernatmosphäre achten
Set	• Freundliche Begrüßung der Teilnehmenden • Formulieren der Lernziele und der thematischen Schwerpunkte • Formulieren von Regeln für die folgende Trainingseinheit
Dialogue	• Nutzen der Methode „Cognitive Apprenticeship" (s. u.), um Fertigkeiten strukturiert zu vermitteln • Korrektives Feedback, sobald ein Fehler erkannt wird • Motivation der Gruppe unter Verweis auf die Bedeutung der zu erlernenden Maßnahmen im Kontext des Kurses • Gezielte Aktivierung und Unterstützung passiver Teilnehmender
Closure	• Aufkommende Fragen klären und die Ergebnisse unter Fokussierung der wichtigsten Punkte zusammenfassen • Verabschiedung der Gruppe und Verweis auf die folgende Lerneinheit

Tab. 3.9 Phasen des Cognitive Apprenticeship nach Collins (nach Weber 2007)

Phase	Handlung	
	Lehrender (Experte)	**Lernender (Novize)**
1. Modeling	• Modellieren, Vormachen (bzw. lautes Vordenken) • Zeigen der Lernhandlungen bzw. des exemplarischen Umgangs mit einem Problem • Erklären, Kommentieren, Anleiten	Genaues Beobachten, Nachvollziehen der sonst nicht sichtbaren, hier externalistischen kognitiven (inklusive der psychomotorischen) Vorgänge
2. Coaching	• Versuche und Problemlösungen unterstützen und auf relevante Situations- und Handlungsbedingungen verweisen • Fragen stellen sowie Feedback, Tipps und Hinweise geben • Vorschläge machen und ermutigen	Nachmachen, Selbermachen und angeleitetes Üben
3. Scaffolding & Fading	• „Gerüst" bzw. Unterstützung oder Rahmen geben, Wirkungen beschreiben, Korrigieren und Fehlerursachen aufdecken, aber dem Novizen keine Schwierigkeiten abnehmen • Zunehmender Abbau der Unterstützung, Instruktion tritt in den Hintergrund, Reduktion der Hilfestellungen	• Bewältigen der Aufgabe mit direkter Unterstützung • Handlungssteuerung und Kontrolle zunehmend beim Novizen

Tab. 3.9 Phasen des Cognitive Apprenticeship nach Collins (nach Weber, 2007). *Forts.*

Phase	Handlung	
	Lehrender (Experte)	Lernender (Novize)
4. Articulation	Ermunterung des Novizen, Faktoren zu benennen und Prozesse zu verbalisieren	Laute sprachliche, explizite Artikulation der ablaufenden Denk- und Problemlösungsprozesse und des Handlungsablaufes
5. Reflection	• Unterstützen der Erfahrungsauswertung, Reflexion, Überdenken der Handlungsweise • Vergleich Handeln Novize – Experte	• Selbstbeobachtung • Vergleich mit Handlungsweise Experte (Modeling) • Rückblickende Reflexion der Handlung. Kognition und Metakognition
6. Exploration	Evaluieren und Ermöglichen eigenständiger Entwicklung	• Selbstverantwortliches Tun: Steuerung und Kontrolle, Selbstkorrektur • Eigenständige Problemlösung mit Zunahme der Autonomie • Transfer zu praktischen Aufgaben

Die 4-Stufen-Methode

Peyton (1998) empfiehlt für ein Skills-Training einen vereinfachten methodischen Ansatz, den „Four-Stage Approach" (4-Stufen-Methode):

1. Der Lehrende macht die Fertigkeit in Realgeschwindigkeit und ohne Erläuterungen vor.
2. Er wiederholt die Demonstration, ergänzt diese jedoch durch Erläuterungen.
3. Er wiederholt die Demonstration, wobei er durch den Lernenden angeleitet wird (der Lehrende fungiert quasi als Marionette).
4. Der Lernende übt die Fertigkeit eigenständig.

Ein Skills-Training ist nicht nur auf das Lernen am Modell angelegt, sondern profitiert auch von der Sprache und dem symbolischen Denken des Lehrenden. Dabei ist eine Anpassung der Anforderungen an den Lernfortschritt wichtig. Weber verweist in diesem Zusammenhang auf die Ausbildung in der Krankenpflege und postuliert, dass die instruierende Pflegeexpertin möglichst alle bei ihr ablaufenden kognitiven und metakognitiven Prozesse verbalisiert, um sie den Lernenden zugänglich zu machen. Bei der Sequenzierung der Lernaufgaben sollte auf eine zunehmende Steigerung der Komplexität und der Diversität geachtet werden, um zu einer zunehmenden Flexibilität des zunächst kontextuell gebundenen Wissens zu kommen (Weber, 2007).

Es erscheint daher sinnvoll, Skills-Trainings nicht ausschließlich isoliert anzubieten, sondern direkt mit Situationen zu verknüpfen, in denen die Maßnahme angewandt werden muss. Dies erscheint vor allem bei Fort- und Weiterbildungsmaßnahmen sinnvoll. Da die Lernenden die erforderlichen Maßnahmen in ihrer Ausbildung oder während des Studiums bereits einmal erlernt haben sollten, geht es vor allem um die Reaktivierung relevanten Wissens und um das Erzeugen einer Handlungssicherheit. Wird bei der Abarbeitung eines realistischen Falles im Rahmen eines Szenarientrainings eine bestimmte Maßnahme gefordert, die der Teilnehmende nicht beherrscht oder in dieser Situation nicht als erforderlich wahrnimmt, sieht er sich mit einem primär unlösbaren Problem konfrontiert. Die Verknüpfung von PBL, Skills-Training und Szenarientraining erscheint daher ein effektives Methodenpaket zu sein.

Szenarienbasiertes Training – Entwicklung von Handlungskompetenz

Wie in ➤ Kap. 3.1.3 ausgeführt, kann problembasiertes Lernen (PBL) einen wichtigen Beitrag zur Entwicklung beruflicher Handlungskompetenz leisten. Die bisherigen Konzepte des PBL, die in der medizinischen Bildung eingesetzt werden, sind hauptsächlich auf die Entwicklung von größeren Themenbereichen ausgelegt und daher mit einem zeitlichen Aufwand von mehreren Tagen verbunden. Dieser Ansatz ist für das szenarienbasierte Training nicht geeignet. Es gilt daher eine Methode zu konstruieren, die wichtige Grundelemente des PBL aufgreift und dies in einem Setting abbildet, das ein szenarienbasiertes Training in die rettungsdienstliche Bildung effektiv und effizient einbindet.

Das „Goal-Based Scenario"

Ein Konzept, das den konstruktivistischen Modellen der 2. Generation zugerechnet wird und auf PBL abzielt, ist das sogenannte „Goal-Based Scenario" (GBS). Ziel dieser Methode ist die Förderung von Fertigkeiten und der Erwerb von Faktenwissen im Kontext möglicher Anwendungen. Das zu vermittelnde Wissen soll mithilfe unterschiedlicher Aufgaben erworben werden, sodass es auch außerhalb der Lernumgebung anwendbar ist. Daher sollten die Aufgaben so konzipiert sein, dass sie realen Problemstellungen ähnlich sind (Niegemann & Schatta, 2013).

Die Methode basiert auf den Forschungsarbeiten von Roger Schank und sieht als Rahmen des Szenarios eine sogenannte „Coverstory" vor. Damit ist eine Rahmenhandlung gemeint, die typisierte Handlungsabläufe und dabei auftretende unerwartete und möglicherweise erwartungswidrige Ereignisse beschreibt. Ein nachhaltiger Lernprozess wird besonders dann ausgelöst, wenn bei der Verfolgung von Handlungszielen bzw. der entsprechenden Handlungsplanungen generierte Erwartungen enttäuscht werden. Wenn das eintritt, ist das Bedürfnis nach einer Erklärung besonders stark, und die Bedingungen für effektives Lernen sind besonders günstig. Versucht man zu einem späteren Zeitpunkt ein vergleichbares, ähnlich gelagertes Problem zu bewältigen, bewahrt die bereits gemachte Erfahrung vor einem nochmaligen Scheitern (Schank et al., 1999, zitiert nach Niegemann & Schatta, 2013). Das GBS-Modell eignet sich besonders für die Hochschullehre und die berufliche Bildung (Niegemann & Schatta, 2013).

Das von Schank konzipierte und von Niegemann ausformulierte GBS-Modell wurde ursprünglich entwickelt, um vor allem Medienprojekte problemorientiert konstruieren zu können. Es scheint in seiner Grundstruktur gut auf das szenarienbasierte Training in der rettungsdienstlichen Bildung übertragbar zu sein. Der problemorientierte Ansatz entspricht der Grundanforderung zur Entwicklung beruflicher Handlungskompetenz. Der von Schank beschriebene Aspekt des Lernens aus Fehlern deckt sich mit den Erkenntnissen von John Hattie (2014). Eine Coverstory zum Einstieg zu nutzen, versetzt den Lernenden in seinen beruflichen Alltag. Dies dürfte seine Bereitschaft erhöhen, sich mit den Lehrinhalten auseinanderzusetzen, da der Bezug zur Praxis unmittelbar aufgezeigt wird.

Niegemann & Schatta beschreiben sieben wesentliche Komponenten des Modells (➤ Tab. 3.10).

Tab. 3.10 Sieben wesentliche Komponenten des GBS-Modells (mod. nach Niegemann et al. 2013)

Komponenten	Beschreibung	Umsetzung
1. Lernziele	Es wird zwischen prozeduralem (auf den Ablauf bezogenes) Wissen und Inhaltswissen unterschieden. Was sollen Lernende am Ende können und welches Wissen benötigen sie dazu?	Für jedes Szenario müssen Lernziele definiert werden. Diese sollten klar, spezifisch und anspruchsvoll formuliert sein. Sie sollten dem Entwicklungsstand der Lernenden (bzw. leicht darüber) entsprechen.
2. Auftrag (Mission)	Es wird ein Auftrag erteilt, um eine bestimmte Situation zu konstruieren, in der die Lernenden ein Ziel verfolgen und Pläne machen. Die Aufgabe soll motivierend und realistisch sein.	Der Auftrag sollte authentisch sein und im Kontext der Coverstory stehen. Nebulöse Formulierungen oder Allgemeinplätze sollten vermieden werden
3. Coverstory	Die Rahmenhandlung muss den Kontext für den Auftrag liefern und die Relevanz für die Aufgabenstellung vermitteln. Es müssen Gelegenheiten geboten werden, verschiedene Fertigkeiten zu üben und Informationen zu beschaffen. Die Coverstory soll motivierend und realistisch sein.	Jedes Szenario wird mit einer konstruierten Coverstory ausgestattet, die in die folgende Versorgungssituation einführt. Sie muss realistisch sein und soll den Lernenden helfen, sich in die abstrakte Trainingssituation einzufinden. Für jedes Szenario ist bereits eine Coverstory entworfen, die einen einheitlichen Einstieg in den Fall ermöglicht.

Tab. 3.10 Sieben wesentliche Komponenten des GBS-Modells (mod. nach Niegemann et al. 2013). *Forts.*

Komponenten	Beschreibung	Umsetzung
4. Rolle der Lernenden	Die Rolle der Lernenden muss so konzipiert sein, dass während der Handlung die notwendigen Fertigkeiten und das notwendige Wissen benutzt werden können. Die Rolle soll motivierend und realistisch sein.	Die Rollen der Lernenden (in der Regel Dreier-Gruppen) werden im Voraus festgelegt. Jeder übernimmt eine wichtige und klar definierte Rolle in einem Versorgungsteam. Daraus ergeben sich bestimmte Aufgaben, die jedes Teammitglied während der Versorgung abzuarbeiten hat.
5. Szenario – Handlungen der Lernenden	Alle ausführenden Handlungen müssen eng auf den Auftrag und das Ziel bezogen sein. Es müssen Entscheidungen vorgesehen sein, deren Konsequenzen deutlich erkennbar sind. Fortschritte in Bezug auf die Aufgabenstellung müssen sichtbar gemacht werden. Bei negativen Konsequenzen muss deutlich werden, dass es sich um unerwartete bzw. erwartungswidrige Ereignisse handelt.	Die Handlungen der Lernenden beziehen sich direkt auf die konkrete Versorgungssituation. Jede ergriffene oder nicht ergriffene Maßnahme bzw. Entscheidung hat Einfluss auf den weiteren Verlauf der Versorgung und auf den Zustand des Patienten. Es liegt an dem Lehrenden, diese Einflüsse im laufenden Szenario einzubauen und bei Bedarf den Verlauf anzupassen.
6. Ressourcen	Alle Informationen, die zur Erledigung des Auftrags gebraucht werden, müssen den Lernenden gut strukturiert zur Verfügung gestellt werden und sollten leicht zugänglich sein. Diese Informationen sollten in keine Geschichten eingebunden werden, da sie so am besten von den Lernenden zur Kenntnis genommen werden.	Informationen erhalten die Lernenden quasi „just in time" durch die Anleitung des Lehrenden. Diese sollten klar und bedarfsgerecht zur Verfügung gestellt werden, möglichst ohne Abschweifungen. Zu den Ressourcen zählen auch die zur Versorgung benötigten Materialien.
7. Feedback	Feedback muss situationsbezogen und „just in time" gegeben werden, damit die erwartungswidrigen Ereignisse mit relevanten Kontextbedingungen entsprechend verknüpft werden können. Lernende werden dazu angehalten, sie gleich im Handlungsablauf zu berücksichtigen.	Feedback wird bei Bedarf während des Szenarios oder direkt im Anschluss gegeben. Der Lehrende muss während der Versorgung die Handlungen der Lernenden verfolgen, um bei Bedarf zeitgerecht eingreifen zu können.

Dabei wird auch eine mögliche Umsetzung im Rahmen der rettungsdienstlichen Bildung aufgezeigt.

Für die Lehrenden stellen vor allem die Komponenten 5 (Szenario – Handlungen der Lernenden) und 7 (Feedback) eine Herausforderung dar. Diese können im Vorfeld nicht strukturiert vorbereitet werden und sind von den Handlungen der Lernenden abhängig. Sie machen Ad-hoc-Reaktionen der Lehrenden erforderlich, um den Verlauf des Falles kontinuierlich weiterzuentwickeln. Dabei muss der Verlauf für die Lernenden realistisch und nachvollziehbar bleiben. In welcher Weise und zu welchem Zeitpunkt Feedback gegeben wird, hängt von dem Vermögen der Lernenden ab, mit den gesetzten Herausforderungen und den auftretenden Problemen zurechtzukommen.

Drei mögliche Entwicklungsstränge des szenarienbasierten Trainings

Es ergeben sich drei mögliche Entwicklungsstränge für den Rettungsdienst:

1. Die Lernenden lösen die Probleme unter Nutzung der zur Verfügung stehenden Ressourcen, beispielsweise in dem alle Teammitglieder gemeinsam zur Lösung beitragen. In diesem Fall gibt es keinen Grund, das Szenario zu unterbrechen. Die Lernenden erhalten ein ausführliches Feedback

nach Beendigung der Versorgung unter Nutzung der in ➤ Kap. 3.1.7 beschriebenen Strategien.

2. Die Lernenden kommen im Großen und Ganzen mit den Herausforderungen und den auftretenden Problemen zurecht. Sie benötigen in einem akzeptablen Rahmen Korrekturen und Unterstützung. Dieses Feedback sollte direkt im laufenden Szenario gegeben und kurz und knapp gehalten werden, um den Ablauf der simulierten Versorgung nicht zu gefährden (im Sinne von „Scaffolding", vgl. ➤ Tab. 3.9).
3. Die Lernenden sind mit der Situation sichtlich überfordert. Es erscheint unwahrscheinlich, dass der Fall zu einem positiven Ende gebracht werden kann. Da eine misslungene Versorgung in der Realität unter Umständen den Tod des Patienten zur Folge hätte, sollte diese Erfahrung auch im Training in den meisten Fällen vermieden werden. Die damit verbundenen Emotionen würden den Lernerfolg der betroffenen Lernenden unter Umständen anhaltend negativ beeinflussen. Das Szenario sollte durch den Lehrenden unterbrochen und die vorliegenden Probleme diskutiert werden. Es gilt, die Lernenden bei der Suche nach Lösungswegen zu unterstützen und anschließend das Szenario fortzusetzen oder unter Umständen gar neu zu beginnen. Zur Moderation des Problemlösungsprozesses eignet sich die Anwendung der zuvor beschriebenen Methode der geschlossenen Diskussion (vgl. ➤ Tab. 3.7).

Bullock et al. (2015) empfehlen, die folgenden Aspekte bei der Umsetzung von Szenarientrainings zu beachten (➤ Tab. 3.11).

Grundsätzlich gilt es zu beachten, dass Szenarientrainings mit einer hohen Emotionalität der Lernenden, vor allem des verantwortlichen Teamleiters, einhergehen können. Dies muss beim Geben von Feedback berücksichtigt werden. Die im Abschnitt Feedback beschriebene Methode „Learning Conversation" berücksichtigt diesen emotionalen Faktor (➤ Kap. 3.1.7). Die Kenntnis des beschriebenen „Johari-Fensters" hilft dem Lehrenden zu verstehen, auf welche Bereiche Feedback Einfluss nehmen kann und welcher Bereich bei dem Lernenden entsprechend größer oder geringer ausgeprägt ist.

Tab. 3.11 Wichtige Aspekte bei der Umsetzung der Methode Szenarientraining (mod. nach Bullock et al. 2015)

Stufe	Aspekte
Environment	• Vorbereiten der Lernumgebung (z. B. Patientensimulator, Notfallausstattung, ggf. weitere Hilfsmittel) • Abfälle der vorherigen Gruppe entfernen • Auf ausreichend Platz achten • Überprüfen der technischen Funktionalität • Sicherstellen von Sitzplätzen für alle Lernenden • Auf eine angenehme Lernatmosphäre achten
Set	• Freundliche Begrüßung der Lernenden • Formulieren der Lernziele und der thematischen Schwerpunkte • Formulieren von Regeln für die folgende Trainingseinheit • Erteilen des Handlungsauftrages und Einstieg mittels der Rahmenhandlung (Coverstory)
Dialogue	• Nutzen der Methode „Goal-Based Scenario", um die Lernenden durch das Szenario zu begleiten • Anpassung des Szenarienverlaufs unter Berücksichtigung der Problemlösungsstrategien sowie der Handlungen der Lernenden • Geben von angepasstem Feedback unter Berücksichtigung der drei skizzierten Entwicklungsstränge • Liegt der Schwerpunkt des Szenarios bei der Anwendung bestimmter Fertigkeiten, im Anschluss ein Skills-Training einbauen
Closure	• Aufkommende Fragen klären und die Ergebnisse unter Fokussierung der wichtigsten Punkte zusammenfassen • Verabschiedung der Gruppe und Verweis auf die folgende Lerneinheit

Kombination von Methoden und Entwicklung eines szenarienbasierten Lehrkonzeptes

Ein szenarienbasiertes Lehrkonzept entsteht durch die sinnvolle Kombination der beschriebenen Methoden. Kern des Lehrkonzeptes ist die Bewältigung eines rettungsdienstlichen Szenarios. Dies ist eine sehr gute Möglichkeit, nahezu alle Teilkompetenzen von Handlungskompetenz zu adressieren:

Fach- und Methodenkompetenz

Der Lernende benötigt für die Bewältigung medizinische Kenntnisse und Fertigkeiten, die er zur Einschätzung und Lösung des vorliegenden Problems (bzw. häufig sind es mehrere) benötigt. Dies gelingt ihm unter Einfluss von Stress vor allem dann, wenn er geeignete methodische Ansätze auswählt, deren Effektivität beurteilt und ggf. anpasst.

Sozialkompetenz

Der Lernende agiert in einem Szenario üblicherweise zusammen mit einem Team bzw. mit anderen beteiligten Personen (Patient, Angehörige und natürlich der Lehrende). Diese Kommunikation erfordert verbale und nonverbale Komponenten.

Personalkompetenz

Die eigene Rolle, ob als Teamleiter oder Teammitglied, wird im szenarienbasierten Training zunehmend entwickelt. Wie sehe ich mich und wie sehen mich andere? Wann gerate ich unter Stress und wie verhalte ich mich dabei? Kann ich ein Team anleiten und wie ist das Feedback des Teams, meine Art der Teamführung betreffend? Bin ich in der Lage, mich als Teammitglied einzugliedern und mitzuarbeiten, obwohl ich mich selbst eher als Teamleiter sehe? Wie sehe ich mich selbst, wie sehen mich andere?

Grundlegend unterstellt der Autor, dass das Erleben eines Szenarios kein komplett abgeschlossener Lernprozess im Sinne des „Experiential Learning Cycle" von Kolb und Fry ist (vgl. ➤ Abb. 3.1). Vielmehr profitiert der Lernende bei komplexen Sachverhalten vor allem bei Schritt 3 (Bildung abstrakter Begriffe) von der Unterstützung durch den Lehrenden, aber auch durch die anderen Lernenden. Durch das Abarbeiten eines Szenarios wird ein Erlebnis geschaffen, das dem Lernenden nun zusätzlich zu Verfügung steht. Dieses Erlebnis muss nun mit dem Erwartungshorizont des Lehrenden abgeglichen und somit für das nächste aktive Experimentieren (Schritt 4) vorbereitet werden. Üblicherweise geschieht das durch ein strukturiertes Feedback.

Um den Prozess des Lernens weiter zu fördern, kann in einer Lerneinheit die Methode Szenarientraining mit den Methoden Skills-Training bzw. Gruppendiskussion kombiniert werden. Häufig sind mit einem Themenkomplex mehrere Behandlungsmaßnahmen verbunden, die nicht alle innerhalb eines Szenarios trainiert werden können. Auch wird eine bestimmte Maßnahme während einer Patientenversorgung nur von einem Teammitglied durchgeführt. Deshalb kann nach der Abarbeitung eines Szenarios mit anschließendem Feedback innerhalb der Lerneinheit ein Skills-Training angeboten werden, das allen Lernenden eine Trainingsmöglichkeit bietet bzw. können zusätzliche Maßnahmen vermittelt werden. Umgekehrt kann ein initiales Szenario zu Beginn einer Lerneinheit ein emotionaler Türöffner sein, der aufzeigt warum ein Thema wichtig ist und wie es im Kontext einer beruflichen Handlung stehen kann. In einem anschließenden inhaltlichen Teil einer Lerneinheit können dann ergänzende Aspekte erarbeitet werden, beispielsweise im Rahmen einer Gruppendiskussion.

Es kann also festgehalten werden: Die Bewältigung eines Szenarios wird primär dem Erleben zugeordnet. Durch anschließendes Feedback und die Kombination mit anderen Lernmethoden wird aus dem szenarienbasierten Training szenarienbasiertes Lernen.

Exemplarisches Lehrkonzept

Für die Zielgruppe Berufsfachschüler soll der Themenkomplex Behandlung von tachykarden Herzrhythmusstörungen aufbereitet werden. Es stehen dafür vier Zeitstunden zur Verfügung. Die theoretischen Grundlagen der EKG-Interpretation wurden bereits unterrichtet. Ein Lehrkonzept mit dem Ansatz szenarienbasiertes Lernen könnte wie folgt konfiguriert werden (➤ Tab. 3.12).

Tab. 3.12 Exemplarisches Lehrkonzept mit dem Ansatz szenarienbasiertes Lernen

Methode	Thema	Zeitansatz
Impulsvortrag	Überblick über den ERC-Algorithmus Tachykardie	20 min
Gruppendiskussion (geschlossen)	Einschätzung von Patienten mit tachykarden Herzrhythmusstörungen in stabil/instabil	20 min
Skills-Training	Kardioversion	30 min
Gruppendiskussion (geschlossen)	Medikamentöse Therapie	30 min
Szenarientraining 1 mit anschließendem Feedback	Schmalkomplextachykardie regelmäßig, stabil	20 min + 10 min Feedback
Szenarientraining 2 mit anschließendem Feedback	Schmalkomplextachykardie unregelmäßig, stabil	20 min + 10 min Feedback
Szenarientraining 3 mit anschließendem Feedback	Breitkomplextachykardie regelmäßig, instabil	20 min + 10 min Feedback
Szenarientraining 4 mit anschließendem Feedback	Breitkomplextachykardie unregelmäßig, stabil	20 min + 10 min Feedback
Reflexion	Einordnung des Lernfortschrittes im Gespräch zwischen dem Lehrenden und den Lernenden	20 min
Gesamt		240 min

3.1.6 Entwicklung von Szenarien

Ein Szenarientraining effektiv und gut anzuleiten, bedarf einer guten Vorbereitung. Nur sehr erfahrene Lehrende sind in der Lage, intuitiv Szenarien ohne große Vorbereitung bedarfsgerecht aus dem Stegreif bereitzustellen. Ein gut konzipiertes Szenario eröffnet den Lernenden die Möglichkeit, medizinische Fachkenntnis, Untersuchungs- und Behandlungsstrategien, technische und nicht-technische Fertigkeiten im Rahmen einer realistischen Aufgabenstellung zu trainieren. Ein gut vorbereitetes und durchgeführtes Szenarientraining ist daher ein sehr gutes Instrument, um berufliche Handlungskompetenz zu entwickeln.

Ein gutes Szenario ist einfach aufgebaut und dem Entwicklungsstand der Lernenden angepasst. Es ist ausdrücklich nicht Ziel eines Szenarientrainings, eine unnötige und häufig verwirrende Komplexität in einen Fall einzuflechten. Dies kann zu einer Überforderung der Lernenden führen und deren Lernerfolg abschwächen. Für das Trainieren solch komplexer Situationen unter Einfluss von Stress steht die „High-fidelity-Simulation" als Trainingsmethode zur Verfügung. Diese setzt als Teilnehmende fachlich versierte und damit zumindest fast fertig ausgebildete Personen voraus. Das können unter gewissen Voraussetzungen Lernende am Ende ihrer Berufsausbildung sein. In der Regel sind jedoch Fachkräfte mit Berufserfahrung Ziel einer High-fidelity-Simulation.

Elemente eines Szenarios

Ein Szenario sollte aus den folgenden Elementen bestehen (➤ Tab. 3.13):
- Titel
- Zuordnung zu einer Lernsituation
- Lernziele/Kompetenzen
- Lernumgebung
- Rahmenhandlung (Coverstory)
- Patienteninformationen
- Medizinischer Verlauf (Phasenkonzept)
- Mögliche optionale Verläufe
- Endpunkte

Zum besseren Verständnis bietet sich ein konkretes Beispiel an (➤ Tab. 3.14).

Wie bereits festgestellt, ist das Abarbeiten von Szenarien allein noch kein vollständiger Lernprozess, sondern per se ein Erlebnis für den Lernenden. Um den Experiential Learning Cycle zu schließen, benötigt es bewusste Reflexion. Um den Lernenden dabei nicht allein zu lassen, folgt beim Fürther Modell auf

Tab. 3.13 Elemente des Szenarien-Designs

Elemente	Beschreibung
Titel	Der Titel eines Szenarios dient lediglich den Lehrenden der leichteren Identifikation und hat keinen ausgewiesenen pädagogischen Effekt. Er sollte eingängig und kurz formuliert sein, z. B. „Leitersturz auf der Baustelle“ oder „Herr Müller hat Atemnot“. Der Titel ist den Lernenden im Vorfeld nicht bekannt.
Zuordnung zu einer Lernsituation	Die didaktische Aufbereitung in der beruflichen Bildung erfolgt in der Regel über die Aufgliederung des Lehrplanes in Lernfelder und diese wiederum in Lernsituationen. Viele Lernsituationen nehmen Bezug auf konkrete Einsatzsituationen, nach deren Aufbereitung durch theoretische Lerneinheiten ein nachfolgendes szenarienbasiertes praktisches Training sinnvoll erscheint. Diese Zuordnung ist wichtig, damit Lehrende und Lernende gleichermaßen den direkten Bezug zwischen theoretischem Wissen und praktischer Umsetzung erfahren können.
Lernziele/ Kompetenzen	Klar festgelegte Lernziele geben sowohl den Lernenden als auch den Lehrenden Orientierung, was von ihnen erwartet wird bzw. wo sie entsprechende Schwerpunkte setzen müssen. Lernziele verändern sich im Laufe der Ausbildung deutlich. Steht zu Beginn einer Ausbildung beispielsweise die korrekte Umsetzung wichtiger Basismaßnahmen im Vordergrund, geht es im weiteren Verlauf eher um die gezielte Anwendung von Behandlungsstrategien. Das Beherrschen der Basismaßnahmen wird dann vorausgesetzt und deren Umsetzung im Detail nicht mehr erwartet. Ein wichtiger Faktor ist dabei die zur Verfügung stehende Zeit. Es erscheint wenig sinnvoll, Übungszeit mit Dingen zu verschwenden, die zum jetzigen Zeitpunkt nicht Schwerpunkt der Ausbildung sind. **Beispiel:** *Im zweiten von drei Ausbildungsjahren sollen Lernende an einer Berufsfachschule den universellen Algorithmus zur Behandlung von Herzstillständen sicher anwenden lernen. Dabei stehen den 16 Auszubildenden einer Klasse insgesamt 16 Unterrichtseinheiten zur Verfügung. Die Lehrkraft möchte jedem Auszubildenden zwei Einsätze als Teamleitung ermöglichen, um eine gute Kompetenzentwicklung anzubahnen. Dazu müssen an den beiden Tagen 32 Trainings je 30 Minuten umgesetzt werden. Rechnet man ca. 8 Minuten Vor- und Nachbereitungszeit je Fall für den Lehrenden, so verbleiben für das Training und das Feedback knapp 22 Minuten Zeit. Das Szenario sollte demnach nicht mehr als 12 bis 15 Minuten in Anspruch nehmen, um ausreichend Zeit für ein effektives Feedback zu haben. In dieser Zeit sollte der Schwerpunkt auf der Anwendung des Algorithmus sowie den damit verbundenen Herausforderungen der Teamleitung liegen und keine Zeit verschwendet werden, beispielsweise durch das realistische Aufziehen von Medikamenten oder das Legen eines i. v.-Zugangs. Dies ist derzeit nicht Schwerpunkt der Ausbildung. Im Rahmen der Prüfungsvorbereitung müssen alle erforderlichen Kompetenzen selbstverständlich wieder zusammengeführt werden. Dann aber muss mehr Zeit zur Verfügung stehen oder die Lernenden müssen in kleinere Gruppen aufgeteilt werden.* **Lernziele müssen klar formuliert werden. Beispiele sind:** • *Der Patient soll mittels des ABCDE-Schemas initial eingeschätzt, eine mögliche Lebensbedrohung zeitnah erkannt und korrekt behandelt sowie ein Leitsymptom definiert werden.* • *Anhand des erkannten Leitsymptoms soll ein Behandlungsalgorithmus korrekt ausgewählt und angewendet werden.* • *In der Postreanimationsphase sollen Komplikationen zeitnah erkannt und korrekt behandelt werden.* • *Ein Patient mit schwerem Schädel-Hirn-Trauma soll korrekt behandelt und in den Rettungswagen verbracht werden.* Anhand dieser Beispiele wird deutlich, dass es wichtig ist, Schwerpunkte auf bestimmte Phasen der Versorgung zu richten. Es ist nicht möglich, in einem Zeitfenster von beispielsweise 20 Minuten alle Versorgungsphasen eines Einsatzes mit hoher Realitätstreue zu simulieren. Das Setzen von Schwerpunkten ist deshalb essenziell. Diese müssen den Lernenden in Form von Lernzielen im Vorfeld mitgeteilt werden, damit sie wissen, was von ihnen erwartet wird.

Tab. 3.13 Elemente des Szenarien-Designs *Forts.*

Elemente	Beschreibung
Lernumgebung	Die Gestaltung der Lernumgebung ist quasi das Bühnenbild eines Szenarios. Ein detailreiches Bühnenbild kann ein Theaterstück bereichern. Es macht die Leistung der Darsteller und damit das Theaterstück jedoch nicht automatisch besser. Gegen ein Szenarientraining im Unterrichtsraum ist grundsätzlich nichts einzuwenden. Dort können sehr gut Behandlungsstrategien und Fertigkeiten eingeübt werden. Realistische Umgebungsbedingungen und damit verbundene Herausforderungen lassen sich im Unterrichtsraum jedoch schwer abbilden. Hier können spezielle Trainingsstrecken oder das Üben an realen Orten eine gute Alternative sein. Essenziell ist dabei, dass den Lernenden jederzeit eine sichere Übungsumgebung geboten werden muss. So ist das Trainieren beispielsweise auf Baustellen in der Regel obsolet. Wird auf fremden Grundstücken geübt, müssen Haftungs- und Versicherungsfragen im Vorfeld geklärt sein. Auch im Unterrichtsraum lässt sich die Lernumgebung mit geringem Aufwand wertvoll anreichern, z. B. mit vorbereiteten Medikamentenplänen, Verpackungen, Gegenständen oder anderen Accessoires. In der Szenario-Beschreibung sollte vermerkt werden, was davon sinnvollerweise zum Einsatz kommt. Des Weiteren sollte dokumentiert werden, ob Angehörige anwesend oder Gefahren am Einsatzort vorhanden sind. Die Informationen sind für den Lehrenden bestimmt und sollen ihm helfen, das Szenario gut darstellen zu können. **Beispiel:** *Einfamilienhaus, Wohnzimmer, sehr ordentlich, Patient liegt auf dem Sofa, die Ehefrau ist anwesend, eine Medikamentenbox liegt auf dem Tisch, eine Flasche Rotwein und zwei Gläser stehen ebenfalls auf dem Tisch.* Was davon tatsächlich dargestellt wird, hängt von den Möglichkeiten der Bildungseinrichtung und wiederum vom Faktor Zeit ab. Aus Sicht des Autors hat die Realitätstreue in der Darstellung nicht unmittelbar positiven Einfluss auf den Lernerfolg. Eine zu hohe Detailverliebtheit und dadurch entstehende Komplexität können sogar zu negativen Effekten führen (siehe Hattie, 2014 – ablenkende Faktoren).
Rahmenhandlung (Coverstory)	Die Coverstory dient dazu, den abstrakten Inhalten des Szenarios einen Bezug zur beruflichen Realität des Lernenden zu geben. Sie skizziert kurz und knapp eine Rahmenhandlung. Sie sollte einfach aufgebaut sein und nur die wichtigsten Informationen enthalten, die dazu nötig sind, um in den Fall „einzutauchen". Der Realitätsbezug ist eine wichtige Grundlage für eine hohe Lernmotivation und beeinflusst den Lernerfolg positiv (siehe Bullock et al., 2008). Erscheint die Coverstory den Lernenden nicht realistisch bzw. auf seinen beruflichen Kontext bezogen, können Blockaden entstehen. Präsentiert man beispielsweise einer Pflegekraft in einem CPR-Training einen präklinischen Fall, wird dies für Irritationen sorgen. Ein leistungsstarker Lernender wird diesen Einflussfaktor ausblenden und dennoch eine gute Leistung abrufen können. Ein eher leistungsschwacher oder unsicherer Lernender wird durch diesen Einflussfaktor verunsichert werden und nicht die Leistung abrufen können, die er unter optimalen Bedingungen erbringen könnte. Das führt möglicherweise zu Frust und Demotivation. Konstruiert der Lehrende die Coverstory zu komplex, öffnet er wiederum eine Flanke für weitere Fragen. Diese sind für die Bewältigung des Falles möglicherweise gar nicht erforderlich und hemmen das Team, sich auf die wesentlichen Aspekte zu konzentrieren. Als Lehrender gilt es darüber hinaus zu berücksichtigen, dass fachlich versierte Lernende in bestimmten Bereichen über mehr Fachwissen verfügen können als der Lehrende selbst. Eine zu komplexe Coverstory verleitet möglicherweise zu einem (nicht notwendigen) Tiefgang, den der Lehrende nicht in der Lage ist mitzugehen.

Tab. 3.13 Elemente des Szenarien-Designs *Forts.*

Elemente	Beschreibung
	Praxistipp: Es gibt keine Erkenntnisse darüber, welche Informationen in der Coverstory enthalten sein sollten und welche nicht. Der Autor hat in vielen Trainings die Erfahrung gemacht, dass zu viele Patienteninformationen in der Coverstory nicht hilfreich sind. Es ist daher sinnvoll, sich auf die Informationen zu beschränken, die kurz und knapp beschreiben, worum es geht und was das Team wahrnimmt, bevor es mit dem Patienten Kontakt aufnimmt. Es sollte auch auf mögliche Gefahrenquellen (z. B. Verkehr, Industriegelände, Gewaltbereitschaft) hingewiesen werden, wenn diese durch die Übungskünstlichkeit auf anderem Wege nicht erkannt werden können. Es ist jedoch zu vermeiden, Gefahren zu konkretisieren, die grundsätzlich von den Lernenden als Eigenleistung zu erwarten sind. **Beispiele:** • *Sie sind an einem Sonntagnachmittag bei gutem Wetter und moderaten Außentemperaturen auf dem RTW eingesetzt. Sie werden zu einem Verkehrsunfall auf eine Landstraße alarmiert. Zwei PKW kollidierten in der Höhe einer Einfahrt, wobei ein PKW im linken Seitenbereich schwer getroffen wurde. Mehrere Personen stehen neben den Fahrzeugen. Die Polizei ist bereits vor Ort und dabei, die Unfallstelle abzusichern.* • *Sie werden im Innenstadtbereich gegen 23 Uhr von der Polizei zu einer Ruhestörung hinzugerufen. Im 4. Stock eines Mehrfamilienhauses treffen Sie auf mehrere Beamte. Einer kniet neben einem etwa 20-jährigen Patienten und versucht, eine blutende Wunde im Brustbereich zu versorgen. Ihnen wird berichtet, dass es einen Streit gegeben habe. Es soll ein Messer im Spiel gewesen sein.* • *Sie werden in das örtliche Gymnasium gerufen. Eine Schülerin soll plötzlich über Atemnot klagen. Sie werden in den Raum des Schulsanitätsdienstes geführt. Ein Lehrer und mehrere Schulsanitäter sind vor Ort. Sie sehen eine ca. 16-jährige Patientin, sie wirkt ängstlich und dyspnoeisch.*
Patienteninformationen	Das Szenario muss mit ausreichend Informationen über den Patienten ausgestattet sein. Diese Informationen dienen dazu, dem Lernenden Fragen über das Ereignis, die Vormedikation oder Vorerkrankungen beantworten zu können. Neben den Grundinformationen wie Alter, Geschlecht, Gewicht usw. bietet das SAMPLER-Schema hier eine gute Leitstruktur. Die Informationen werden nur an den Lernenden weitergegeben, wenn er diese erfragt. Dabei ist die Übungskünstlichkeit zu beachten. **Beispiel:** *Einen real nicht vorhandenen Mülleimer wird der Lernende nicht durchsuchen, um darin befindliche Medikamentenverpackungen zu entdecken.*
Medizinischer Verlauf	Das Szenario beginnt mit dem Ausgangszustand des Patienten und damit verbundenen medizinischen Parametern. Der Verlauf hängt zum einen von der Schwere der Erkrankung/Verletzung des Patienten einerseits und von den Maßnahmen des versorgenden Teams andererseits ab. Entspricht die Leistung den Erwartungen des Lehrenden, so sollte sich der Zustand des Patienten verbessern oder zumindest nicht verschlechtern. Entspricht die Leistung des Teams nicht den Erwartungen, sollte sich dies im Zustand des Patienten widerspiegeln. Eine Zustandsverschlechterung ist ein unmittelbares Feedback für eine nicht adäquate Leistung des Teams. Nicht jede Zustandsverschlechterung muss wiederum eine nicht adäquate Leistung zur Ursache haben. Wie auch in der Realität gibt es Patienten, deren Zustand im Rahmen der rettungsdienstlichen Versorgung nicht verbessert werden kann. Lernziel muss es daher sein, dass der Lernende gegen Ende der Ausbildung zunehmend in der Lage ist, sein eigenes Handeln zu reflektieren, zu beurteilen und ggf. anzupassen. Ein Fall kann also schwer vorhergesehen werden, da der Lehrende zwar einen idealen Handlungsstrang des Teams vermuten, aber nicht vorhersehen kann. Der Lehrende muss deshalb in der Lage sein, auf unterschiedliche Ereignisse während eines Szenarios zu reagieren (siehe mögliche optionale Verläufe).

Tab. 3.13 Elemente des Szenarien-Designs *Forts.*

Elemente	Beschreibung
	Bei der Entwicklung des medizinischen Verlaufs eines Szenarios hilft ein modularer Denkansatz bzw. eine Strukturierung in Phasen (Phasenkonzept). Eine Phase umfasst einen in sich weitestgehend geschlossenen Teilabschnitt einer Versorgung und wird üblicherweise durch eine Veränderung des Patientenzustandes begrenzt. Dies soll am Beispiel eines Szenarios aus dem Themenbereich Kardiopulmonale Reanimation (CPR) verdeutlicht werden: • ***Phase 1:*** *vor dem Herzstillstand* • ***Phase 2:*** *während des Herzstillstandes* • ***Phase 3:*** *Postreanimationsphase* Das Beispiel eignet sich zur Verdeutlichung besonders gut, weil bei der CPR die Phasen durch eine sehr deutliche Veränderung des Patientenzustandes klar begrenzt sind und auch jeder Phase eine klare Behandlungs- bzw. Untersuchungsstrategie zugrunde liegt. Während Phase 1 und 3 sehr gut mittels des ABCDE-Schemas strukturiert werden können, wird Phase 2 idealerweise mit dem universellen Algorithmus zur Behandlung von Herzstillständen gelöst. Hat man als Lehrender nun für die jeweiligen Phasen einige typische Verläufe parat, lassen sich dadurch schnell unterschiedliche Fälle modular zusammenstellen. Verknüpft mit unterschiedlichen Coverstorys entstehen, selbst mit einem begrenzten Repertoire, nahezu beliebig viele Fälle. Dem Lernenden erschließt sich der modulare Aufbau üblicherweise nicht. Eine neue Coverstory fühlt sich an wie ein neuer Fall, selbst wenn sich der darauffolgende Verlauf exakt mit dem vorherigen gleicht.
Mögliche optionale Verläufe	Im Szenario-Design können mehrere Verlaufsstränge skizziert werden. Alle denkbaren Verläufe im Voraus zu hinterlegen, ist unmöglich. Es liegt an den Lehrenden, eine gewisse Flexibilität im Verlaufsdesign eines Szenarios mitzubringen. Dies erfordert etwas Erfahrung. Ein weiterer Aspekt ist, dass ein Szenario auf einen erwarteten Entwicklungsstand eines Lernenden hin entwickelt wurde. Ist der Lernende durch den angebotenen Fall nun über- oder unterfordert, sollte der Lehrende dies erkennen und entsprechend reagieren. Er sollte über Instrumente verfügen, den Anspruch des Falles zu erhöhen oder eher den Druck herauszunehmen. **Beispiele:** • ***Stress erhöhen/reduzieren*** – *Stress entsteht unter anderem durch äußere Einflussfaktoren. Das kann ein Angehöriger sein, der sich mehr oder weniger engagiert/emotional einbringt, oder auch ein entsprechend engagierter/emotionaler Patientendarsteller. Auch eine Verschlechterung des Patientenzustandes erhöht den Stress und senkt ihn im Umkehrschluss bei einer Verbesserung.* • ***Weißer Ritter*** – *Droht der Teamleiter und in Folge das ganze Team zu scheitern, kann man eine erfahrene Person in das Szenario bringen, die entweder die Leitung übernimmt oder Hilfestellung leistet. Das kann z. B. der Notarzt oder im klinischen Setting der Oberarzt sein.* • ***Zwei Fronten*** – *Ist ein Teamleiter sichtlich unterfordert, kann man durch eine zusätzliche Aufgabenstellung den Anspruch erhöhen. Dies könnte z. B. ein zweiter Patient sein (kollabierter Angehöriger) oder auch eine Komplexität in einem Aufgabenbereich (schwieriger Atemweg).* **Wichtiger Grundsatz:** Nicht jeder Fall muss eskalieren. Normale Fallverläufe entsprechen der beruflichen Realität. Lassen Sie also die Kirche im Dorf. Ihre Lernenden werden es Ihnen danken.
Endpunkte	Es ist darüber hinaus festzulegen, wann das Szenario beendet werden sollte. Hierfür sollten ein oder mehrere Endpunkte festgelegt werden. Sinnvoll ist ein Endpunkt dann, wenn bestimmte Lernziele erreicht oder festgelegte Kompetenzen adressiert wurden. **Beispiel:** *Bei einem CPR-Szenario könnte ein möglicher Endpunkt das Erreichen eines ROSC sein. Gehört es zu den entwickelnden Kompetenzen, dass die Postreanimationsphase adäquat abgearbeitet werden soll, wird ein zweiter Endpunkt definiert. Ein beliebiges Ende sollte möglichst vermieden werden.*

Tab. 3.14 Beispielszenario im Pflegeheim

	Beschreibung	
Titel	Schlechter Allgemeinzustand im Pflegeheim	
Zuordnung zu einer Lernsituation	Lernfeld 2.5, Lernsituation 2.5.3 (am Beispiel des Lehrplanes für Notfallsanitäter in Bayern)	
Lernziele/ Kompetenzen	Der Schüler schätzt den Zustand einer geriatrischen, pflegebedürftigen Patientin korrekt ein, erkennt eine mögliche Lebensbedrohung und leitet geeignete Behandlungsmaßnahmen ein.	
Lernumgebung	Pflegebett mit Patientendarsteller oder Simulationspuppe. Eine Pflegefachperson der betreuenden Einrichtung ist anwesend. Eine Pflegekurve sollte vorhanden sein.	
Rahmenhandlung (Coverstory)	Sie werden Sonntagnachmittag mit dem Rettungswagen in das Pflegeheim XY alarmiert. Die Einsatzmeldung ist „schlechter Allgemeinzustand". Der Zustand der Patientin (weiblich, 78 Jahre) habe sich in den letzten Tagen zunehmend verschlechtert. Seit gestern Abend ist keine Nahrungsaufnahme mehr möglich.	
Patienteninformationen	Name	Gertrud Schuster
	Alter	78 Jahre
	Angehörige	eine Tochter, lebt mit der Familie etwa 200 km entfernt
	Patientenverfügung	nein
	Anamnese	• S – Verweigerung Nahrungsaufnahme, Vigilanzreduktion • A – nicht bekannt • M – Ramipril, HCT, Simvastatin • P – Bluthochdruck, Demenz • L – Mittagessen vor einem Tag, Tee vor ca. 7 Stunden, Harn konzentriert • E – Zustandsverschlechterung seit gestern Abend • R – keine
	Situation:	Die Patientin liegt in einem Pflegebett und hat die Augen geschlossen. Sie erscheint normalgewichtig. Es fällt eine beschleunigte Atmung ohne besondere Atemanstrengung auf. Mit Ihnen betritt die zuständige Pflegekraft den Raum. Auf eine Begrüßung reagiert die Patientin nicht.
Medizinischer Verlauf	Ersteinschätzung:	• A – frei, keine pathologischen Geräusche • B – AF 24, SpO_2 88 • C – Puls peripher tastbar, schwach, HF 122, RR 94/58, CRT: 4 Sek. • D – Reaktion auf Schmerzreiz, BZ 167 mg/dl, GCS 11 • E – rosige Hautfarbe, Temp. 38,9 °C, Nierenlager druckdolent
	Dem Zustand der Patientin liegt eine Urosepsis zugrunde, ausgelöst durch einen verschleppten Harnwegsinfekt. Von den Lernenden wird erwartet, den Patientenzustand korrekt einzuschätzen und einen Transport in eine geeignete Klinik einzuleiten. Erwartet wird neben dem rettungsdienstlichen Management zudem die Gabe von O_2, die Anlage eines i. v.-Zugangs sowie eine leitliniengerechte Volumentherapie. Bei korrekter Therapie kommt es zu einer moderaten Verbesserung. Die Vigilanz verbessert sich jedoch nicht.	
Mögliche optionale Verläufe	Mögliche Verläufe: • Bei nicht adäquater Versorgung, verschlechtert sich der Blutdruck auf 74/45, die SpO_2 auf 82 % sowie die HF auf 138. Denkbar wäre die Verschlechterung nach dem Verbringen in den RTW. • Die Pflegekraft informiert telefonisch die Tochter. Diese möchte mit dem Rettungsdienst selbst sprechen und sich über den Zustand der Mutter informieren lassen. Sie möchte wissen, ob eine intensivmedizinische Therapie erforderlich ist. Ihre Mutter lehnte eine solche immer grundsätzlich ab. • Während der Versorgung betritt der zuständige Hausarzt den Raum. Er war gerade auf der Nachbarstation tätig und wollte wissen, warum der Rettungsdienst zugegen ist. Er erwägt, die Patientin im Heim zu belassen und eine i. v.-Therapie mit einem Antibiotikum einzuleiten.	
Endpunkte	Endpunkt 1	Einleitung des Transportes nach Erstversorgung
	Endpunkt 2	Ankunft in der Zentralen Notaufnahme und Patientenübergabe

jedes szenarienbasierte Training ein unmittelbar folgendes Feedback durch den Lehrenden.

3.1.7 Feedback

Das Geben und das Entgegennehmen von Feedback hat auf den Lehr-Lern-Prozess großen Einfluss. Im Folgenden soll der Bedeutung des Feedbacks auf den Grund gegangen werden.

Der Begriff Feedback (engl. Rückkopplung, Rückmeldung) kommt ursprünglich aus der Kybernetik und bezeichnet dort ein Rückmeldesystem für den Wirkungsgrad oder die Angemessenheit einer Leistung. Im Bereich der Technik versteht man darunter die Rückführung eines Teils der Ausgangsgröße eines informationsverarbeitenden Systems auf dessen Eingang, etwa zum Zweck der Regelung des Gesamtsystems. In den Sozialwissenschaften wurde später dieses Konzept auf eine allgemeine Theorie menschlichen Verhaltens übertragen. Dabei wird hier unter Rückkopplung die Korrektur von menschlichen Verhaltensweisen verstanden, die durch ein Individuum oder eine Gruppe veranlasst wird, indem Rückmeldungen an den Urheber dieser Verhaltensweisen gegeben werden (Wisniewski & Zierer, 2017).

Dies ist einer von vielen Versuchen einer Definition. Als kleinsten gemeinsamen Nenner der zahlreichen Definitionsversuche könnte man vielleicht den folgenden sehen: Feedback ist eine auf Daten basierende Rückmeldung zwischen Personen (Wisniewski & Zierer, 2017). Zum besseren Verständnis und zur Vermeidung von begrifflichen Unklarheiten gilt es Feedback von anderen Begriffen abzugrenzen, die häufig gleichgesetzt werden (➤ Tab. 3.15).

Studien belegen Effektivität

Neben zahlreichen anderen Einflussfaktoren für erfolgreichen Unterricht untersuchte der australische Bildungsforscher John Hattie (2014) unter anderem auch die Wirkung von Feedback. Er analysierte in einem Zeitraum von 15 Jahren mehr als 800 Metaanalysen, die ca. 80.000 Einzelstudien umfassten mit einer geschätzten Probandenanzahl von 250 Millionen Personen (vgl. PISA umfasst ca. sechs Millionen Lernende). Er leitete daraus knapp 150 Faktoren ab, die Einfluss auf den Lernprozess haben und ermittelte für jeden eine Effektstärke zwischen -0,2 (schadet) und 1 (wirkt gut). Feedback erreicht dabei einen Faktor von 0,75 und ist damit unter den zehn wirkungsvollsten Faktoren für erfolgreiches Unterrichten (Wisniewski & Zierer, 2017). In diesem Kapitel wird auf die Erkenntnisse John Hatties (2014) für erfolgreiches Feedback eingegangen.

Neben diesem evidenzbasierten Ansatz beschäftigen wir uns mit dem Feedback-Konzept des Europäischen Rates für Wiederbelebung (ERC). Das Konzept wurde aufgrund jahrelanger Erfahrungen in der Durchführung unterschiedlichster Kursformate mit dem Schwerpunkt Wiederbelebung entwickelt und kontinuierlich verbessert. Der ursprünglich theoriebasierte Ansatz der „Learning Conversation" wurde zwischenzeitlich mehrfach wissenschaftlich untersucht und scheint geeignet zu sein, Lernende in ihrem Lernprozess positiv zu unterstützen.

Tab. 3.15 Begriffsabgrenzungen (mod. nach Wisniewski et al. 2017)

Begriff	Definition
Feedback	Eine auf Daten basierende Rückmeldung zwischen Personen. Feedback zielt auf Entwicklung und dient einer etwaigen Korrektur des eigenen Verhaltens als Reaktion auf die Rückmeldungen anderer.
Evaluation	Untersuchung, ob und inwieweit ein Verhalten, eine Maßnahme o.Ä. geeignet ist, einen erwünschten Zielzustand zu erreichen oder einen Zweck zu erfüllen.
Bewertung	Überprüfung, inwieweit das Verhalten oder die Eigenschaften einer Person mit den Wertvorstellungen der Bewertenden übereinstimmen. Bewertungen werden in Form von Aussagen wie „gut" oder „schlecht" ausgedrückt.
Beurteilung	Maßnahmen, mit deren Hilfe Persönlichkeitselemente, Arbeitsleistungen sowie Führungs- und Sozialverhalten von Mitarbeitenden gemessen werden. Beurteilungen werden in Form von Prädikaten ausgedrückt, z.B. in Form von Noten.

Feedback sollte von Lehrenden nicht nur als Instrument der Schülerentwicklung, sondern auch als Motor der eigenen Unterrichtsentwicklung angesehen werden. Ziele, Inhalte, Methoden, Medien, Raum und Zeit (didaktisches Sechseck) entscheiden darüber, ob Lehren erfolgreich ist und Lernen gelingt. Daher lohnt es sich auch, die Lernenden um Rückmeldung zu bitten.

Unterrichtsfeedback, welches von Lernenden zu Lehrenden gemacht wird, dient dem Ziel der Weiterentwicklung des Unterrichts. Es ist von Evaluation, Bewertung und Beurteilung abzugrenzen. Schülerfeedback wirkt sich nicht nur positiv auf den Unterrichtserfolg aus, sondern auch auf die Zufriedenheit und Gesundheit der Lehrenden. Befürchtungen einer negativen Auswirkung auf die eigene Berufspraxis lassen sich nicht bestätigen. Das Einholen von Feedback erfordert aber auch Mut (Wisniewski & Zierer, 2017).

Erkenntnisse zum Feedback nach Hattie

Feedback gehört zu den meistverbreiteten Merkmalen erfolgreichen Unterrichtens und Lernens. Obwohl Feedback zu den wirksamsten Faktoren des Lernens zählt, gehören seine Effekte zu den variabelsten (Hattie, 2014). John Hattie beschreibt Feedback nach der Idee der „Lücke“, die ursprünglich von Royce Sadler 1989 veröffentlicht wurde: Ziel von Feedback ist es, die Lücke zwischen dem, wo der Teilnehmende „ist“, und dem, wo der Teilnehmende „sein soll“, zu verkleinern (Sadler, 1989, zitiert nach Hattie, 2014). Eine entscheidende Annahme ist, dass Feedback üblicherweise nach dem Unterrichten gegeben wird (Hattie, 2014). Damit ist nicht eine abgeschlossene Lerneinheit gemeint, sondern dass eine Form der Wissensvermittlung stattgefunden haben muss, bevor Feedback gegeben wird. Feedback profitiert von Fehlern. Ein Fehler ist der Unterschied zwischen dem, was Teilnehmende wissen und tun können, und dem, was Teilnehmende zu wissen und zu tun beabsichtigen. Dies gilt für talentierte und lernschwache Teilnehmende gleichermaßen. Dadurch wird anerkannt, dass durch Fehler Chancen eröffnet werden (Hattie, 2014).

Während landläufig Feedback als Rückmeldung an den Lernenden gesehen wird, greift diese Ansicht zu kurz. Feedback ist nicht als Einbahnstraße zu verstehen. Vor dem Hintergrund, dass Feedback im Unterricht von verschiedenen Personen gegeben werden kann, ist zudem ein Feedback von den Lernenden zur Lehrperson (Schülerfeedback) von einem Feedback von der Lehrperson zu den Lernenden (Lehrerfeedback) und von einer Lehrperson zu einer anderen Lehrperson (Kollegenfeedback) zu unterscheiden (Wisniewski & Zierer, 2017).

Wirkung des Feedbacks auf vier Ebenen (Hattie, 2014)

1. **Feedbackebene Aufgabe:** Diese Form von Feedback bezieht sich auf die konkret zu bewältigende Aufgabe und deren Ergebnis. Es geht um informationsbezogenes Feedback (z. B. richtig oder falsch), welches auch als korrektives Feedback bezeichnet wird. Das Feedback erfolgt häufig in Form von Kommentaren, ist spezifisch und nicht verallgemeinerbar. Es kann sehr wirksam sein, vor allem wenn sich der Lernende noch auf die Anforderungen der Handlungen in Einzelschritten konzentrieren muss.
2. **Feedbackebene Prozess:** Dieses Feedback bezieht sich auf den Weg des Lernens. Prozessbezogenes Feedback kann dazu dienen, alternative Lernwege aufzuzeigen, die kognitiven Anforderungen durch kleinere Schritte zu reduzieren und Lernstrategien zu erklären und aufzubauen. Dieses Feedback richtet sich vor allem an Teilnehmende, die nicht mehr mit jedem Einzelschritt einer Aufgabe befasst sind, sondern bereits gewisse Fähigkeiten erworben haben und in Konzepten denken.
3. **Feedbackebene Selbstregulation:** Der Fokus bei dieser Form von Feedback liegt auf der Fähigkeit der Lernenden, ihren eigenen Entwicklungsprozess zu beobachten, einzuschätzen und zu verbessern. Feedback zur Selbstregulation hilft den Lernenden, sich selbst besser einzuschätzen, schafft Selbstvertrauen und erhöht die Selbstwirksamkeit, d. h. die Überzeugung, die gestellte Aufgabe durch eigenes Tun bewältigen zu können. Es erfolgt vor allem durch das Stellen von reflexiven oder sondierenden Fragen und richtet sich an Lernende, die in der Lage sind, erlernte Strategien auf neue Aufgabenstellungen zu übertragen und anzupassen.

4. **Feedbackebene des Selbst:** Feedback auf dieser Ebene richtet sich an das „Selbst" und wird häufig unter dem Begriff „Lob" zusammengefasst. Lob wird von Lernenden erwartet und ist in der Bildung allgegenwärtig. Lob enthält jedoch meist wenige sachbezogene Informationen und sollte vom Feedback getrennt gehalten werden, da es die Wirkung von Feedback verwässert oder sogar abschwächt. Loben ist dennoch wichtig, jedoch nicht im Rahmen von Feedback.

Lernrelevante Feedbackfragen

Den ersten drei Ebenen können jeweils lernrelevante Feedbackfragen zugeordnet werden, die eng mit den englischen Begriffen „feed up", „feed back" und „feed forward" verbunden sind (Hattie, 2014):

- Ebene 1 – Aufgabe: Was ist das Ziel? („feed up")
- Ebene 2 – Prozess: Wie geht es voran? („feed back")
- Ebene 3 – Selbstregulation: Was kommt als nächstes? („feed forward")

Laut Hattie ist es optimal, angemessenes Feedback auf dem Niveau oder leicht darüber zu geben, auf dem der Teilnehmende aktuell arbeitet. Darüber hinaus sollte klar zwischen Feedback auf den ersten drei Ebenen und der vierten Ebene (Lob) unterschieden werden. (Hattie, 2014). Von Hattie durchgeführte Untersuchungen zeigen, dass Feedback häufig nur auf den ersten beiden Ebenen gegeben wird. Feedback auf den Ebenen drei und vier ist deutlich seltener (Hattie, 2014).

Im Folgenden soll versucht werden, diese Ebenen auf Lernende zu übertragen, die unter Anwendung des szenarienbasierten Lernens auf ihre spätere berufliche Tätigkeit vorbereitet werden sollen.

PRAXISBEISPIEL

Sie trainieren heute mit einer Gruppe Lernender das Bewältigen internistischer Fallbeispiele. Dabei gilt es, das ABCDE-Schema effektiv anzuwenden.

Feedbackebene Aufgabe

Der Lernende wirkt unsicher. Sie beobachten, dass er Schwierigkeiten hat, die einzelnen Elemente des ABCDE-Schemas anzuwenden. Er beginnt mit C – Circulation, springt dann zu A – Airway und vergisst E – Exploration komplett. Die relevanten Punkte aus B – Breathing sagt er sich laut vor, um nichts zu vergessen. Die Arbeitsgeschwindigkeit ist langsam. Eine parallele Teamführung findet nicht statt. Der Lernende ist sichtlich durch die Aufgabenstellung gefordert, wenn nicht sogar überfordert. Hier erscheint es sinnvoll, den Teilnehmenden „an die Hand zu nehmen" und ihm direktes Feedback zu geben. Dies erfolgt korrektiv im Sinne von richtig und falsch und – solange erforderlich – parallel zur Performance des Lernenden (Scaffolding). Kommt der Teilnehmende zunehmend besser zurecht, ziehen Sie sich zurück und lassen den Fall laufen.

Feedbackebene Prozess

Der Lernende erscheint in der Anwendung des ABCDE-Schemas weitestgehend sicher. Die Unterpunkte werden nahezu stoisch abgearbeitet. So wird beispielsweise eine Auskultation vorgenommen, obwohl keine Beeinträchtigung der Atmung vorliegt, sondern als Leitsymptom kolikartige Schmerzen im Abdomen angegeben werden. Darüber hinaus gelingt es noch nicht, alle Maßnahmen effektiv an Teammitglieder zu delegieren. Der Lernende sollte in diesem Fall in der Performance nicht unterbrochen werden. Feedback im Anschluss an das Szenario erscheint hier angemessen. Es geht um die effektivere Anwendung des ABCDE-Schemas und nicht um dessen Kenntnis. Gewünscht ist nicht die stoische Umsetzung, sondern eine effektivere und ökonomischere Anwendung in diesem konkreten Fall. Es geht darum, das Team besser einzubinden und damit die Performance weiter zu optimieren.

Feedbackebene Selbstregulation

Der Lernende erscheint das ABCDE-Schema sicher auf den Fall anwenden zu können. Die Aufgabenverteilung an die Teammitglieder erfolgt reibungslos. Es entsteht jedoch bei der Behandlung des Patienten ein Atemwegsproblem. Das Teammitglied am Kopf ist mit der Situation initial überfordert. Der Lernende greift in das Geschehen ein und fixiert sich mehrere Minuten an dieser Kopfposition. Die Teamleitung wird währenddessen nicht wahrgenommen und das Team verselbstständigt sich zunehmend. Eine Neubeurteilung mittels ABCDE erfolgt verzögert, woraus weitere Probleme entstehen. Im folgenden Feedbackgespräch sollte nun aufgearbeitet werden, was der Lernende selbst tun kann, um solche Situationen zukünftig zu vermeiden. Hier geht es um das eigene Rollenverständnis und damit verbundene Techniken, das eigene Handeln zu hinterfragen und zu reflektieren.

Feedbackebene Selbst

Die Lehrenden beobachten die Lernenden üblicherweise über einen längeren Zeitraum. Sind sie nun der Meinung, dass sich ein Auszubildender zunehmend positiv entwickelt, können sie ihm dies mitteilen, beispielsweise mit der Aussage: „Du hast dich in den letzten Wochen zunehmend verbessert. Das freut mich sehr!" Das ist ein schönes Beispiel für Lob. Es sollte nicht mit dem Feedback der drei oben genannten Ebenen vermischt, sondern im Anschluss gegeben werden.

Lernende suchen nach bestätigendem Feedback, indem vorhandene Sichtweisen oder Verhaltensweisen durch den Lehrenden bestätigt werden. Wird jedoch Feedback gegeben, das diese gefestigten Auffassungen widerlegt, dann ist das der Beginn eines größeren Veränderungsprozesses. Dabei wird eine gewisse Aufgeschlossenheit des Teilnehmenden gegenüber widerlegendem Feedback vorausgesetzt (Hattie, 2014). Fehler zu machen und machen zu dürfen, unterstützt den Lernprozess. Fehler bieten Gelegenheiten und sollten nicht als Peinlichkeit, Zeichen des Versagens oder als etwas zu Vermeidendes angesehen werden (Hattie, 2014).

Das Anwenden von Impulsfragen durch den Lehrenden sollte als Wegbereiter von Feedback genutzt werden. Impulsfragen ermöglichen es Lernenden, Verständnisdefizite unmittelbar zu identifizieren. Darüber hinaus regen sie Teilnehmende an, mehr Anstrengung in die Planung und in die Verwirklichung von kognitiven Strategien zur Problemlösung zu investieren. Es geht jedoch nicht nur darum zu wissen, in welcher Feedbackebene welche Impulsfrage eingesetzt werden kann, sondern auch wann man diese unter Umständen nicht einsetzt, um dem Teilnehmenden mehr Verantwortung im eigenen Handeln zuzugestehen. Ein verwandter Begriff ist das „Scaffolding". Ähnlich wie bei Gerüsten (engl. scaffolds) an Gebäuden ist es wichtig zu wissen, wann man diese anbringt, aber auch, wann man sie wieder entfernen muss (Hattie, 2014). Der folgenden Übersicht (➤ Tab. 3.16) können Beispiele für Impulsfragen, abgestimmt auf die jeweilige Feedbackebene, entnommen werden.

Tab. 3.16 Beispiele für Impulsfragen in den Feedbackebenen (mod. nach Hattie 2014)

Feedbackebene	Beispiele für Impulsfragen
Aufgaben	• Ist die Antwort korrekt? • Was hast du gut gemacht?
Prozesse	• Welche Strategien hast du eingesetzt? • Wie erklärt sich der vorliegende Sachverhalt? • Welche Informationen fehlen dir im Moment noch?
Selbstregulation	• Was ist passiert, als du ...? • Wie hat sich deine Ansicht zu ... verändert? • Was haben alle diese Informationen gemeinsam?

Feedback durch Peers

Graham Nuthall stellte 2007 fest, dass 80 % der verbalen Feedbacks, die Lernende in ihrem Entwicklungsprozess erhalten, von Peers stammen und dass die meisten dieser Feedback-Informationen falsch sind. Unter Peers bzw. Peergroups versteht man eine soziale Gruppe von Gleichaltrigen, in der das Individuum soziale Orientierung sucht und die ihm als Bezugsgruppe dient. Peergroups haben eigene Werte, Einstellungen und Verhaltensweisen (Gabler, 2014). In einer Bildungsmaßnahme können die anderen Teilnehmenden als Peergroup angesehen werden. Die Lehrenden müssen sich über die Bedeutung von Feedback durch andere Lernende bewusst sein. Es ist wichtig, bewusst auf Feedback durch Peers während des Kurses zu achten und gegebenenfalls zu korrigieren.

Hattie (2014) ist der Ansicht, dass es für Lehrende wichtig ist, sich dieses Einflussfaktors bewusst zu sein. Als Lehrende gilt es daher, gezielt zu intervenieren, um korrektes Feedback durch Peers zu fördern. Es hat positiven Einfluss auf den Lernerfolg, wenn eine positive Beziehung zwischen den Peers und den Feedback-Empfängern besteht (auch bei kritischem Feedback). Ist dies nicht der Fall, können auch negative Effekte eintreten. Der geschickte Einsatz von Impulsfragen durch die Lehrenden unterstützt Peers dabei, gutes Feedback zu geben. Impulsfragen fungieren als „Scaffolding"-Werkzeuge und dienen den Lernenden als eine Art Gerüst, um neue und korrigierende Informationen anzubieten bzw. alternative Strategien aufzuzeigen (Hattie, 2014).

Die Erkenntnisse von Hattie stellen keine eigene Methode zum Geben von Feedback dar. Vielmehr sind sie als Hilfestellung oder Leitstruktur zu verstehen. Sie können bei der Anwendung von bestimmten Feedbackmethoden in deren konzeptionelle Vorgaben einfließen und diese unter Umständen effektiver machen. Sie lassen sich vor allem auf direkte Anleitungssituationen übertragen, in denen Teilnehmende durch Lehrende begleitet und unterstützt werden.

Die Teilnehmenden werden oft gar nicht bemerken, dass sie sich in einer Feedbacksituation befinden, sondern nehmen dies als Teil der Anleitungssituation wahr.

Feedback-Konzept des Europäischen Rates für Wiederbelebung

Das „Johari-Fenster"

Was wir mit Feedback in der notfallmedizinischen Bildung bewirken können, zeigen Bullock et al. (2008) auf und verweisen auf das von Joseph Luft und Harry Ingham 1955 vorgestellte Konzept „Johari-Fenster". Dieses illustriert, dass Menschen bestimmte Dinge über sich selbst wissen, ihnen andere Dinge jedoch nicht bekannt sind. Ebenso nehmen potenzielle Beobachtende ein bestimmtes Verhalten anderer Menschen wahr, hingegen bleiben ihnen andere Verhaltensweisen verborgen. Daraus ergeben sich mehrere Bereiche hinsichtlich der Eigen- und Fremdwahrnehmung von Menschen (Bullock et al., 2008). Das Johari-Fenster besteht aus vier Bereichen. Die Tabelle zeigt das Johari Fenster, angepasst an die Feedback-Situation zwischen Lernenden und Lehrenden (➤ Tab. 3.17).

- **Bereich I:** Dieser ist dem Teilnehmenden selbst und dem Instruktor bekannt. Hier zeigen sich die öffentlichen Anteile einer Person im Bereich des sichtbaren Handelns, der Tatsachen und Sachverhalte. Selbst- und Fremdeinschätzung stimmen hier überein.
- **Bereich II:** In diesem Bereich, dem „blinden Fleck" finden sich die Anteile des Teilnehmenden, die ihm selbst nicht bekannt sind, aber von dem Instruktor wahrgenommen werden können.
- **Bereich III:** Dieser ist dem Teilnehmenden bekannt, bleibt jedoch dem Instruktor verborgen. Es ist der Bereich der privaten Person.
- **Bereich IV:** Dieser ist weder der Person selbst noch den Beobachtenden bekannt. Er ist verborgenen Talenten und ungenutzten Begabungen vorbehalten (Bullock et al., 2008).

Tab. 3.17 Johari-Fenster (mod. nach Luft & Ingham)

	Teilnehmenden selbst bekannt	Teilnehmenden selbst unbekannt
Instruktor bekannt	**I – öffentlich** Bereich der freien Aktivität	**II – blind** Bereich des blinden Flecks
Instruktor unbekannt	**III – verborgen** Bereich des Vermeidens/Verbergens	**IV – unbekannt** Bereich der unbekannten Aktivität

Durch effektives Geben von Feedback kann der öffentliche Bereich I, zulasten des blinden Bereichs II, vergrößert werden. Dem Teilnehmenden werden mehr Informationen über sich selbst bekannt. Er hat dadurch die Möglichkeit, das eigene Verhalten besser zu reflektieren. Gleichzeitig kann der Teilnehmende durch geschicktes Feedback motiviert werden, mehr über sich selbst preiszugeben. Dabei würde sich ebenfalls der öffentliche Bereich I, zulasten des verborgenen Bereichs III, vergrößern. Der Instruktor hat dadurch die Möglichkeit, das Verhalten des Teilnehmenden besser beurteilen zu können.

In der medizinischen Bildung etablierte Feedback-Konzepte

Bullock et al. (2008) beschreiben auch mehrere Feedback-Konzepte, die in der medizinischen Bildung bereits seit längerem eingesetzt werden.

- **The Positive Sandwich (Die Sandwichmethode):** Dem Teilnehmenden wird zuerst mitgeteilt, was er gut gemacht hat. Danach zeigt ihm der Instruierende auf, was er zukünftig besser machen kann. Zum Abschluss gilt es, das gut Gemachte zu wiederholen und mit einem positiven Aspekt abzuschließen.
- **The Reflective Model (Reflektierendes Feedback):** Der Teilnehmende wird nach den Aspekten gefragt, die aus seiner Sicht gut gelaufen sind und mit denen er zufrieden ist. Der Instruierende ergänzt hierzu seine Sichtweise. Anschließend wird der Teilnehmende angeregt, Verbesserungspotenziale aufzuzeigen. Zum Abschluss ergänzt der Instruierende, was der Teilnehmende zukünftig anders machen kann.
- **The Narrative Approach (Erzählender Ansatz):** Das Geschehene wird Schritt für Schritt im

chronologischen Verlauf zusammen mit dem Teilnehmenden besprochen. Ein konstantes Suchen nach Ereignissen, Empfindungen und Reaktionen in der Erinnerung des Teilnehmenden prägen das Gespräch. Besonderer Fokus sollte bei den Stärken des Teilnehmenden liegen und den Möglichkeiten, diese zu verstärken (Bullock et al., 2008).

Die geschilderten Modelle gelten heute als nicht mehr aktuell. Dennoch sind sie in der beruflichen Bildung weit verbreitet und können vor allem Anfängern und wenig Geübten helfen, auf einfachem Niveau Feedback zu geben

Die am häufigsten verwendete Methode ist nach Bullock et al. (2008) das „Reflective Model", auch als die sogenannten „Pendleton's Rules" bekannt, die von David Pendleton 1984 veröffentlicht wurden. Sie haben das Ziel, den Teilnehmenden zu ermutigen, Stärken und Schwächen selbst einzuschätzen, während der Instruierende einen klar definierten Rahmen für das Gespräch vorgibt (Bullock et al., 2008). Voraussetzungen für alle genannten Methoden sind nach Ansicht von Bullock et al. (2008) die Elemente Glaubwürdigkeit, Authentizität, Empathie und der wechselseitige Dialog.

Die beschriebenen Ansätze geben einen Überblick über unterschiedliche Möglichkeiten eines strukturierten Feedbacks, das vor allem nach dem Bewältigen einer simulierten Patientenversorgung gegeben wird. Bullock et al. (2008) geben nur Empfehlungen, ohne sich auf eine konkrete Methode festzulegen.

Obwohl das Konzept des Johari-Fensters bereits vor über 50 Jahren präsentiert wurde, liefert es für die Arbeit von Instruierenden wertvolle Erkenntnisse. Es zeigt modellhaft auf, welchen Einfluss Feedback auf die Eigen- und Fremdwahrnehmung von Teilnehmenden hat. Es lässt Instruierende wissen, dass bestimmte Verhaltensweisen von Teilnehmenden selbst nicht bewusst wahrgenommen werden und diesen deshalb erst aufgezeigt werden müssen. Andererseits zeigt es auch, dass Verhalten Ursachen haben kann, die der Teilnehmende im Rahmen eines Kurses unter Umständen nicht thematisieren möchte. Somit hilft das Johari-Fenster, das Einfühlungsvermögen von Instruktoren gegenüber Teilnehmenden positiv zu entwickeln.

PRAXISBEISPIEL

Die Teilnehmerin einer Fortbildung leitet als Teamleiterin im Rahmen einer Low-fidelity-Simulation ein Team aus drei Personen an. Während ihr dies in den ersten Minuten der Simulation gut gelingt, gerät sie bei steigender Komplexität der Versorgung zunehmend unter Druck. Sie verliert den Überblick, trifft wichtige Entscheidungen verzögert oder gar nicht. Dafür macht sie ein eher unerfahrenes Teammitglied für den ungünstigen Verlauf verantwortlich und vergreift sich im Ton. Die Performance des gesamten Teams verschlechtert sich. Letztlich muss der Lehrende den Fall im Verlauf vereinfachen, um ein Scheitern des Teams zu vermeiden.

Im Folgenden wird versucht, das Johari-Fenster exemplarisch auf den Fall anzuwenden:

	Teilnehmerin selbst bekannt	**Teilnehmerin selbst unbekannt**
Instruktor bekannt	**I – öffentlich** Beide nehmen wahr, dass die Teamleiterin sich in Stresssituationen im Ton vergreift.	**II – blind** Der Instruktor weiß, dass das Anwenden einfacher Instrumente aus dem CRM die Bewältigung anspruchsvoller Situationen für die Teamleiterin möglich macht.
Instruktor unbekannt	**III – verborgen** Die Teilnehmerin weiß, dass sie mit dem unerfahrenen Teammitglied in realen Einsätzen bereits negative Erfahrungen gemacht hat.	**IV – unbekannt** Weder der Instruktor noch die Teilnehmerin realisieren, dass eine anstrengende Nachtdienstwoche vor Beginn der Fortbildung die Performance der Teilnehmerin negativ beeinflusst.

Im folgenden Feedbackgespräch ist es nun die Aufgabe des Instruktors, den öffentlichen Bereich I zu vergrößern. Er zeigt ihr auf, dass sie unter Nutzung des CRM-Instruments mit dem „10-for-10"-Prinzip Struktur in die Versorgung bringen kann. Er versucht zu ergründen, warum sich die Teamleiterin so negativ auf den schwachen Teilnehmer konzentriert. Vielleicht gelingt es sogar, sich des Einflusses der Belastung durch die Nachtdienstwoche bewusst zu werden.

Feedback-Konzept: „Learning Conversation"

Ausgehend von den Feedback-Konzepten von Bullock et al. (2008) hat die Advanced Life Support

Group des Resuscitation Council UK (Fachgremium für Wiederbelebung in Großbritannien) ein Feedback-Konzept entwickelt, das sich in den letzten Jahren bei zertifizierten Kurssystemen für die Herz-Lungen-Wiederbelebung in fast ganz Europa etabliert hat. Es wurde 2007 von Kate Denning und Mike Davis unter dem Namen „Learning Conversation" veröffentlicht.

Es ist mehrstufig aufgebaut und basiert auf der Idee eines Dialogs zwischen dem Lernenden und dem Lehrenden. Es eignet sich sehr gut zur Nachbesprechung von Szenarientrainings, kann aber auch in vielen anderen Situationen angewandt werden:

1. Beginne das Gespräch (Eröffnungszug).
2. Finde heraus, was den Lernenden bewegt/beschäftigt.
3. Beziehe Eindrücke und Meinungen der Gruppe mit ein.
4. Teile deine Gedanken.
5. Überprüfe, ob jemand weitere Aspekte für diskussionswürdig erachtet.
6. Fasse kurz zusammen.

Im Folgenden werden die einzelnen Schritte ausführlicher erläutert:

1. Mache einen Eröffnungszug: Unter einem Eröffnungszug versteht man eine einleitende Frage an den Teamleiter. Sie ist ähnlich einer Hürde zu sehen, die übersprungen werden muss, um die Diskussion in Gang zu bekommen. Dabei kann man sich für eine eher offene oder eine eher fokussierte Fragestellung entscheiden (➤ Tab. 3.18).

Häufige Fehler bei der Eröffnung des Feedback-Gesprächs sind:

- Zu ausschweifende Einführung
- Immer die gleiche Eröffnung verwenden
- Zurückstellen von wichtigen Aspekten aus Sicht des Lernenden zugunsten eigener Punkte

2. Erfasse aufkommende Themen bzw. Aspekte: Hier gilt es, dem Lernenden gut zuzuhören, um herauszufinden, was für ihn wichtige bzw. bewegende Aspekte sind. Unter Umständen muss nachgefragt werden, um bestimmte Punkte genauer zu verstehen und um sich ein eigenes Urteil bilden zu können. Für Lösungsansätze sollten alle zur Verfügung stehenden Ressourcen genutzt werden, einschließlich des Lehrenden selbst, dem Lernenden, der Gruppe und ggf. weiterer anwesender Personen. Die Rolle des Feedbackgebers ist es, die Diskussion bei Bedarf zu vertiefen, auszuweiten, neue Konzepte vorzustellen, Herausforderungen wahrzunehmen, zuzuhören und auf den genannten Aspekten aufzubauen. Der Lehrende sollte mehr Zeit auf das Zuhören verwenden als auf die eigene Rede. Das ist manchmal leichter gesagt als getan.

Tab. 3.18 Beispiele für Eröffnungszüge (mod. nach Bullock et al. 2015)

Eher offen	Eher fokussiert
Wie hat sich die Simulation für dich angefühlt?	Kannst du mir beschreiben, was in der Gruppe geschah während eurer Diskussion?
Das hat eben schwierig gewirkt. Wollen wir gemeinsam versuchen herauszufinden, wie eine solche Situation zukünftig vermieden werden kann?	Kannst du mir beschreiben, was mit dem Patienten während des Szenarios passierte?
Das erschien mir eben reibungslos verlaufen zu sein. Wie war dein Eindruck?	Das war ein anspruchsvoller Fall, da die Komplikationen durch eine Hypothermie ausgelöst wurden. Du hast dich erst spät mit den reversiblen Ursachen beschäftigt und bist deshalb nicht gleich darauf gekommen. Kannst du beschreiben, was dazu geführt hat, dich so spät mit den reversiblen Ursachen zu beschäftigen?
Was waren deiner Ansicht nach hier die besonderen Herausforderungen für dich?	Der Patient hatte als initialen Rhythmus eine Asystolie. Die Leitlinien empfehlen eine sofortige Adrenalingabe. Warum hast du damit mehr als fünf Minuten gewartet?
Kannst du mir sagen, was dein Plan war, und in welchem Maße er erfüllt wurde?	

Häufige Fehler in dieser Stufe sind:

- Mangelndes Zuhören und das Übersehen wichtiger Punkte des Lernenden
- Das Verwenden von vorgefertigten Phrasen und Allgemeinplätzen
- Den Lernenden missverstehen
- Unterbrechen eines positiven Redeflusses

3. Beziehe Eindrücke und Meinungen der restlichen Gruppe mit ein: Die Meinung der Gruppe sollte geschickt miteinbezogen werden (➤ Tab. 3.19). Das kann dem Lernenden das eigene Verhalten positiv wie negativ durch die anderen Teammitglieder spiegeln. Der Feedbackgeber kann sich dies zunutze machen, sofern eine positive und respektvolle Grundstimmung in der Gruppe vorherrscht.

Das linke Bild zeigt, was man als „verbales Ping Pong" zwischen dem Lehrenden und dem Lernenden bezeichnet (➤ Abb. 3.2). Häufig nimmt Feedback diesen Verlauf. Das rechte Bild zeigt Feedback als eine Art Netz. In diesem Beispiel verläuft das Feedback manchmal über den Lernenden, jedoch nicht immer. Der Lernende ist aufmerksam, jedoch nicht dominant. Einen solchen Verlauf strebt die „Learning Conversation" an.

Häufige Fehler in dieser Stufe sind:

- Vergessen, die Gruppe einzubinden
- Eigene Lösungen anbieten, anstelle die Gruppe einzubeziehen

4. Teile Deine Gedanken unter Nutzung von „Advocacy with Inquiry": Unter „Advocacy with Inquiry" versteht man, auf eine Balance zwischen Fragen und Antworten zu achten, um sicherzustellen, dass alle zum Gesamtbild beitragen. Es können sowohl Stärken als auch Verbesserungspotenziale zur Sprache kommen. Eindrücke des Lehrenden sollten mit den Wahrnehmungen der Lernenden verknüpft oder auch gegenübergestellt werden. Es sollte immer die Weiterentwicklung der ganzen Gruppe berücksichtigt werden, ohne den Teamleiter zu überfrachten. Es ist legitim, weniger wichtige Punkte auszulassen und unter Umständen zu einem späteren Zeitpunkt wieder aufzugreifen. Möglichkeiten, schwierige Themenaufzugreifen, sind in der Übersicht dargestellt (➤ Tab. 3.20).

Häufige Fehler in dieser Stufe sind:

- Auflisten korrekter und falscher Punkte
- Wiederholen bereits diskutierter Punkte
- Keine gute Argumentationsbasis im fachlichen Diskurs

5. Überprüfe, ob jemand weitere Aspekte für diskussionswürdig erachtet: Es sollte vermieden werden, den Teamleiter zu fragen, was er bei einem weiteren Versuch anders machen würde. Dieser Aspekt sollte bereits unter Punkt 4 herausgearbeitet worden sein. Es sollte primär sichergestellt werden, dass keine Punkte vergessen wurden, die für den weiteren Verlauf des Trainings wichtig gewesen wären.

Tab. 3.19 Möglichkeiten, die Gruppe einzubeziehen – Beispiele für einleitende Fragen (mod. nach Bullock et al. 2015)
Lass uns die Meinung der Gruppe einholen, wie sie über deine Einschätzung denkt.
Was erwartest du als Gruppenmitglied konkret von XY als Teamleiter?
Welche Ideen habt ihr, um mit einer solchen Situation zukünftig besser umgehen zu können?
Hat jemand eine Idee, was das Hauptproblem des Patienten war?

Tab. 3.20 Möglichkeiten, um schwierige Punkte aufzugreifen – Beispiele für einleitende Fragen (mod. nach Bullock et al. 2015)
An diesem Punkt dachte ich, würde XY passieren. Was dachtest du in diesem Moment?
Als der Patient kollabierte, hast du zwei Minuten gebraucht, um mit der Wiederbelebung zu beginnen, und ich war sichtlich beunruhigt. Was ging dir in dieser Situation durch den Kopf?
Ich frage mich ob … Ist das auch für dich ein möglicher Weg?
Während des Szenarios gab ich dir den Hinweis, den Blutzucker zu messen, und du wirktest frustriert, nicht selbst darauf gekommen zu sein. Wie wirst du zukünftig selbst daran denken?

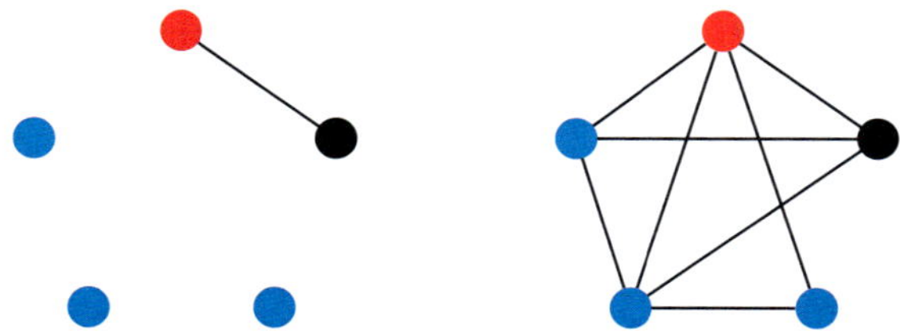

Abb. 3.2 Kommunikationsmöglichkeiten während des Feedbacks (mod. nach Bullock et al. 2015) [M1467, L143]

6. Fasse kurz zusammen: Die wichtigsten Aspekte werden kurz durch den Lehrenden zusammengefasst.

Das Feedback-Konzept der „Learning Conversation" ist in strukturierten Feedbacksituationen sehr gut anwendbar. Es berücksichtigt viele wichtige Aspekte und ist zeitlich nicht ausschweifend angelegt. Vorhersehbare Feedbacks, wie sie nach einem Szenarientraining üblich sind, werden von manchen Lernenden als unangenehm oder konstruiert empfunden. Die „Learning Conversation" berücksichtigt auch diesen Aspekt, ist lernendenorientiert und bietet dem Lehrenden Leitstrukturen, um in ein Feedbackgespräch individuell und situationsbezogen einzusteigen.

ZUSAMMENFASSUNG

Bedeutung des Fürther Modells des szenarienbasierten Lernens

Die rettungsdienstliche Bildung hat das Ziel, Lernende auf die berufliche Realität in adäquater Art und Weise vorzubereiten. Einen bedeutenden Anteil an der beruflichen Realität von Rettungsdienstmitarbeitenden hat die Bewältigung anspruchsvoller Notfallsituationen im Team. Sie erfordert den Einsatz geeigneter didaktischer Konzepte und effektiver Methoden, um die dafür notwendige Handlungskompetenz im Rahmen der Berufsausbildung und im Rahmen von Fortbildungsprogrammen zu erzeugen. Das Fürther Modell des szenarienbasierten Lernens bietet beides gleichermaßen. Es stellt den Lehrenden ein Methodenpaket zur Verfügung, das bildungswissenschaftlich fundiert und flexibel eingesetzt werden kann. Es stellt kein didaktisches Modell im klassischen Sinne dar, aber ein didaktisches Werkzeug, das gezielt eingesetzt ein sehr effektives Mittel sein kann, um berufliche Handlungskompetenz in Notfallsituationen zu erzeugen.

3.2 OSCE als Werkzeug des Kompetenzerwerbs

Jonathan Friedrich

Definition

OSCE (Objective Structured Clinical Examination) ist eine auf Basis einer Checkliste durchgeführte Prüfungsform klinischer Kompetenzen.

3.2.1 OSCE-Checklisten – international weit verbreitet

Objective Structured Clinical Examination (OSCE) bietet die Möglichkeit, klinische Kompetenzen in Form einer Checkliste zu beurteilen (➤ Abb. 3.3). Die Prüfungen sind nach einem standardisierten Ablauf organisiert. In den Ursprungsformen einer auf OSCE basierenden Prüfung durchlaufen Prüflinge dabei sogar bis zu 20 Prüfungsstationen, an denen jeweils kurze Prüfungseinheiten stattfinden.

Anwendung finden OSCE international bereits seit vielen Jahrzehnten in der Ausbildung von Ärzten und Pflegekräften. Dabei werden durch OSCE Themen geprüft wie Anamneseerhebung, körperliche Untersuchungen, diagnostische Verfahren oder Untersuchungstechniken (Harden, 1988). In Deutschland werden z. B. an der Universität Heidelberg im Rahmen des Medizinstudiums mit OSCE klinisch-praktische Prüfungen gestaltet (Nikendi & Jünger, 2006). Der positive Effekt im studentischen Lernverhalten konnte an medizinischen Fakultäten nachgewiesen werden.

OSCE-Checklisten eignen sich nachweislich, um klinisch-praktische und auch kommunikative Kompetenzen zu prüfen (Müller, 2020). Auch bei Tätigkeiten mit direktem Bezug zum Rettungsdienst, z. B. die kardiopulmonale Reanimation, konnten OSCE bereits als erfolgreiches Prüfungsformat eingesetzt werden (Müller, 2012). Im „Masterplan Medizinstudium 2020" des Bundesministeriums für Gesundheit wird OSCE als eine wesentliche Prüfungsform für die ärztlichen Prüfungen vorgesehen, um dem Paradigmenwechsel zur kompetenzbasierten Ausbildung der Medizinstudierenden zu vollziehen. International sind OSCE-Prüfungen in Ländern mit fortgeschrittenen, eigenständig agierenden Rettungsdiensten – z. B. die Schweiz, Südafrika oder USA – ein etabliertes Verfahren zum Kompetenzgewinn und Kompetenzerhalt.

Höhere Objektivität in Prüfungen

OSCE-Checklisten sind vor allem mit dem Vorteil der Objektivität assoziiert. Die Checklisten und die ihnen zugeordneten Szenarien sind in den

Zielkompetenz	Anlage intravenöser Zugang beim orientierten Patienten ohne Blutentnahme
Anwendungsbereich	Zur Medikamentenapplikation oder Substitution von Flüssigkeit

Handlungsschritt	**Bewertung**	
	0	1
Aufklärung und Einwilligung		
Der NFS erklärt dem Patienten die Maßnahme		
Der NFS klärt den Patienten über Risiken des i.v.-Zugangs (Schmerz, Entzündung) auf		
Der NFS benennt die Alternative (keine Anlage i.v.-Zugang und damit keine Symptomtherapie)		
Der NFS holt sich die mündliche Einwilligung des Patienten ein		
Anlage des intravenösen Zugangs		
Der NFS staut oberhalb der Punktionsstelle (Stauschlauch, RR-Manschette)		
Der NFS desinfiziert die Einstichstelle		
Der NFS punktiert mit Venenverweilkanüle im Winkel von 30° Grad		
Der NFS unterbricht den Blutfluss mittels V-Griff		
Der NFS entfernt den Stahlmandrin		
Der NFS löst die Staubinde		
Der NFS spült den Venenverweilkatheter mit 5ml NaCl-Lösung/Infusionslösung an und vergewissert sich, dass sich kein Paravasat bildet.		
Der NFS sichert den i.v.-Zugang mittels Pflaster		
Erreichte Gesamtpunktzahl		

Maximale Punktzahl	12
Bestehensgrenze	8
Erreichte Punktzahl	

Abb. 3.3 OSCE-Checkliste Anlage eines intravenösen Zugangs [M1473, L143]

durchgeführten Prüfungen in ihren Rahmenbedingungen für alle Teilnehmenden gleich. Die Prüfenden bewerten ausschließlich anhand der Checkliste, wodurch die individuelle Bewertungsfreiheit stark reduziert wird. Ein Bewertungskriterium wird entweder erfüllt oder nicht. Auch in der Auswertung ist eine notwendige Punktezahl in einem Konsensverfahren für das Bestehen festgelegt. Der Einsatz von Durchfallkriterien in der Checkliste ist sinnvoll. Wird ein Handlungsschritt, der als Durchfallkriterium deklariert wurde, durch den Teilnehmenden der Prüfung nicht durchgeführt, besteht dieser die Prüfung automatisch nicht. Aspekte der Patientensicherheit oder rechtliche Bewertungskriterien wie die notwendige Aufklärung eines Patienten können in OSCE-Checklisten Anwendung finden.

Zusammenfassend kann also eine Durchführungsobjektivität, Auswertungsobjektivität und Interpretationsobjektivität festgestellt werden (➤ Abb. 3.4). Neben der Objektivität konnten Studien mit notfallmedizinischem Bezug, z. B. bei der Durchführung erweiterter Reanimationsmaßnahmen, auch die Reliabilität und Validität des Prüfungsformates nachweisen (Müller, 2012).

Gütekriterien

Gütekriterien von Prüfungen sind:
- **Objektivität:** Unabhängigkeit von Prüfungen
- **Reliabilität:** Zuverlässigkeit eines Prüfungsverfahrens
- **Validität:** Gültigkeit/Aussagekraft von Prüfungen

Spezifische Studien mit Bezug zur Ausbildung von Rettungsdienstpersonal in Deutschland fehlen bisher. Ein flächendeckender Einsatz von OSCE-Checklisten in der beruflichen rettungsdienstlichen Bildung in Deutschland kann daher bezweifelt werden.

Das Konzept „Constructive Alignment"

Wurde die OSCE-Checkliste in ein handlungsorientiertes Curriculum integriert und auch als summative Prüfungsform genutzt, folgt man zudem der Grundidee des didaktischen Konzepts „Constructive Alignment". Die Idee hinter diesem Konzept ist es, Lehre, Prüfung und Lernziele bereits in der didaktischen Planungsphase eng aufeinander abzustimmen (➤ Abb. 3.5). Dabei werden konkrete Kompetenzformulierungen als anvisierte „Learning Outcomes" spezifiziert. Von diesen als zentrales Element ausgehend wird überlegt, inwieweit Lehre gestaltet werden muss, um diese anvisierten Lernergebnisse zu erreichen. Auch die Prüfungsformate werden so gewählt, dass sie die Lernziele adressieren (Biggs & Tang, 2011).

Als Learning Outcomes werden dabei die Lernziele benannt, die möglichst konkret beschreiben sollen, was Lernende am Ende der Lerneinheit wissen und können müssen, aber auch, welche Einstellungen von ihnen erwartet werden. Dies hat zur Folge, dass eine Output-Orientierung stattfindet, die einen angestrebten Soll-Zustand definiert.

Learning Outcomes geben also Aufschluss darüber, welche Kompetenzen ein Lernender erwerben

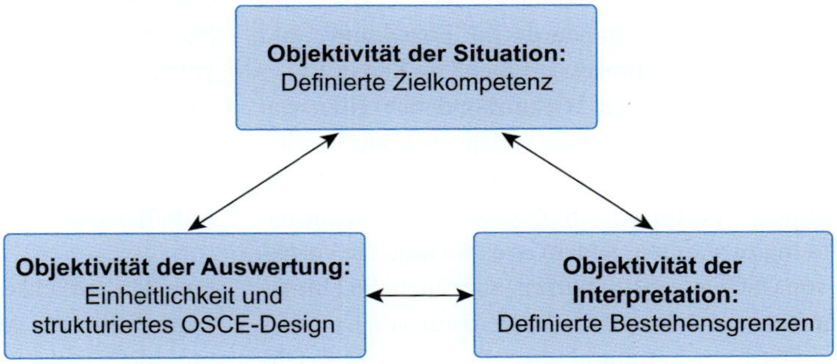

Abb. 3.4 OSCE – ein objektives Kompetenzprüfungsformat [M1473, L143]

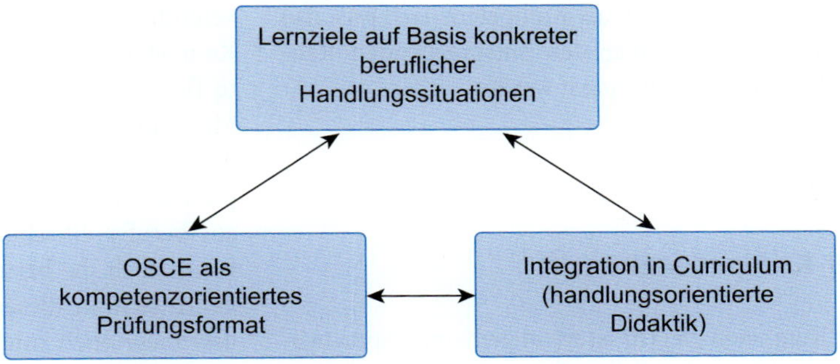

Abb. 3.5 OSCE im Constructive Alignment [M1473, L143]

Tab. 3.21 Kompetenzniveaus gemäß Bundesverband ÄLRD 2019

Level	Kompetenz	Beschreibung	Beschreibung im NKLM
I	Kennen	Kennt Maßnahmen und Anwendung	Faktenwissen: deskriptives Wissen (Fakten, Tatsachen) nennen und beschreiben
II	Können	Kann Maßnahmen unter einfachen Bedingungen anwenden	Handlungs- und Begründungswissen: Sachverhalte und Zusammenhänge erklären, in den klinisch-wissenschaftlichen Kontext einordnen und datenbasiert bewerten
III	Beherrschen	Kann Maßnahmen situationsgerecht anwenden	Handlungskompetenz: • unter Anleitung selbst durchführen und demonstrieren • selbstständig und situationsadäquat in Kenntnis der Konsequenzen durchführen
IV	Experte	Kann Maßnahmen auch unter schwierigen Einsatzbedingungen anwenden	

soll und nicht, welches Wissen er hierfür reproduzieren (Input-Orientierung) muss (Bachmann, 2011). Zudem werden diese Lernziele dem Lernenden gegenüber transparent gemacht. Die Kompetenzen sollen konkret und messbar sein. Sie sind handlungsorientiert und stellen die Lernenden in den Mittelpunkt (Gießmann, 2019). Durch den zusammenhängenden Erstellungsprozess ist beim Constructive Alignment ein hohes Maß an Konsistenz in der Lehre festzustellen. OSCE-Checklisten können genau diese Konsistenz als Lehr- und Prüfungsformat darstellen (Biggs & Tang, 2011). Um die dargestellten Vorteile zu erreichen, müssen OSCE-Checklisten im Aufbau allerdings Standards im Erstellungs- und Implementierungsprozess erfüllen (➤ Kap. 3.2.4).

Um die vielfältigen Wirkungsmöglichkeiten von OSCE zu verstehen, ist es zudem notwendig, sich dem Kompetenzbegriff und der Notwendigkeit von Kompetenzprüfungen in der rettungsdienstlichen Bildung zu widmen. Zudem ist es wichtig, die Vorteile von OSCE gezielt zu nutzen, aber auch die Limitationen zu verstehen. Beim Implementierungsprozess von OSCE im Rettungsdienst gibt es bereits Erfahrungswerte. In der rettungsdienstlichen Bildung ist der Einsatz von OSCE als Kompetenznachweis also zielführend, muss aber den entsprechenden Rahmenbedingungen angepasst werden.

3.2.2 Kompetenzprüfungen

Der Kompetenzbegriff

Der Kompetenzbegriff ist im allgemeinen Sprachgebrauch nicht einheitlich definiert. In der beruflichen Bildung allerdings wird mit dem Konzept der Handlungskompetenz eine klare Zielstellung definiert (vgl. ➤ Kap. 3.1.2). Ferner ist es zielführend, den Begriff „beherrschen" im Hinblick auf handlungskompetente Tätigkeit in allen medizinischen Berufen zu vereinheitlichen. Der Bundesverband der Ärztlichen Leiter Rettungsdienst Deutschland e. V. (BV ÄLRD) beschreibt hierfür ein stufenförmiges Kompetenzniveau für Rettungsdienstmitarbeitende (➤ Tab. 3.21). Dabei orientiert er sich am Nationalen Kompetenzbasierten Lernzielkatalog Medizin (NKLM), welcher drei Kompetenzstufen definiert, und ergänzt diese um das Kompetenzlevel „Experte". Durch den BV ÄLRD ergeht hierbei außerdem die Forderung, ein Modell der Kompetenzüberprüfung zu etablieren (Bundesverband ÄLRD, 2019).

Kompetenzniveaus

Eine Einheitlichkeit im Ziel, also der Kompetenz, ermöglicht eine ganzheitliche Betrachtung der rettungsdienstlichen Berufe auf Kompetenzniveaus und kann länder- und schulspezifische Curricula vereinheitlichen. Hervorzuheben ist, dass eine am Kompetenzbegriff des Medizinstudiums angelehnte Berufsausbildung im Rettungsdienst zudem die Möglichkeit besitzt, notfallmedizinische Kompetenzen berufsübergreifend als Bildungsfrage zu interpretieren und dann auch zu lösen. Eine Interpretation aus berufspolitischer Perspektive wird so hinfällig. Wenn auch die berufliche Bildung von Notfallsanitätern sich an diesen Kompetenzniveaus orientiert und diese auch mit Lehr- und Prüfungskonzepten ausfüllt, können diese für alle an der medizinischen

Versorgung beteiligten Berufsgruppen als objektive Kompetenzbeschreibung dienen.

Den Kompetenzstufen können zudem die Stufen der Lernpyramide nach Miller zugeordnet werden, um daraus Lehr- und schließlich Prüfungskonzepte der einzelnen Kompetenzstufen abzuleiten (➤ Abb. 3.6). Für die verschiedenen Kompetenzstufen bedarf es als Schlussfolgerung unterschiedliche Prüfungsformen.

Notwendigkeit von Kompetenzprüfungen

Wieso Kompetenzprüfungen den gesamten Bildungsweg von Notfallsanitätern begleiten sollten, lässt sich aus mehreren Aspekten der berufspolitischen Entwicklung seit Inkrafttreten des Notfallsanitätergesetzes (NotSanG) ableiten.

So wurde mit § 2a NotSanG im Jahr 2021 novelliert, dass Notfallsanitäter eigenverantwortlich invasive sowie heilkundliche Maßnahmen durchführen dürfen, wenn sie diese in ihrer Ausbildung erlernt haben und beherrschen. Der Gesetzgeber stellt bei der Novellierung dabei seine Perspektive klar. Unter „Beherrschen" einer Maßnahme wird verstanden, dass Notfallsanitäter die Anwendung in der Praxis auf Basis theoretischen Wissens sicher umsetzen können. Zudem wird betont, dass Notfallsanitäter selbst überzeugt von der Maßnahme und dem eigenen Beherrschen sein müssen. Dies mündet in der Feststellung, dass ein Notfallsanitäter seine individuellen Kompetenzen einschätzen muss und anhand dieser entscheidet, welche Maßnahmen situativ eigenverantwortlich durchgeführt werden. In der Regel, so wird hervorgehoben, kann durch das Staatsexamen davon ausgegangen werden, dass ein Notfallsanitäter die in den Ausbildungszielen verankerten Maßnahmen beherrscht (Deutscher Bundestag, 2020). Diese Einschätzung des Gesetzgebers ist eine große Herausforderung, aber auch ein großer Vertrauensvorschuss für Bildungseinrichtungen des Rettungsdienstes, eine dreijährige Ausbildung zu organisieren, die nachweislich Kompetenzen vermittelt und Lernende zudem in die Lage versetzt, ihr eigenes Kompetenzlevel einzuschätzen.

Kompetenzentwicklung objektivieren

Für Bildungseinrichtungen steht dabei primär nicht die Frage im Mittelpunkt, welche spezifischen Maßnahmen beispielsweise Notfallsanitäter auf Basis der normativen Vorgaben und in den jeweiligen Einsatzsituationen nun tatsächlich ergreifen sollten, sondern vielmehr, wie eine Transition von Ausbildungsinhalten in den Berufsalltag gelingt und inwieweit der Kompetenzerwerb in der Ausbildung nachgewiesen werden kann. Diese grundsätzliche

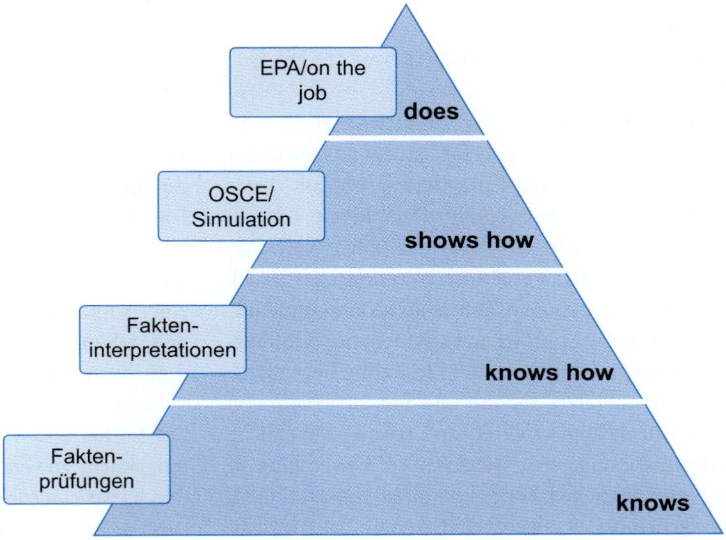

Abb. 3.6 Erweiterte Lernpyramide nach Miller [M1473, L143]

Problematik ist nicht nur im Berufsbild des Notfallsanitäters relevant, sondern auch beim Übergang vom Medizinstudium in den Arztberuf thematisiert worden. Dort wurde festgestellt, dass die klinische Ausbildung in Studium und praktischem Jahr sowie die staatlichen Prüfungen nicht immer ausreichend auf ärztliche Tätigkeiten vorbereiten (Berberat et al., 2019). Die Notwendigkeit, Kompetenzentwicklung wenn möglich zu objektivieren, lässt sich aus den Anforderungen des Gesetzgebers und der Formulierung im § 2a NotSanG ableiten.

Doch auch nach Abschluss der beruflichen Ausbildung sind der Kompetenzerhalt und die Kompetenzerweiterung eine zentrale Herausforderung der rettungsdienstlichen Fortbildung.

ZUSAMMENFASSUNG

Notwendigkeit von OSCE-Checklisten

Die Umsetzung von Kompetenznachweisen durch OSCE-Checklisten folgt mehreren Bedarfen:

- Es ist notwendig, dass Notfallsanitäter ihr Kompetenzniveau selbst einschätzen können und dies auch nachweisbar ist. Das erfüllt auch politische Rahmenbedingungen und Forderungen.
- Eine Objektivierbarkeit des Kompetenzbegriffes zwischen medizinischen Berufsgruppen wird ermöglicht.
- Die Kompetenzentwicklung der Lernenden wird im Hinblick auf Fertigkeiten (Fachkompetenz) objektiviert.
- Bildungseinrichtungen sind zentrale Akteure und dafür verantwortlich, den Kompetenznachweis in ihre didaktischen Überlegungen einfließen zu lassen.

Nachteile und Limitationen von OSCE

OSCE-Checklisten müssen fachlich korrekt und nachvollziehbar sein. Hierfür ist ein mehrstufiger Erstellungs- und Implementierungsprozess jeder OSCE-Checkliste notwendig. Den bereits dargestellten Vorteilen stehen also ein hoher Vorbereitungsaufwand und somit auch ökonomischer Druck gegenüber. Eine gemeinsame Entwicklung und Nutzung von OSCE-Checklisten verschiedener Bildungseinrichtungen könnten dieser Limitation begegnen.

Die Modalitäten, Inhalte und Einsatzgebiete von OSCE-Checklisten sollten an rettungsdienstliche Bedürfnisse angepasst werden. Die Anwendung in der ursprünglichen Form mit mehreren Stationen, die nacheinander abgearbeitet werden, ist möglich. Der Personal- und Organisationsaufwand allerdings ist hier immens groß. Eine gezielte Integration in curriculare Strukturen der Ausbildung und Fortbildung ist folglich ökonomischer.

Letztlich ist keine Prüfungsmethode für sich stehend imstande, alle Aspekte einer klinischen Kompetenz zu umfassen (Müller, 2020). OSCE-Checklisten eignen sich erfahrungsgemäß nicht dazu, komplexe Sachverhalte wie die Versorgung eines Notfallpatienten zu trainieren und zu prüfen. Die Limitierung der OSCE-Checklisten liegt darin, dass diese wesentliche, für die Handlungskompetenz erforderliche Aspekte wie Sozialkompetenz und auch Personalkompetenz nicht erfassen können. Diese sind aber entscheidende Faktoren rettungsdienstlichen Handelns. Um Handlungskompetenz bei komplexen rettungsdienstlichen Tätigkeiten ganzheitlich einzuschätzen, bedarf es anderer Instrumente, zum Beispiel „Entrustable Professional Activities“.

3.2.3 System des Kompetenzerwerbs und des Kompetenzerhalts von Notfallsanitätern

Kompetenzerwerb

OSCE kann in die dreijährige Ausbildung der Notfallsanitäter integriert werden und bildet dort die Grundlage für den Kompetenzerwerb von rettungsdienstlichen Fertigkeiten. Dafür ist eine optimale curriculare Einbindung notwendig. Auch die organisatorischen Rahmenbedingungen müssen geschaffen werden, um OSCE im Lehralltag bestmöglich zu integrieren. Hierfür können OSCE-Checklisten in Skills-Labs bereits in der Trainingsphase während des Unterrichts angewendet und abschließend zur Überprüfung geübter praktischer Fertigkeiten eingesetzt werden. Auch ist es möglich, das Format als Form des praktischen Leistungsnachweises, also einer summativen Prüfungsform, zu etablieren und damit dem ökonomischen und zeitlichen Druck der dreijährigen Ausbildung entgegenzukommen.

Es ist zudem sinnvoll, den Kompetenzerwerb durch OSCE-Checklisten mit den Praxisphasen auf der Rettungswache zu verzahnen. OSCE-Checklisten können durch Praxisanleiter im Dienst angewendet und damit „on the job“ Kompetenzen trainiert werden, z. B. die

Anlage eines intravenösen Zugangs. Damit wird auch die Transparenz zwischen den Lernorten gefördert.

Kompetenzerhalt

Auf Basis von OSCE kann der Kompetenzerhalt von Notfallsanitätern aber auch nach Abschluss der dreijährigen Ausbildung überprüft werden. OSCE könnte also Grundlage eines Kompetenzerhaltungssystems rettungsdienstlicher Fertigkeiten werden. Damit wird erreicht, dass Notfallsanitäter stets einen einheitlichen, objektiv überprüften Kompetenzstandard während ihrer beruflichen Tätigkeit nachweisen können.

Auch im Hinblick auf Delegationen nach § Absatz 2 Nr. 2c NotSanG können OSCE-Checklisten eingesetzt werden. Anhand dieser kann überprüft werden, ob vorgegebene Standards, z. B. Voraussetzungen zur Durchführung einer Delegation oder die Abfrage von Kontraindikationen, in der Versorgung eingehalten werden und ob der Notfallsanitäter die Versorgung kompetent umsetzt. Über Multiplikatoren-Systeme ermöglicht dieses objektive Überprüfungsverfahren es den Ärztlichen Leitern Rettungsdienst (ÄLRD) auch in persönlicher Abwesenheit, die korrekte Durchführung von delegierten Maßnahmen in regelmäßigen Abständen zu überprüfen.

3.2.4 Implementierung von OSCE

Für die Funktionalität von OSCE-Checklisten müssen diese aus bisherigen Erfahrungswerten in der Ausbildung von Notfallsanitätern einige Standards erfüllen (➤ Abb. 3.7). Damit sie in den Lehr- und Lernprozess eingebettet werden können, müssen sie auch Akzeptanz durch die Lernenden und Lehrenden erfahren. Eine fachliche Korrektheit, ein klares Sprachbild und ein eindeutiger Anwendungsbereich sind daher notwendig.

Aufbau einer OSCE-Checkliste

- Eindeutig definierte Kompetenzziele/Learning Outcomes
- Aufzeigen konkreter Handlungssituationen, in denen die Fertigkeit angewendet werden kann
- Logik im Aufbau der Checkliste durch Sortierung der Handlungsschritte in Überbegriffen/Überschriften
- Nachvollziehbarer Ablauf durch klare Formulierung der Handlungsschritte (z. B. „Die Aufklärung des Notfallpatienten erfolgt **vor** der Durchführung der invasiven Maßnahme")
- OSCE-Checklisten müssen in der Ausarbeitung nicht einer sturen Chronologie folgen, um trotz Checklisten-Design Handlungsspielräume bei der Fertigkeit zu ermöglichen
- Definierte Bestehensgrenzen und Durchfallkriterien (Punkteziel nicht erreicht oder Handlungsschritte nicht durchgeführt, die für Maßnahme zwingend notwendig sind)
- Quellenangaben als Nachweis der wissenschaftlichen Grundlage der OSCE-Checkliste

Erfahrungswerte

Die Implementierung von OSCE-Checklisten in den Lehr- und Lernprozess ist für alle Beteiligten eine große Herausforderung. Es ist wichtig, alle am Bildungsprozess beteiligten Stakeholder im Implementierungsprozess zu berücksichtigen. Hierzu zählen neben den Auszubildenen und Lehrkräften auch Praxisanleiter aller Lernorte, Mentoren und Führungskräfte.

Jede OSCE-Checkliste muss durch Lehrende erklärt werden, damit Lernende diese für eigenständige Lerneinheiten verwenden können. Dies sollte konsequent im Rahmen eines handlungsorientierten Lernsettings geschehen, um die Fertigkeit später in eine berufliche Handlungssituation integrieren zu können. Den Abschluss des Erlernens einer OSCE-Checkliste bildet daher folglich erneut die Integration in eine berufliche Handlungssituation ab, z. B. in Form eines Szenarientrainings (vgl. ➤ Kap. 3.1).

OSCE-Checklisten maximieren ihre Wirkung durch niederschwellige Verfügbarkeit von Trainingsmaterial für Lernende, zum Beispiel in eigens zur Verfügung gestellten Skills-Labs. Lernende können hier in definierten Lernphasen, aber auch in freien Phasen, OSCE-Checklisten trainieren. Dadurch wird auch einer der Grundpfeiler handlungsorientierter Lehre umgesetzt, nämlich den Lernbedarf für sich selbst zu definieren und nach eigenem Kompetenzstand seine Lernschwerpunkte zu setzen.

Zielkompetenz	Eigenständige Anlage einer i-gel® beim reflexlosen Patienten
Anwendungsbereich	Notfallpatient mit Apnoe, z. B. Reanimation

Handlungsschritt	**Bewertung**	
	0	1
Indikationsstellung/Vorbereitung		
Der NFS vergewissert sich, dass der Patient reflexlos ist		
Der NFS vergewissert sich, dass das Gebiss festsitzt		
Anwendung der i-gel®		
Der NFS führt eine Sichtkontrolle der i-gel® vor Verwendung durch		
Der NFS beschichtet Vorder- und Rückseite der i-gel® mit Gleitmittel		
Der NFS wählt die korrekte i-gel®-Größe (grün)		
Der NFS überstreckt Kopf und Hals des Patienten		
Die i-gel®-Maske wird mit der Spitze in den Mund des Patienten und entlang des harten Gaumens eingeführt (bis zum federnden Widerstand)		
Der NFS führt eine Beatmung durch		
Bei Luftentweichung oder Nicht-Heben des Thorax: erneute Positionierung der i-gel® (sonst 1 P.)		
Es werden eine Gänsegurgel und ein Luftfilter etabliert		
Der NFS legt eine Magensonde in den gastrischen Kanal der i-gel®		
Der NFS etabliert eine $etCO_2$-Messung		
Erreichte Gesamtpunktzahl		

Maximale Punktzahl	12
Bestehensgrenze	8
Erreichte Punktzahl	

Abb. 3.7 OSCE-Checkliste Anlage einer i-gel®-Maske [M1473, L143]

Lernende können ihren Lernprozess zudem im Blick behalten, wenn die erlangten und noch zu erlangenden Kompetenzen in einem Kompetenznachweisheft aufgeführt sind. So können alle Lernorte Einblick in die Kompetenzentwicklung des Lernenden gewinnen.

Vorschlag zur Berechnung der Bestehensgrenzen einer OSCE-Checkliste

Die Erarbeitung eines standardisierten Verfahrens zur Berechnung der Bestehensgrenzen kann beispielsweise die Anwendung des IHK-Notenschlüssels sein. Erreicht werden müssen zum Bestehen:

- 50 % der Punkte der Nicht-Durchfallkriterien gemäß IHK-Notenschlüssel
- Plus vorgegebene Punkte der Durchfallkriterien

ZUSAMMENFASSUNG

OSCE-Checklisten

OSCE-Checklisten, eingebettet in curriculare Strukturen, können ein wirkungsvolles Instrument zum Kompetenznachweis in der beruflichen Aus- und Fortbildung im Rettungsdienst sein, v. a. für den Beruf des Notfallsanitäters. Dabei sind vielfältige Einsatzmöglichkeiten im Rahmen des Kompetenzerwerbs und des Kompetenzerhalts denkbar. Die gesetzliche Notwendigkeit, den Kompetenzerwerb zu objektivieren, lässt sich spätestens auch mit der Novellierung des NotSanG um § 2a ableiten. Die Limitationen von OSCE-Checklisten müssen bedacht und diese als eines von vielen Werkzeugen der Kompetenzentwicklung verstanden werden.

3.3 Berufliches Lehren und Lernen im Rettungsdienst – ein neurowissenschaftlicher Diskurs

Sebastian Koch, Tobias Thiel

Die stetig wachsenden Erkenntnisse der Hirnforschung und damit einhergehend der Lernpsychologie erfordern einen Paradigmenwechsel methodisch-didaktischer Altbestände in der rettungsdienstlichen Aus-, Fort- und Weiterbildung. Omnipräsent hierbei sind Diskussionen über Lerngegenstände, Leistungsbewertung, Lernunterstützung oder auch Lerneffekte. Neurowissenschaftliche Erkenntnisse liefern hierbei den Ausgangspunkt methodisch-didaktischer Veränderungen auf Basis wachsender Erkenntnisse der Hirnforschung.

Die Geschichte der Neurowissenschaft im didaktischen Diskurs ist eine Geschichte der Erforschung des menschlichen Lernens. Bereits Vera F. Birkenbihl erreichte mit ihren Publikationen und Vorträgen zum Themenspektrum „gehirngerechtes Lernen" eine breite Zielgruppe, nicht nur von Pädagogen (Birkenbihl, 2013; Birkenbihl, 2007). Die neurodidaktische Grundlage ist weniger eine Modeerscheinung neueren Ursprungs, sondern existiert schon seit Ende der 1980er-Jahre (Roth, 2011, in Summek, 2017). Sie entstammt ursprünglich dem sonder- bzw. heilpädagogischen Arbeitsfeld mit Schülern mit Lern- und Verständnisschwierigkeiten (Herrmann, 2009).

Ein neurowissenschaftlicher Diskurs im Rettungsdienst lässt sich als eine transdisziplinär-wirkende Sammlung von didaktischen Ansätzen verstehen, welche zielgerichtet auf Grundlage der Erkenntnisse der Hirnforschung versucht, Lehren und Lernen im Rettungsdienst methodisch-didaktisch erfolgreich zu entwickeln. Eng verbunden ist hiermit die konstruktivistische Lerntheorie sowie schlussfolgernde Beiträge, wie beispielsweise der Ermöglichungsdidaktik nach Arnold und Erpenbeck. Eine reine „Vermittlungsdidaktik" widerlegt sich durch aktuelle Erkenntnisse der Bildungsforschung und sich ständig ändernde Anforderungen der Praxis an zukünftige Fachkräfte (Arnold, 2015). Ein neurowissenschaftlicher Diskurs im beruflichen Lehren und Lernen im Rettungsdienst bedient sich hierbei Inhalten der Neurowissenschaft im weitesten Sinne. Analog werden Begriffe wie Neuropädagogik, Educational Neuroscience, oder auch Neuroedukation teils synonym verwandt.

3.3.1 Neurowissenschaft als Beitrag zur Entwicklung der rettungsdienstlichen Didaktik?

Wohl eher nicht, denn bereits einige Forschende belegten, dass die aktuelle Neurowissenschaft bisher nicht wesentlich mehr herausgebracht hat als das, was erfahrene Pädagogen im Rettungsdienst zum Teil schon vor Jahrzehnten wussten oder glaubten (Herrmann, 2009). Allerdings ist die Neurowissenschaft nun in der Lage, diese Erkenntnisse mit konkreten Befunden und Argumenten zu belegen. Neurowissenschaft in der rettungsdienstlichen Didaktik ermöglicht also ein *Warum Pädagogen im Rettungsdienst mit dem, was sie wussten, Recht hatten* (Herrmann, 2009). Neurowissenschaft kann in diesem Sinne dazu beitragen, pädagogisch relevante Entwicklungsvorgänge besser zu verstehen und damit in pädagogisch akzentuierten Kontexten zu berücksichtigen. Damit kann das Lernen immer differenzierter verstanden werden. Dies ermöglicht es, mit didaktischem Hintergrundwissen Rückschlüsse auf methodische, aber auch strukturelle Veränderungen einer sich wandelnden Berufsdidaktik im Rettungsdienst zu ziehen.

3.3.2 Didaktik im Rettungsdienst: Erkenntnisse der Hirnforschung

Es ist Konsens, dass die Lehre selbst Lernprozesse auslösen kann, es aber nicht zwangsläufig muss. Lernen von Inhalten, ohne Bezug zum beruflichen Handlungsfeld Rettungsdienst und unter Berücksichtigung des individuellen Kontextes, liefert zumeist träges Wissen. Dementsprechend häuft sich begründete Kritik am schulisch-institutionellen Lernen und damit einhergehend am didaktischen Vorgehen in der rettungsdienstlichen Aus-, Fort- und Weiterbildung (Reichenbach, 2014).

Lernmotivation als Ausgangspunkt einer gelingenden Lehre

„Es kann nur lernen, wer lernen will", so postulierte es bereits die Reformpädagogin Maria Montessori und viele Pädagogen bekräftigten diese These. Auch die Hirnforschung der letzten Jahre belegt die Annahme, dass Freiwilligkeit und Selbstzweck wesentliche Determinanten erfolgreichen Lernens sind (Spitzer, 2003). Wichtiger als die Frage nach dem „Was" stellt sich in der Pädagogik von morgen also die Frage nach dem „Wie". Warum wird die Anstrengung des Lernens im Hinblick auf ein bestimmtes Ziel durchgehalten bzw. wie erklären sich Konzentration, Arbeitseifer und Durchhaltevermögen? Welche Eigenschaften, Kompetenzen und Herangehensweisen machen den Lehrenden zum Lernbegleiter?

Motivation als Phänomen menschlichen Seins muss hierbei aber genauer betrachtet werden. Eine grundlegende Unterscheidung in intrinsische und extrinsische Motivation ist hinlänglich erforscht. Ergebnisse der Hirnforschung belegen, dass intrinsische Motivation gegenüber bestimmten Lerngegenständen nachhaltige und effektive Lernergebnisse zur Folge hat (Spitzer, 2003). Extrinsische Motivation führt ebenfalls zu Lernergebnissen. Im Gegensatz zeigt sich aber der vordergründige Einsatz extrinsisch-motivierender Stimuli, wie beispielsweise der Einsatz von materiellen oder sozialen Verstärkern, als wenig nachhaltig.

Der Auszubildende als Individuum steht im Mittelpunkt rettungsdidaktischer Bestrebungen, nicht seine Leistung und dessen Bewertung. Mit Bezug auf Winter (2015) fordern einige Vertreter einer rettungsdienstlichen Didaktik, Hirnforscher und Bildungsforscher: Lerndialog statt Noten. Es erscheint eine Abschaffung des fest integrierten Notensystems notwendig. Dies bedarf aber zuerst einer Veränderung der Fehler- und Lernkultur in den Schulen für die rettungsdienstliche Aus-, Fort- und Weiterbildung. Intrinsische Motivation entsteht durch Selbstzweck und Neugier, diese gilt es als Lehrkraft zu ermöglichen (Arnold, 2019). Lernen ist effektiver, wenn positive Emotionen in das Lernen eingebunden werden.

Dazu ist eine weitere Unterscheidung in selbst- und fremdbestimmtes Lernen zu treffen. Setzen Lernende eigene Ziele in Bezug auf Lerninhalt und Umfang, dann lassen sich nachhaltigere Lernergebnisse feststellen (Herrmann, 2009). Lernende müssen die Möglichkeit haben, selbsttätig konkrete Erfahrungen zu machen. Diese entstehen durch das Erleben positiver Selbstwirksamkeit sowie eines angenehmen sozialen Klimas. Selbstwirksam bedeutet, dass sich die Lernenden als erfolgreich gegenüber selbstgesetzten Zielen erfahren. Ein angenehmes soziales Klima ist durch eine wertschätzende Beziehungsgestaltung und eine positive Fehlerkultur zu erreichen.

Die Lernmotivation fördern

- Lernarrangements sollten intrinsisch motivieren, Selbstwirksamkeitserfahrungen begünstigen und individuelle Lernbiografien berücksichtigen.
- Intrinsische Motivation entsteht durch Selbstzweck und positive Selbstwirksamkeitserwartungen, diese gilt es als Lehrkraft zu fördern.
- Positive Fehlerkultur, Lerndialog und Feedback zur Anregung von Reflexionsprozessen ermöglichen selbstverantwortliches und nachhaltiges Lernen.
- Lernprozesse durch operante Verfahren vermeiden, Leistungserfassungen sollten von Lerner nicht als vordergründiger Lernanlass genommen werden.

3.3.3 Beziehung und Emotionen als wesentliche Einflussfaktoren für das Lernen

Lernen bedeutet, Muster und Schemata zu entwickeln. Emotionen haben einen besonders großen Einfluss bei dieser Muster- und Schematabildung. Denken und Emotionen sind bekanntermaßen untrennbar miteinander verknüpft. Eine emotional positive Gestimmtheit beim Lernen verstärkt Erinnerungsleistungen und mit großer Wahrscheinlichkeit sogar kognitive Prozesse im Allgemeinen. Dies geschieht nicht nur infolge der durch die Emotionen stimulierten Neuromodulatoren wie Dopamin, sondern durch einen emotional-ganzheitlichen Zustand, der Lernen belohnt und damit ein Bedürfnis nach Lernen etabliert. Erlebt man sich als Lernender intensiv in einem positiv-besetzten Lernzustand, der gleichzeitig herausfordert, spricht man von „Flow" (Glück, Zufriedenheit).

Neurowissenschaftliche Studien belegen, dass sich Ängste und Stress hemmend auf die Neurogenese im Hippocampus auswirken (Mirescu & Gould, 2006). Hinzu kommt, dass Stresshormone eine kurzfristige Herabsetzung der zentralnervösen Glukoseversorgung von Neuronen bewirken. Gleichzeitig reduzieren sie die Erregbarkeit von Neuronen. Insgesamt führen die genannten Prozesse zu einer Unterdrückung (Suppression) der für das Lernen und Gedächtnis bedeutsamen Mechanismen der neuronalen Plastizität (Pavlides & McEwen, 1999).

Verschiedene Studien konnten aufzeigen, dass hohe Konzentrationen von Stresshormonen einen massiven Abbau von neuronalen Verbindungen verursachen (Fuchs & Flugge, 2002). Wie bereits angedeutet, spielen sowohl intakte Beziehungen zwischen Lernenden untereinander als auch von Lernenden zu Lehrenden für die emotionale Verfassung und damit für gelingende Lernprozesse eine entscheidende Rolle. Hattie konnte in seiner Metaanalyse „Visible Learning" die Bedeutung von Sympathie zur Lehrkraft und eines Wir-Gefühls herausstellen (Hattie, 2014). Auch die Hirnforschung belegt, dass das soziale Klima ein wichtiger, wenn nicht sogar der wesentliche Einflussfaktor ist. Arnold stellt die Bedeutung von Emotionen und in „Beziehung stehen" für das Lernen besonders hervor (Arnold, 2016). Miller formulierte hier sogar den Begriff der „Beziehungsdidaktik" (Miller, 2011).

Ein tiefes Verständnis sozialer Kognitionen wird an dieser Stelle als relevant vorausgesetzt. Für eine Didaktik im Rettungsdienst ist zu beachten, dass negative Emotionen im schulischen Kontext vor allem durch die Art und Weise der Beziehungsgestaltung entstehen und einen intensiven Einfluss auf die Lernqualität innehaben (Herrmann, 2009).

Positive Emotionen unterstützen und Beziehungen gestalten

- Schemata, Regeln und Muster werden vom Gehirn aus Kontexten extrahiert, sodass ihre Konsolidierung und damit ihre Bedeutung für Verstehensprozesse in Lernarrangements nicht ohne diese jeweiligen Kontexte (Beispiele, Geschichten) sinnvoll ist.
- Lernprozesse sind abhängig vom emotionalen Zustand des Lernenden. Ist dieser Zustand durch positive Emotionen gekennzeichnet, kann Lernen nachhaltig gelingen.
- Ausgangspunkt für erfolgreiches und selbstverantwortliches Lernen ist eine wertschätzende Beziehungsgestaltung und eine positive Fehlerkultur. Dies hängt maßgeblich vom Erleben sicherer Beziehungen und interpersoneller Emotionen ab.

3.3.4 Peinlichkeitsgefühl als soziale und interpersonelle Emotion in Lehr-Lernsettings

Das Peinlichkeitsgefühl gehört zu den sozialen oder auch interpersonellen Emotionen, zu denen auch Schuld, Scham, Schadenfreude oder Stolz gerechnet werden. Ein Peinlichkeitserleben erfordert eine sozial-evaluative Komponente, d. h. das peinliche Ereignis oder Verhalten muss von anderen Menschen beobachtet und bewertet werden können (Folta-Schoofs & Ostermann, 2019). Ohne sozial-evaluative Komponente kann man sich über ein entsprechendes Ereignis zwar ärgern, aber man wird nicht peinlich berührt sein, da die soziale Beziehung zu den Beobachtenden über das Ausmaß des eigenen Peinlichkeitserlebens entscheidet (vgl. Folta-Schoofs & Ostermann, 2019).

Lehrkontexte, die sich vornehmlich durch negative Gefühle auszeichnen, wirken sich daher negativ auf ein nachhaltiges Lernen aus. Weiterhin gilt es, ausgehend von diesen Erkenntnissen negative interpersonelle Emotionen in der rettungsdienstlichen Aus-, Fort- und Weiterbildung nicht durch Lernsettings zu begünstigen. Konkret bedeutet dies, ein Lernklima zu fördern, das sich durch Vertrauen und Wertschätzung zwischen den Lernenden, aber auch zu den Lehrenden charakterisiert. An dieser Stelle könnte man nun auch die Diskussion über Notensysteme anfeuern, worauf aber verzichtet wird. Diese Veränderung fordert eine Kaskade weiterer Veränderungen ein, deren Komplexität hier nicht hinlänglich abgebildet werden kann.

Ein vertrauensvolles Lernklima fördern

- Negative Emotionen wie Peinlichkeitserleben verhindern Neurogenese und vermindern Gedächtnisleistungen in Bezug auf Lehrinhalte.
- Lernende müssen in Lernsettings aktiv sein und die Möglichkeit haben, selbsttätig konkrete und positive Lernerfahrungen zu machen.
- Lehrende sollten ein Lernklima fördern, welches sich durch Vertrauen und Wertschätzung zwischen den Lernenden untereinander und auch zu den Lehrenden charakterisiert.

3.3.5 Neugier als Haltung zum Lernen

Der Begriff Neugierverhalten steht in starkem Bezug zum Explorationsverhalten. Bereits im Kontext der Bindungstheorie konnte von Bowlby und Ainsworth eine Abhängigkeit von Bindungserfahrungen und Exploration des Kleinkindes nachgewiesen werden (Ainsworth, 1978; Bowlby, 2016). Neugier kann als Haltung verstanden werden, die Exploration, also das Entdecken, überhaupt erst ermöglicht. Diese Neugier und Entdeckungsfreude können sich nur entfalten, wenn sie als ungefährlich erlebt werden.

Ausgehend hiervon ist es nicht verwunderlich, dass auch im Erwachsenenalter die Qualität einer subjektiv erlebten Sicherheit einen wesentlichen Einfluss auf die gelebte Exploration mit sich bringt. Sich einzulassen und Neugier zu entwickeln, setzt Vertrauen voraus. Die Prinzipien einer rettungsdienstlichen Berufsdidaktik sollten also eine Furcht vor Fehlern oder Misserfolg und damit einhergehend eine Entmutigung durch negative Konsequenzen vermeiden (Herrmann, 2009).

Neugier bedingt eine gewisse Selbstvergessenheit, ein sich vollständiges Hingeben an eine bestimmte Tätigkeit. Spiel als effektivste Form des beruflichen Lernens entsteht daher zwecklos aus Neugier. Sie ist intrinsisch motiviert und die intensivste Form von Lerntätigkeit. Diese Erfahrungen haben sich positiv assoziiert durchgesetzt, sodass auch für berufliches Lernen eine Kombination aus Forschung, Neugier und Spiel nachhaltige Lernerfolge ermöglicht. Neugier als Haltung ist durch Lehrkräfte nur bedingt steuerbar, deshalb gilt es Rahmenbedingungen zu schaffen, die Neugier begünstigen.

Organisiertes, institutionelles Lernen sollte also Räume schaffen, in denen sich Lernende in der rettungsdienstlichen Aus-, Fort- und Weiterbildung anhand konkreter Frage- oder Problemstellungen selbstbestimmt und weitestgehend selbstverantwortlich entwickeln können. Damit ist schulisches Lernen aber auch immer in seiner Effektivität begrenzt und kann nur Anlässe und Rahmen schaffen.

Lernen braucht eine Stärkung der Erwartung auf Erfolg, Bekräftigung von Exploration und geistige Suchbewegungen mit experimentell offenem Ausgang, aber der Hoffnung auf Belohnung. Dadurch wächst die Bereitschaft und Motivation, sich auch auf schwierigere Themen und Lernwege einzulassen, da eine Stärkung des Selbstbewusstseins in Bezug auf bereits erfahrene Lerngegenstände durch positive Selbstwirksamkeitsüberzeugung erreicht wurde (Herrmann, 2009). Spätestens seit Implementierung einer kompetenzorientierten Schule sollte dies als erstrebenswert gelten.

Neugier ist also ein nicht zu unterschätzender Parameter für gelingende Kompetenzentwicklung und damit für eine neurowissenschaftlich begründete Berufsdidaktik im Rettungsdienst. Zusammenfassend braucht es also ein sozial-wertschätzendes und sicheres Klima, eine schulische Anregungsfähigkeit durch die Lehrkräfte und neugierige Lernende, welche umfangreiche Möglichkeiten in eigenverantwortlicher rettungsdienstlicher Berufspraxis nutzen wollen und können.

Räume für selbstbestimmte Entwicklung schaffen

- Lernarrangements sollten eine Erwartung auf Erfolg sowie Explorationsverhalten bei einem zeitgleich experimentell offenen Ausgang stärken.
- Neugier ist eine Haltung, die Lernmotivation und Leistungsbereitschaft steigert. Diese gilt es durch Lehrhandeln zu erhalten, zu stabilisieren und zu fördern.
- Organisiertes, institutionelles Lernen sollte Räume schaffen, in denen Lernende sich anhand konkreter Frage- oder Problemstellungen selbstbestimmt und weitestgehend selbstverantwortlich entwickeln können.

3.3.6 Lernen braucht Entspannungsphasen

Die Konsolidierung von Informationen und Bedeutungszusammenhängen benötigt Zeit. Die wichtigste Zeit dafür ist der Nachtschlaf. Darüber hinaus bedarf es aber Entspannungszeiten im Tagesablauf, die Raum bieten, sich vom Inhalt zu distanzieren. Im Kontext einer institutionellen Bildung bedarf es Ruhemöglichkeiten und Gedankenspiele in Form von Transfersituationen, die sozusagen im Kopf ablaufen. Die Vorstellung, dass man selbst ein zuvor beschriebenes Szenario erlebt und den z. B. neu erarbeiteten Inhalt anwendet, ermöglicht erfolgreiches Lernen. Hierbei ist wichtig, dass die Lernenden eine Situation sehr differenziert, also mit vielen Details, imaginieren bzw. sich bildlich vorstellen. Besonders in der rettungsdienstlichen Aus-, Fort- und Weiterbildung ist dies meist nach wenigen Praxiseinsätzen möglich.

Kürzer, aber häufiger üben

- Lehrende sollten Lernformen wählen, die ein Klima sozial-wertschätzender Beziehungsgestaltung befördern.
- Entsprechend der Häufigkeit und Qualität der Signalverarbeitung empfehlen sich für effektives Lernen kürzere, aber häufigere Übungszeiten und -formen.
- Lehrprozesse sollten Wiederholungen und Übungen beinhalten, die mit leichten Varianzen bei der Informationsverarbeitung den Umfang der neuronalen Repräsentanz erhöhen können.

3.3.7 Flow-Erleben

Heckhausen beschreibt das Flow-Erleben als ein „völliges in seinem Handeln aufgehen", einhergehend mit einer sehr hohen intrinsischen Motivation (Heckhausen & Heckhausen, 2018). Aufgrund der exzessiv-ausdauernden und energiegeladenen Schaffensfreude ereignen sich Lern- und Entwicklungsprozesse nachhaltig und eher spielerisch. Bereits Maria Montessori beschrieb in ihren umfangreichen Beobachtungen dieses Phänomen als „Polarisation der Aufmerksamkeit". Sie betrachtete es als notwendig, dass Menschen immer wieder in diesen Zustand verfallen, um andauernde Lerneffekte zu erreichen.

Neurowissenschaftlich betrachtet, wird das Flow-Erleben zur Oase der sinnstiftenden Langzeitpotenzierung. Es kann, wenn es regelmäßig auftritt, auch das allgemeine Wohlbefinden sowie die geistige und körperliche Leistungsfähigkeit und damit die Lebenszufriedenheit steigern. Aktuelle Studien zeigen, dass auch bei wenig anspruchsvollen Tätigkeiten ein Flow-Erleben eintritt, insofern die Anforderungen der Aufgabe und die eigenen Fähigkeiten kongruent miteinander sind (Keller & Bless, 2008; Heckhausen & Heckhausen, 2018). Das bedeutet für eine Berufsdidaktik im Rettungsdienst, Lernarrangements zu etablieren, in denen Lernende Anforderungen und Aufgaben finden, die ihrem persönlichen Potenzial sowie dem rettungsdienstlichen Handlungsfeld entsprechen.

Der irische Neurowissenschaftler Shane O'Mara zeigt in seinem Werk „Das Glück des Gehens" auf, dass Bewegung Flow-Erleben begünstigt, was die Annahmen eines „bewegten Lernens" nochmals in den Vordergrund rückt (O'Mara, 2020). Ausgangspunkt für das Entstehen von Flow-Erleben sind drei Faktoren: intrinsische Motivation, der Herausforderungscharakter sowie ein klares Ziel. Es gilt also, als Lehrkraft entsprechende Lernarrangements zu konstruieren, die eben diese Faktoren ermöglichen.

Herausfordernde Aufgaben gestalten

- Lernen im Flow-Erleben erhöht Lernzuwachs und Lernbereitschaft. Es bedarf eines binnendifferenzierten Unterrichts mit hohem Selbstzweck der Lernenden.
- Flow-Erleben entsteht besonders im Kontext von komplexen und herausfordernden Aufgaben, die eine erhöhte Konzentration erfordern, dabei aber vollständig dem Fähigkeitspotenzial des Lernenden entsprechen.

3.3.8 Feedback und Reflexion

Es erscheint notwendig, zwischen Feedback und operanter Verstärkung zu differenzieren. Wie bereits beschrieben, spielen Verstärkung und Bestrafung eine übergeordnete Rolle, nicht nur für eine Berufsdidaktik im Rettungsdienst, sondern für das Lernen als menschliches Phänomen. Lernen ist so organisiert, dass Konsequenzen, die unmittelbar und wiederholt eintreten, als zusammengehörig wahrgenommen werden. Dies nennt man Kontingenz (Watzlawick, 2011). Ist ein Ereignis kontingent auf ein Verhalten, wirkt es demzufolge regulierend. Diese Erkenntnisse haben dem Behaviorismus einen großen Aufschwung gegeben und dazu geführt, dass Schule durch Noten konditioniert. Die Problematik wurde bereits aufgegriffen in Bezug auf Lernmotivation.

Nach Bandler und Grinder gibt es kein Scheitern, sondern nur Feedback. Eine wesentliche Annahme im NLP – Neuro-Linguistisches Programmieren (O'Conner & Seymour, 2015) – lautet: Ein Verhalten hat immer eine Wirkung. Selbst wenn durch ein Verhalten ein Zustand beibehalten wird, ist dies eine Wirkung. Insofern sind äußere und innere Reize als Reaktion einer Handlung assoziiert. Bei kontingentem Auftreten einer Konsequenz beginnt nun also das Hirn entsprechende Bezüge zwischen Handeln und Rückmeldung durch die Umwelt in Relation zu bringen. Das bedeutet, dass unabhängig eines intentionalen Handelns einer Lehrkraft eine Form von Feedback erfolgt. Auch Mitlernende geben sich bewusst und unterbewusst untereinander Feedback.

Ist Feedback automatisch mit Belohnung oder Bestrafung verbunden?

Die Antwort lautet: ja und nein. Jede Veränderung der Umwelt wird durch unser Hirn interpretiert und somit auch immer als angenehm oder unangenehm abgebildet. Die Interpretation ist aber eher mit der Kausalität dieser Wirkung verbunden. Feedback ist also ein Anlass, über die Wirkung einer Handlung nachzudenken. Nehmen Lernende den Lehrenden als einen Richter wahr, der Absolution oder Sanktionen erlässt, wird das Lernen schnell ein vom Lehrenden abhängiger Prozess. Resultate wie beispielsweise ein sogenanntes Bulimie-Lernen sind hinlänglich bekannt.

Die Lösung liegt also darin, wie bzw. in welcher Form ein Lernender Rückmeldungen auf seine Lernleistung erhält. Lernen durch Einsicht ist hierbei ausführlich erforscht und bietet eine Erkenntnisgrundlage: Führt eine angewandte Strategie zum Erfolg oder Misserfolg, wird diese Strategie weiterverwendet oder eben angepasst.

Feedback ist dann hilfreich, wenn es vom Feedbacknehmer als konstruktiver Anlass zur Selbstreflexion wahrgenommen wird und nicht als notwendiges Übel. Der Begriff Handlungskompetenz beinhaltet Selbstkompetenz, eben die Fähigkeit, eigenes Sein und Vorgehen zu reflektieren. Diese Fähigkeit gilt als wesentlicher Faktor für bewusste und verantwortliche Entscheidungsfindung im Handlungsfeld Rettungsdienst.

Eine zentrale Frage in der Berufsdidaktik im Rettungsdienst ist daher: Wann gelingt es Feedbackgebern, hilfreiche Rückmeldungen zu geben? Das geschieht zum einen, wenn der Feedbacknehmer eine Bereitschaft durch einen persönlichen Selbstzweck dahinter entwickelt. Nach Arnold ist „die Methode […] für die Lernenden nicht für die Lehrenden" (Arnold, 2002). Feedback sollte also als eine Chance und nicht als eine Zäsur genutzt werden, Rückmeldungen einer Außenwahrnehmung zum Verhalten zu bekommen. Im Hinblick auf die Subjektivität von Wahrnehmung ist es hierbei vom Feedbackgeber unumgänglich, seine Wahrnehmungen auch tatsächlich als seine individuellen Wahrnehmungen darzustellen.

Feedback von Lehrenden zu Lernenden ist nicht objektiv im eigentlichen Sinne. Es ist geprägt von eigenen Überzeugungen und Wertvorstellungen und stützt sich auf eine subjektive Wahrnehmung. Hieraus wird ersichtlich, warum Feedback eher in Fragen als in Antworten als hilfreich bezeichnet werden kann. Eine Berufsdidaktik im Rettungsdienst muss daher beachten, dass Antworten im Feedback als eine mögliche Strategie oder Vorgehensweise des jeweiligen Feedbackgebers formuliert werden, sprich in ICH-Botschaften. Lehrende sollten sich mehr und mehr darüber bewusst sein, dass ihre subjektive Lösung von ihren individuellen Ressourcen abhängig ist. Verfügt der Lernende nicht über diese Ressourcen, bringt ihm auch der Lösungsansatz im Hier und Jetzt nicht viel.

Feedback sollte also an den Ressourcen des feedbacknehmenden Lernenden ansetzen und Möglichkeiten zur Handlung aufzeigen. Dabei entscheiden insbesondere die persönliche Stressempfindlichkeit, individuelle Coping-Strategien, soziale Unterstützungsressourcen, situative Strategien der Emotionsregulation und persönliche Vorerfahrungen über das Ausmaß der psychischen Beanspruchung innerhalb von Feedback und Reflexion einer Berufsdidaktik im Rettungsdienst.

Zu betonen ist, dass Feedback immer entsteht, und zwar durch die Wirkung einer Handlung auf die sächliche und soziale Umwelt. Insofern ist es wichtig, in der Gestaltung einer Berufsdidaktik im Rettungsdienst bewusst das Feedback zu durch- und überdenken. Auch die Zusammensetzung verschiedener Lerngruppen ist in Bezug auf ein spontanes Feedback zu berücksichtigen. Lehrende müssen rückschließend zum Coach der Lernenden werden, indem sie geeignete Rahmenbedingungen gestalten und mit Fragen zur freiwilligen Selbstreflexion führen können.

Reflexionsprozesse ermöglichen

- Erfolgreiche Lehrprozesse bedürfen eines kompetenten Feedbacks, um wahrhaftige Reflexionsprozesse zu unterstützen.
- Lehrerfeedback ist nur dann zuträglich, wenn es vom Lernenden gewollt wird.
- Fragendes Feedback ermöglicht positive Selbstwirksamkeitserfahrungen in Reflexionsprozessen und erleichtert damit nachhaltige Verhaltensveränderungen.

3.4 Didaktisches Konzept für die Praxisanleitung – Entrustable Professional Activities

Markus Flentje

Der Idee folgend, dass Auszubildende individuelle Lernfortschritte durchlaufen, wurden medizinische Ausbildungscurricula seit den 1980er-Jahren auf kompetenzbasierte Lerninhalte umformuliert. Doch wie können diese individualisierten Ausbildungskonzepte in den Ausbildungsalltag integriert werden? Wie erfolgt die Kompetenzentwicklung und wie lässt sich diese objektiv beurteilen? Olle ten Cate, Professor in medizinischer Ausbildung in Utrecht, schlägt mit dem Konzept der „Entrustable Professional Activities" einen Ansatz zum Umgang mit dieser Herausforderung vor. Die Implementierung bedarf einiger Aufmerksamkeit und eines kontinuierlichen Evaluationsprozesses.

3.4.1 Die Situation der Auszubildenden

Die ersten eigenverantwortlichen Einsätze auf dem Rettungswagen, die erste Verantwortlichkeit für Auszubildende – es gibt viele Situationen, an die wir uns in unserer Berufskarriere erinnern, in die wir „hineinwachsen" mussten. Dieses Gefühl der erstmaligen „Endverantwortung" ist durch keinen theoretischen Lerninhalt vermittelbar und auch in der praktischen Ausbildung schwer zu erreichen. Der Unterschied zwischen Realität und theoretischer Ausbildung findet dabei täglich in den Rettungswachen Erwähnung. Analogien zum Autofahren – ein Führerschein erlaubt das Fahren, aber beschreibt nicht die Kompetenz zu fahren – werden hier oftmals rezitiert. Nun kann dieser Umstand einerseits akzeptiert werden, oder Lehr-Lernkonzepte werden auf die Eignung überprüft, um diese Situation zu verbessern.

Anschaulich hierzu kann das Bild der „Fallhöhe" herangezogen werden. Sind die neuen Kollegen nicht gut auf ihre verantwortliche Tätigkeit vorbereitet, ist diese eher hoch. Dabei bleibt der Umstand bestehen, dass es für Mitarbeitende immer etwas Besonderes bleibt, erstmals eigenverantwortlich in einem Tätigkeitsbereich eingesetzt zu sein. Ziel der Organisation muss es sein, die Ausbildungs- und Arbeitsumgebung in der Art zu gestalten, dass die Auszubildenden in die Verantwortung bestmöglich hineinentwickelt werden. Die „Fallhöhe" für den ersten realen eigenverantwortlichen Einsatz muss möglichst klein sein.

3.4.2 Wann ist jemand kompetent? – Herausforderung für den Rettungsdienst

Das Erfassen des erreichten Kompetenzniveaus von Rettungsdienstmitarbeitenden nach der Ausbildung ist im Gegensatz zu anderen Berufsbildern besonders schwierig. Durch das sehr variable, nicht beeinflussbare Einsatzgeschehen ist es fast vom Zufall abhängig, welche Maßnahmen Auszubildende im realen Einsatzgeschehen erleben und durchführen. Analysen im Umfeld der sogenannten „Erweiterten Versorgungsmaßnahmen" haben gezeigt, dass die Anwendungshäufigkeit sehr unterschiedlich ist (Flentje et al., 2018). Daraus folgend ist gut nachvollziehbar, dass auch die subjektive Kompetenz in diesen Maßnahmen sehr unterschiedlich durch die Mitarbeitenden bewertet wird. So wird die Kompetenz in der Begleitung einer Geburt und der Umgang mit tracheotomierten Patienten durch Notfallsanitäter selbst eher als geringer eingeschätzt (Flentje, Schulte et al., 2019).

Noch komplexer wird die Situation dadurch, dass in einigen Bundesländern die Ärztlichen Leitungen Rettungsdienst, als Verantwortungsebene für die Qualitätssicherung der Überprüfung und Fortbildung der Rettungsdienstmitarbeitenden, sehr kleinteilig auf Landkreisebene eingesetzt werden. Dies führt zu einer großen Variabilität an Konzepten, Überprüfungsformaten und Konsequenzen (Ostmeier et al., 2021). Daher ist davon auszugehen, dass es eine sehr bunte Landschaft von Methoden, Kompetenzsystemen, Fortbildungen und Überprüfungen in Deutschland gibt, deren Qualität von dem individuellen Engagement Einzelner abhängt.

3.4.3 Entrustable Professional Activities (EPA)

Die Umstellung der Ausbildungscurricula auf die Kompetenzorientierung wurde insbesondere im Hinblick auf die praktische Implementierung in den Versorgungsalltag kritisiert. Einzelne Kritikpunkte beinhalten den zu theoretischen, nicht umsetzbaren Rahmen, der die Beurteilung von Auszubildenden erschwert (Lurie et al., 2013).

Ziel der EPA-Einführung

Die Motivation in der Einführung der Entrustable Professional Activities (EPA) 2005 bestand darin, kompetenzorientierte Ausbildung in praktische Arbeitssituationen zu übertragen. Die EPA versucht, eine Konkretisierung und Messbarkeit zu erreichen (ten Cate, 2005). Es soll die Frage beantwortet werden, wann Versorgungssituationen an die Auszubildenden übertragen werden können. Um im Bild der Fallhöhe zu bleiben: Die Auszubildenden können noch während der Ausbildung strukturierter selbstständiger arbeiten und werden dann im Hinblick auf das Verantwortungsgefühl weiterentwickelt. Dies soll die Vorbereitung auf die endverantwortliche Tätigkeit verbessern und die „Fallhöhe" verringern.

Bei der EPA handelt es sich um eine aufgabenspezifische Tätigkeit oder Verantwortung, die verschiedene Teilkompetenzen an Wissen, Fertigkeiten, Verhalten und Erfahrung beinhaltet (➤ Tab. 3.22). Sie hat einen klar definierten Anfang und ein Ende und wird in einem strukturierten Assessment bei der Patientenversorgung überprüft. Da hier das Verhalten während der Versorgung beachtet wird, entspricht die Evaluationsstufe der Qualität Kirkpatrick Level 3 und ist damit hochwertig. Nach ten Cate können Patienten-Versorgungsituationen als EPA definiert werden, wenn diese nach Erreichen einer adäquaten Kompetenzstufe an Auszubildende delegiert werden können (ten Cate, 2005, 2014 Guide). Jede EPA enthält Teilkompetenzen, die in die Bereiche Wissen, Fertigkeiten, Verhalten und Erfahrung aufgeteilt werden können (ten Cate & Taylor, 2021).

Eine rein technische Fähigkeit ist keine EPA. Hierzu können andere arbeitsplatzbezogene Methoden eingesetzt werden. Beispiele hierfür sind DOPS Direct Observation of Procedural Skills [Erfani Khanghahi & Ebadi Fard Azar, 2018]) oder OPA (Observable Practice Activities).

Tab. 3.22 Schritte einer EPA-Beschreibung mod. nach ten Cate et al. 2021). Eine genaue Beschreibung und Nutzung erhöht die Strukturqualität in der Ausbildung und kann Lehraussagendifferenzen vermeiden.

Schritt der EPA-Beschreibung	Inhalt
Titel	Konkrete Beschreibung der Versorgungssituation
Spezifikation und Limitation	Beschreibung der Inhalte und Nicht-Inhalte; Einordnen in den Kontext
Potenzielle Risiken	Was passiert – wie wird reagiert, wenn die EPA nicht gelingt?
Relevante Kompetenzen	Welches Wissen, welche Fertigkeiten, welches Auftreten werden erwartet? Einordnung in die Kompetenzmatrix
Notwendige Erfahrung, Wissen Fertigkeiten, Auftreten, Verhalten	Die Auszubildenden benötigen eine Aussage über Erwartungen, Arbeitsplatzerfahrungen, Ausbildungszeitpunkt etc., bevor die EPA durchgeführt wird.
Überprüfungsprozess	Welche Informationen nutzen die Praxisanleitenden, um die EPA zu beurteilen?
Definition der Supervisionslevel	Beschreibung der Konsequenzen aus den Überprüfungen. Wann kann das Supervisionslevel verändert werden?
Ende/Ablauf	Ab wann wird die EPA nicht mehr anvertraut – Konsequenzen?

Beispiele einer EPA-Versorgungssituation

Ein Beispiel solch einer Versorgungssituation kann das Management des Notfalls „hypertensive Krise" sein (➤ Tab. 3.25). Zur erfolgreichen Bewältigung müssen Auszubildende Wissen im Bereich Pathophysiologie und Pharmakologie anwenden und Fertigkeiten, wie z. B. die Schaffung eines periphervenösen Zugangs, durchführen.

Ein anderes Beispiel aus der prähospitalen Versorgung ist die Patientenversorgung während eines Transportes in die Klinik. Ist die Behandlung der hypertensiven Krise unter direkter Supervision des Praxisanleitenden möglich, kann diese während des Patiententransportes nicht geleistet werden, wenn der Auszubildende als zweite Person auf dem Rettungswagen eingesetzt wird (Supervision in Rufweite). Dies ist beispielsweise in Niedersachsen nach Gleichstellung der Auszubildenden mit Rettungssanitätern möglich (Hayek, 2014). Praktisch ergibt sich hier die Frage: Wann lasse ich als praxisanleitende Person die Auszubildenden während des Transportes im RTW allein und bin in Rufweite (als Fahrer) verfügbar? Es wäre nicht sinnvoll, wenn Auszubildende bis zum Ende ihrer Ausbildung zum Fahren des Fahrzeuges eingesetzt werden und die Patientenüberwachung während des Transportes nicht erleben. Da die Einsatzverantwortung jedoch weiterhin bei den begleitenden Notfallsanitätern liegt, ist in der Praxis von sehr unterschiedlichen Vorgehensweisen in dieser Fragestellung auszugehen. Eine objektive Kompetenzbeschreibung und Überprüfung im Sinne einer EPA kann den Verantwortlichen eine Orientierungshilfe geben, wann eine Supervision auf Rufweite möglich ist.

Ein deutsches Projekt zur EPA-Integration in die anästhesiologische Weiterbildung bedient sich an der Stelle der Teilkompetenzen der Begriffe Grundlagenkompetenzen (hauptsächlich Wissen) und Handlungskompetenzen (Fertigkeiten) und integriert die Haltung in die Lernzielbeschreibung (Moll-Khosrawi et al., 2020). Die Teilkompetenzen sind dabei nicht zwingend allein in einer EPA integriert, sondern können im Sinne einer Matrix in weiteren EPA wiederauftauchen (➤ Tab. 3.23). In dem genannten Versorgungsbeispiel „hypertensive Krise" findet sich die Fertigkeit eines intravenösen Zugangs auch in anderen Versorgungseinheiten wieder. Handelt es sich um die Kompetenz „Wissen", wird diese im

Tab. 3.23 Mögliche Matrix einer EPA basierten Ausbildung. Eine Teilkompetenz kann in unterschiedliche EPA aufgenommen werden.

Teilkompetenzen	EPA 1	EPA 2	EPA 3	EPA 4
Skill 1	x		x	
Skill 2	x	x		
Skill 3			x	x
Wissen 1	x			x
Wissen 2			x	
Erfahrung 1		x		
Erfahrung 2	x			

Alltag in Gesprächen mit den Auszubildenden überprüft und bildet die Basis für weiteres Handeln. Im Bereich Erfahrung ist festzulegen, wie viele der Versorgungssituationen im jeweiligen Supervisionslevel erfolgreich zu bewältigen sind.

3.4.4 Vertrauen und Anvertrauen

Die Beurteilung der Kompetenz ist im rettungsdienstlichen Alltag komplex. Derzeit existieren je nach Gesundheitsberuf unterschiedliche Stufensysteme und Definitionen (Breuer, 2015; Lechleuthner et al., 2019). Relevanter für die Ausbildenden ist die Frage, welche Handlungen und Versorgungseinheiten den Auszubildenden übertragen und damit anvertraut werden können (➤ Tab. 3.24). Die Begriffe „Anvertrauen“ und „Kompetenz“ werden in einem Konzept von ten Cate in einer Beziehung zwischen Lernenden und Ausbildenden anhand des abnehmenden Grades der notwendigen Supervision definiert (ten Cate & Scheele, 2007). Voraussetzung für diese Sichtweise ist die Beschreibung des endgültigen Lernziels. Aus Blickrichtung der endgültigen Versorgungskompetenz wird der Erfüllungsgrad durch die Auszubildenden immer höher und eine gleichzeitig abnehmende Supervisionsdichte ist möglich (➤ Abb. 3.8).

Tab. 3.24 Supervisionslevel und Überwachung der Versorgungssituation

Level	Vertrauens- und Überwachungsskala	Erweiterte Vertrauens- und Überwachungsskala für medizinische Aus- und Weiterbildung
1	Keine Erlaubnis, EPA durchzuführen	Nicht vorhandenes Wissen, keine technischen Fähigkeiten – sollte nicht zuschauen Vorhandenes Wissen, teilweise technische Fähigkeiten – sollte zuschauen
2	Durchführung der EPA nur unter aktiver mitwirkender Supervision	In praktischer Zusammenarbeit mit Supervisor Mit im Raum anwesender Supervisor, der jederzeit bereit ist einzugreifen
3	Durchführung der EPA nur unter Supervision auf Abruf (jederzeit verfügbar)	Supervision sofort verfügbar, Informationen und Entscheidungen werden gegengecheckt Supervision in Distanz verfügbar, Informationen und Entscheidungen werden zeitnah gegengecheckt
4	Durchführung der EPA ohne Supervision	Mit geringer Supervision (z. B. Nachbesprechung für tiefergreifende Fragen)
5	Darf andere bei der Durchführung der EPA ausbilden	-

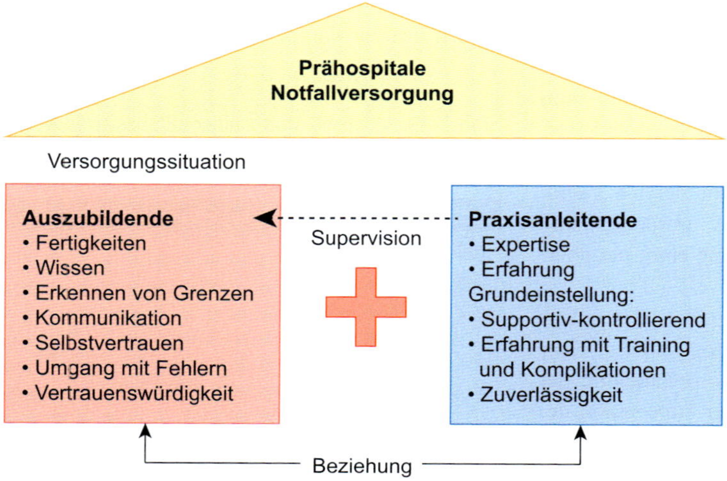

Abb. 3.8 Rahmenbedingungen der Auszubildenden-Praxisanleitenden-Beziehung. Das Niveau der Supervision ist variabel und nimmt mit wachsender Kompetenz in Bezug auf das Lernziel ab. (mod. nach Hauer et al. 2013; ten Cate & Scheele 2007) [M1468, O1128, L143]

3.4.5 Einsatz von EPA als Evaluationsmethode

Individuelle Vorausbildung, Talente und Lerntypen erklären nachvollziehbar, warum Lernverhalten und Lerngeschwindigkeit bei Auszubildenden unterschiedlich sein müssen. Einfaches „Absitzen“ von Einsatz- und Praktikumszeiten erscheinen hier wenig sinnvoll und die Beschreibung von Einsatzzeiten (z. B. drei Wochen Einsatz) für einen geplanten Wissenszuwachs wird seltener in Curricula verwendet (Carraccio et al., 2002; Scheele et al., 2008). Die individuelle Ausrichtung der Ausbildung beinhaltet logistische Herausforderungen. Im klassischen Ausbildungsberuf wird die Betreuung des Auszubildenden in der Praxis durch erfahrene Mitarbeitende gewährleistet. Die Lehrenden kennen die Auszubildenden gut und können deren Stand einschätzen und weiterentwickeln. Diese insbesondere im Handwerk vertretende Philosophie ist im Rettungsdienst nicht gleichwertig durchführbar. Personalmangel und Schichtdienst führen dazu, dass die Bindung Auszubildender an einzelne Praxisanleitende nicht durchgängig garantiert werden kann. Im Zusammenhang mit dem oben genannten variablen Einsatzgeschehen führt dies zu Unklarheiten bezüglich der Kompetenz der Auszubildenden.

Das Konzept der Entrustable Professional Activities (EPA) bietet hier die Möglichkeit, anhand von definierten Versorgungsituationen Lernfortschritte zu dokumentieren. Ein objektiv dokumentierter EPA-Kompetenzkatalog zeigt auf individueller Ebene die eigene Leistung im Vergleich zum Durchschnitt aller Auszubildenden. Die Ergebnisse können die Grundlage für ein objektives Feedback bilden, das als eines der wichtigsten Instrumente zur Weiterentwicklung gilt (Wood, 2018). Diese Strukturen können helfen, da Einschätzung der eigenen Kompetenz durch Auszubildende nicht zwangsläufig mit der realen Kompetenz übereinstimmen muss. Im sogenannten Dunning-Kruger-Effekt wird am Anfang der Karriere die Kompetenz falsch eingeschätzt (Kruger & Dunning, 1999). Die objektive Dokumentation von den Kompetenzen in Einsatzsituationen kann den organisatorischen Rahmen, in dem der Lernprozess durchgeführt wird, verbessern. Dieser Rahmen – im Qualitätsmanagement Strukturqualität genannt – reduziert das Zufallsprinzip der Ausbildung.

Auch auf allgemeiner Ebene erlaubt der Einsatz von dokumentierten EPA-Kompetenzen eine vom Individuum losgelöste Ausbildungsevaluation. In der Regel werden derzeit Ausbildungscurricula auf Basis von Expertenmeinung entwickelt. Dieses scheint für den Start eines Berufsbildes eine gute Möglichkeit, bedarf im Weiteren einer Evaluation im Kontext der erreichten Lernziele. Im sogenannten Kern-Zyklus, einer der weit verbreiteten Rahmen zur Entwicklung von Ausbildungscurricula, ist die Evaluation der letzte Schritt nach Problemidentifizierung, Spezielle Bedarfsanalyse, Lernzieldefinition, Lehrmethoden und Implementierung (Thomas et al., 2016). Allein die strukturierte Evaluation erlaubt eine Weiterentwicklung des Curriculums. Zu beachten sind hierbei die Evaluationsstufen nach Kirkpatrick (Kirkpatrick & Kirkpatrick, 2006). Bildet die Stufe 1 der Evaluation das subjektive Empfinden des Teilnehmenden ab und Stufe 2 den theoretischen Lerngewinn, können EPA in ihrer Handlungskompetenz auf Stufe 3 (Veränderung des Verhaltens) angesiedelt werden. Zeigt nun die Gesamtdokumentation der Auszubildenden, dass bei bestimmten Versorgungssituationen die EPA durch die Auszubildenen nicht erfolgreich erreicht werden, kann dies den Bedarf nach strukturellen Veränderungen aufzeigen.

3.4.6 Entwicklung eines EPA-basierten Curriculums

Als Leitlinie für die Entwicklung eines anwendbaren EPA Kataloges kann der AMEE-Guide Nr. 99 (AMEE = The International Association for Health Professions Education) herangezogen werden (ten Cate et al., 2015). Wichtig ist der Hinweis von ten Cate, dass EPA nicht zu kleinteilig erstellt werden sollten. Ten Cate startete mit der Empfehlung einer Liste mit 15 EPA (Mulder et al., 2010). Mittlerweile sind medizinische Curricula mit einer Anzahl von bis zu 30 EPA veröffentlicht (Hauer et al., 2013; Wisman-Zwarter et al., 2016).

Zur Entwicklung eines EPA-basierten Curriculums wird folgender Ablauf empfohlen:

1. Identifizierung von passenden EPA-Situationen
2. Beschreibung der EPA (➤ Tab. 3.22)
3. Festlegung der Rahmenbedingungen für die Prüfung
4. Etablierung von individuellen Abläufen und Portfolios
5. Flexibilität bei der Dauer und Intensivierung von Ausbildung

Die Entwicklung und Beschreibung der EPA finden unter strukturierter Einbindung verschiedenster Experten statt. Oft wird hierzu die sogenannte Delphi-Methode (mehrstufige Befragungsmethode) verwendet. Die Konsensmethode ist als effektive Entscheidungsmethode im Kontext der medizinischen Versorgungsfragen beschrieben, wird allerdings in unterschiedlichster Form angewendet. Ein universell vorgegebener Prozess existiert nicht (Hasson et al., 2000). Anwendungen unterscheiden sich in Fragerunden und Cut Off Werten (Flentje, Böhmelt et al., 2019).

Geeignete Versorgungssituationen für EPA

Für die deutsche Rettungsdienstumgebung ist bis heute ein Projekt publiziert, das sich dem ersten Schritt – der Identifikation von geeigneten Handlungen und Versorgungssituationen – gewidmet hat. In einer strukturierten eDelphi-Analyse wurden 22 Versorgungssituationen identifiziert, die sich prinzipiell für die Anwendung als EPA eignen (➤ Tab. 3.25) (Flentje et al., 2021). Derzeit befindet sich das Projekt bei der Ausarbeitung der sieben Schritte zu den entwickelten EPA. Anschließend werden die Anwendungserprobungen erfolgen. Es ist davon auszugehen, dass hierdurch die initial entwickelten Versorgungssituationen angepasst werden.

3.4.7 Herausforderungen der praktischen Umsetzung

EPA sind dazu geeignet, praktische Handlungskompetenz an Notfallpatienten objektiv weiterzuentwickeln. Die Anwendung dieses didaktischen Konzeptes obliegt hierbei den Praxisanleitenden. Durch diverse Quervernetzungen der Fertigkeiten, des Wissens und der Erfahrungsbeschreibung in verschiedenste EPA entsteht ein Netzwerk aus verschiedensten Verknüpfungen und Abhängigkeiten in der praktischen Ausbildung.

Die erfolgreiche Implementierung des didaktischen Konzeptes wird auch von der Bedienbarkeit des

Tab. 3.25 Für den deutschen Rettungsdienst entwickelte Versorgungssituationen in der Notfallsanitäter-Ausbildung im Delphi-Verfahren (Flentje et al. 2021)

Themengebiet	Versorgungssituation
Behandlung spezieller Krankheitsbilder NACA IV	• Management des Notfalls hypertensive Krise • Management der Blutdruckregulation bei Patienten mit dem Krankheitsbild Schlaganfall • Management des Notfalls „akutes Koronarsyndrom" ohne Schockzeichen • Management eines Notfallpatienten mit Herz-Kreislauf-Störung • Betreuung von Patienten bei Sekundärtransporten • Management eines generalisierten Krampfanfalls (inklusive Medikamentengabe)
Kommunikation	• Durchführung einer patientengerechten Lagerung und Schmerzentlastung • Management von Notfallpatienten, die den Transport in die Klinik verweigern • Durchführung eines Debriefings nach Notfalleinsätzen • Schnittstellenkommunikation mit dem Notarzt durchführen • Schnittstellenkommunikation mit der weiterversorgenden Einrichtung durchführen
Einbindung von Medizinprodukten in die Patientenbehandlung	• Anwendung mechanischer Atemunterstützungssysteme an Patienten (z. B. NIV, CPAP) • Unterstützung der Einleitung einer Notfallnarkose • Einbindung der EKG-Diagnostik in den Diagnose- und Behandlungsprozess • Anwendung des korrekten Monitorings eines intensivpflichtigen Patienten während des Intensivtransports • Schaffung von intravenösen Behandlungsoptionen unter erschwerten Bedingungen (schlechter Venenstatus)
Symptomorientiertes Handeln	• Management eines Traumapatienten • Management eines Notfallpatienten mit dem Symptom Atemnot • Versorgung eines Notfallpatienten mittels inhalativer Medikamente
Leitsymptom Schmerz	• Management eines Notfallpatienten bei lokalem Trauma • Management von Schmerzzuständen traumatischer Ursache • Management von Patienten mit nichttraumatischen Schmerzen

Dokumentationssystems abhängen. Eine papierbasierte Methode scheidet hierbei als Umsetzungsmöglichkeit heutzutage aus. Vielmehr wäre ein ubiquitär verfügbares Datenmanagementsystem wünschenswert, das sowohl den Praxisanleitenden als auch den Auszubildenden jederzeit einen Überblick für das Kompetenzniveau ermöglicht. Eine einfache Dokumentation von erfolgreich abgelegten Anteilen der Matrix muss ebenso möglich sein. So wäre es wünschenswert, wenn die Auszubildenden mittels App oder browserbasiert sofort nach einem Einsatz das System füllen könnten. Eine schnelle Übersicht über das Kompetenzniveau wäre wünschenswert. ➤ Abb. 3.9 zeigt beispielhaft das Dokumentationssystem des Universitätsklinikums (UKE) Hamburg für die ärztliche anästhesiologische Weiterbildung. Die Ansicht zeigt die enthaltenen Teilkompetenzen und den Fortschritt zum Erreichen der EPA.

Eine große Herausforderung stellt darüber hinaus die Menge an Beteiligten bei der rettungsdienstlichen Ausbildung dar. Wird ein Rettungsdienstbereich von mehreren Beauftragten betreut, sind meist unterschiedliche Rettungsdienstschulen beteiligt. Hier wäre zumindest eine Basisvergleichbarkeit der Dokumentationssysteme wünschenswert, damit die Ärztliche Leitung Rettungsdienst aus Sicht des Qualitätsmanagements sowohl positive als auch unterdurchschnittliche Kompetenzbereiche identifizieren kann. Auch wenn die Ärztlichen Leitungen Rettungsdienst nicht direkt in die Ausbildungsprozesse der Notfallsanitäter eingebunden sind, sind sie bei direkten Handlungen im Versorgungsprozess bei den Notfallpatienten zuständig. Daher bedarf die Einbindung der EPA in den Ausbildungsprozess auch eine Kommunikation zu allen in der Ausbildung beteiligten Personen.

ZUSAMMENFASSUNG

Entrustable Professional Activities

Das didaktische Konzept der EPA bietet die Möglichkeit, Kompetenzentwicklung fassbarer zu gestalten und objektiv zu evaluieren. Dies ermöglicht eine Steigerung der Feedbackqualität und Evaluation des Ausbildungsprozesses. Die inhaltliche Beschreibung der EPA bedarf aufgrund vieler Beteiligter mit Einfluss auf die praktische Notfallsanitäter-Ausbildung eine gute Kommunikation. Nach der theoretischen Entwicklung ist mit Anpassungsvorgängen durch die Erfahrung der praktischen Anwendung zu rechnen. Die Etablierung von EPA in der praktischen Ausbildung von Notfallsanitätern bietet daher gute Chancen zur Optimierung, bedarf allerdings Zeit und inhaltliche Arbeit zur Umsetzung.

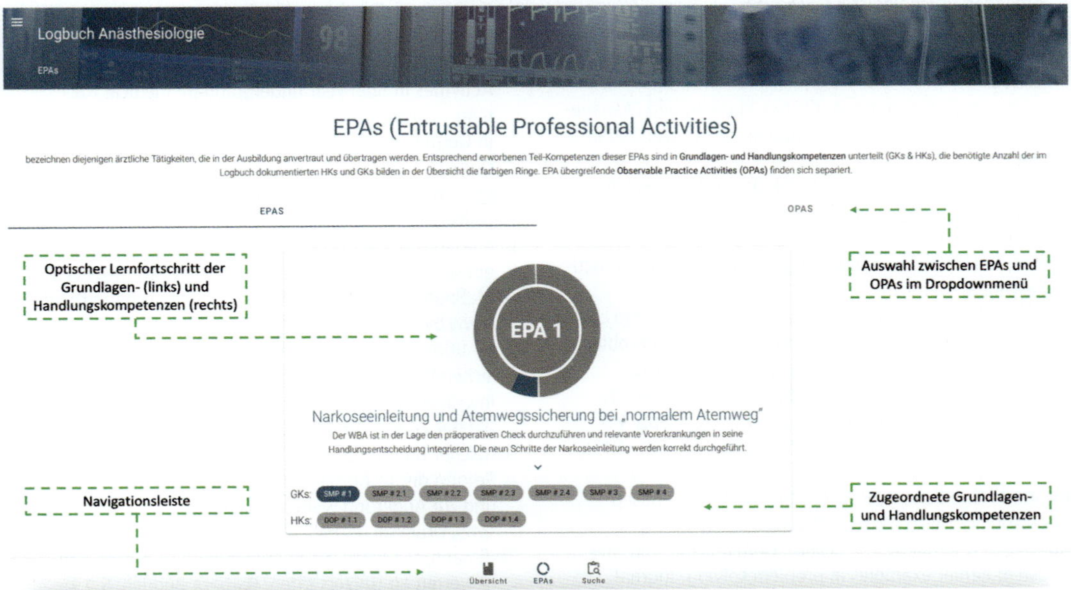

Abb. 3.9 Maske des UKE Hamburg zur Dokumentation anästhesiologischer EPA. Der Farbwechsel im Kreis zeigt den Fortschritt an, die notwendigen Grundlagen- und Handlungskompetenzen sind im unteren Feld aufgelistet [F935-007].

LITERATUR ZU KAPITEL 3.1

Boshuizen, H. & Schmidt, H. G. (1996). On the role of biomedical knowledge in clinical reasoning by experts, intermediates, and novices. Cognitive Science 16, S. 153–184.

Bullock, I., Davis, M., Lockey, A. & Mackaway-Jones, K. (2008). Pocket Guide to Teaching for Medical Instructors, Bd., 3. Auflage. Oxford: Blackwell Publishing.

Bullock, I., Davis, M., Lockey, A. & Mackaway-Jones, K. (2015). Pocket Guide to Teaching for Clinical Instructors, Bd. 3. Auflage. Oxford: BMJ Books.

Dietrich, D. (1987). Problemlösen als Informationsverarbeitung. Stuttgart: Kohlhammer.

Enke, K. & Kuhnke, R. (2013). Lernfeld Rettungsdienst: Wege zum handlungsorientierten Unterricht. Edewecht: SK Verlag.

Fischer, R. (2004). Problemorientiertes Lernen in Theorie und Praxis – Leitfaden für Gesundheitsberufe, Bd. 1. Auflage. Stuttgart: Kohlhammer.

Fogarty, R. (1997). Problem-based learning and other curriculum models for the multiple intelligences classroom. Arlington Heights: IRI/SkyLight.

Gräsel, C. (1997). Problembasiertes Lernen. Göttingen: Hogrefe.

Hattie, J. (2014a). Lernen sichtbar machen für Lehrpersonen: Überarbeitete deutsche Ausgabe von „Visible Learning for Teachers". Baltmannsweiler: Schneider Verlag Hohengehren GmbH.

Kohler, B. (1998). Problemorientierte Gestaltung von Lernumgebungen. Weinheim: Deutscher Studien Verlag.

Kolodner, J. L. (1993). Case-based reasoning. San Mateo, CA: Morgan Kaufmann.

Kolodner, J. L. (1997). Educational implications of analogy. American Psychologist 52, S. 57–66.

Leitmeier, W. (2010). Kompetenzen fördern: Gestalttherapeutisches Lehrertraining für Religionslehrer. Berlin: LIT Verlag.

Niegemann, H. & Schatta, A. (2013). Planung und Management von Medienprojekten. Hagen: FernUniversität in Hagen.

Oelke, U. & Meyer, H. (2013). Didaktik und Methodik für Lehrende in Pflege und Gesundheitswissenschaften. Berlin: Cornelsen.

Peyton, R. (1998). Teaching and Learning in Medical Practice. Orillia: Manticore.

Reimann, P. & Schult, T. (1996). Turning examples into cases: Acquiring knowledge structures for analogical problem solving. Educational Psychologist 31, S. 123–132.

Reinmann-Rothmeier, G. & Mandl, H. (2001). Unterrichten und Lernumgebungen gestalten. In A. Krapp & B. Weidenmann, Pädagogische Psychologie (S. 601–646). Weinheim: Beltz.

Riesbeck, C. & Schank, R. C. (1989). Inside case-based reasoning. Hillsdale, NJ: Erlbaum.

Ross, B. H. & Kennedy, P. T. (1990). Generalizing from the use of earlier examples in problem solving. Journal of Experimental Psychology: Learning, Memory and Cognition, S. 42–55.

Schelten, A. (2013). Einführung in die Berufspädagogik, 4. Auflage. Stuttgart: Franz Steiner Verlag.

Schmidt, H. G. & Boshuizen, H. P. (1992). Encapsulation of biomedical knowledge. New York: Springer.

St. Pierre, M. & Breuer, G. (2013). Simulation in der Medizin: Grundlegende Konzepte – klinische Anwendung. Berlin/Heidelberg/New York: Springer.

Stark, R., Graf, M., Renkl, A., Gruber, H. & Mandl, H. (1995). Förderung von Handlungskompetenz durch geleitetes Problemlösen und multiple Lernkontexte. Zeitschrift für Entwicklungspsychologie und Pädagogische Psychologie, Band XXVII.

Steig, M. (2000). Handlungskompetenz – Kompetenzmodelle in der pädagogischen Praxis. Schotten: STG.

Weber, A. (2007). Problem-Based-Learning – Ein Handbuch für die Ausbildung in der Sekundarstufe II und der Tertiärstufe (Bd. 2. Auflage). Bern: h. e. p. verlag ag.

Werning, R. & Kriwet, I. (1999). Problemorientiertes Lernen. Pädagogik.

Wirth, K. (2006). Konstruktion problembasierter Lernumgebungen im Spannungsverhältnis informationstechnischer und pädagogischer Rationalität. Frankfurt: Peter Lang.

Wisniewski, B., & Zierer, K. (2017). Visible Feedback. Baltmannsweiler: Schneider Verlag Hohengehren.

Zumbach, J. (2006). Authentische Probleme in der Lehre. Problembasiertes Lernen in der Hochschullehre. In: B. Berendt, H.-P. Voss & J. Wildt. Neues Handbuch Hochschullehre (S. 1–23). Berlin: Raabe.

LITERATUR ZU KAPITEL 3.2

Bachmann, H. (2018). Kompetenzorientierte Hochschullehre. Die Notwendigkeit von Kohärenz zwischen Lernzielen, Prüfungsformen und Lehr-Lern-Methoden.

Berberat P. O. et al. (2019). Entrustable Professional Activities in final year undergraduate medical training – advancement of the final year training logbook in Germany. GMS Journal for Medical Education, 36(6), Doc70.

Biggs, J. & Tang, C. (2011). Teaching for Quality Learning at University (4. Aufl.).

Bundesverband ÄLRD (2019). Orientierungsrahmen für ein sicherstellbares Kompetenzniveau von invasiven Maßnahmen im Rettungsdienst. Online unter: https://www.bv-aelrd.de/pluginfile.php/67/mod_resource/content/0/Anlage-Orientierungsrahmen%20fur%20ein%20sicherstellbares%20Kompetenzniveau%20von%20invasiven%20Manahmen%20im%20Rettungsdienst.pdf (letzter Zugriff: 15.10.2024).

Deutscher Bundestag (2020). Entwurf eines Gesetzes zur Reform der technischen Assistenzberufe in der Medizin und zur Änderung weiterer Gesetze (MTA-Reform-Gesetz), Drucksache 19/24447.

Gießmann, U. (2019). Kompetenzorientiert prüfen und bewerten an Universitäten. Barbara Budrich, S. 13.

Harden, R. M. (1988). What is an OSCE? Medical Teacher. S. 19 f.

Müller, S. (2020). Objective structured clinical examination (OSCE) in der medizinischen Ausbildung der Bundesrepublik Deutschland. Friedrich-Schiller-Universität Jena.
Müller, M. (2012). Objektive Beurteilung einer kardiopulmonalen Reanimation im Rahmen einer OSCE. Universität des Saarlandes.
Nikendi C & Jünger J (2006). OSCE – praktische Tipps zur Implementierung einer klinisch-praktischen Prüfung. GMS Z Med Ausbild., 23(3): Doc47.

LITERATUR ZU KAPITEL 3.3

Arnold, M. (2002). Aspekte einer modernen Neurodidaktik. Emotionen und Kognitionen im Lernprozess. München: Ernst Vögel Verlag.
Arnold, R. (2015). Bildung nach Bologna: Anregungen der europäischen Hochschulreform. Wiesbaden: Springer Verlag.
Arnold, R. (2016). Die emotionale Konstruktion der Wirklichkeit: Beiträge zu einer emotionspädagogischen Erwachsenenbildung (Grundlagen der Berufs- und Erwachsenenbildung). Hohengehren: Schneider Verlag.
Arnold, R. (2019). Wie man lehrt, ohne zu belehren: 29 Regeln für eine kluge Lehre. Das LENA-Modell. Heidelberg: Carl-Auer-Verlag.
Ainsworth, M. (1978). Patterns of attachment. Hillsdale: Erlbaum Verlag.
Birkenbihl, V. (2007). Trotzdem Lehren, München: Mvg-Verlag.
Birkenbihl, V. (2013). Stroh im Kopf: Vom Gehirnbesitzer zum Gehirnbenutzer. München: Mvg-Verlag.
Bowlby, J. (2016). Frühe Bindung und kindliche Entwicklung. München: Ernst Reinhardt Verlag.
Folta-Schoofs, K. & Ostermann, B. (2019). Neurodidaktik: Grundlagen für Studium und Praxis. Stuttgart: Kohlhammer Verlag.
Fuchs, E. & Flugge, G. (2002). Sozialer Stress bei Spitzhörnchen: Auswirkungen auf Physiologie, Gehirnfunktion und Verhalten untergeordneter Individuen. Pharmacol. Biochem. Behav., 73, S. 247–258.
Hattie, J. (2014b). Lernen sichtbar machen. Hohengehren: Schneider Verlag.
Heckhausen, J. & Heckhausen, H. (2018). Motivation und Handeln. Bochum, München: Springer Verlag.
Herrmann, U. (2009). Neurodidaktik: Grundlagen und Vorschläge für gehirngerechtes Lehren und Lernen. Tübingen: Beltz Pädagogik.
Miller, R. (2011). Beziehungsdidaktik. Weinheim und Basel: Beltz Pädagogik.
Mirescu, Ch. & Gould, M. (2006). Stress and Adult Neurogenesis, in Hippocampus 16, S. 233–238.
O'Conner, J. & Seymour, J. (2015). Neurolinguistisches Programmieren: Gelungene Kommunikation und persönliche Entfaltung. 23. A., VAK.
O'Mara, S. (2020). Das Glück des Gehens. 3. A., Hamburg: Rowohlt Buchverlag.
Pavlides C. & McEwen, B. (1999). Effects of mineralocorticoid and glucocorticoid receptors on long-term potentiation in the CA3 hippocampal field, Brain Research Volume 851, Issues 1–2, 1999, S. 204–214.
Reichenbach, R. (2014). Schulkritik. Eine „metaphorologische" Betrachtung. Zeitschrift für Pädagogik, Jahrgang 2014 (Beiheft; 60), S. 226–240.
Spitzer, M. (2003). Lernen: Gehirnforschung und die Schule des Lebens. Heidelberg, Berlin: Spektrum Akad. Verlag.
Summek, L. K. (2017). Neurowissenschaften und Musikpädagogik: Klärungsversuche und Praxisbezüge. Wiesbaden: Springer Verlag.
Winter, F. (2015). Lerndialog statt Noten: Neue Formen der Leistungsbewertung. Weinheim und Basel: Beltz Verlag.
Watzlawick, P. (2011). Wie wirklich ist die Wirklichkeit, 11. A., München: Piper Verlag.

LITERATUR ZU KAPITEL 3.4

Breuer, G. A. O., Beckers, S., Breckwoldt, J., Böttiger, B. W., Eichler, W., Frank, A., Hahnenkamp, K., Hempel, G., Koppert, W. et al. (2015). Nationaler Lernzielkatalog Anaesthesiologie mit fachspezifischen Aspekten der Bereiche Intensivmedizin, Notfall- und Schmerzmedizin. Anästh Intensivmed, 56, S. 546–558.
Carraccio, C., Wolfsthal, S. D., Englander, R., Ferentz, K. & Martin, C. (2002). Shifting paradigms: from Flexner to competencies. Acad Med, 77(5), S. 361–367.
Erfani Khanghahi, M. & Ebadi Fard Azar, F. (2018). Direct observation of procedural skills (DOPS) evaluation method: Systematic review of evidence. Med J Islam Repub Iran, 32, S. 45.
Flentje, M., Block, M., Sieg, L., Seebode, R. & Eismann, H. (2018). Erweiterte Maßnahmen und interprofessionelle Konflikte nach Einführung des Berufsbildes Notfallsanitäter. Notfall + Rettungsmedizin, 21(5), S. 374–382.
Flentje, M., Böhmelt, D., Sieg, L. & Eismann, H. (2019a). Instructors for on-the-job training of advanced paramedics – definition of competencies and development of a quality management tool for a „High Responsibility Organization". GMS J Med Educ, 36(1), Doc8.
Flentje, M., Schulte, D., Askamp, A., Scheinichen, F. & Eismann, H. (2019b). Erlernen „erweiterter Maßnahmen" in der Ausbildung zum Notfallsanitäter. Notfall + Rettungsmedizin, 23(5), S. 325–335.
Flentje, M., Enax, S., Albers, T., Meyer, L. & Eismann, H. (2021). „Entrustable professional activities" für NotfallsanitäterInnen. Notfall + Rettungsmedizin. Online unter: https://link.springer.com/article/10.1007/s10049-021-00970-1
Hasson, F., Keeney, S. & McKenna, H. (2000). Research guidelines for the Delphi survey technique. J Adv Nurs, 32(4), S. 1008–1015
Hauer, K. E., Kohlwes, J., Cornett, P., Hollander, H., Ten Cate, O., Ranji, S. R., … O'Sullivan, P. (2013). Identifying entrustable professional activities in internal medicine training. J Grad Med Educ, 5(1), S. 54–59.
Hayek (2014). Besetzung der Rettungsmittel mit Auszubildenden zur Notfallsanitäterin oder zum Notfallsanitäter, RdErl. d. MI v. 28.4.2014–36.42–41068/02 (Nds.MBl.

Nr.19/2014 S.392) – VORIS 21062 – Bezug: RdErl. d. MK v. 13.4.2010 (Nds.MBl. S.553) – VORIS 21064, Online unter: http://www.schure.de/21062/36,42,41068,02.htm (letzter Zugriff: 19.10.2024).
Kirkpatrick, D. & Kirkpatrick, J. (2006). Evaluating Training Programs: The Four Levels: Berrett-Koehler Publishers.
Kruger, J. & Dunning, D. (1999). Unskilled and unaware of it: How difficulties in recognizing one's own incompetence lead to inflated self-assessments. Journal of Personality and Social Psychology, 77, S. 1121–1134.
Lechleuthner, A., Hoepken, F., Jeschke, B., Fuchs, K., Sensen, F., Blau, J., … Neupert, M. (2019). Orientierungsrahmen für ein sicherstellbares Kompetenzniveau von invasiven Maßnahmen im Rettungsdienst. Notfall + Rettungsmedizin, 22(7), S. 667–674.
Lurie, S. J., Mooney, C. J. & Lyness, J. M. (2009). Measurement of the general competencies of the accreditation council for graduate medical education: a systematic review. Acad Med, 84(3), S. 301–309.
Moll-Khosrawi, P., Ganzhorn, A., Zöllner, C. & Schulte-Uentrop, L. (2020). Development and validation of a postgraduate anaesthesiology core curriculum based on Entrustable Professional Activities: a Delphi study. GMS J Med Educ, 37(5), Doc52.
Mulder, H., Ten Cate, O., Daalder, R. & Berkvens, J. (2010). Building a competency-based workplace curriculum around entrustable professional activities: The case of physician assistant training. Med Teach, 32(10), e453–459.
Ostmeier, S., Eismann, H., Hofmann, T. & Flentje, M. (2021). Review of emergency paramedic competencies – survey on implementation and frameworks condition by directors of medical emergency services. Der Notarzt, 37(05), S. 270–277.
Scheele, F., Teunissen, P., Van Luijk, S., Heineman, E., Fluit, L., Mulder, H., … Hummel, T. (2008). Introducing competency-based postgraduate medical education in the Netherlands. Med Teach, 30(3), S. 248–253.
ten Cate, O. (2005). Entrustability of professional activities and competency-based training. Med Educ, 39(12), S. 1176–1177.
ten Cate, O. (2013). Nuts and bolts of entrustable professional activities. J Grad Med Educ, 5(1), S. 157–158.
ten Cate, O., Chen, H. C., Hoff, R. G., Peters, H., Bok, H. & van der Schaaf, M. (2015). Curriculum development for the workplace using Entrustable Professional Activities (EPAs): AMEE Guide No. 99. Medical Teacher, 37(11), S. 983–1002.
ten Cate, O. & Taylor, D. R. (2021). The recommended description of an entrustable professional activity: AMEE Guide No. 140. Med Teach, 43(10), S. 1106–1114.
ten Cate, O. & Scheele, F. (2007). Competency-based postgraduate training: can we bridge the gap between theory and clinical practice? Acad Med, 82(6), S. 542–547.
Thomas, P. A., Kern, D. E., Hughes, M. T. & Chen, B. Y. (2016). Curriculum Development for Medical Education (3 ed.). Baltimore.
Wisman-Zwarter, N., van der Schaaf, M., Ten Cate, O., Jonker, G., van Klei, W. A. & Hoff, R. G. (2016). Transforming the learning outcomes of anaesthesiology training into entrustable professional activities: A Delphi study. Eur J Anaesthesiol, 33(8), S. 559–567.
Wood, R. (2018). The Influence of Teacher-Student Relationships and Feedback on Students' Engagement with Learning: Cambridge Scholars Publishing.

Register